Georges Lahy

LA VOIX DU CORPS

Introduction à la Bioherméneutique,
Sagesse thérapeutique des kabbalistes.

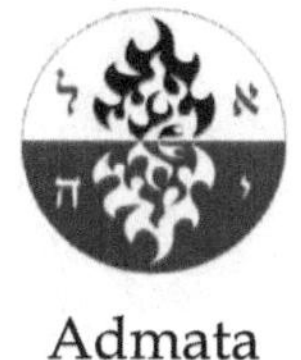

Admata

TABLE DES MATIÈRES

PROLÉGOMÈNES

La Kabbale et la thérapie, ce thème peut surprendre nombre de personnes qui ne voient dans la Kabbale qu'une philosophie mystique ou, encore, un amalgame de recettes magiques incompréhensibles. La Kabbale, s'occupant de l'Homme dans sa globalité et des lois naturelles qui le régissent, ne peut se désintéresser de la santé du corps. Le mot hébreu *briah* [בְּרִיאָה], qui signifie "création", désigne également le fait d'être bien portant, sain. Par conséquent, l'hébreu nous apprend qu'il n'y a pas de création sans santé. Dès lors, la sagesse du kabbaliste doit être celle du Thérapeute, dans le sens où le décrivait Philon d'Alexandrie[1].

Philon disait des Thérapeutes : "*Dans l'étude des livres saints, ils traitent la philosophie nationale par allégories et devinent les secrets de la Nature par l'interprétation des symboles*". On voit le lien entre ceci et la cosmogonie du *Poimandrès*[2]. Philon dit encore au sujet des Thérapeutes : "*Il en est qui découvrent par des songes, pendant leur sommeil, les dogmes véritables de la philosophie sacrée*", ce qui ne peut manquer de renvoyer à la première phrase du *Poimandrès* : "*Je réfléchissais un jour sur les êtres ; ma pensée planait dans les*

---

[1] Philon d'Alexandrie (v. 13 av. 50 après J-C.) : Philosophe juif de la Diaspora Grecque. Il a cherché à montrer la complémentarité de la Bible et de la pensée platonicienne. Son commentaire de la Genèse et de la Loi de Moïse a influencé les premiers Pères de l'Église. L'œuvre même de Philon sera de la plus grande importance dans la formation de l'exégèse chrétienne, car les Pères ont admiré ce commentateur juif du Pentateuque; ils ont préservé son oeuvre de l'oubli et ont repris plus d'une de ses interprétations. Sa lecture du Pentateuque repose uniquement sur le grec et se fait selon des associations relevant du domaine linguistique grec, mais cela ne prouve pas, pour autant le caractère grec de ses idées philosophiques. Il reste un croyant juif. Les mots grecs n'ont pas d'influence déterminante sur la formation de ses idées maîtresses. Le texte lu et commenté par Philon est, dans l'ensemble, identique à celui que nous connaissons pour la Septante. Toutefois, il a des leçons propres qui peuvent être dues à des approximations ou à des déformations volontaires pour les besoins de son commentaire.

[2] Le *Poimandrès* est le premier texte du *Corpus Hermeticum* et certainement l'un des plus importants. Il est attribué à Hermès Trismegiste et d'inspiration plotinienne. Le nom de *Poimandrès* est celui donné à l'intelligence souveraine. Poimandrès signifie "le pasteur de l'Homme". Cette analogie entre l'intelligence et le pasteur est assez usitée, on la retrouve remarquablement bien exposée dans le *De agricultura* de Philon : "*Notre intelligence doit nous gouverner comme un pasteur gouverne ses chèvres, ses bœufs ou ses moutons, préférant pour lui-même et pour son bétail l'utile à l'agréable. C'est surtout et presque uniquement à la providence de Dieu que les parties de notre âme doivent de ne pas être sans direction, et d'avoir un pasteur, irréprochable et parfaitement bon, qui empêche notre pensée de s'égarer au hasard*".

hauteurs et toutes mes sensations corporelles étaient engourdies, comme dans le lourd sommeil qui suit la satiété, les excès ou la fatigue". En outre, on sait que les Thérapeutes se livraient à la prière matin et soir.

Philon d'Alexandrie enseignait que l'art du Thérapeute est celui de l'interprétation et c'est ainsi que nous l'entendons dans ce livre. De la même façon que l'on peut interpréter un texte, le corps et ses sensations peuvent également se lire et s'interpréter. La façon dont on nomme le corps et ses sensations, mais surtout dont on les "qualifie", est fondamentale. À ce sujet, dans la Kabbale, nous parlons de *midoth* [מִדּוֹת], c'est-à-dire d'attributs. Un attribut, une *midah* [מִדָּה], est littéralement une "mesure" ou une "proportion" et, par extension une qualité ou une vertu. Ainsi, attribuer un nom à une chose, c'est aussi lui donner une mesure, une dimension, et lui accorder une place dans l'harmonie du monde, comme dans notre harmonie intérieure ; c'est l'œuvre de la Création, donc de la "bonne santé". Si, pour une raison ou une autre, cette chose nommée quitte la dimension de l'harmonie, elle sort de sa mesure et devient "démesurée", se transformant dès lors en un facteur de nuisance pour la "bonne santé", donc pour la "Création". Dans cette direction, tout en faisant écho à Philon d'Alexandrie, Jean-Yves Leloup écrit :

> *"Acquérir un regard clair et éclairant, pour le Thérapeute, c'est acquérir l'humilité. Philon voit à la racine de tous les maux ce qu'on traduit par orgueil, mais qu'on pourrait aussi bien traduire pas "démesure" (hubris) ou par inflation. Néanmoins, le terme orgueil dénote le caractère conscient, libre, de l'acquiescement à la démesure ou à l'inflation. Pour les anciens, l'orgueil[3] est vraiment une maladie, une folie, parce que c'est se prendre pour ce qu'on n'est pas, s'identifier à une enflure, accorder de l'importance à ce que nous savons secrètement être dérisoire (car l'être humain sait qu'il n'est pas l'Etre, et qu'il n'est pas lui-même subsistant)"[4].*

---

[3] *"D'une manière générale, les Thérapeutes s'efforcent d'éliminer l'orgueil, sachant que l'orgueil est le début de l'illusion, et l'absence d'orgueil le commencement de la vérité et que ces deux attitudes sont comme deux sources : de l'illusion découlent les diverses sortes de maux, de la vérité la multitude des biens humains et divins."* (Philon, 39).

[4] *"Prendre soin de l'Etre"* - Jean-Yves Leloup – Ed. Albin Michel.

Le nom de "thérapeute" vient du Grec *therapnè* qui signifie demeure, séjour. On connaît également les mots *théraps* et *thérapôn* qui désignent le serviteur ou l'écuyer. Le verbe correspondant et le dérivé *thérapeute* vont désigner celui qui donne ses soins à un dieu, à un maître, à un malade ou même à une plante. La description des Thérapeutes par Philon date d'avant l'An 70, c'est-à-dire avant la destruction du Temple de Jérusalem : *"Ce sont des contemplatifs qui soignent et guérissent les passions, qui rendent à Dieu un culte authentique. Ils identifient Dieu avec l'Être, l'Être des philosophes grecs"*. Proches à la fois des premiers moines chrétiens et des fidèles esséniens de Qumran, les Thérapeutes constituaient une secte juive. Ils ont pris leur inspiration à une double ou même une triple source : le courant des pauvres du *Yhwh* judaïque, le mouvement pythagoricien grec et la pratique des gymnosophes. Ils insistaient sur l'herméneutique des écrits bibliques :

> *"Le sens littéral est le symbole d'une réalité cachée, indiquée à mots couverts"* (Philon : De vita contemplativa 28) ; *"L'ensemble de la Loi [...] est analogue à un être vivant : le corps, c'est la prescription littérale ; l'âme, c'est l'esprit invisible déposé dans les mots"* (ibid. 78).

L'interprétation des mots est le commencement de l'art thérapeutique. Tout commence donc par une nécessaire écoute à plusieurs niveaux simultanés. Cette méthode est exactement la pratique kabbalistique de l'interprétation mystique, ou herméneutique, des textes sacrés. Le corps et l'esprit constituent eux-mêmes un texte sacré, dont on peut subtilement dérouler les mots et les interpréter. Pour cela, il suffit de transposer les techniques de lectures de la Kabbale sur le corps et son histoire.

À l'origine, l'étude de la Kabbale m'avait principalement orienté vers la "bonne santé" de l'âme, comme le proposent la plupart des voies spirituelles. Mais l'expérience m'a rapidement montré que la relation corps-esprit est indissociable et que le bien-être de l'un dépend intimement de celui de l'autre. Durant plusieurs années, j'ai cherché comment utiliser les puissantes connaissances de la Kabbale dans le domaine de la thérapie, et ce fut une double rencontre qui m'en montra le chemin.

En 1995, à Marseille, je dispensais un cours d'initiation à la Kabbale, comme je l'avais souvent déjà fait en d'autres lieux. Ce cours fut singulier dans le sens où, pour la première fois, il ne s'agissait pas de mon public "ésotérique" et "mystique" habituel, puisque la salle était remplie à 90% de thérapeutes. Je fis normalement mon cours, tout en observant, intrigué, ces élèves thérapeutes qui notaient, enthousiastes des informations qu'ils pensaient pouvoir facilement intégrer dans leur pratique de santé. Jusque-là, la thérapie étant pour moi de... *l'Hippocrate* (de l'hébreu aurait été plus simple pour moi). Après le cours, je me renseignais quant à l'importance thérapeutique de mon discours et c'est ainsi que j'entendis parler, pour la première fois, de "décodage biologique". En premier lieu, c'est surtout le mot « décodage » qui m'a interpellé.

Ce cours me permit de faire la connaissance de mes amis *Claude Sabbah*[5] et *Gérard Athias*[6]. J'appris que le décodage biologique était une nouvelle connaissance de la biologie, qui consiste à cibler le langage du cerveau afin de mieux comprendre le sens de la maladie, des comportements et des événements : une nouvelle approche de la maladie par les causes déclenchantes. En m'initiant aux méthodes et aux concepts de *Claude Sabbah* et de *Gérard Athias*, j'ai rapidement réalisé que les principes de la Kabbale y étaient représentés par une sorte d'"herméneutique biologique". Sous l'impulsion de Claude et de Gérard, je me suis alors lancé dans une lecture hébraïque de la biologie, que j'appelle désormais *"bioherméneutique©"*, dont les premiers résultats sont fort encourageants. Je profite de ce livre pour les remercier tous deux et leur exprimer mon amitié.

Je tiens à préciser que ce livre ne traite pas de décodage biologique, c'est d'ailleurs la raison pour laquelle j'utilise le terme *"bioherméneutique©"*. En revanche, il ouvre des pistes que

---

[5] Claude Sabbah a créé le concept de "La Biologie Totale des Etres Vivants", qui démontre, au niveau biologique, que tout est programmé en termes de survie. Le sens du "fonctionnement différent", la maladie ou l'un de ses équivalents, par rapport au "fonctionnement habituel", le physiologique, est d'être la solution parfaite du cerveau en réponse à un conflit biologique précis, dont le projet se trouve dans la mémoire des ascendants qui circule dans le clan. À partir de nombreuses années d'études comparatives des trois règnes vivants, Claude Sabbah à mis à jour les archétypes de fonctionnement de survie concernant notre espèce.

[6] Gérard Athias est l'auteur de "*Racines familiales de la "mal à dit"*" - Ed. Pictorus.

des spécialistes, de ce nouveau concept thérapeutique, sauront largement exploiter.

L'essentiel des interprétations du corps, proposées dans ce livre, a servi de base à un cours, fait en collaboration avec Gérard Athias, proposant une rencontre entre la Biologie et la Kabbale. En plus de sa pratique et de ses recherches en psychobiologie, Gérard Athias a créé une nouvelle approche thérapeutique, fondée sur les "ressentis". Permettant à un patient de formuler le ou les qualificatifs les mieux adaptés à son état, qui, une fois verbalisés, agiront comme de véritables "mots guérisseurs". Ce concept ne peut pas laisser un kabbaliste indifférent, en effet la science des *middoth*, ou attributs, et des *kinouïm*, ou dénominations, tient une place fondamentale dans la Kabbale. Dieu, Lui-même, se révèle à Sa Création à travers des qualificatifs et des dénominations, posés sur le chemin comme des cailloux permettant de remonter à la source.

Comprendre le sens symbolique d'un membre ou d'un organe est essentiel, mais en connaître son ressenti, et être capable de le verbaliser, est capital. Si l'on prend le cas de plusieurs personnes souffrant d'un organe, la connaissance symbolique et fonctionnelle de cet organe apportera d'importants renseignements, quant à la raison de cette souffrance. Toutes les personnes souffrant de ce même mal, auront cela en commun. Toutefois, ces personnes, en fonction de leurs vécus et de bien d'autres critères, vivront ce mal d'une façon unique et leurs ressentis différeront de ceux des autres.

Si une personne réussit à formuler précisément, en un verbe ou un adjectif, le ressenti résumant sa situation, elle livrera la clé essentielle de sa guérison. C'est là que la magie des racines hébraïques peut faire son œuvre, car il suffit alors de prendre le ressenti de la personne et de trouver la racine correspondante. Ensuite, il faut l'interpréter et faire parler tous les mots issus de cette racine, puis effectuer les transpositions expliquées dans ce livre. Les cours, que j'ai animés avec Gérard Athias, ont largement démontré l'efficacité de la méthode. Le plus difficile restant de trouver le mot juste. Afin d'aider les lecteurs à expérimenter cette approche, j'ai placé, en dernière partie de cette nouvelle édition, trois dictionnaires :

1. Un dictionnaire de termes courants, avec les racines et les roues sonores correspondantes. Il contient des verbes, des noms de pathologie et des mots communs.

2. Un dictionnaire des 484 roues, avec les termes qu'elles contiennent.

3. Un lexique des vocalisations des 484 roues, afin que chacun puisse expérimenter, la *voix du corps*.

Première partie

Les cris du corps sont l'écrit de l'âme

Du corps des mots
aux maux du corps

Les origines des maladies se dissimulent dans nos racines les plus profondes, soigner le mal sans en toucher la racine revient à remettre à plus tard un engagement décisif, avec le risque de laisser à l'adversaire tout le temps nécessaire pour se renforcer et devenir invincible. C'est pourquoi, il est urgent d'atteindre le mal à sa source avant qu'il n'entame sa croissance exponentielle. On pourra constater que la plupart des déclenchements de maladies sont des accélérations d'états latents, corrodant les soubassements de notre système vital. Une maladie telle que le cancer en est l'exemple le plus flagrant, car ce fléau tire son origine du gène de l'immortalité, à partir duquel croissent rapidement des cellules apparemment chaotiques. J'utilise ici le mot "adversaire", mais il faut, toutefois, préciser qu'il ne s'agit pas d'un étranger habitant dans de lointaines contrées. Cet "adversaire" est tout simplement un autre soi-même. C'est pourquoi, il n'est pas question ici de destruction ou d'éradication mais, simplement de pacification : la paix du corps est la paix de l'âme.

Les racines de nos afflictions résident dans : nos pensées, nos gestes, nos paroles, notre conscient, notre inconscient, notre ascendance et notre descendance. Nous ne sommes étrangers à aucun de nos maux. Si une partie de nous-mêmes feint d'ignorer la raison de notre trouble, une autre, beaucoup plus profonde, le sait parfaitement et l'exprime allusivement. Pour parodier Boileau, on pourrait dire : *"Ce que l'on conçoit bien s'énonce clairement, et les <u>maux</u> pour le dire viennent aisément"*. Cela ressemble à une simple boutade, mais les anciens maîtres de la tradition hébraïque nous ont appris que les racines des mots de la langue hébraïque ont un lien véritable avec les racines des maux. Nous verrons, dans ce livre, que le nom de chaque partie du corps révèle, non seulement la fonction qu'il assume, mais également la cause du mal qui pourrait le corrompre. En plus des mots par lesquels le génie de la langue hébraïque désigne les membres ou les états, les paroles que l'on prononce, sous le coup de l'émotion, sont des révélateurs que *l'Intellect Agent* envoie et qu'il faut savoir décoder, comme cela se fait dans l'herméneutique kabbalistique.

La force des émotions que nous ressentons est utilisée par notre cerveau pour mémoriser nos expériences, que *l'Intellect Agent* grave dans notre conscience par des représentations symboliques. Ainsi, seules les émotions pourront faire ressurgir ces symboles, par l'intermédiaire de deux instruments : le geste et la parole. L'énergie permettant de sauvegarder ces symboles s'appelle : *l'affect*.

Sans être tout à fait adéquates ni concluantes, le rapprochement avec l'informatique permet certaines comparaisons. Dans le disque dur d'un ordinateur sont stockés des fichiers, qui, bien que compatibles avec le système d'exploitation, ne sont véritablement lisibles qu'à l'aide de certains langages (ceux des logiciels qui les ont créés). En revanche, tous ces fichiers portent des noms intelligibles pour tous, permettant de les retrouver dans l'espace du disque dur et d'en connaître le contenu. De plus, ces fichiers sont généralement placés dans un répertoire ayant un nom propre qui, lui-même, peut être inséré dans d'autres répertoires clairement nommés. Si l'on oublie les noms de tous les répertoires conduisant au fichier-racine, il faudra de longues et laborieuses recherches pour y accéder — *le conscient* —, alors que l'arborescence du disque dur — *l'intellect agent* — sait parfaitement où se trouve ce fichier, sans aucun besoin des noms des répertoires qui le contiennent. C'est, à peu près, ce qui se passe dans notre cerveau. Généralement, les noms de fichiers et de répertoires ont des correspondances de sens qui permettent de sauter de l'un à l'autre afin d'accéder au fichier ultime. Il en va de même avec la pensée humaine, une émotion, provoquée par "*l'émoi-racine*" — *ou l'impression-racine* —, pousse à prononcer un mot relié par son sens au "*mot-racine*", puis, par analogie, un autre mot se dévoilera pour en faire surgir un autre, et ainsi de suite jusqu'à la racine qui, une fois atteinte, révèlera son véritable sens, laissant remonter l'émotion à la lumière pour se résoudre et disparaître avec "l'affliction-message" qu'elle avait envoyée.

Ce système relationnel de l'intellect se retrouve dans l'interprétation ésotérique de la Torah, dont la tradition dit qu'elle peut être lue selon 70 niveaux différents, chaque mot en initiant un autre, chaque compréhension en ouvrant une autre. Le nombre 70 est ici symbolique, il correspond à l'ultime lecture ésotérique que l'on appelle le *sod* [סוד], le secret ou l'herméneutique, dont la valeur numérique est égale à 70. D'autre part, le *Talmud* enseigne que la "*langue-racine*" englobe la connaissance de 70 langues ; en d'autres termes, un "*mot-racine*" peut se décliner en 70 mots :

> "*Il est écrit* (Genèse 11,1) *: Il arriva que la terre avait une seule langue et les mêmes paroles ; ces derniers mots superflus sont interprétés par Rabbi Eléazar et Rabbi Yoḥanan ; selon le premier, le texte veut dire qu'ils parlaient 70 langues, tout en se comprenant tous, selon l'autre ils parlaient la langue de l'unité du monde, la langue sainte*" (Talmud Meguila 1,9).

Les mots que nous employons sont comme les noms des fichiers contenant nos expériences. C'est pourquoi il est si important de savoir mettre un nom sur chaque sensation. Une sensation que nous savons nommer est une expérience dont nous savons tirer la leçon et dont nous saurons tirer profit. Ainsi, nous pouvons à nouveau citer Boileau, sans jeu de mots : "*Ce qui se conçoit bien s'énonce clairement et les mots pour le dire nous viennent aisément*".

Une émotion du passé dont nous n'avons pas tiré la leçon, donc non résolue, émettra des messages allusifs, puis enverra des émissaires que nous ressentirons dans notre chair sous l'aspect de douleurs et de malaises. Face à cette situation, si l'on compare caricaturalement les médecines ancestrales et une certaine médecine moderne, cette dernière se contente bien souvent de tuer ou d'endormir les messagers (*calmants, antibiotiques, ablation de la partie malade, etc.*) : *plus de message, plus de danger !* Alors qu'une écoute est vitale, chacun des mots que les émissaires apporteront devra être analysé et transposé. L'endroit où surgira le messager sera révélateur d'une clé symbolique essentielle. Un symbole peut provoquer la réminiscence d'un symbole similaire. C'est le principe de l'association d'idées et de la mémoire associative, que j'appelle : *Intellect Agent artificiel.*

La réminiscence est le processus par lequel les souvenirs remontent à la conscience. C'est par association d'idées que les mots en appellent d'autres et que les gestes évoquent des sensations. C'est en multipliant les évocations que l'on favorise les réminiscences, c'est la raison pour laquelle la prière et la méditation ont une influence positive, voire décisive, dans l'obtention de la guérison. La commotion inconsciente est mémorisée sous son aspect émotionnel, affectif (*qui, d'ailleurs, nous affectera*), énergétique ou concret (symbole) et sous son aspect représentatif ou abstrait (signe).

Certaines émotions ne reviennent pas à la conscience, car elles peuvent faire l'objet d'une censure du Sur-moi (ou du Sur-émoi). Les émotions qui ne remontent pas à notre conscience sont celles qui parasitent notre inconscient et absorbent une partie considérable de notre énergie dont nous avons grand besoin. C'est pourquoi il importe de bien connaître son passé et de savoir en parler avec limpidité à l'aide de mots-clés.

LA MALADIE, LE PARDON ET LA GUÉRISON

Avant de parler des mots du corps et de leurs significations, il est intéressant de s'arrêter sur le mot hébreu permettant de nommer la maladie : **Maħalah** [מַחֲלָה][7]. L'étude de ce mot nous apprend que sa racine **Maħal** [מָחַל] est le verbe *"pardonner"* et *"renoncer"* (*faire grâce de*). Ainsi, la maladie exprime à la fois le signe d'une abdication et le fait de ne pas se pardonner quelque chose. Cette abdication laisse un vide, c'est pourquoi le mot prononcé **meħilah** [מְחִלָה] désigne une caverne dans la terre, un espace vide. Rambam (*Maïmonide*) notait que le malade, sur qui l'on appelle la guérison du ciel, s'appelle *ħoléh* [חוֹלֶה] ; or ce mot vient de la racine *ħalal* [חָלָל] qui veut dire *"creux"*, *"vide"*, *"profané"*. D'autre part, le malade (*ħoléh*) et la maladie (*maħalah*)

---

[7] La première apparition de ce mot dans la Bible, se trouve dans le *Livre de l'Exode* (Chap. 23 v. 25) : « *Vous servirez Yhwh votre Dieu, et il bénira ton pain et tes eaux, et j'ôterai la maladie du milieu de toi.* »

contiennent tous deux la racine *ħol* [חֹל] qui signifie profane, mais également vide. Ainsi, être profane ou malade, c'est être vide. Et Maïmonide précise : *"vide de sainteté"*. L'hébreu nous apprend donc que le fait de tomber malade (*ħala* [חָלָא]) est une souillure (*ħélah* [חֶלְאָה]), une profanation et un vide (*ħiloul* [חִלּוּל]). Mais, contrairement au français, pas un mal, appelé *raâ* [רַע] en hébreu, mot sans lien avec la maladie.

Les deux lettres fondamentales de ce schème sont ח (*Ħeith*) et ל (*laméd*). Le *ħeith* représente un lieu clos, dont le nom est, en hébreu, associé par homophonie, à la faute. Le *laméd* est un aiguillon et le sens du nom de la lettre désigne l'étude ou le fait d'apprendre. Ainsi l'association de *ħeith* et de *laméd* montre que la faute est porteuse d'enseignements. Le *ħeith* est l'initiale de *ħallal* [חָלָל], le vide profane, de *ħayim* [חַיִּים], la vie et de *ħakam* [חָכָם], le sage. Ces trois mots hébreux sont liés par la même valeur numérique : 68. Ce nombre s'écrit ainsi en hébreu : ס"ח, mot qui signifie "parler", car tout étant créé par la parole, la solution se trouve dans le fait de parler. Le non-dit du profane (*ħallal*) est compensé par le Verbe de Vie (*ħayim*) et la parole du sage (*ħakam*).

La maladie est due à l'abandon d'une partie de soi-même, que l'on n'habite plus en conscience. Ce vide laissé éveille la règle universelle de : *"la Nature a horreur du vide"*, ayant pour conséquence qu'autre chose, n'appartenant pas à notre plan de conscience, vient remplir ce vide et provoque une faille dans notre équilibre vital. De plus, l'exil de l'énergie, ayant ce lieu pour résidence, vient perturber les autres forces vitales du corps. Cette situation entraîne une relation conflictuelle entre les forces vitales en place et celles qui sont en exil, ainsi qu'avec le vide inconscient, forçant l'ensemble du système conscient à se comporter par rapport à cet inconnu et non plus par rapport à son futur. L'inconnu génère une frayeur instinctive, d'où le mot *mħoulħal* [מְחֻלְחָל], signifiant *"effrayé, bouleversé"*

Ce conflit intérieur révèle un nouveau mot rattaché à la même racine que celle de la maladie, en permutant deux lettres. *Maħal* [מָחַל] devient alors *malaħ* [מָלַח], racine signifiant *"embrouiller, embrumer"*, ce que provoque le vide, d'où sort le mot *milħamah* [מִלְחָמָה], la *"guerre"* ou le *"conflit"*. Toutefois, il faut préciser également que *"milħamah"* contient aussi la racine **laħam** [לָחַם] qui signifie *"manger, se nourrir"* ; dans ce cas, la guerre, c'est "dévorer l'ennemi". Il est amusant de constater qu'en français, le mot guerre commence comme le mot guérison. En hébreu, la guérison porte plusieurs noms, le terme qui nous intéresse ici est **haħlamah** [הַחְלָמָה], car il s'agit de la permutation des lettres de "la maladie" [*hamaħalah* – הַמַחֲלָה]. La guérison repose sur la racine **ħalam** [חָלַם], dont le premier sens est *"être sain, fort, puissant"*. L'autre sens de cette racine est "rêver", que l'on retrouve avec les mots *ħalom* [חֲלוֹם], le "rêve" et *aħlamah* [אַחְלָמָה], l'améthyste, pierre qui favorise les rêves[8]. Le rêve est une capacité permettant d'habiter les lieux inconnus et vides : lorsqu'une personne sort de son sommeil en ayant la certitude de ne pas avoir rêvé, elle garde de sa nuit une sensation de vide et d'inconnu. L'hébreu signale un lien étroit entre la capacité de rêver et la bonne santé, par exemple : *ħalim* [חָלִים] signifie "sain", *ħalimah* [חָלִימָה] est le "fait de rêver" et *ħalimouth* [חָלִימוּת] est la "bonne santé".

On peut constater que le passage de la maladie à la bonne santé repose, en hébreu, sur trois lettres : *heith, laméd, Mém* [חלמ].

La principale racine hébraïque permettant de désigner le verbe *"**guérir**"* est *rafa* [רְפָא], comme dans *rofé* [רוֹפָא : *docteur, médecin, guérisseur*] et *refouah* [רְפוּאָה : *guérison*]. La permutation des lettres de *"rafa"* fait apparaître *pér* [פְּאֵר], qui signifie "resplendir", la beauté éclatante résultant de l'équilibre et de l'harmonie, fonction assumée par la sixième *sefirah, Tiféréth, Beauté,* dont le nom repose sur la racine *pér*. Si on décompose le mot *pér* [פְּאֵר], on peut observer que l'initiale *Pé* [פ] est l'ouverture de la bouche, tandis que les deux lettres suivantes, אר, sont les deux lettres fondamentales de *or* [אוֹר], la lumière. Une fois de plus, l'hébreu nous montre que la parole a un rôle décisif pour l'accès à la guérison. D'ailleurs, si l'on permute les lettres du mot hébreu "guérison", c'est-à-dire *réfouah* [רְפוּאָה], on obtient *pé or* [פֶּה אוֹר], la bouche lumineuse. On peut également observer un autre

---

[8] *Aħlamah,* signifie également convalescence.

mot hébreu permettant de désigner la bonne santé : *briouth* [בְּרִיאוּת]. La permutation de ce mot révèle : *beith or* [בֵּית אוֹר], la maison lumineuse.

Le reflet de la vie

Nous avons noté, précédement, qu'en hébreu, la maladie n'est pas liée au mal, appelé *râa* [רַע]. Ce qui ne permet pas de reproduire le subtil jeu de mots "mal à dit", pour "maladie. Toutefois, il pourrait être intéressant de considérer le *rashâ* [רָשָׁע], le méchant, ou plus précisément l'insensé, comme un malade. Dans ce cas, nombre de passages bibliques deviennent révélateurs : *"Les insensés (râshim) sont rendus inertes dans l'obscurité"* (1 Sam. 2:9), c'est-à-dire qu'ils ne reflètent plus la lumière de leurs images, il n'y a plus d'échanges. *"La voie des insensés (râshim) est comme les ténèbres, ils ne savent qui les fera tomber"* (Prov. 4:19). La conséquence d'être un rashâ, est de chuter ou de tomber, et l'on dit bien "tomber malade". Le *Zohar* commente ainsi ce verset :

""La voie des insensés est comme ...", mais ne le savent-ils pas vraiment ? En vérité, les insensés marchent dans ce monde-ci sur une route tortueuse et ils ne veulent pas voir le monde futur" (Zohar I:59a).

Laisser une trace tortueuse dans son sillage, revient à essayer de prolonger le temps, vécu dans le passé, et tenter de ralentir la progression vers le futur, là, est la clé de la maladie. Quelqu'un qui ne veut pas quitter son passé et ne plus affronter le futur, tentera, symboliquement, d'augmenter la sinuosité de son sillage, jusqu'à l'étendre au point de ne plus avoir de traces derrière lui, mais une seule sur son côté, en marchant latéralement ; comme un crabe, *"sartan"* en hébreu : le cancer. Dans cette situation, la personne est emprisonnée par son passé et privée d'avenir, c'est la condition d'un mort. Elle n'oscille plus de droite à gauche et ne vibre plus suffisamment, les conditions de vie ne sont plus réunies.

À partir de ces types de propos, les commentateurs du *Zohar* ont déterminé que le fait de plus voir son reflet (*dans un miroir, dans l'autre, etc.*) était un signe annonciateur de la mort : "*sa figure fut altérée et il fut repoussé loin des humains*" (Zohar I :13b). Voir son reflet, n'est pas seulement voir son image, c'est surtout vibrer, osciller par la perception permanente du monde à venir. Refléter, pour les maîtres de la Kabbale, c'est émettre en permanence une image de son passé et en recevoir une du futur, chargée d'espoir et de vie. Tout le monde voit sa propre image dans un miroir, mais peu de monde y découvre tous les jours cette image renouvelée, remplie de futur. Voir tous les jours, la même image bloquée dans les mêmes idées, le même fonctionnement, sans questionnements, revient à contempler l'image d'un malade ou d'un mort en puissance. La Kabbale enseigne que la question doit venir sauver la vie de ce moribond, afin de briser le cercle des certitudes, dans lesquelles il s'est enfermé. Dans l'arbre des *Sefiroth* (p. 27), le reflet du futur est maintenu dans la création par la seconde *sefirah Ḥokhmah*, la Sagesse, qui conserve le monde dans la question afin d'empêcher la mort, ou l'impureté, de s'y installer. Ainsi, devant son miroir, il faut commencer par se poser la question suivante : "*Quoi de neuf aujourd'hui ?*". Il est d'ailleurs amusant de constater que le nombre 9, est un cercle qui ne se referme pas et s'ouvre en spirale, ainsi "*quoi de 9 ?*" brise effectivement le cercle.

Le reflet ne se trouve pas uniquement dans un miroir, les autres, avec leurs yeux, nous renvoient sans arrêt notre image. Et ne plus être reflété par l'autre ou ne plus refléter l'autre, aura de sévères conséquences. C'est pourquoi, les rencontres entre humains commencent généralement par une question : "comment ça va ?", "quoi de neuf ?", "à qui ai-je l'honneur ?", etc.

Deux personnes amoureuses se regardent sans cesse et se remplissent mutuellement d'une puissante force vitale : l'amour. Avec les années, bien souvent, cet échange s'estompe, et c'est pourquoi il est fondamental, lorsque l'un des membres d'un couple rentre à la maison, de vitaliser l'autre par une question du type : "*as-tu passé une bonne journée ?*". Si l'on ne pose pas la question, on finira par "détester" l'autre, en considérant bien le préfixe "dé-", qui signifie l'action d'ôter, de défaire, de sortir. Ainsi "détester", c'est ne plus "tester" l'autre, ne plus être "tête" à "tête". En langage populaire, on dirait : *"il ne me calcule plus"*. En conclusion, puisque "dé-tester" l'autre c'est le haïr, le "tester", c'est l'aimer.

LES TROIS ORGANES DU PASSAGE

Dans la célèbre histoire du combat de Jacob, la Kabbale met en relation, par un jeu de nombres, le fleuve que traverse Jacob, trois noms divins et trois organes du corps. Après avoir quitté Laban, Jacob traversa le fleuve *Yaboq* [יַבֹּק], dont le nom est composé des lettres du nom *Yaacov* [יַעֲקֹב] (Jacob), sans la lettre *âyin*, qui représente un œil. Là, Jacob dut affronter un adversaire qui le blessa au nerf sciatique, mais le principal résultat de ce combat fut que Jacob changea de nom et reçut pour nom : *"Israël"*. Le nom Israël se comprend ainsi : *"yashar El"* [יָשָׁר אֵל], "rectitude divine", car cette traversée du fleuve va permettre à Jacob de trouver son équilibre, afin de se redresser et assumer son identité. Cet équilibre est symbolisé, dans la Kabbale, par la sixième *sefirah*, *Tiféréth*, dont Jacob est la personnification, le fleuve étant l'axe central de l'arbre séfirotique où se trouve *Tiféréth*. Cet axe central est délimité par une origine, la *sefirah Kéter* (Couronne) et une extrémité, la *sefirah Malkouth* (Royauté) et, au centre, la *sefirah Tiféréth* (Beauté), *Esaü*, le roux ou le rouge, symbolisant la colonne de gauche et *Laban*, dont le nom signifie blanc, la colonne de droite.

Le nom divin *Éhyéh* [אֶהְיֶה] correspond à *Kéter*, *Yhwh* [יְהוָה] à *Tiféréth* et *Adonaï* [אֲדֹנָי] à *Malkouth*. La valeur de la somme des valeurs numériques de ces trois noms est égale à 112[9], valeur de *Yaboq* [יַבֹּק = 10+2+100]. Le nombre 112 est également la valeur de la somme de trois organes majeurs : le cerveau, le cœur et le foie. Le cerveau, *moah* [מוֹחַ], de valeur 54 (40+6+8), correspond au nom *Éhyéh* de la *sefirah Kéter*. Le cœur, *lév* [לֵב], de valeur 32 (30+2), correspond au nom *Yhwh* de la *sefirah Tiféréth*. Le foie, *kavéd* [כָּבֵד], de valeur 26 (20+2+4), correspond à *Malkouth*. Ainsi, 54+32+26 = 112.

---

[9] אֶהְיֶה = 1+5+10+5 = 21 ; hvhy = 10+5+6+5 = 26 ; ynda = 1+4+50+10 = 65. 21 + 26 +65 = 112.

Daâth, le prodrome du fœtus et la porte du temps

Dans la structure d'émanation des dix *sefiroth*, *Daâth* occupe une place particulière, car ce concept fait partie intégrante du système, sans véritablement s'y révéler. *Daâth* est le résultat de l'équilibre et de l'oscillation de l'énergie, allant de la seconde à la troisième *sefirah*, appelées respectivement *Ḥoḵhmah* et *Binah*. Dans la symbolique anthropomorphique, *Ḥoḵhmah* correspond au cerveau droit, *Binah* au cerveau gauche et *Daâth* à la nuque, où se rencontrent les deux hémisphères.

Le nom *daâth* [דַעַת], désigne le savoir et vient de *déâh* [דֵעָה], la connaissance. Si l'on observe le mot *daâth*, écrit en hébreu, on s'aperçoit, qu'en son centre, se trouve un *âyin* [ע], c'est-à-dire un œil. Si l'on retire ce *âyin*, ou cet œil, du mot il reste "*dath*" [דָת], la religion, dans le sens de loi ou de la règle. Ainsi *daâth*, est l'œil de la connaissance permettant de s'émanciper des lois. Le nom *daâth*, peut également se lire de cette manière : *d-âth* [ד]עַת], c'est-à-dire *déleth âth*, ce qui signifie la : "porte du temps".

La première apparition du mot daâth dans la *Torah* se produit au milieu de l'Éden, pour introduire le rôle central de ce concept, servant de point d'équilibre et de rencontre du bien et du mal. La réunion de ces deux oppositions crée une sorte de trou noir, plaçant *Daâth* en marge du système des dix *Sefiroth*.

"Yhwh-Élohim fit pousser du sol toute espèce d'arbres séduisants à voir et bons à manger, et l'arbre de vie au milieu du jardin, et l'arbre de la <u>connaissance</u> (daâth) du bien et du mal. Un fleuve sortait d'Éden pour arroser le jardin et de là il se divisait pour former quatre bras. (Genèse 1:9 & 10)".

Le *daléth*, initiale de *Daâth* est l'extrémité du *yod* et sa valeur 4 désigne les quatre fleuves de l'*Éden*. *Daâth* est l'extrémité du doigt divin.

La petite valeur[10] de *Daâth* est 15, et sa valeur classique[11] est 474, valeur de *ḥaḵhmoth* [חַכְמוֹת], l'ingéniosité.

---

[10] La petite valeur consiste à réduire les dizaines et les centaines aux unités. Ainsi, la petite valeur de Daâth est alors égale à : 4+7+4 = 15.

[11] La valeur classique, appelée parfois grande valeur, correspond à l'utilisation traidtionnelle des lettres en tant que chiffres. Ainsi, *Daâth* a pour valeur : 4 + 70 + 400 = 474.

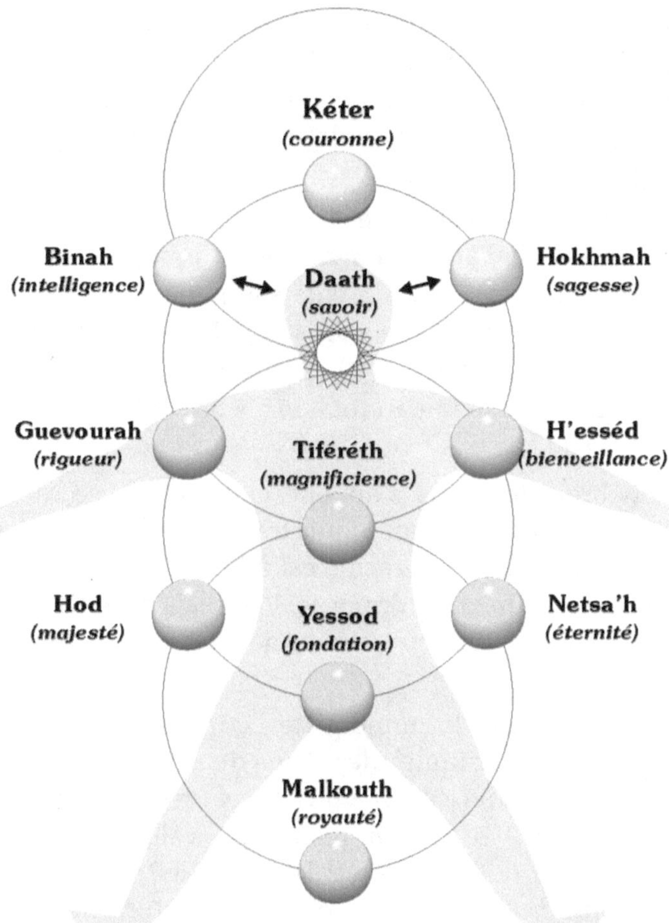

— L'arbre des *sefiroth* et sa correspondance anthropomorphique —

L'écriture du nombre 15, en hébreu, י״ה, est le nom divin "*Yah*", composé du *Yod* et du *Hé*. Ces deux lettres symbolisent respectivement, le père et la mère, appelés : *Abba* et *Imma*. C'est le couple divin, identifié par les sefiroth : *Hoḵhmah* et *Binah*. Dans l'édifice des *sefiroth*, si *Abba* et *Imma*, c'est-à-dire *Hoḵhmah* et *Binah*, sont en parfaite harmonie et échangent correctement leurs lumières, par cette oscillation s'ouvre *Daâth*. Le *daléth* de *Daâth* symbolise les quatre éléments essentiels de l'expression du fœtus : oreilles, yeux, reins et poumons ; dans *âth*, le temps.

L'oreille et les reins sont liés et fontionnent rapidement, l'enfant, dans le ventre de sa mère, entend et ses reins commencent leur rôle de filtres. Alors que les yeux et les poumons sont en attente de l'accouchement. Cette relation explique, sans doute, la raison pour laquelle, en hébreu, le poumon, *réah*, est le verbe "voir" et aussi pourquoi, la poitrine, *ħizon*, signifie vision.

L'analyse numérique de l'ensemble de mots, révèle ceci : nous savons que le père et la mère sont symbolisés par le *yod* et le *hé*, soit une valeur de 15. L'oreille s'appelle *ozén* [אֹזֶן], est a une valeur numérique de 58. Le rein s'appelle *kliah* [כּלְיָה], avec une valeur de 65. L'œil est *âyin* [עַיִן], de valeur 130 et le poumon, *réah* [רֵאָה] vaut 206. Ce qui fait au total : 15 + 58 + 65 + 130 + 206 = 474, valeur de *Daâth*.

En hébreu, le fœtus s'appelle *ouvar* [עֻבָּר], ce mot est une forme de la racine "âvar", qui traduit le fait de passer ou traverser un fleuve. Cette racine est à la fois le verbe passer et le passé, qui est la direction opposée. Les *bnéi êvér* [בְּנֵי־עֵבֶר] sont les hébreux[12]. La valeur numérique de "*ouvar*" est égale à 272 (70+2+200).

Si l'on compare le nombre de *Daâth*, 474, et celui d'*ouvar*, 272, on y trouve des similitudes. Tous deux sont des palindromes et tout deux sont divisés par un œil (*âyin* = 70) en leur centre. Si l'on soustrait 272 à 474, il reste 202, valeur de *bar* [בר], la progéniture. Ce mot signifie également "fils", "pur", "limpide", "blé", et initie *bara*, le verbe créer. La structure du nombre 202 est, elle aussi, intéressante, car on y retrouve le 22 séparé par un espace vide. Cet espace vide[13] est l'ouverture de *Daâth* qui est la synthèse des 22 lettres de l'alphabet hébreu.

La somme de 272 et 474 est égale à 746, valeur de *shemoth* [שֵׁמוֹת], les noms. Nommer les choses c'est leur donner un sens et les faire exister.

---

[12] *Bnéi êvér*, signifie littéralement les "fils d'Héber", Héber étant l'ancêtre des hébreux. Certains chercheurs ont avancé l'hypothèse que "*êver*" serait en relation intime avec "*ibère*", un habitant de la péninsule ibérique. Et que le passage ne serait pas celui d'un fleuve, mais du détroit de Gibralta. La question restant bien sûr de savoir dans quel sens.

[13] Il se trouve que vider se dit "*baqaq*" [בָּקַק], mot ayant une valeur numérique de 202.

LA TEROUFA

La Kabbale est très souvent considérée comme une voie mystique et magique insolite, ornée de signes dits "kabbalistiques" et nombre de personnes sont convaincues que cela s'arrête là. La Kabbale est effectivement une voie ésotérique par laquelle s'expriment les vues les plus profondes de la mystique juive, elle-même héritière de traditions beaucoup plus anciennes. Longtemps associé de façon confuse à l'occultisme, cet enseignement commence à retrouver ses racines, grâce à la publication de ses textes fondamentaux. Il s'agit d'une véritable expérience spirituelle avec ses pratiques et son système intrinsèque. Les vingt-deux lettres de l'alphabet hébreu servent de mode de communication et de fonctionnement dans cette expérience et restent inséparables de cette mystique.

Mais la Kabbale est aussi une étude de l'Homme, de la création et des lois universelles qui les réunissent. Si la connaissance de ces grandes lois a ouvert les voies, parfois discutables, de la théurgie et de la magie, elle a aussi permis *–et cela est beaucoup moins connu–* l'épanouissement d'une médecine très efficace, qui a su faire ses preuves à travers les siècles. Un de ses représentants les plus célèbres fut Moïse ben Maïmon, plus connu dans le monde occidental sous le nom de Maïmonide[14]. Mais il ne fut pas le seul, de grands noms de l'histoire de la Kabbale furent d'excellents thérapeutes ou plus précisément d'excellents psychothérapeutes, car c'est bien de cela qu'il s'agit. Bien que d'illustres maîtres de la Kabbale s'adonnassent à la fabrication d'élixirs phytothérapeutiques et chimiques *–ou plutôt alchimiques–*, c'est la puissance de la parole qui prédomina toujours, afin d'atteindre la psyché avant le corps. D'ailleurs, le

---

[14] 1135-1204. Décisionnaire, exégète, médecin et philosophe, son principal ouvrage s'intitule *Moré Nékouvim* (le Guide des perplexes).

premier traité connu de psychologie et de psychothérapie est sans doute le *Traité des huit chapitres* de Maimonide, qui passe en revue et définit les théories fondamentales sur l'ensemble des problèmes de la psychologie de son temps, entre autres : les maladies de l'âme et les analogies avec les maladies du corps. Quelques siècles plus tard, Walter Georg Groddeck prolongera les propos de Maimonide en écrivant : *"Corps et âme, c'est un tout ; l'être humain n'a pas deux fonctions, je ne reconnais pas un mal du corps"*[15].

Dans le principe, la Kabbale enseigne que le monde fut créé par dix paroles, symbolisées dans le premier chapitre du Livre de la Genèse par les dix apparitions de l'expression : *"Vayomer Élohim"* (*"et Dieu dit"*). C'est par le verbe que le monde fut créé et structuré, et c'est par le verbe qu'il vit et qu'il meurt, par extension, qu'il tombe malade et qu'il guérit. On pourrait alors supposer qu'il y aurait des mots qui rendent malades et d'autres qui guérissent, mais cette distinction n'existe pas, l'enseignement traditionnel dit qu'un mot de la Torah[16] peut donner la mort et que le même mot peut rendre la vie. Le *Livre des Psaumes* montre bien que la guérison passe fondamentalement par la parole : *"Il envoya sa parole et les guérit"*[17].

En français, le mot "thérapie" a essentiellement un sens curatif, le grec et l'hébreu expriment à travers ce mot une attitude préventive et prospective. La "teroufa", c'est-à-dire la thérapie en hébreu, est beaucoup plus qu'une guérison. Le thérapeute-kabbaliste prend soin du souffle qui anime le corps ; souffle et parole étant liés, guérir quelqu'un, c'est le faire respirer et le faire parler afin de dénouer les nœuds de l'âme, en observant les obstacles que rencontre la parole dans le corps[18]. L'être humain vivant est un "souffle parlant" et le souffle de vie passe par le souffle de la parole. Il est écrit dans le Livre des Proverbes : *"Le souffle de l'Homme traite sa maladie, mais qui supporte le souffle accablé ?"*[19].

---

[15] *Le livre du ça*, collection "Tel", Galimard, 1976.

[16] La *Torah*, ou Loi, est le nom générique pour les cinq premiers livres de la Bible, également connus sous le nom de *Pentateuque*.

[17] *Livre des Psaumes* : 107,20.

[18] Il faut noter que le mot *Teroufa* peut aussi se lire *Tor péh*, "la bouche forme".

[19] Bible : *Livre des Proverbes* 18,14. Ce verset peut également se traduire ainsi : *"L'Esprit de l'homme peut endurer la maladie"*.

Tous les étudiants du *Talmud* et de la Kabbale apprennent que le texte de la Torah peut s'ouvrir en soixante-dix niveaux de lectures ; nous ne détaillerons pas ici le sens de ce nombre 70, mais ces niveaux peuvent se résumer en quatre domaines : littéral, allusif, critique et herméneutique. Ces domaines se réduisent eux-mêmes en deux : oral et écrit. Les vingt-deux lettres de l'alphabet hébreu sont le support de l'écrit et les voyelles sont le support de l'oral. Il est important de savoir qu'en hébreu seules les consonnes s'écrivent avec l'encre, les voyelles ne sont jamais écrites[20] car elles dépendent de l'oralité et leur support est le souffle. Dans la symbolique kabbalistique, l'encre est liée au sang et les voyelles à l'esprit et au souffle, il n'y a d'ailleurs qu'un seul mot en hébreu pour qualifier esprit ou souffle : *Rouaħ*.

Dans un premier temps, l'éducation du kabbaliste passe par l'étude de techniques d'ouverture du texte d'un niveau à l'autre, à l'aide de permutations et de combinaisons des lettres, ainsi que par l'utilisation du nombre ou *guématria*[21], dont les variantes sont très nombreuses. Cette analyse, ou "psyché-analyse" du texte, a pour but de faire "parler", bien au-delà des significations littérales, dogmatiques, allégoriques, mythiques, symboliques, que le kabbaliste doit apprendre à traverser, sans se faire happer par l'acquisition d'une nouvelle croyance qui le figerait dans le degré atteint. Ainsi, chaque connaissance, question, pensée, ressenti ou mot doit en initier un autre et ouvrir une nouvelle dimension. Dans sa progression, le kabbaliste finit par réaliser que ce n'est pas lui qui fait parler le texte, mais que c'est le texte qui le fait parler et qu'en réalité le texte sacré est le "psyché-analyste" de son lecteur.

Tout ce qui porte un nom est un livre que l'on peut ouvrir et interpréter dans tous les domaines de la connaissance. Il se trouve qu'en hébreu le nom *shém*, et le livre *séfer*, ont la même

---

[20] Il existe un système d'écriture des voyelles en hébreu, mais il est surtout utilisé dans un cadre d'apprentissage de la lecture de l'hébreu, mais pas de façon courante. Par exemple, les journaux israéliens sont écrits sans voyelles.

[21] Il n'y a pas de chiffres en hébreu, c'est donc les 22 lettres de l'alphabet qui assument cette fonction, en plus de celle de lettre. C'est pourquoi il est très facile de passer du mot au nombre et du nombre au mot dans cette langue.

valeur numérique[22]. Avoir un nom c'est disposer d'un livre avec ses 70 niveaux de lecture. Ainsi, une thérapie kabbalistique doit passer par l'étude des noms constituants du corps et de toutes les sensations qui en dépendent. Le corps peut s'étudier et s'interpréter de la même façon qu'on le ferait pour un texte de la Torah, avec les mêmes techniques de décodages que celles traditionnellement employées : symboles, étymologies, racines, permutations, transpositions, numérologie, etc.

Le travail le plus intéressant et révélateur porte sur les racines hébraïques. Tous les mots du langage hébreu se réduisent à des racines trilitères[23] ; un mot inconnu, absent des dictionnaires, livrera son sens dès lors que l'on en aura extrait la racine. À partir de cette racine, d'autres mots, issus de la même racine, se déploieront et raconteront les mystères les plus intimes du mot analysé. Ce système se comporte comme un arbre : la racine donne le tronc commun à de multiples mots, semblables aux branches et au feuillage. Le merveilleux de cette observation se trouve dans le fait que si l'on prend le nom hébreu d'un membre du corps, d'un organe ou d'un état morbide, la racine qui le supporte va se mettre à parler de toute la psychosomatique et de tous les ressentis associés à ce nom. S'il s'agit, par exemple, d'un organe, la racine donnera la clé d'action inconsciente de cet organe, les mots issus de cette racine se mettront à parler des situations et des émotions qui l'affaiblissent ou qui le renforcent et permettront d'ouvrir, dans l'histoire de la personne concernée, des directions aidant à déterminer l'élément déclenchant d'une pathologie. Ceci s'applique au corps, mais aussi à tous les ressentis et à toutes les émotions qu'une personne sera capable d'exprimer.

---

[22] *Shém* s'écrit : *Shin, Mém* [שֵׁם], soit 300+40 = 340, et *Séfer* s'écrit : *Samékh, Pé, Réish* [סֶפֶר], soit 60+80+200 = 340.

[23] Il s'agit parfois de racines bilitères, mais la grande majorité des racines sont trilitères.

RACINES TRILITÈRES ET LANGAGE KABBALISTIQUE

Avant d'aborder la structure hébraïque du corps, il est nécessaire d'étudier le fonctionnement des racines hébraïques, qui permettront de décoder le corps dans la suite de ce livre et la façon d'utiliser ces racines. Il s'agit du thème central de toute la construction des mots du langage hébreu. Les vingt-deux lettres se combinent par groupes de trois et ouvrent un immense champ de permutations, toutes porteuses de sens.

Les vingt-deux lettres de l'alphabet hébreu :

ט	ח	ז	ו	ה	ד	ג	ב	א
Teith	*Ḥeith*	*Zayin*	*Vav*	*Hé*	*Daléth*	*Guimel*	*Beith*	*Alef*
צ	פ	ע	ס	נ	מ	ל	כ	י
Tšadé	*Pé*	*Âyin*	*Saméḳh*	*Noun*	*Mém*	*Laméd*	*Kaf*	*Yod*
					ת	ש	ר	ק
					Tav	*Shin*	*Reish*	*Qof*

Pratiquement, tous les mots hébreux sont issus d'une "racine" et cette racine est constituée de trois consonnes. Tout peut s'appliquer à cette racine, on peut l'employer dans n'importe quelle forme verbale, la transformer en dix ou vingt mots et parfois plus encore. Il est également possible d'en faire un adjectif ou une préposition. Ainsi, des mots ouvrant des perspectives différentes pourront se retrouver intimement réunis par la même racine. Les mots étant semblables aux branches et aux feuilles d'un arbre, chaque branche étant unique par sa forme reste rattachée au tronc de l'arbre au même titre que les autres branches. Cette conception nous permettra, à partir du nom d'un organe, de faire parler le corps à l'aide des mots qui le composent, mais surtout en observant la vie de la racine sur laquelle il repose.

Pour illustrer cela, prenons une racine très simple : *Kaf-Tav-Beith* [כָּתַב], qui exprime l'écriture. On peut observer, dans les déclinaisons qui suivent, que les trois lettres restent toujours dans le même ordre, même si d'autres lettres viennent se placer entre elles :

כָּתַב	–	il a écrit
נִכְתַּב	–	a été écrit
כִּתֵּב	–	il a écrit activement
הִכְתִּיב	–	dicté
הֻכְתַּב	–	était dicté
הִתְכַּתְּבוּ	–	ils se sont écrits, ont correspondu

À partir de là vont dériver divers mots :

כְּתִבָה	–	écriture
מִכְתָּב	–	une lettre
כְּתָב	–	un document
כְּתַב יָד	–	un manuscrit
כְּתֻבָּה	–	un acte de mariage
כְּתֹבֶת	–	adresse
מִכְתָּבָה	–	bureau, écritoire
תִּכְתֹּבֶת	–	correspondance
כַּתָּב כַּתְבָן	–	correspondant, auteur
כְּתוּבִים	–	écrits – la troisième section de la Bible
כְּתִיב	–	orthographe.

Un autre exemple avec une racine très célèbre, commune aux trois religions monothéistes issues *d'Abraham* : אָמֵן, *Amen*. Cette racine exprime la solidité, le soutien et la fidélité. Elle est couramment utilisée en fin des prières afin de confirmer la vérité et la force des paroles prononcées. Comme dans l'exemple précédent, les trois lettres fondamentales de cette racine, *Alef-Mém-Noun*, servent de structure à l'élaboration de différents mots :

אָמֵן	–	*Amen*
אוֹמֵן	–	père adoptif, tuteur
אוֹמֶנֶת	–	mère adoptive
אִמֵּן	–	entraîner, exercer
נֶאֱמָן	–	foi
הֶאֱמִין	–	croire
אֱמוּנָה	–	fidélité, foi
אָמְנָה	–	confiance
אֱמֶת	–	vérité
אָמָּן	–	artiste
אָמָּנוּת	–	art
אֻמָּן	–	artisan

Ainsi, la racine s'épanouissant dans diverses expressions, lorsque l'on rencontre un mot hébreu, il suffit de repérer sa racine pour percer à jour tous ses mystères. Il parlera bien au-delà de son sens premier, par la relation qu'il entretiendra avec tous les mots de l'arbre. C'est de cette façon que nous procèderons pour analyser et décoder les membres et les organes. Le corps se présente comme un livre que l'on peut interpréter aisément à travers les mots qui le décrivent. La Kabbale nous apprend à ouvrir chaque mot du texte dans soixante-dix niveaux de lectures, il en va de même avec le corps. En apprenant à faire cela, lorsqu'une partie du corps se manifeste par l'intermédiaire d'un symptôme, il est possible de comprendre son langage en ouvrant les noms des membres et des organes concernés. Des noms et des verbes se mettent alors à raconter l'histoire que les profondeurs de notre conscience cherchent à nous faire connaître.

LE LANGAGE DE LA CONSCIENCE

L'action du kabbaliste ne s'arrête pas au simple décodage de symptômes apparents, bien qu'il s'avère que, parfois, la seule évocation des sensations liées à un organe, un trouble ou une histoire, suffit à induire chez une personne un état de mieux-être ; cela dans le meilleur des cas, mais il n'en va pas systématiquement ainsi. Alors, le kabbaliste passe du "parlé" (*dibbour* - דִּבּוּר) au "dire" (*amar* - אָמַר), par l'utilisation d'un langage que seule la partie la plus archaïque de notre être comprend, et qui consiste à décliner la racine clé par des méthodes très particulières que l'on appelle *Tšéroufim*, terme signifiant "combinaisons[24]". Ce langage phonémique typiquement kabbalistique, construit sur des règles rigoureuses, est incompréhensible pour l'intellect, qui dès lors, est incapable d'appliquer une censure, étant donné que les sons prononcés n'interfèrent pas dans son système de logique et de croyance. L'intellect considère ces phonèmes de la même façon que les adultes écoutent tendrement les babils des bébés. En revanche, dans les profondeurs de notre être, une partie très ancienne et simple de notre être comprend naturellement ces successions de sons et sait y répondre, quelle que soit la langue de la personne.

Imaginons une personne ayant un problème à résoudre, que ce soit physique, psychologique ou spirituel. Dans la majorité des cas, si elle entend un ami, un thérapeute ou autre, lui décrire précisément les véritables causes de son état, bien souvent, son intellect se mettra sur la défensive. La personne rejettera les arguments qui lui sont apportés, en donnant de multiples raisons la mettant hors de cause quant à l'origine de son problème. Tandis qu'en utilisant la racine d'un qualificatif donné par la personne elle-même pour exprimer son état, la technique du tšérouf va égrainer une succession de phonèmes, sans significations apparentes, et parler directement au "vieillard silencieux" résidant en chacun de nous, qui détient les clés du fonctionnement intime de notre conscience. Ce vieillard émettra une réponse qui, soit fera sortir de la personne une solution à son problème, soit s'exprimera à travers des symboles manifestés par le corps, les émotions ou les pensées (rêves).

---

[24] Le mot *tšérouf* veut, tout à la fois, dire : combinaison, affinage, épuration, réunion, liaison.

L'ANCIEN DES JOURS

Ce "vieillard silencieux" sera interprété de différentes façons en fonction du système de référence : cerveau reptilien, cerveau archaïque, cerveau limbique, inconscient, divin, etc. Dans la Kabbale, il s'agit de *Âtiq Yomin*, l'Ancien des Jours. Ce nom est donné à Dieu par le prophète Daniel, dans la vision où apparaît également le "Fils d'Homme" (*Ben Adam*) :

"Je regardais, pendant que l'on plaçait des trônes. Et l'ancien des jours s'assit. Son vêtement était blanc comme la neige et les cheveux de sa tête étaient comme de la laine pure ; son trône était comme des flammes de feu et les roues comme un feu ardent. Un fleuve de feu coulait et sortait de devant lui. Mille milliers le servaient, et dix mille millions se tenaient en sa présence. Les juges s'assirent et les livres furent ouverts. Je regardais alors, à cause des paroles impertinentes que prononçait la corne ; et, tandis que je regardais, l'animal fut tué et son corps fut anéanti, livré au feu pour être brûlé. Les autres animaux furent dépouillés de leur puissance, mais une prolongation de vie leur fut accordée jusqu'à un certain temps. Je regardais pendant mes visions nocturnes et voici : sur les nuées des cieux arriva quelqu'un de semblable à un fils de l'Homme ; il s'avança vers l'ancien des jours et on le fit approcher de lui. On lui donna la domination, la gloire et le règne et tous les peuples, les nations et les hommes de toutes langues le servirent. Sa domination est une domination éternelle qui ne passera point, et son règne ne sera jamais détruit." (Daniel 7: 9-14).

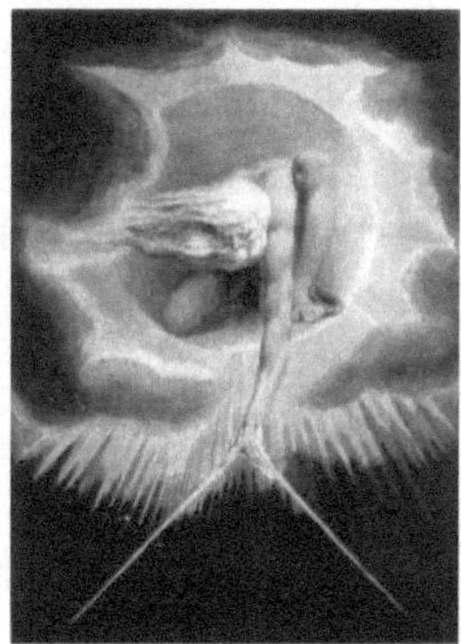

- *"L'ancien des jours"* par William Blake -

Ce passage biblique montre la domination d'*Âtiq Yomin* et de *Ben Adam* sur tous les langages et que les "paroles impertinentes" sont détruites lorsqu'elles atteignent l'origine du Verbe. Les animaux mentionnés ici sont décrits dans le passage biblique qui précède ce texte, il s'agit de quatre forces fondamentales à maîtriser, dont nous parlerons un peu plus loin.

Âtiq Yomin[25] est la personnification (*Partšouf*) interne de la *sefirah Kéter*, qui correspond à la puissance de la supraconscience du plaisir dans l'âme. Généralement le monde de *Kéter* agit comme un niveau intermédiaire connectant l'Infini (*Ein-Sof*) aux mondes créés. Dans la Kabbale, chaque niveau doit posséder en lui deux aspects opposés intimement liés, ce sont les *Partšoufim*, les Personnifications. Dans *Kéter*, le *Partšouf Âtiq Yomin* est l'expansion du monde supérieur et fait face au *Partšouf Arik Anpin* (Visage spacieux) qui est le véritable commencement des niveaux inférieurs. Ainsi, *Âtiq Yomin* est "l'inférieur supérieur" et *Arik Anpin* "le supérieur inférieur". Le terme *Âtiq Yomin*, "Ancien des Jours", implique la supériorité absolue sur les "jours du monde", la conscience normative de la réalité créée. Le mot *âtiq*, en plus de signifier "ancien", "vieux", a aussi pour sens : "copier". Ainsi, la traduction d'*Âtiq Yomin* pourrait aussi être le "Copieur des Jours".

L'Ancien des Jours est un aspect d'*Ein-Sof*, l'Infini, ou Dieu non manifesté. Il est la manifestation de l'Ancien des Anciens[26] dans l'espace et le temps, mais n'en demeure pas moins une structure délocalisée dans l'harmonie du monde. Sa présence éternelle dans la création reste intime à chacun, tout en habitant le Tout. Il est à l'écoute "essentielle" du monde, c'est-à-dire qu'il n'entend pas l'enveloppe de nos paroles, mais seulement leur essence ; c'est pourquoi les "paroles impertinentes" sont détruites, car revêtues de concepts des mondes inférieurs : "*Qui a introduit ici un homme encore vêtu de l'habit du monde [terrestre] ?*" (*Zohar* I-4b). En retour, le kabbaliste, par ses pratiques, aspire à

---

[25] *Âtiq Yomin*, qui signifie ancien des jours, est la forme araméenne du nom, car le texte de Daniel et le *Zohar* sont des écrits en langue araméenne, le nom en hébreu serait *Atiq Yomim*.

[26] Qualificatif utilisé par le *Zohar*, voir l'*Idra Zouta Qadisha*, in *Les Assemblées initiatiques du Zohar* – éd. Lahy.

"écouter" la vibration essentielle d'*Âtiq Yomin* à travers sa "troisième oreille".

D'après la Kabbale, toutes les paroles que nous prononçons s'élèvent vers l'Ancien des Jours qui répond en fonction de critères très simples. Si notre parole est vraie et juste, la réponse provoque du bien-être et de l'harmonie. En revanche, si la parole est fausse et arrogante, la réponse sera difficile à intégrer et aura des conséquences sur le bien-être du corps et de l'esprit qui, entre autres, pourront se manifester à travers divers maux.

Dans son langage allégorique, le *Zohar* raconte ceci :

"Rabbi Siméon expliqua ce verset par ces mots : J'ai déposé mes paroles dans ta bouche (Es. 51:16). *À quel point l'homme, de nuit comme de jour, doit-il s'adonner à la Torah ! Le Saint, béni soit-Il, est attentif à la voix de ceux qui étudient la Torah. Il fait un espace de chaque parole de la Torah renouvelée par l'homme qui s'applique à son étude. Nos maîtres enseignent que, dès qu'une parole de la Torah est renouvelée par la bouche d'un homme, elle s'élève aussitôt et comparaît devant le Saint, béni soit-Il. Puis Celui-ci recueille cette parole, lui donne un baiser et la pare de soixante-dix couronnes ornées et ciselées. Quand une parole est formulée dans le champ de la Sagesse, elle monte et se pose sur la tête du Juste vivant de mondes. S'envolant ensuite, elle traverse soixante-dix mille mondes et se hausse jusqu'à l'Ancien des Jours. Toutes les paroles de l'Ancien des Jours sont des paroles de sagesse aux secrets suprêmes inaccessibles. Or la parole ésotérique touchant à la sagesse qui a été renouvelée ici-bas, s'élève et rejoint les paroles de l'Ancien des Jours. Suivant tous leurs mouvements, elle accède aux dix-huit mondes cachés que jamais œil ne vit, hormis toi, Élohim. De là, elle repart et après une traversée, arrive parfaite et entière et se présente devant l'Ancien des Jours. Ce dernier hume l'odeur de cette parole qui lui est plus agréable que toute chose. Il la recueille et la ceint de trois cent soixante-dix mille couronnes. La parole s'envole encore, s'élève puis redescend et devient un espace. Ainsi, chaque parole de sagesse devient un espace fermement établi devant l'Ancien des Jours qui les dénomme cieux nouveaux..."* (Zohar I-4b)[27].

---

[27] Extrait du *Zohar* – Tome 1 – Traduction Charles Mopsik. Collection les "Dix Paroles" - Ed. Verdier.

Les textes du *Zohar*, concernant l'Ancien des Jours, sont beaucoup trop abondants pour être développés ici. Une section du *Zohar* III, intitulée *Idra Zouta Qadisha*, situe *Âtiq Yomin* dans le corps divin et indique ceci :

> *"Treize mille fois dix mille mondes ont leur base et leur appui dans la tête de l'Ancien des Jours. Une rosée sort de cette tête, ainsi qu'il est écrit : car ma tête est toute chargée de rosée. C'est cette rosée qui sort de la tête qui ressuscitera les morts..."* (Zohar 3-128b).

L'énergie de l'Ancien des Jours, représentée ici par la rosée, est une fontaine de vie et de jouvence, capable de guérir les maux les plus graves et de faire sortir de la mort.

LES QUATRE MONDES ET LES QUATRE PUISSANCES VERBALES

Les informations que reçoit ou émet *Âtiq Yomin* sont réduites à la simple expression de + et de –. Cela rappelle naturellement le langage informatique 0 et 1, qui prendra ici l'aspect de "rien" et "tout", ou plus exactement, selon la terminologie kabbalistique, *yésh* (il y a) et *ein* (il n'y a pas). Ces deux éléments, à la base de la création par le Verbe, ont deux personnifications (*partšoufim*), pour simplifier : une face avant et une face arrière. Cela fait quatre, en relation avec les fleuves de *l'Éden*. Cela peut se comprendre ainsi : les deux aspects de *Yésh* sont + + (ou 1 et 1) et + – (ou 1 et 0) et les deux aspects de *Ein* sont – – (ou 0 et 0) et – + (ou 0 et 1). Dans la tradition chinoise, c'est le *Yin* et le *Yang*, avec le *Yin* contenant du *Yang* et le *Yang* contenant du *Yin*.

+ + Représente *Abba*, le Père, et le monde de *l'Atsilouth* (Émanation ou Proximité), où l'énergie abonde sans rencontrer de résistance. C'est le domaine des *Sefiroth*, les 10 paroles créatrices. Le *Yod* du Tétragramme *Yhwh*.

– – Représente *Imma*, la Mère, et le monde de la *Briah* (Création ou bonne santé), où l'énergie est canalisée et retenue afin d'organiser et de structurer la Création. C'est le domaine des noms divins et des qualificatifs. Le premier *Hé* du Tétragramme *Yhwh*.

+ –   Représente *Ben*, le Fils, ou le Fiancé, et le monde de la *Yetširah* (Formation), où l'énergie se développe selon une infinité de combinaisons de phonèmes, permettant de nommer et de donner sens à toutes les choses créées. L'image donnée est celle du potier (*yotšer*[28]) sur son tour qui, avec ses 10 doigts (image des 10 *Sefiroth*), combine, par rotation, la masse lourde de l'argile abondante pour former toutes choses. C'est le domaine des créatures intermédiaires (anges et interfaces). Le *Vav* du Nom *Yhwh*.

– +   Représente *Bath*, la fille, ou la Fiancée, et le monde *d'Assiah* (Œuvre ou Action). L'énergie est figée, les formes, les phénomènes et les mots qui les expriment sont bloqués dans des formes matérielles. La terre humide du potier est passée au four et s'est figée dans sa forme. C'est le domaine des formes naturelles qui doivent faire avec ce qu'elles ont. Le *Hé* du Nom *Yhwh*.

Cela peut surprendre, mais le langage de l'Ancien des Jours se limite à quatre expressions ! En fonction de l'information reçue, il émettra une de ces quatre expressions qui, en traversant les couches de la Création, s'enveloppera dans des vêtements adaptés à chaque degré pour devenir cohérente et perceptible à chacun. Le danger de cette situation sera de n'observer que l'enveloppe et d'ignorer le véritable contenu.

Les quatre puissances d'expression d'*Âtiq Yomin* sont décrites dans le *Séfer Yetṣirah*[29], chapitre 1, verset 9 à 12 :

"Une : Rouaħ Élohim ħayim (Souffle d'Élohim vivant), béni et glorifié soit le Nom de Celui qui vivifie les mondes. La voix, le souffle et la parole sont l'Esprit saint". Il s'agit de l'énergie abondante (++) du monde *d'Atsilouth*.

"Deux : Rouaħ meRouaħ (Souffle issu du Souffle). Avec, Il traça et sculpta 22 lettres fondamentales, trois mères, sept doubles et douze simples, qu'un seul souffle anime". C'est l'énergie canalisatrice et créatrice du monde de *Briah* (– –). Du grand Souffle infini précédent n'est extrait qu'un seul Souffle créateur.

---

[28] Le mot Yotser signifie tout à la fois "potier" et "formateur", c'est le nom utilisé par le Séfer Yetširah pour désigner le Démiurge.
[29] Voir "Le Sépher Yetisrah" - Editions Lahy.

"Trois : Mayim meRouaħ (Eaux issues du Souffle). Il traça et sculpta 22 lettres sorties d'un Tohu Bohu de boue et d'argile...". L'énergie est amassée (symbole de la boue) afin de former les choses dans le monde de *Yetširah* (+ –), qui est un monde malléable.

"Quatre : Esh meMayim (Feu issu des Eaux). Avec, Il traça et sculpta le Trône de Gloire...". Ce feu est l'énergie de la naissance dans une forme finie. L'argile du potier a été figée par la chaleur dans le monde *d'Assiah* (– +). À partir de ce monde, la capacité de former et de reformer du monde de Yetširah s'arrête ; ainsi, si la "poterie" comporte un défaut, il faudra soit la creuser pour lui enlever de la matière, soit aller chercher de la matière pour l'apporter à l'endroit où il en manque.

Voici un tableau récapitulatif :

	+ +	– –	+ –	– +
Monde	*Atširah* ... *Atšilouth*	*Briah*	*Yetširah*	*Assiah*
Personnification	*Abba*	*Immah*	*Ben*	*Bath*
Tétragramme	י	ה	ו	ה
Degrés	*Sefiroth*	Noms divins	Anges	Symboles
Elément	Feu	Air	Eau	Terre
Action	Abonder[30]	Canaliser	Assembler[31]	Bâtir, Creuser[32]
Instinct de survie	Se reproduire	Respirer	Boire	Se nourrir
Procréation	Emission de semence	Réception de semence	Gestation	Naissance
Physique	Plasma	Gaz	Liquide	Solide
Othioth	Lumière	Cantillation	Voyelles	Lettres
Ħayoth	Lion	Aigle	Homme	Bœuf
Fleuves	*Pishon*	*Guiħon*	*Ħidéqél*	*Phrath*

---

[30] Abonder est lié au terme hébreu *Shefâ*, l'abondance divine, qui est une énergie inépuisable. Cette action étant en relation avec l'élément Feu, on peut également utiliser le terme "embraser".

[31] Dans le monde de la Formation la masse humide de la matière première est assemblée afin d'élaborer les formes. Le terme pourrait être également "amasser", dans le sens où le livre de la Création raconte que les eaux furent amassées. *"Dieu dit : Que les eaux qui sont sous le ciel s'amassent en une seule masse"* (Genèse 1:9).

[32] Le monde *d'Assiah* est le monde de l'œuvre et du travail, où l'on creuse la mine pour en tirer les minéraux, ou la terre pour cultiver et se nourrir.

L'ART DU TŠÉROUF

"Le portique secret du tšérouf : Nous avons questionné le sage ; Lorsque nous te questionnons sur un sujet, tu réponds "La puissance du tšérouf est grande". Le sage nous dit : "Par le tšérouf des lettres de Son Nom, Dieu a créé toutes choses. Notre aïeul, de mémoire bénie, réussit par le tšérouf des lettres apprises, à parvenir à l'unité totale et à la puissance de toutes les formations. Il atteint même le niveau lui permettant de modeler de parfaites formations, des formes pensantes. C'est pour cela qu'il intitula son merveilleux livre Séfer Yetşirah"". (*Séfer Shearim*)

Le mot *tšérouf* [צֵירוּף] veut à la fois dire *réunion, liaison, combinaison, affinage et épuration*. Ce terme est donc parfait pour décrire la purification et l'affinage intérieur par des combinaisons de lettres qui sont des liaisons établies entre différents composants de notre conscience. Les quatre lettres de *tšérouf* [צְרוּף] peuvent se vocaliser *tsarof* [צָרוֹף], "orfèvre" ou *tsarouf* [צָרוּף], "pur". La racine de tous ces mots est *tsaraf* [צָרַף] et porte trois sens :

1. fondre du métal,
2. purifier, épurer,
3. mettre à l'épreuve, essayer, tenter.

Le mot *tšérouf* est présent par trois fois dans la Bible, qui l'utilise plutôt dans le sens d'épurer et d'affiner :

a) *Psaume 12:7* : *"késséf <u>tšarouf</u> bâlil"* [כֶּסֶף צָרוּף בַּעֲלִיל], *"un argent épuré au creuset"*.

b) *Jérémie 6:29* : *"lashave <u>tšaraf tšarof</u>"* [לַשָּׁוְא צָרַף צָרוֹף], *"tumultueusement apuré et affiné"*.

c) *Daniel 11:35* : *"oumin-hamassekilim ykashlou <u>litšrof</u>"* [וּמִן־הַמַּשְׂכִּילִים יִכָּשְׁלוּ לִצְרוֹף], *"quelques-uns des mystiques succomberont, afin qu'ils soient épurés, purifiés"*.

La pratique des *tšéroufim* diffère en fonction des kabbalistes : Certains y voient principalement une technique de décodage ou de décryptage des textes sacrés et pratiquent l'art du *Tšérouf* comme un simple exercice intellectuel, d'autres, autour d'Abraham Aboulafia, considèrent l'art du *tšérouf* comme une voie libérant l'âme de ses liens vulgaires et terrestres. Dans ce cas, la pratique des combinaisons de lettres exprime le rythme de la vie cosmique que l'on expérimente à travers le corps, la parole et la pensée.

En restant dans la généralité du système, il est possible d'extraire cinq systèmes de *tšérouf*, en permettant la substitution ou la combinaison des lettres entre elles.

LES MÉTHODES DE TRANSPOSITION

ATH-BASH – א״ת ב״ש

C'est un système très répandu de transpositions de lettres, qui se construit de cette manière :

כ	י	ט	ח	ז	ו	ה	ד	ג	ב	א
ל	מ	נ	ס	ע	פ	צ	ק	ר	ש	ת

On peut observer dans le tableau ci-dessus qu'*Aléf* א permute avec *Tav* ת, *Beith* ב avec *Shin* ש, d'où le nom *Ath-Bash*.

AL-BAM – א״ל ב״ם

Aléf א permute avec *Laméd* ל, *Beith* ב avec *Mém* מ, etc. de la façon suivante :

כ	י	ט	ח	ז	ו	ה	ד	ג	ב	א
ת	ש	ר	ק	צ	פ	ע	ס	נ	מ	ל

AT-BAH – א״ט-ב״ח

Le tableau ci-dessous décrit un système fondé sur des combinaisons égales à 10, 100 et 1000. Il suffit d'additionner les valeurs des lettres verticalement. On s'aperçoit aussi que les trois lettres הנך n'ont pas de lettres correspondantes et ne se combinent pas, elles servent de charnières aux permutations. Dans ce système, les lettres finales, chose assez rare, sont inclues dans le système numérique avec des valeurs de 500 à 900.

Les valeurs obtenues verticalement sont égales à 10, 100 ou 1000.

ך	ת	ש	ר	ק	נ	מ	ל	כ	י	ה	ד	ג	ב	א
ך	ם	ן	ף	ץ	נ	ס	ע	פ	צ	ה	ו	ז	ח	ט
1000					100					10				

Cette méthode de transposition est présentée ici à titre indicatif car elle est très rarement utilisée.

Aḥess-Bétā – אח"ס-בט"ע

Dans ce système, les lettres se combinent trois par trois et forment cette structure : אחס בטע גיף דכץ הלק ומר זנש ת, que les kabbalistes résument dans une phrase mnémonique : *Ani ḥass élihem mepanï shébâtou béguif* אני חס עליהם מפני שבעתו בגיף. Les combinaisons s'établissent de cette manière :

Ce système a une particularité non négligeable : le *Tav* ת a été tout simplement écarté, on ne le transpose pas.

ז	ו	ה	ד	ג	ב	א
נ	מ	ל	כ	י	ט	ח
ש	ר	ק	צ	פ	ע	ס

Aiq-Békar – אי"ק-בכ"ר

C'est, avec l'*Ath-Bash*, l'un des systèmes les plus souvent utilisés. Les lettres permutent, ici aussi, trois par trois, c'est le procédé que préférait Abraham Aboulafia. Les lettres se combinent de cette façon :

ט	ח	ז	ו	ה	ד	ג	ב	א
צ	פ	ע	ס	נ	מ	ל	כ	י
ץ	ף	ו	ם	ד	ת	ש	ר	ק

AB-GAD – א"ב-ג"ד

Le système *Ab-Gad* est le plus simple et le plus efficace dans les techniques vocales. C'est la méthode que nous utiliserons dans la suite de ce livre pour faire vibrer les racines des mots du corps. Ce système de *Tšéroufim* consiste tout simplement à remplacer une lettre par celle qui la suit dans l'alphabet.

L'exemple le plus célèbre est le nom *Kouzou* [כוזו<] qui est, en fait, le Tétragramme יהוה qui a subi une transposition par la méthode *Ab-Gad*. Si on remplace le *Yod* par la lettre suivante, on obtient *Kaf*, le *Hé* devient alors *Vav*, le *Vav* devient *Zayin*. Ainsi *Yhwh* יהוה se transforme en *Kouzou* כוזו<.

י	+1 =	כ
ה	+1 =	ו
ו	+1 =	ז
ה	+1 =	ו

Joseph Gikatilla écrit : *"Lorsqu'on trouve écrit le Tétragramme, ceci veut dire Yhwh éħad יהוה אֶחָד, Dieu est Un : c'est le secret de la Mérkavah. Dans le mouvement de la Merkavah, Yhwh est Kouzou. Et le secret de Kouzou c'est Yhwh éħad"*. Ce texte veut dire que *Yhwh* יהוה de valeur 26 plus *éħad* אֶחָד de valeur 13, totalisent 39, la valeur numérique de *Kouzou* כוזו. Ce nombre est celui de la transformation et de la résurrection ; c'est pourquoi 39 est aussi la valeur numérique de *Tal* טַל, la rosée.

Dans le cas d'une racine trilitère, les trois lettres suivent la même règle, ainsi les trois vocables de bases se transformeront en soixante-six phonèmes qui seront prononcés durant la pratique du *Tšérouf*. Les lettres tournent dans une roue constituée par trois cercles de lettres. Si, par exemple, nous utilisons la racine *amen* [אמן], dont nous avons déjà parlé, au point de départ de la roue, le premier cercle commencera avec *Alef*, le second avec *Mém* et le troisième avec *Noun*, comme ceci :

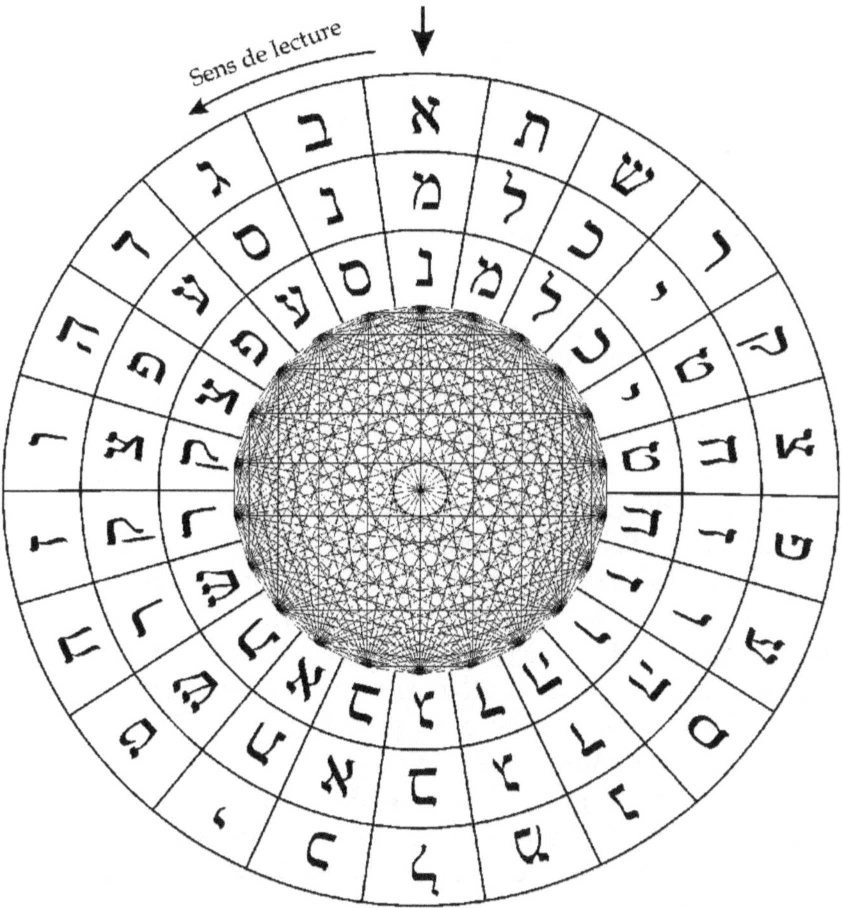

Il suffit de lire verticalement les vingt-deux racines qui apparaissent. La roue peut se lire dans les deux sens car il est possible de pratiquer la technique avec –1, cela s'appelle alors "*Ath-Shar*".

L'*Ab-Gad* est l'une des clefs du code universel permettant d'entrer en communication avec l'Ancien des Jours. En plus de la prononciation des racines qui se succèdent et du merveilleux de leurs vibrations, il est intéressant d'étudier le sens des enchaînements de racines, toujours riche d'enseignements. Voici un simple exemple parmi des milliers : en hébreu le miel s'appelle *devash* [דְּבַשׁ] ; si l'on prend ce mot et que l'on compte un saut de trois lettres, on obtient le mot *zahav* [זָהָב], l'or. Ainsi, le miel est de l'or liquide et l'or du miel métallique.

→	+1	+1	+1
ד	ה	ו	ז
ב	ג	ד	ה
שׁ	ת	א	ב

En relation avec les trois lettres des racines, le Verbe mystique est construit sur trois niveaux car pour la Kabbale, l'âme est composée de trois niveaux : *néfésh* [נֶפֶשׁ], *Rouaĥ* [רוּחַ], *neshamah* [נְשָׁמָה]. Chaque racine vibre sur trois niveaux : les Othioth (les consonnes), les *niqoudoth* (les voyelles) et les *téamim* (les accents de cantillation) : *"Les accents sont la neshamah, les voyelles sont la Rouaĥ et les consonnes la néfésh"* (Tiqounéi Zohar 7b). Les consonnes correspondent à l'acte car, sans les voyelles, elles ne peuvent résulter que d'un acte, l'écriture. La parole n'est possible que par l'adjonction de voyelles, et passe par la *Rouaĥ*, le souffle ; ainsi les voyelles vitalisent les consonnes. Les accents de cantillation correspondent à la pensée et à la *Kavanath ha-lév* (l'intention du cœur) et doivent être considérés comme l'expression de la *neshamah*. Les accents inspirent le mouvement et l'orientation des voyelles et des consonnes ainsi que leur propension vers toutes choses qui dépendent de la pensée et de l'intelligence.

LES CINQ VOYELLES NATURELLES

En réalité, il n'y a pas de voyelles en hébreu, un mot ne s'écrit qu'avec des consonnes ; les voyelles prennent seulement existence dans l'air lorsqu'on prononce un mot. Une lettre s'écrit avec de l'encre et une voyelle avec de l'air. Autrefois, aucune langue sémitique n'écrivait les sons vocaliques ; lorsque la nécessité d'en avoir sembla s'imposer (surtout pour apprendre à lire aux enfants), plusieurs systèmes apparurent.

On appelle généralement les signes de vocalisation *niqoudoth* [נְקוּדוֹת], ce qui veut dire "les points". Mais, en vérité, "voyelle" se dit *tnouâh* [תְּנוּעָה] et signifie littéralement "mouvement", "circulation". Ce nom est très juste car les voyelles mettent les mots en mouvement. Une pensée peut être abstraite et illimitée, en perpétuel mouvement ; pour la vocaliser, il faut donc la limiter à une gamme sonore admissible. Il est possible aussi de l'arrêter en la fixant avec de l'encre sur du papier, sous la forme de lettres. Seulement, la pensée va continuer à évoluer et l'encre ne bougera pas, sur le papier, les lettres sont mortes. Les voyelles ont pour fonction de les ressusciter avec l'aide de la *Rouah* et de les remettre en "mouvement".

La vocalisation de l'hébreu comporte de multiples voyelles ; dans la technique proposée dans ce livre, nous utiliserons seulement celles qu'Abraham Aboulafia appelle "voyelles naturelles". Il s'agit des voyelles permettant de vocaliser les vingt-deux lettres lorsque l'on prononce les initiales de leurs noms. Par exemple, pour prononcer le nom de la lettre *alef*, il faut vocaliser *l'alef* avec un *qamatš* [אָ]. Ainsi, dans cette pratique, *alef* se prononcera toujours *a*. De même, pour prononcer le nom de la lettre *beith*, il faut vocaliser le *beith* avec un *tšéré* [בֵּ], donc la lettre *beith* se prononcera toujours *bé*. Voici un tableau récapitulatif des *othioth* et de leurs voyelles naturelles :

Nom	Lettre	Voyelle	Son	Valeur
Alef	א	+ *qamatš* =	**a**	1
Beith	בֵּ	+ *tšéré* =	**bé**	2
Guimel	ג	+ *hiriq* =	**gui**	3
Daléth	ד	+ *qamatš* =	**da**	4

Nom	Lettre	Voyelle	Son	Valeur
Hé	הֵ	+ *tšéré* =	**hé**	5
Vav	וָ	+ *qamatš* =	**va**	6
Zayin	זָ	+ *qamatš* =	**za**	7
Ħéith	חֵ	+ *tšéré* =	**ħé**	8
Teith	טֵ	+ *tšéré* =	**té**	9
Yod	י	+ *ħolam* =	**yo**	10
Kaf	כָ	+ *qamatš* =	**ka**	20
Laméd	לָ	+ *qamatš* =	**la**	30
Mem	מֵ	+ *tšéré* =	**mé**	40
Noun	נֻ	+ *shourouq* =	**nou**	50
Sameķ	סָ	+ *qamatš* =	**sa**	60
Ayin	עָ	+ *qamatš* =	**â**	70
Pé	פֵ	+ *tšéré* =	**pé**	80
Tšadé	צָ	+ *qamatš* =	**tša**	90
Qof	קֹ	+ *ħolam* =	**qo**	100
Reish	רֵ	+ *tšéré* =	**ré**	200
Shin	שִ	+ *ħiriq* =	**shi**	300
Tav	תָ	+ *qamatš* =	**ta**	400

Ħolam - חוֹלָם

Cette voyelle permet à une lettre d'être vocalisée "ô" : א = O, בּ = Bo, גּ = Go, etc. Elle consiste en un point placé en haut à gauche de la lettre et symbolise le rêve et les informations que l'inconscient nous dispense progressivement. Le nom de cette voyelle donne le mot *ħolmani* חולמי, rêveur, car elle est issue de la racine *Ħalam* חָלַם qui a deux sens : 1 - être sain et bien portant. 2 - rêver. D'après le *Qnéh Binah* (34b), les trois lettres du nom *Ħalom*, sont la *notariqa* de trois noms d'anges : *Ħaniel* חניאל, "Grâce divine", ange du signe de la Vierge, qui vieille particulière aux mois d'*Éloul* et de *Shevath* ; c'est aussi le nom de la roue de la *Mérkavah* à l'Est du deuxième parvis céleste. *Léhodiel* להודיאל, "Gloire divine". *Mathaniel* מתניאל, "Don divin", que l'on évoque pour éloigner les bêtes fauves (pensées parasites), nom du vent du Sud en troisième *téquoufah*.

QAMATŠ - קָמַץ

C'est la voyelle "**a**", qui se place sous la lettre, elle est formée d'un point sous un trait. Le trait représente l'ouverture d'une porte, et le trait plus le point la fermeture. D'ailleurs *qamatš* veut dire prendre en main, presser ou saisir. Cette voyelle permet à une lettre d'être vocalisée "a" : אָ = A, בָּ = Ba, גָ = Ga, etc.. D'après le *Séfér Raziel*, *qamatš* est un des noms de Dieu. Pour le *Qnéh Binah*, les trois lettres du mot sont l'acrostiche des noms d'anges : *Qadmiel* קדמיאל, "Dieu éternel", il fait partie des compagnons de *Métatron*. Il est préposé à la deuxième région de la terre ; *Malkiel* מלכיאל, "Roi divin", veille au mois d'Adar, il s'invoque pour obtenir la pluie et domine sur les flammes ; *Tšouriel* צוריאל, "Rocher divin", veille au mois de *Tishri* et sur le signe de la Balance ; il domine les reptiles.

TŠÉRÉ - צֵרִי

Correspond à la voyelle "**é**" vient de *tšori* צֵרִי, le baume, qui est un produit lénifiant, c'est-à-dire qui adoucit. Le nom peut se rapprocher de la racine *tšarah* צָרָה, qui veut dire peine, ou misère, mais que l'araméen comprend fendre. On serait tenté de voir dans ce mot une fermeture étroite ; mais, à la lumière de l'araméen, fendre et adoucir, ce serait plutôt une réouverture. Pour le *Qnéh Binah*, les trois lettres de *tšéré* sont l'abréviation des trois anges : *Tšouriel* צוריאל, "Rocher divin". *Raziel* רזיאל, "Secret divin", compagnon de *Métatron* qui préside aux mystères, maître d'*Adam* ; *Yofiel* יופיאל, "Beauté divine", prince de la loi, invoqué contre l'incitation au péché, et maître de *Sém*.

ḤIRIQ - חִירִיק

Le nom de cette voyelle vient de la racine *haraq* חָרַק, qui veut dire grincer des dents : « *Il grince des dents contre moi* » (Job 16:9).

Cette racine porte aussi le mot *ħéréq*, grincement, incision ou insecte. Elle apporte la voyelle "i" à une lettre : א = I, בִ = Bi, גִ = Gui, etc. D'après le *Qnéh Binah*, les noms d'anges résumés par les trois lettres du mot sont : *Ħazqiel* חזקיאל, "Force divine" ; d'après le *Raziel* son nom est invoqué pour arrêter la grêle et la neige ; *Rehatiel* רהטיאל, "Canal divin", ange du mois de *Téveth* et prince des planètes ; *Qoratiel* קרטיאל, "Parcelle divine".

SHOUROUQ - שׁוּרוּק

Il s'agit d'un "ou". Ce mot vient de la racine *sharaq* qui veut dire à la fois teindre en rouge et siffler. Le fait de siffler peut être compris dans le sens de "faire tourner un son", en se référant à l'expression *sam lishréqah* שָׁם לִישָׁרֵקָה, tourner en dérision. Pour le *Qnéh Binah*, les trois lettres de la racine sont l'abréviation des trois anges : *Shamouel* שָׁמוּאֵל, "Dieu écoute" ; *Ramiel* רמיאל, "Élévation divine", faisant partie des anges déchus qui se mêlèrent aux humains ; *Qanéiel* קניאל, "Dieu jaloux", préposé aux portes Nord des nuées.

LES MOUVEMENTS DE TÊTE

Lors de la pratique de ces sons, il nécessaire de positionner la tête parfaitement dans son axe, d'inspirer en absorbant la forme de la lettre pour la placer dans la nuque, ensuite, dans l'inspiration, il faut vocaliser la lettre et sa voyelle. Tout cela dans un rythme harmonieux et régulier.

La nuque, d'où part le son, est une "troisième oreille" mystique permettant d'écouter au-delà des sons physiques et audibles. Afin d'éveiller ce réceptacle mystique et d'augmenter la puissance de l'exercice lors de la vocalisation des sons, Abraham Aboulafia a associé des mouvements de tête à effectuer durant la prononciation des voyelles.

<u>Mouvement du *holam* (o)</u> : Le point-voyelle *holam* étant un petit point en haut de la lettre, le mouvement de tête consistera à relever la tête, comme lorsqu'on regarde le ciel. Au départ, la tête doit être parfaitement droite dans son axe, puis en prononçant le

o avec sa lettre, élever la tête durant l'expiration. Seules deux lettres sont concernées par cette voyelle.

<u>Mouvement du *qamatš* (a)</u> : Le *qamatš* est un signe, sous la lettre, composé d'une ligne et d'un point en dessous. Le mouvement consiste à partir dans l'axe et à tourner la tête vers la droite, pour symboliser la ligne. Lorsque le son est terminé revenir dans l'axe de départ et faire un léger mouvement de tête vers le bas pour marquer le point. Dix lettres sont concernées par cette voyelle.

<u>Mouvement du *tšéré* (é)</u> : Cette voyelle est formée par deux points horizontaux sous la lettre. Le mouvement consiste à faire mouvoir la tête comme pour regarder à gauche, puis à revenir dans l'axe de départ. Sept lettres sont vocalisées ainsi.

<u>Mouvement du *ħiriq* (i)</u> : Le *ħiriq* est simplement un point sous la lettre. Son mouvement est exactement l'inverse du *ħolam*, en inclinant la tête, comme pour saluer de la tête. Seuls guimel et shin sont concernés par le *ħiriq*.

<u>Mouvement du *shourouq* (ou)</u> : Ce point-voyelle consiste en trois points en diagonales sous la lettre. Son mouvement consiste à avancer horizontalement la tête vers l'avant, sans l'incliner, afin que le cou fasse une diagonale. La lettre *noun* est la seule à se prononcer ainsi[33].

UN EXEMPLE

Après avoir déterminé la racine trilitère à travailler, qu'il s'agisse d'un membre, d'un organe, d'une émotion ou d'un ressenti, il faut faire vibrer une séquence sonore, par la technique de *l'Ab-Gad* (voir page 46), afin de véhiculer un message en direction de *"l'Âtiq Yomin"*. À partir de là, quelle que soit la cause du problème, le kabbaliste pratiquera sa technique de tšérouf à l'aide des trois lettres de la racine, qui se déclinent en une succession de locutions idiomatiques (*tsérouféi-lashon*) pour, en quelque sorte, "dire" à l'organe et au cerveau qui le contrôle – *mais surtout à la maħashavah tséroufah, la pensée abstraite*- que cette

---

[33] Le *noun* est seul concerné dans le cadre de la méthode d'A. Aboulafia, en raison du nom des lettres à son époque et sa région. Mais d'autres communautés prononcent le *yod*, « *youd* » et le *qof* « *qouf* ». Dans ce cas les mouvements changeront.

situation n'a plus lieu d'être et que tout peut se remettre en ordre. Ces successions de phonèmes, par leurs combinaisons, vont délier les "nœuds" qui empêchent le Souffle (Esprit) de circuler librement dans le corps.

Précisons, toutefois, que ces techniques de la Kabbale ont initialement été développées pour un but profondément mystique, afin de purifier l'esprit et favoriser l'expérience spirituelle. Mais, comme nous l'avons vu, corps et esprit sont indissociables.

Illustrons et résumons cette pratique avec la racine *kavad* [כבד] du foie, étudié en page . Le nom hébreu du foie est *kavéd*, mot qui, en hébreu, s'écrit avec trois lettres : *Kaf, Beith* et *Daléth*.

Il faut tout d'abord préparer les vingt-deux transpositions issues de la racine *kavad*. Voici un tableau des transpositions de cette racine. Cela correspond à la roue numéro 302, dont les significations et les vocalisations phonétiques, se trouvent dans la troisième partie de ce livre :

Tšérouf "Ab-Gad" : ←

צטכ	פחי	עזט	סוח	נהז	מדו	לגה	כבד
דפק	געץ	בסף	אנע	צמס	שלנ	רכמ	קיל
		יאג	טתב	חשא	זרת	וקש	הצר

Sous forme de roue de lettres, le tableau ci-dessus correspond à :

En appliquant le système des voyelles naturelles, ces vingt-deux racines se vocalisent ainsi :

Ka Vé Da – La Gui Hé – Mé Da Va – Nou Hé Za – Sa Va Ħé – Â Za Té – Pé Ħé Yo – Tša Té Ka – Qo Yo La – Ré Ka Mé – Shi La Nou – Ta Mé Sa – A Nou Â – Bé Sa Pé – Gui Â Tša – Da Pé Qo – Hé Tša Ré – Va Qo Shi – Za Ré Ta – Ħé Shi A – Té Ta Bé – Yo A Gui.

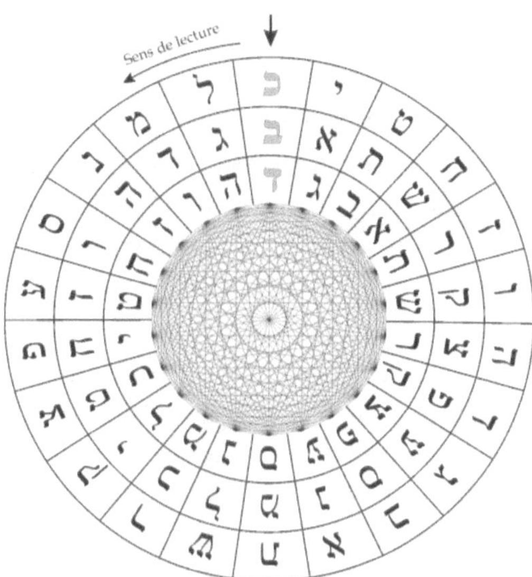

Comme nous l'avons dit, il est possible d'accompagner les sons avec des mouvements de tête, afin de stimuler la "troisième oreille".

- Le mouvement de tête du "O" vers le haut sera signalé par une flèche vers le haut : ↑.

- Le mouvement de tête du "A" vers la droite sera signalé par une flèche vers la droite : →.

- Le mouvement de tête du "É" vers la gauche sera signalé par une flèche vers la gauche : ←.

- Le mouvement de tête du "I" vers le bas sera signalé par une flèche vers le bas : ↓.

- Le mouvement de tête du "OU" de l'arrière vers l'avant sera signalé par une flèche en diagonale : ↖.

Voici les vingt-deux racines, ci-dessus, avec leurs directions :

Ka → *Vé* ← *Da* → - *La* → *Gui* ↓ *Hé* ← - *Mé* ← *Da* → *Va* → - *Nou* ↖ *Hé* ← *Za* → - *Sa* → *Va* → *Ħé* ← - *Â* → *Za* → *Té* ← - *Pé* ← *Ħé* ← *Yo* ↑ - *Tša* → *Té* ← *Ka* → - *Qo* ↑ *Yo* ↑ *La* → - *Ré* → *Ka* → *Mé* ← - *Shi* ↓ *La* → *Nou* ↖ - *Ta* → *Mé* ← *Sa* → - *A* → *Nou* ↖ *Â* → - *Bé* ← *Sa* → *Pé* ← - *Gui* ↓ *Â* → *Tša* → - *Da*

➜ *Pé* ⬅ *Qo* ⬆ – *Hé* ⬅ *Tša* ➜ *Ré* ⬅ – *Va* ➜ *Qo* ⬆ *Shi* – *Za* ➜ *Ré* ⬅ *Ta* ➜ – *Ħé* ⬅ *Shi* ⬇ *A* ➜ – *Té* ⬅ *Ta* ➜ *Bé* ⬅ – *Yo* ⬆ *A* ➜ *Gui* ⬇.

Pour résumer cette pratique :

1. כַ – Vocalisation "*Ka*" : inspiration de l'énergie de la lettre kaf jusque dans la nuque. Dans l'expiration, vocaliser "*ka….*" en tournant la tête vers la droite. Une fois l'expiration et le son terminés, ramener la tête dans son axe.

2. בֵ – Vocalisation "*Bé*" : inspiration de l'énergie de la lettre beith jusque dans la nuque. Dans l'expiration, vocaliser "*bé….*" en tournant la tête vers la gauche. Une fois l'expiration et le son terminés, ramener la tête dans son axe.

3. דַ – Vocalisation "*Da*" : inspiration de l'énergie de la lettre daléth jusque dans la nuque. Dans l'expiration, vocaliser "*da….*" en tournant la tête vers la droite. Une fois l'expiration et le son terminés, ramener la tête dans son axe.

4. Etc.

Normalement cet exercice se fait sans support visuel, quelqu'un d'aguerri à cette technique est capable de pratiquer les transpositions mentalement pendant qu'il prononce les sons et fait les mouvements de tête. C'est tout l'intérêt de cette méthode. Toutefois, l'expérience nous a montré que, même en lisant les sons ou tout simplement en faisant écouter le cycle des phonèmes à une personne en état de relaxation, l'effet est là.

Pour connaître la façon de déterminer la racine, à partir de laquelle travailler, et pratiquer la méthode porposée par ce livre, il faut consulter les informations placées au début de la troisième partie de ce livre, à partir de la page 185. Dans cette troisième partie, trois lexiques permettent d'expérimenter l'utilisation des 484 roues sonores.

LES NOMS-SENS DU CORPS-TEXTE

Traditionnellement, l'herméneutique[34] se limite à l'étude des textes fondamentaux anciens. Dans la continuité de l'herméneutique moderne, qui prétend que tout type de texte peut se prêter à l'interprétation, nous irons encore plus loin dans la deuxième partie de ce livre en interprétant le corps comme on le ferait pour un texte, ce que j'appelle la "*Bioherméneutique®*". Ce ne sont pas simplement les textes, mais tout comportement ayant un sens qui peut être interprété, c'est-à-dire tout ce que l'on peut nommer ou qualifier.

Toute chose portant un nom est un livre que l'on peut ouvrir et interpréter. En hébreu, le nom se dit *shém* [שֵׁם], les deux lettres qui le forment peuvent également se prononcer *sham* [שָׁם], qui signifie alors : "là-bas", le sens ou la direction que l'on montre. Par conséquent, avoir un nom c'est avoir un sens, et nommer une chose c'est lui donner un projet ou une direction d'existence. Chargé de sens, un simple nom ouvre un nombre prodigieux d'interprétations probables, comme un livre. Il se trouve qu'en hébreu, le nom (ou le sens) et le livre ont la même valeur numérique. La valeur du nom "*shém*" [שֵׁם] est 340 (300+40), identique à celle de "*séfer*" [סֶפֶר], le livre (60+80+200). L'hébreu prouve numériquement qu'avoir un nom, c'est avoir la possibilité d'ouvrir un livre et de lire, puis de l'interpréter. Le nom que l'on porte contient toute l'histoire de notre famille et montre la direction dans laquelle on va, en tant que maillon de cette longue chaîne héréditaire. On comprendra, dès lors, que changer de nom revient à changer de chaîne, d'histoire et de sens.

---

[34] Le mot "herméneutique" provient du verbe grec *hermeneuein* signifiant à la fois "parler" et "interpréter" : on peut, en effet considérer l'acte de parler comme l'interprétation de ses pensées pour autrui. En hébreu, l'herméneutique correspond à un niveau d'interprétation appelé *sod*, mystère.

Le prénom que nous donnent nos parents, ainsi que tous les qualificatifs qu'ils nous attribuent durant l'enfance, indiquent le sens qu'ils souhaitent donner à notre vie et sont révélateurs d'indications sur l'histoire qu'ils veulent nous voir accomplir ou perpétuer. L'interprétation du nom et de tous les qualificatifs (ou diminutifs) en permettra la prise de conscience. On peut facilement s'apercevoir, malgré le fait que toutes les appellations nous concernant ne sont véritablement prononcées qu'à partir de notre naissance, que tout avait déjà été nommé dans notre histoire familiale la plus intime ou secrète. *"Si nous n'avions pas été nommés, nous n'aurions pas été créés"*. En résumé, une chose ne peut pas exister dans la Création si elle n'a pas de sens, donc de nom.

L'utilisation de kinouïm

La totalité des racines trilitères est utilisable avec les techniques du *tšérouf*, la principale question restant de savoir laquelle utiliser pour une situation donnée. Cela peut, tout à la fois, être très simple ou très complexe et demandera alors une grande sagacité. S'il s'agit d'un organe ou d'un membre du corps, la méthode la plus simple consiste à utiliser la racine trilitère du nom. Les racines des principaux éléments du corps se trouvent dans la deuxième partie de l'ouvrage.

L'expérience a montré que l'utilisation du nom d'un organe est parfaitement valable, mais celle de qualificatifs, ou kinouïm, s'avère souvent bien plus efficace. Le *"kinouï"* [כִּנּוּי] est une dénomination, un nom substitut que l'on donne à une chose ou à quelqu'un que l'on ne peut ou ne sait nommer directement. Dans le *Pardès Rimonim*, Moïse Cordovero écrit : *"Chaque aspect a un nom et un kinouï, si bien qu'un kinouï enseigne ce qu'un autre ne pourrait pas"*.

Une personne peut souffrir d'un problème quelconque ; s'il s'agit, par exemple, des os en général, on peut évidemment analyser et pratiquer la racine *"atsam"* [עֲצָם] correspondante, décrite en page 77. Il y aura un effet, mais le processus risque d'être plus long car trop général. Le code vibratoire du *tšérouf* va partir dans nos profondeurs et porter son message à *l'Âtiq Yomin*, qui répondra. L'énergie renvoyée pourra, peut-être, résoudre le problème mais, sans doute, la réponse provoquera un nouveau ressenti ou déclenchera une nouvelle sensation qui aidera à préciser la cause du problème initial. À partir de là, une nouvelle racine sera choisie, qui, soit dénouera, soit donnera un nouveau ressenti et ainsi de suite jusqu'à l'obtention de la racine-clé.

C'est pourquoi il est préférable de travailler avec les *kinouïm*, c'est-à-dire les qualificatifs motivés par la situation. Il est nécessaire que la personne concernée, plutôt que de parler du foyer physique de son mal ou de se justifier par de "bonnes raisons" à cette situation, doit nommer son problème par un verbe ou adjectif. Dans notre exemple des os, si l'on demandait à la personne ce qu'elle éprouve par le fait de souffrir des os, elle pourrait, éventuellement, répondre : *"je me sens dévalorisée"*. Dans ce cas, "dévalorisé" est le qualificatif-clé de la séquence sonore à émettre. En hébreu, valoriser et dévaloriser sont reliés par la racine *"arak"* [עֲרָךְ], dont le sens premier est "allonger", dans le sens de prendre de la longueur, de l'espace, donc de la valeur. Il demeure toutefois possible que la réponse ne soit pas la résolution directe du problème, mais le ressenti d'une nouvelle sensation qu'il faudra qualifier et faire vibrer à nouveau par le *tšérouf*.

LA PRATIQUE DE LA BIOHERMÉNEUTIQUE®

Le concept de la Bioherméneutique repose tout d'abord sur la connaissance des fonctions symboliques du corps. Il y a le rôle premier d'un organe, mais également sa fonction allégorique. À l'image d'un corps dans son extériorité, le rouleau de la Torah est replié sur lui-même. Au premier abord on pourrait se contenter de dire : *"ce n'est qu'une peau sèche enroulée avec des tâches d'encre"*. C'est le niveau avec lequel on regarde généralement les anonymes dans une foule. Ensuite, le rouleau est déroulé et les tâches d'encre se transforment en mots chargés de sens. Dans un premier temps, la lecture ne concerne que la signification littérale, c'est le rôle premier des mots, à l'image de la fonction des organes dans le corps. Dans un deuxième temps, par le symbole et l'allégorie, de multiples significations apparaissent si la réception du texte n'est pas figée par le niveau littéral. Similairement, les éléments du corps sont chargés de symbolisme et d'allégories.

Une fois la lecture des caractères effectuée, le lecteur, avec son souffle, fait vibrer le texte en y apportant les voyelles. La vocalisation implique l'écoute, phase fondamentale permettant de percevoir avec finesse les qualificatifs essentiels pour accéder au domaine de l'herméneutique.

Ainsi, la Bioherméneutique est une lecture du corps et de sa biologie, accompagnée d'une écoute simple. À l'image d'*Âtiq Yomin*, qui doit élaguer un message qu'on lui envoie, pour n'en conserver que l'une des quatre vibrations clés de la Création. Lorsqu'une personne raconte son état, il est nécessaire de ne préserver que les symboles et les qualificatifs. En effet, généralement, lorsque l'on raconte un de nos problèmes, on commence généralement par se justifier et tenter de gagner l'auditeur à sa cause, espérant ainsi, inconsciemment, que ce dernier dise quelque chose de ce genre : "*Oui, le monde et ses lois sont despotiques, ton environnement est vraiment inique, tout ce qui t'arrive est totalement injuste, tu n'y es pour rien. Surtout, reste comme tu es !*". Lorsqu'une personne raconte son histoire, il faut pratiquer une écoute particulière consistant à mettre en relief les verbes et les qualificatifs qui tendent à revenir souvent, intégralement ou sous forme de synonymes. L'idéal est de résumer rapidement un exposé, aussi long soit-il, en un verbe ou un adjectif.

Il est ensuite possible de demander au narrateur à quoi correspond ce qualificatif dans son histoire. Il arrive souvent que cette simple prise de conscience soit suffisante. Ensuite vient la pratique du *tšérouf* de la racine du qualificatif.

Philosophie de la Bioherméneutique

La notion de *biohermeneutique* tend à se placer dans le courant de philosophie nominaliste, qui développe la théorie selon laquelle les idées n'ont pas d'existence réelle, mais sont seulement des mots issus de la perception, des étiquettes qui nous servent à désigner de la même façon plusieurs individus. Pour les nominalistes, contrairement aux réalistes, il n'y a rien d'universel dans le monde en dehors des *dénominations*, c'est-à-dire des mots et des signes. Les choses sont toutes individuelles et singulières et les noms ne sont que des étiquettes permettant de classer les objets. Les idées ne sont que des abstractions. Ces notions se retrouvent dans la Kabbale avec les *midoth*, ou attributs, et les *kinouïm*, ou dénominations, selon le système des catégories séfirotiques (voir *Les Portes de la lumière*). Le monde est construit par la parole, ou verbe, et c'est à travers cette parole, ou ce verbe, que s'appréhende la réalité.

Le nominalisme est aussi la théorie selon laquelle la science ne décrit pas le monde tel qu'il est, mais seulement comme la raison peut le connaître.

La *bioherméneutique* ouvre les signes et les mots du vivant, afin de les relier à d'autres plus secrets ou tout simplement refoulés. Guillaume Ockam (1285-1345) définit le signe comme *"tout ce qui, étant appréhendé, fait connaître quelque chose d'autre"*. Que le signe soit une référence à une autre réalité semble évident, c'est d'ailleurs ce qui en fait un signe. Mais on réalise, avec Ockam, que le signe *"fait connaître"*, qu'il ouvre une connaissance révélant la véritable origine des phénomènes. Il faut, toutefois, aller bien plus loin, car les signes et les mots, dont nous parlons, n'appartiennent pas nécessairement au domaine matériel, comme le pensait Saint Augustin, avec une cause toujours sensible (une parole, un son, une image, etc.). En fait, ce point de départ peut être un concept, qui a autant valeur de signe qu'un mot. C'est un signe mental, qui correspond à un changement de notre essence, répondant au contact des choses singulières. Il faut donc traiter la pensée comme un langage mental. Le signe mental est un signe naturel, car tous les humains ont la même structure intellectuelle. Il faut distinguer le signe conceptuel du mot parlé qui, lui, est conventionnel. Les mots parlés signifient de façon conventionnelle ce que les concepts signifient de façon naturelle. Le langage mental est le modèle unique qui permet de penser les langages parlés qui, eux, sont pluriels.

Pour expliquer un phénomène qui se manifeste dans notre existence, comme, par exemple, une maladie, on doit s'efforcer d'en trouver la ou les causes dans d'autres phénomènes que nous connaissons déjà et on n'aura pas recours à des principes échappant à notre expérience. C'est le célèbre "rasoir d'Ockham", principe d'économie selon lequel *"il ne faut pas multiplier les êtres sans nécessité"*.

La prise de conscience des signes, même si elle est individuelle, se réalise difficilement seul, d'où la nécessité d'un miroir de soi-même, qu'il soit : ami, maître à penser, thérapeute, ou autre. Comme le disait Louis Lavelle (1883-1951) : *"Le chemin le plus court de soi à soi passe par autrui."* L'oscillation des informations allant de l'un vers l'autre, ouvre la lecture par un questionnement permanent, un signe en engendrant un autre enrichit d'un nouveau sens, libérant la véritable cause de son illusoire entrave. Cette analyse est une course à travers soi-même, durant laquelle on réalise que l'autre nous cerne dans une réalité que l'on fuit en permanence et sur laquelle se fondent tous nos maux : *"Je pense où je ne suis pas, donc je suis où je ne pense pas"* (Lacan – *Écrits*).

La théorie repose sur le principe qu'il n'y a qu'une seule substance, infinie et unique, l'idée de Dieu, qui se mêle avec le monde, l'univers lui-même. *"Deus sive Natura"* (Dieu, c'est-à-dire la Nature), selon Spinoza (1632-1677). Cette substance a une multitude d'aspects infinis, mais nous n'en appréhendons que deux : la *Pensée* et l'*Espace*. La *Pensée* est un attribut et chaque idée distincte est une qualité de cette pensée. Toute chose matérielle (corps, maison, ordinateur...) est une qualité de l'attribut *Espace*. Les qualités sont limitées et finies. Cette opinion est panthéiste, car elle confond Dieu et le monde. Mais, pour suivre Spinoza jusqu'au bout, on peut aussi la qualifier d'athée, car elle nie l'existence d'un Dieu moral, créateur, transcendant, bien que le principe divin ne soit pas véritablement évacué, en le plaçant au-delà de la *Pensée* et de l'*Espace*. Dieu est la substance unique.

Contrairement à la théorie cartésienne, qui soutient que lorsque le corps agit l'esprit pâtit et que quand l'esprit agit le corps subit, il y a parallélisme des attributs. Chaque changement de l'un correspond à une rectification de l'autre, ou des autres, étant donné qu'ils sont en nombre infini, sans qu'il y ait interférence des attributs entre eux. Imaginer quelque chose de triste provoque parallèlement, mais non causalement, une rectification corporelle dont le ressenti physique est la tristesse. En conséquence, ce ressenti physique installera la tristesse dans l'âme, la faisant muter de l'imaginaire vers la réalité. D'après Spinoza, ce qui est action dans l'esprit est action dans le corps, ce qui est passion dans le corps est passion dans l'esprit. Et ainsi de suite à l'infini. C'est pourquoi, l'intervention d'un miroir extérieur sera nécessaire pour briser ce mouvement perpétuel, afin de l'empêcher de mourir par saturation et entraîner de graves séquelles. Ce troisième élément, miroir du questionnement, sera, comme cela est signalé précédemment, un ami, un maître à penser, un thérapeute, ou tout simplement une situation de la vie courante. Dans le cas où ce mouvement ne pourrait être désamorcé, le ressenti offrira la base d'un état morbide, provoquant une pathologie qui exprimera biologiquement ce ressenti. Ainsi, une pathologie devra induire la question : Quel est le ressenti ? Et la prise de conscience d'un ressenti pourra anticiper une pathologie. C'est sur ces ressentis que se fondent *les roues de la bioherméneutique*.

Ayant placé la substance unique au-delà de la *Pensée* et de l'*Espace*, on conçoit que le corps dépasse la connaissance que nous en avons et que la pensée dépasse la conscience que nous en avons. Pour Spinoza, la conscience est un lieu d'illusion, car elle méconnaît les causes. Nous endurons les objets apparents.

Nous sommes inspirés par les causes apparentes que nous subissons sans les concevoir.

Comment peut-on concevoir les causes ? Quand un corps approche un autre corps, ou une idée une autre idée – les deux se font parallèlement – il arrive tantôt que les deux se composent pour constituer un tout plus énergique, tantôt que l'un désagrège l'autre et décompose l'association de ses parties. La structure des causes est donc un processus de composition et de décomposition. Il résulte une sensation de bien-être quand un corps rencontre un autre et se compose avec lui. Tandis qu'une tristesse est ressentie lorsqu'un corps met en péril la cohérence. Nous captons seulement ce qui touche à notre corps et ce qui touche à notre esprit c'est-à-dire l'influence d'un corps sur le nôtre et, parallèlement, l'influence d'une idée sur la nôtre. Mais nous ne concevons pas les causes, nos idées sont embrouillées, altérées et dissociées de leurs propres causes, ce que Spinoza appelle des *idées inadéquates*. Chaque homme mesure la réalité selon son propre étalon. Protagoras d'Abdère, défendant l'idée du relativisme, disait que "l'homme est la mesure de toute chose". Ainsi, le miel paraît sucré à l'homme bien portant, mais amer au malade et l'on ne peut dire que l'un des deux se trompe. Chacun qualifie les choses, en fonction de sa propre mesure, c'est pourquoi tous les qualificatifs que l'on donne aux choses, racontent notre intimité.

En dépit de cette incapacité à concevoir le réel, nous sommes animés par un puissant désir de connaissance. Afin de ne pas sombrer dans l'angoisse due à l'ignorance, nous interprétons les événements à l'aide d'un double leurre. Dans sa première forme, ce leurre, est l'illusion du libre-arbitre, la conscience se prend pour la cause première et nous persuade que les résultats de nos actions sont de notre seul chef, sans réaliser que d'autres causes nous font agir. Cette illusion en induit une seconde, nous persuadant que la nature entière est un système de moyens mis à notre service. Même nos organes et nos membres sont considérés comme de simples outils fonctionnels utiles. C'est l'illusion de la finalité. Attiré par ce leurre, dans toutes les situations, le véritable questionnement, concernant le contexte présent, va sournoisement se transformer en interrogation sur la finalité, nous écartant ainsi d'une possible prise de conscience d'une réalité présente. La question sera alors du type : "en vue de quoi ?" C'est-à-dire une question d'aveugle. Ainsi, sous l'influence de ce leurre, une personne souffrant d'une maladie de la peau (ou son thérapeute), se questionnera sur la finalité de sa pathologie et non sur la véritable cause à l'origine de cette maladie. Il ne sera pas établi un pronostic et non un diagnostic. De multiples causes "naturelles" seront évoquées : hérédité, génétique, pollution, etc. En oubliant de se demander si cette maladie n'exprimerait pas tout simplement un besoin de contact avec un être cher. La simple écoute des verbes et des adjectifs, permettant au malade d'énoncer son ressenti, révèlera la véritable cause.

Ce double leurre nous ayant orienté vers la connaissance de la fin et des moyens, reste à déterminer l'*agent*. Il faut maintenant imaginer un être tout puissant, à notre image, car, à ce stade, nous sommes persuadés que tout cela n'est pas de notre fait, mais d'une puissance supranaturelle. Par son incapacité à comprendre, la conscience se blottit dans l'illusion, en générant, de façon plutôt anthropomorphique, des dieux personnels, des anges, des guides de lumière…

Intervient alors, chez Spinoza, le *conatus*. Car la question est de savoir ce qui pousse la conscience à connaître, et à s'illusionner par cette volonté de connaître, alors qu'elle se croit libre. Cette impulsion est le *conatus*, l'effort de toute chose pour persévérer dans son être, dans sa survie. Le *conatus* se traduit par *principe de la force affirmative*. Il est le désir de l'homme à rechercher la joie. C'est un désir positif de l'humain, de se développer au mieux qu'il le peut, selon les circonstances que la vie lui présente. J. Russ dit : "*Spinoza nous a appris que le conatus est plénitude et déploiement de force.*" Le désir, chez Spinoza est donc la manifestation de l'homme à exister et à rechercher la joie qui est indissociable de la liberté. Le désir de force affirmative mène l'homme vers ce but. Ce désir est dans la nature de l'homme. Chez Liebniz (1646-1716), le *conatus* n'est pas considéré comme une force, mais comme une vitesse.

Dans son livre *Spinoza avait raison*, Antonio R Damasio interprète le *conatus* en termes biologiques comme "l'agrégat de dispositions contenues dans les circuits cérébraux qui, dès lors qu'elles sont enclenchées par des conditions internes ou environnementales, recherchent à la fois la survie et le bien-être". Toute la gamme des activités relevant du *conatus* (les sentiments, les passions) s'exprimeraient ainsi dans le cerveau en termes chimiques et neuraux. Le *conatus* serait un mécanisme régulateur assurant par des réactions automatiques et stéréotypées, la préservation de notre être face aux dangers de l'existence. Ainsi, notre cerveau, lui-même, semble posséder une espèce de "sagesse neurobiologique congénitale". Lorsque Spinoza dit que "nul ne sait ce que peut le corps", Damasio lui répond, que maintenant la neurobiologie le sait : *"le corps (le cerveau) est notre meilleur médecin contre les maux dont souffre notre esprit"*.

Pour Spinoza, chaque existence s'applique à survivre et ce désir, caractérisant l'essence de cette chose, s'appelle *conatus*. L'attribut *Pensée*, qui est notre raison individuelle, désire survivre en pensant davantage, afin de s'accomplir en tant que pensée. Même la Substance unique et infinie est animée par ce désir. Ainsi la pensée, cherchant à se produire, se produit elle-même, on dit qu'elle est *Nature naturante*. Mais comme elle est également le résultat de cette production, on la dit aussi *Nature naturée*. La pensée se crée elle-même tout en étant le résultat de sa propre création. C'est un principe naturel, tout ce que l'on vit se fonde sur ce principe, nous conduisant à dire qu'une maladie n'a pas de cause extérieure, et se produit elle-même, pour une simple raison de survie. Par conséquent, seul le malade peut se guérir, en produisant lui-même sa guérison. Pour aller encore plus loin, nous sommes les producteurs de tous les événements de la vie que nous devons subir, même s'ils sont, apparemment, dus à des causes environnementales.

Toutefois, en fonction des objets rencontrés, le *conatus* nous incite, à chaque instant, à nous comporter différemment selon les penchants que nous inspirent ces objets environnementaux. Quand l'objet rencontré se "compose" avec nous, notre *conatus* réussit à perdurer dans son processus de survie et nous éprouvons de la joie. Quand l'objet tend à nous "décomposer", il bloque le *conatus* dans son processus de survie et c'est la tristesse. La vie – ou la survie – apparaît comme une oscillation entre la joie et la tristesse, nous faisant passer continuellement de l'un à l'autre. Par conséquent, la conscience est un sentiment de passage de l'un à l'autre. L'objet qui satisfait notre nature la pousse à s'accomplir, à former avec lui un tout évolutif. Ce qui nous déplait, au contraire, atteint notre cohérence et nous divise en sous-ensemble qui nous détruisent, impliquant la maladie et tous les états conduisant à la mort. Une opposition apparaît entre la nécessité d'être et la difficulté d'être.

Lorsque le conatus compose harmonieusement, il se peut que cela génère plus que de la joie, c'est de l'amour. Dans son Éthique, Spinoza dit que : "l'amour est la joie accompagnée de l'idée d'une cause extérieure." En d'autres mots, aimer c'est ressentir de la joie à l'idée de l'existence de l'autre.

La Substance infinie, que l'on nomme également Dieu, est constituée d'attributs intimement chargés de force naturante. Ainsi, pour survivre, cette Substance infinie doit s'assurer que ses attributs puissent survivre, étant donné qu'elle « est » ses attributs. Ainsi le *conatus* de chaque existence, comme celui de chaque humain, résulte du *conatus* de la Substance infinie (ou *conatus* divin). C'est l'illusion de la conscience qui se croit libre, qui croit agir en fonction de la finalité, mais qui n'agit que parce que la Substance infinie la fait agir.

Deux possibilités s'offrent à l'homme, soit il connaît son *conatus* et cherche à s'accomplir et le fait en connaissance de cause, soit il méconnaît sa nature. Nul ne naît raisonnable et peu de gens le deviennent, pourtant ce que font les ignorants découle de leur *conatus*. Mais, à la différence des gens qui savent, les ignorants agissent sous l'influence des causes extérieures. Leur *conatus* est modifié par les causes externes, causes qui font d'ailleurs aussi partie de ce grand tout qu'est la Substance infinie.

Le *conatus* n'est pas une simple fraction de nous-mêmes, mais nous-mêmes tout entier et notre effort de survie ne se différencie pas de l'être que nous nous évertuons à immortaliser. En raison du parallélisme des attributs, il suffit que notre pensée se développe pour que le corps se développe. Lorsque la raison nous guide, elle ne désire que s'adapter de la meilleure façon. Le besoin de comprendre n'est autre que le *conatus* ayant atteint son plus haut niveau d'efficacité, le désir de connaître est la vérité du désir d'être. Ainsi le *conatus* d'un humain, en tant que celui-ci connaît sa propre nature, se résume à cette seule formule : connaître et connaître pour connaître. Ainsi, le corps agira de plus en plus en fonction de ses vrais besoins, ce qui nous pousse à adapter nos pensées, nous incitant simultanément à adapter notre corps.

On peut, dès lors, se poser la question de la place du bien et du mal. On pourra dire que le bien est ce qui augmente la puissance de notre *conatus,* lorsqu'un corps « compose » directement avec le nôtre et, par sa puissance, accroît la nôtre (par exemple, un aliment). Le mal est ce qui « décompose » et tend à nous détruire (comme le poison, par exemple). Le bien et le mal expriment ce qui comble notre nature et ce qui la vide. L'homme bon est celui qui cherche ce qui est bon pour lui, ce qu'il fera d'autant mieux s'il a la connaissance. Lorsqu'il y a composition, le *conatus* est une force naturelle de vie, en revanche, lorsqu'il y a décomposition, le *conatus* déclenche un processus de survie.

On peut considérer qu'il y a deux types d'humains : le bon qui est libre, raisonnable, fort, et le mauvais qui est esclave, insensé, faible. Le bon est celui qui s'applique à structurer les rencontres, 'composer' avec ce qui s'adapte à sa nature et ainsi accroître son énergie. En revanche, le mauvais est celui qui vit au gré des coïncidences, se satisfait d'en supporter les conséquences, quitte à se plaindre et à accuser l'effet de percer à jour son impuissance. Tout ce qui contribue à la santé, nous l'appelons bien. Tout ce qui contribue à la maladie ou à la mort, nous l'appelons mal.

La philosophie stoïcienne, défendant l'idée d'un déterminisme strict de la nature, apporte une précision, quant à l'état de joie et de tristesse. Épictète enseignait que "parmi les choses, les unes dépendent de nous, les autres n'en dépendent pas." Dépendent de nous : nos pensées, nos jugements ainsi que notre attitude face au monde. N'en dépendent pas : les lois de la nature et de la société. Ainsi, si nous désirons modifier l'ordre des choses, nous nous heurterons à l'échec, d'où la tristesse. La condition de la joie est donc de changer notre attitude face au monde (cela dépend de soi) et de vouloir l'ordre du monde. Épictète disait aussi : "Être libre c'est vouloir que les choses arrivent, non comme il te plaît, mais comme elles arrivent." Désirer que les choses arrivent comme il nous plaît, c'est désirer être Dieu, puisque nous pouvons alors vouloir changer les lois de la nature. Le sage, lui, non seulement accepte l'ordre du monde, mais le veut. Il s'intègre alors à l'ordre universel. Bacon va dans la même direction, dans son *Novum Organum*, en écrivant : "On ne commande à la nature qu'en lui obéissant." Il n'est pas possible de les enfreindre les lois de la nature, nous ne pouvons qu'y obéir. Cela ne signifie pas néanmoins que nous sommes soumis à la nature, l'idée consiste à utiliser les lois de la nature pour notre utilité. Ainsi, en obéissant aux lois de la nature, on peut la commander. La joie n'est pas dans l'absence de contrainte, mais dans l'utilisation raisonnée de ces contraintes.

Tout cela nous conduit à la théorie des passions qui, chez Spinoza, résultent de l'action des objets extérieurs. En référence à la théorie du parallélisme des attributs, la passion n'est pas, comme chez Descartes, l'action du corps sur l'esprit, mais l'action d'un objet extérieur sur notre corps et simultanément d'un objet extérieur sur notre esprit. La théorie des passions s'éclaire par celle des affections, c'est-à-dire des modifications de l'objet et de ce qui arrive à l'objet.

Il faut discerner deux types d'affections : Le premier sont les actions qui s'expliquent par la nature de l'individu affecté et qui sont donc l'effet de son *conatus*. Elles dérivent donc de son essence. Le second sont les passions qui s'expliquent par l'action des choses extérieures sur nous.

La capacité à être affecté est à la fois puissance de survie lorsque les affections sont actives et puissance de subir lorsque l'individu est subordonné à la passion. Cela se retrouve, chez Spinoza, dans son explication de la liberté et de la contrainte : "*J'appelle libre une chose qui est et agit selon la seule nécessité de sa nature, contrainte celle qui est déterminée par une autre à exister et à agir d'une certaine façon déterminée.*" On peut en déduire que l'humain passionné n'est pas libre. Pour Spinoza l'homme libre ne pense pas à la mort, car penser la finitude c'est déjà diminuer notre puissance et être triste.

Les causes constituant un mouvement de composition et de décomposition, les passions sont elles-mêmes de deux sortes. Dans le premier cas, lorsque nous entrons en contact avec un corps qui ne s'harmonise pas avec le nôtre, la puissance de ce corps s'oppose au nôtre. Notre puissance de survie, c'est-à-dire notre *conatus*, en est contrariée (décomposé). Nous ressentons alors de la tristesse. Dans le second cas, lorsque nous entrons en contact avec un corps extérieur qui s'harmonise à notre nature, qui se compose avec le nôtre, sa puissance s'adjoint à la nôtre. Nous ressentons de la joie et notre puissance vitale est accrue. La joie peut donc être une passion, lorsqu'elle a une cause environnementale et nous ne contrôlons pas alors cette puissance active externe.

On peut distinguer trois types d'affections. Les deux premières voient notre corps modifié par des objets extérieurs, ce sont la tristesse et la joie passive. À l'inverse, la joie active, nous permet de nous modifier nous-mêmes, en augmentant notre *conatus*.

Tous nos maux résident dans les passions tristes, qui représentent le plus bas niveau de notre puissance. Il est donc essentiel de s'assurer que la majorité de nos passions soient joyeuses. Il est donc capital de générer des *idées adéquates* dont découlent les sentiments actifs, de devenir conscients de nous-mêmes, de la Substance unique et des choses. C'est pourquoi la bioherméneutique doit être, en premier lieu, une philosophie de la joie, à l'opposé des passions tristes qui nous égarent et nous soumettent aux superstitions et aux despotes.

La principale difficulté est un défaut de connaissance, car nous sommes foncièrement ignorants et, donc, soumis d'office aux passions tristes. On trouve trois types d'humains exprimant les passions tristes :

- L'esclave, l'asservit qui ressent et subit les passions tristes.

- Le despote, qui exploite ces passions tristes afin d'asservir.

- Le ministre d'un culte, qui s'attriste sur les passions de l'homme, se rendant ainsi complice de cette tentative d'asservissement général de l'homme.

Les objets environnants, avec lesquels ont ne peut s'harmoniser, fort heureusement, ne motivent pas systématiquement des passions tristes, mais peuvent n'installer que de la joie passive. Fort heureusement, car si ce n'était pas le cas, tout contact avec des objets de décomposition, entraînerait systématiquement une pathologie. La situation de décomposition, lorsque l'on rencontre un corps extérieur, non compatible, crée un conflit motivé par la nécessité de survie, afin de pas s'affaiblir. Dans le cas où le conflit engendrerait de la passion triste, le *conatus* décomposé, pour une simple raison de survie, installerait une pathologie comme rempart. Ce qui n'est pas le cas si le conflit ne dépasse pas le seuil de la joie passive. Ce qui est d'ailleurs souvent le cas, car nous affrontons chaque jour une foule d'objets avec lesquels nous ne pouvons composer. Si tous ces objets inharmonieux généraient systématiquement de la *passion triste*, des centaines de nouvelles pathologies nous envahiraient chaque jour. Alors que la joie passive appose une empreinte, mais n'installe rien que le temps ne puisse effacer, à court ou moyen terme.

Par exemple, une mère apprend que son enfant a eu un accident, son *conatus* ne pouvant composer avec cette information de type *passion triste*, installera, pour une raison de survie, une pathologie liée aux fonctions de l'enfantement. Si, quelque temps après, elle constate que l'enfant est sain et sauf, un sentiment de *passion joyeuse active* neutralisera instantanément la pathologie, car le *conatus* composera avec cette nouvelle situation. En revanche, si la mère avait seulement imaginé que son enfant était accidenté, son *conatus*, déclencherait tout de même son processus de survie dans le corps, car il ne peut pas faire la différence entre le réel et l'imaginaire. Mais la mère réalisera rapidement que cela n'était que le fruit de son imagination, il en résultera, non pas de la *passion triste*, mais, de la *passion joyeuse passive*, faisant que le *conatus* aura marqué l'organe de l'enfantement sans, toutefois, qu'une pathologie s'y installe. Ce processus en terminera là, à moins que la mère réussisse à se convaincre de la réalité de la situation et fasse passer l'information de l'onirique dans le réel, et, par conséquent, mute de la *passion joyeuse passive*, vers la *passion triste*.

Un conflit peut déclencher une maladie s'il génère une passion triste. Une passion joyeuse active a la capacité de ramener instantanément la bonne santé.

Fondamentalement le *conatus* ne se situe ni dans le bien ni dans le mal, ni dans la force ni dans la faiblesse. Ainsi, un être intègre n'est ni malade ni en bonne santé, il est 50/50, c'est-à-dire 50% malade et 50% en bonne santé. Tous ces états antagonistes sont superposés et expriment une potentialité primordiale, une sorte d'avant *Big bang* pour la science, ou de *Tsimtsoum* pour la Kabbale. La physique quantique nous raconte qu'un atome radioactif d'uranium peut exister dans deux états superposés : intact et désintégré, ou « composé » et « décomposé ». Cet état de superposition cesse immédiatement dès qu'il y a observation, et donc interaction, de la particule ; on dit alors qu'il y a décohérence lorsqu'un système A et B devient un système A ou B.

Un arbre qui tombe ne fait du bruit que s'il y a quelqu'un pour l'entendre tomber. Les mots font partie des outils de l'observateur, s'ils trouvent un récepteur pour les entendre. Les mots que l'on prononce influent sur notre environnement et, par conséquent, directement sur nous. Le silence est un état de superposition (50% bruyant, 50% silencieux), si l'on rompt ce silence, la parole exprimée engendrera, en fonction de la façon dont elle est reçue, un état de composition ou de décomposition. Composition si l'objet récepteur est en harmonie avec la parole émise, le *conatus* n'ayant pas la nécessité de déclencher un processus de survie, et le récepteur émettra en retour cette énergie cohérente. En revanche, si l'objet récepteur ressent une désharmonie, il y aura décomposition et la parole émise recevra en retour une énergie décohérente. Mais il faut bien comprendre que, par le système du parallélisme, si le corps a émis cette parole décomposante, c'est parce qu'il y a une réaction de survie du *conatus*, due à un ressenti décomposant de l'esprit. Ce ressenti, lui-même, pouvant tirer sa source d'une influence environnante.

Il est donc indispensable, lorsqu'un propos émis génère un état de décomposition, de déterminer le qualificatif du propos ayant généré cet état. La clé se trouve généralement dans les verbes et les adjectifs. Par son sens et son étymologie, le verbe révèlera précisément le ressenti de l'esprit, ainsi que la source génératrice de ce ressenti.

Par cela, on réalise que la mauvaise réaction d'un interlocuteur, ne devra pas entraîner un questionnement sur la nature de l'interlocuteur, mais sur celle du locuteur. Car nous sommes créateurs des évènements qui nous touchent. Il est évident que l'interlocuteur a, de son côté, appelé cette situation et devra en tirer ses propres conclusions, par rapport à son histoire et ses ressentis. La réaction naturelle, qui fait partie du processus de survie du *conatus*, sera plutôt de tenter de percer à jour l'incohérence de l'autre, afin de se défausser et de ne pas atteindre notre véritable cause, dont l'accès est généralement douloureux et offensant. Le questionnement ne sera pas : "Pourquoi me répond-il comme cela ?", mais : "Pourquoi ai-je généré cette réaction ?"

Quand est-il alors d'un état morbide ? Une pathologie, entraînée par le processus de survie du *conatus*, due à une passion triste, est, elle aussi, scellée par un qualificatif, ou une dénomination, dont il faudra trouver la clé. Nous avons compris qu'une maladie est l'expression d'une décomposition.

Hegel, dans *l'Encyclopédie*, explique que "l'homme n'est rien d'autre que la série de ses actes." En effet, la question "qui suis-je ?", tend à pousser à l'introspection. Mais l'impartialité est irréalisable puisque nous sommes à la fois celui qui juge et celui qui est jugé. On peut toujours se dire "je serais capable de...", cela ne prouve rien tant qu'on a rien fait. Les actes, en revanche, sont indiscutables, car ce sont nos actions qui nous définissent. Ainsi à la question : "Pourquoi ai-je généré cette réaction ?", une simple réponse sera insuffisante si aucun acte, permettant de modifier cette situation, ne fait suite. Par conséquent, à la question : "Pourquoi ai-je telle maladie ?", la simple réponse : "Parce qu'il s'est passé cela dans la vie ?" est insuffisante. Ce n'est qu'une porte d'entrée virtuelle et intellectuelle. Cette prise de conscience permettra de se resituer au sein de la nature et d'accepter de s'ordonner selon ses lois. Mais seule la guérison effective de la maladie, montrera la véritable acceptation, engendrant la recomposition initiée par le *conatus*.

Deuxième partie

Les racines du corps

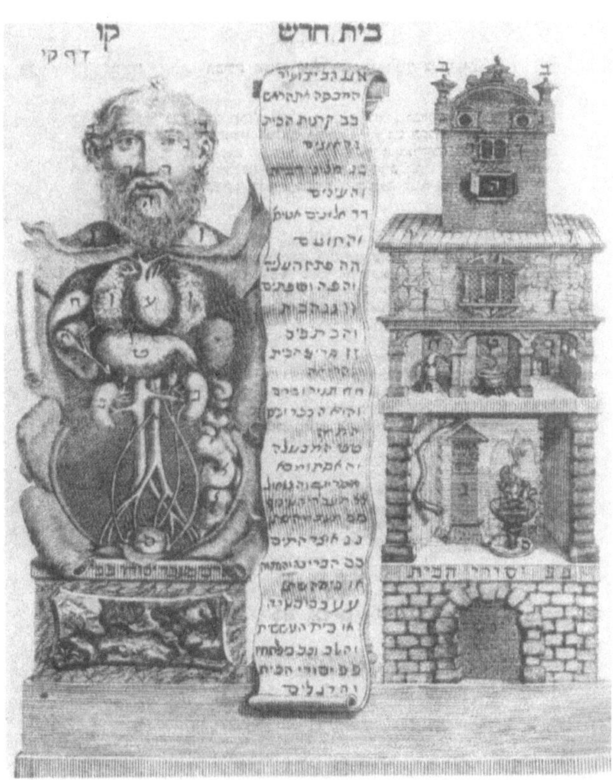

LA STRUCTURE

Os – *Étšém* [עֶצֶם]

Sens de la racine : La racine hébraïque *"atšam"* [עָצַם] signifie : *"être ferme, fort, puissant"*. Le mot hébreu *"otšém"* évoque la force et la puissance. Les variations de cette racine ouvrent quatre sens : *1) Fortifier, renforcer – 2) Efforcer, obstiner – 3) Fermer (les yeux) – 4) Broyer, ossifier, matérialiser.* La force et l'obstination nous permettent d'avancer les yeux fermés, avec assurance.

Mots-clés : *Force, puissance – Autonomie, indépendance – Authenticité – Objectif - Essence, substance.*

Contexte biblique : Nm 22:6 : *"Il est plus <u>puissant</u> que moi"* [כִּי־עָצוּם הוּא מִמֶּנִּי] *voir aussi Ex 1:7, Dt 8:17* — Nm 32:1 : *"Très <u>important</u>"* [עָצוּם מְאֹד] — Is 33:15 : *"<u>Obstrue</u> les yeux"* [וְעֹצֵם עֵינָיו מֵרְאוֹת] — Is 40:29 : *"Il multiplie la <u>vigueur</u> de l'impuissant."* [וּלְאֵין אוֹנִים עָצְמָה יַרְבֶּה] — Nm 24:8 : *"Il brise les <u>os</u>."* — Ps 139:15 : *"Mon <u>essence</u> n'était pas cachée de toi."* — Is 41:21 : *"Avancez vos <u>revendications</u>."* [הַגִּישׁוּ עֲצֻמוֹתֵיכֶם] — Ps 68:36 : *"Force et <u>invincibilité</u> au peuple."* [עֹז וְתַעֲצֻמוֹת לָעָם].

Le squelette est la charpente vivante de notre corps. Les os qui le composent sont vivants, ils contiennent la moelle, ils grandissent et peuvent même, dans certains cas, se ressouder après une fracture. Ce sont aussi des réservoirs de substances et des fabriques de globules rouges pour le sang. Des nerfs et des vaisseaux sanguins traversent les os pour être protégés. Ils servent de point d'attache aux muscles de protection de nos organes. Les clavicules et les omoplates servent de point d'attache aux muscles pour mouvoir les bras. Les os symbolisent la charpente vivante de notre vie spirituelle, ainsi que la force, l'élément "permanent" de l'être humain.

Les os constituent l'arbre du corps, c'est pourquoi le mot "*Étsém*", os en hébreu, commence par les deux lettres *Âyin* et *Tšadé*, formant le mot "*Étš*" [עץ], "**arbre**", et se termine par un *Mém* final [ם] qui, comme le *Saméḵh* [ס], est une lettre fermée. Les deux lettres se ressemblent et symbolisent le soutien, l'architecture et la structure. Le *Saméḵh* est une structure figée, les anciens caractères hébreux montrent que cette lettre était l'idéogramme du squelette[35]. Le *Mém* final est une structure qui croît et s'épanouit. Les os sont le véritable élément solide du corps sur lequel tous les éléments vitaux peuvent s'accrocher, telles les feuilles et les fruits sur le bois d'un arbre.

> *Guématria* : La valeur numérique d'*Étšém* עֶצֶם est égale à 200. Il est intéressant d'observer que cette valeur est constituée par 130 (צֶם) + 70 (ע). Cent trente est la valeur de "*soulam*" –échelle– et de "*Sinaï*", alors que soixante-dix est la valeur de "*sod*" –l'herméneutique– et le nombre des niveaux de lecture de la Loi révélée du *Sinaï*. La valeur 200 est commune au mot : qadmon [קַדְמוֹן], *ancien, antique. L'Adam Qadmon est : l'Ancêtre.*

Les os n'apparaissent dans la *Genèse* qu'à partir du second chapitre, lors du récit de la "côte d'Adam" : "*Puis, de la côte qu'il avait tirée d'Adam, Yhwh Élohim façonna Isha et l'amena à l'Adam. Alors celui-ci s'écria : celle-ci, cette fois, c'est os de mon os et chair de ma chair ! Celle-ci sera appelée Isha, car elle fut tirée de Ish, celle-ci !*" (*Genèse 2 : 22&23*). On voit, ici, qu'il n'est pas question du traditionnel "*sang de mon sang*", mais bien de "*os de mon os et chair de ma chair*", expression revenant assez souvent dans la Bible. On peut, par exemple, observer que, pour reconnaître la filiation de Jacob, Laban ne dit pas "*tu es de mon sang*", mais : "*Alors Laban lui dit : Oui, tu es de mes os et de ma chair*" (*Genèse 29 :14*). La filiation des Rois d'Israël n'est pas par le sang mais par l'os.

Le lien entre l'os et le sang est assez facile à établir, car les os contiennent la moelle dont le rôle est de fabriquer le sang. C'est la raison pour laquelle les os ont une telle importance dans la filiation, surtout parceque les os sont les canaux par lesquels circule "*Rouaḥ*" [רוּחַ], que l'on peut traduire par "Souffle" ou par

---

35 *Voir "L'Alphabet hébreu et ses symboles, p. 168.*

"Esprit". *Rouah* est le degré intermédiaire de l'âme, la structure essentielle sur laquelle repose toute notre vitalité et notre spiritualité. *Rouah* est la charpente fondamentale sur laquelle l'être entier est construit. *Rouah* est *"l'esprit d'Élohim qui planait sur les eaux"*, le support des lois et des principes fondamentaux et, par extension, des croyances fondamentales et des convictions intimes. Par conséquent, les problèmes de santé liés aux os auront parfois pour cause une révolte face à ces autorités essentielles qui peuvent alors devenir source de dépréciation. Il est écrit dans le *Livre des Proverbes* (17 :22) : *"Cœur joyeux améliore la santé, esprit (Rouah) déprimé dessèche les os"*. La *Bible* montre plusieurs fois que l'absence de Souffle (*Rouah*) provoque le dessèchement des os, c'est la raison pour laquelle certains exercices enseignés par la Kabbale permettent "d'habiter" ses os en conscience. *Rouah* étant un degré de l'âme transportant les émotions et les sensations, contrairement à l'idée que l'on en a habituellement, les os sont doués de sensibilité. Le dessèchement des os, c'est-à-dire l'absence de *Rouah*, réduit les forces vitales et les espérances de vie : *"Nos os sont desséchés, notre espérance est détruite, c'en est fait de nous."* (Ezéckiel 37 :11).

Il faut noter que la "chair" est animée par le "sang" qui est le véhicule de "*Néfésh*", le degré de l'âme au-dessous de *Rouah*. Le niveau d'âme supérieur à *Rouah* est *Neshamah* dont les canaux ne sont pas matérialisés dans le corps, mais dans la pensée.

Il faut considérer le squelette, en plus de son rôle de support, comme une sorte de réseau dans lequel s'écoule l'énergie de *Rouah*. Un os est un canal conduisant l'énergie d'une articulation à une autre, les articulations et les jonctions entre les os sont en quelque sorte des portes de communication avec *Rouah*. On comprend, dès lors, que la colonne vertébrale offre un réseau de portes privilégiées.

Dans la tradition juive, les os occupent une place importante dans la résurrection, car ils représentent la permanence de l'existence : les archéologues retrouvent des ossements de plusieurs millions d'années. La croyance religieuse veut que, dans les temps futurs, la *Rouah* circulera à nouveau dans les ossements des défunts et que ceux-ci ressusciteront. C'est la raison pour laquelle la religion enseigne la nécessité d'être enterré avec un corps intègre, sans qu'un seul os ne manque. Cela voudrait-il dire que la résurrection soit impossible pour ceux dont les ossements ont été brisés et éparpillés ou bien calcinés ? Non, car la tradition parle d'un mystérieux os nommé *Louz* [לוז], terme signifiant *"coudrier"* ou *"noisetier"*. Il s'agit d'un petit os, pas plus grand qu'un grain d'orge, quintessence des éléments vitaux. Il se situe au sommet de la colonne vertébrale, à l'intérieur du crâne au-dessous du cerveau, et sa forme est presque cubique. De nombreux vaisseaux sanguins s'y trouvent entrelacés en forme de toile d'araignée. Cet os permet la revivification des ossements desséchés. Une très ancienne tradition veut que cet os soit indestructible, il ne peut être ni brisé ni brûlé, ni dissout. Une fois revivifié, il a la capacité de reconstruire tout le corps. Dans le *Talmud* (Sota 46b), *Louz* est une cité dans laquelle l'ange de la mort n'a pas de pouvoir. Le *Louz* a une curieuse propriété, il se nourrit seulement de ce qui est mangé lors du repas du samedi soir, appelé *"Melave Malka"*. Ce petit os symbolise le point où se rencontrent le physique et le spirituel, ce que représente le repas du samedi soir. Le terme *"louz hashidrah"* [לוז השדרה], désigne une vertèbre cervicale dans le langage courant. Il faut signaler que le mot *louz*, malgré le fait qu'il désigne un os d'immortalité, en tant que racine signifie : plier, courber, fléchir, amollir, fausser, dévoyer et signifie aussi : calomonier.

Le corps compte 206 os, cette valeur est de *"davar"* [דבר], la parole, car les os permettent l'expression corporelle. Mais avec le *louz*, cela fait 207 os, valeur de *"aur"* [אור] –*la lumière*– et de *"Ein-Sof"* [אין סוף] –*l'Infini*–, les deux clés essentielles de la résurrection garantie par le *louz*. Les textes de la tradition juive ne sont pas en accord avec ce nombre, en effet, les textes[36] considèrent qu'il y a 248 os dans le corps, en relation avec les 248 commandements positifs de la *Torah* : *"Chaque os déclare : "Observe un commandement avec moi, afin que je vive longtemps""*[37]. Voici la répartition des 248 os :

30 os du pied :   60

---

[36] Oaloth 1:8.

[37] *Pessikta*, cité dans *Réshith Hokhmah*, Shaar Hayira 10. Cf. *Zohar*, Vayichlah.

10 dans chaque cheville :   20
2 dans la partie inférieure de chaque jambe :   4
5 dans chaque genou :   10
1 dans chaque cuisse :   2
6 dans chaque hanche :   6
11 paires de côtes :   22
30 dans chaque main :   60
2 dans chaque avant-bras :   4
2 dans chaque coude   4
1 dans chaque bras supérieur :   2
4 dans chaque épaule :   8
18 vertèvres dans la colonne vertébrale :   18
9 os dans la tête :   9
8 dans le cou :   8
6 dans la poitrine :   6
5 aux orifices externes :   5

Il est dit[38] que de même que l'homme, la terre se divise en 248 parties, avec une tête, des yeux, une bouche et d'autres organes. Il y a également 365 artères, en relation avec les 365 commandements négatifs. Chaque fois qu'un homme observe un commandement, il nourrit l'un de ses membres ainsi qu'une partie du monde.

Clés des pathologies : *Dévaluation, dépréciation, dévalorisation, dépendance, inconsistance, dispersion, désorganisation, déstructuration, rupture avec le clan (par rapport au père), illégitimité, déracinement, apocryphe.*

Roue - Tšéroufim :

La racine עֶצֶם, clé *16-18-13*, contenue dans la 64ème roue.

MOELLE – *Leshad* [לְשַׁד] *(voir Os)*

1) <u>*Sens de la racine*</u> : la racine *"lashad"* [לְשַׁד] exprime : *"la vigueur"*, le fait de se *"revigorer"*, c'est aussi le verbe *"sucer"*. Le mot *leshad* désigne la moelle, toutefois son sens premier est : *"suc"*, *"sève"*, c'est la sève de l'arbre représentée par le squelette osseux. *Leshad* est également un *"gâteau sucré"*.

2) <u>*Sens de la racine*</u> : en hébreu, la moelle peut également s'appeler : *Moaẖ* [מֹח], qui en vérité désigne le cerveau.

---

[38] R. Shmouel be Avraham Laneido – *Keli Ḥemda* – Venise 1596.

Cette appellation présente la moelle comme le prolongement du cerveau dans tout le corps *–voir "Cerveau"–*.

Mots-clés : vigueur, vitalité – Revigorer, devenir vigoureux– Succulent, juteux, savoureux – Plein de sève.

Contexte biblique : Nm 11:8 : [כְּטַעַם לְשַׁד הַשָּׁמֶן] *"Comme le goût du suc de l'huile"* — Ps 32:4 : [תִּכְבַּד עָלַי יָדֶךָ נֶהְפַּךְ לְשַׁדִּי] *"Ta main pesait sur moi, ma moelle s'est répandue"*.

L'observation du mot *leshad* [לְשַׁד] – *la moelle* – fait apparaître que ce nom est constitué par la préposition *laméd* [ל] – *pour, vers* – et du mot *shad* [שַׁד], le sein maternel. Ainsi, le mot *leshad* peut se traduire par : "vers le sein" et évoque alors le besoin de téter – *lashad*– le suc ou la sève maternelle. L'hébreu ancien utilise le mot *shod* [שַׁד] pour désigner le suc ou le lait. La moelle possède la fonction de conduction de la sensibilité et de la motricité, un besoin de sucre ou de lait peut exprimer un besoin de relation sensible et intime.

La perte de vitalité, liée à un fardeau trop lourd, influe directement sur la moelle : *"Jour et nuit, ta main pèse sur moi, ma moelle –leshad– s'est répandue aux ardeurs de l'été"* (Psaumes 32,4).

Guématria : La valeur numérique de *leshad* [לְשַׁד] est égale à 334. Ce nombre est celui des *pérédim* [פְּרֵדִים], les grains d'une grenade. Il est intéressant d'observer que le grain d'une grenade est blanc et rouge et rappelle la constitution du sang dont la moelle est la source. D'autre part, les *pardim* sont les multiples divisions d'une structure moléculaire, ainsi que les nombres impairs. La douceur de *lashad* se retrouve avec l'expression : *"Qol demamah daqah"* [קוֹל דְּמָמָה דַקָּה] : *"La voix subtile du silence"* (1 Rois 19,12), dont la valeur est 334.

Comme nous l'avons constaté avec les os, la véritable parenté n'est pas celle du sang mais celle de l'os : *"os de mon os"*. Cela se comprend très bien si l'on considère que l'os est l'enveloppe de la moelle, lieu de fabrication des éléments sanguins. Les transfusions sanguines s'appliquent à un groupe – un clan– assez étendu. En revanche, la greffe de moelle, en raison de critères rigoureux de compatibilité, ne peut se faire qu'à l'intérieur d'un groupe très restreint, bien souvent dans la seule intimité du clan familial.

Clés des pathologies : *Défaillance, besoin d'intimité, besoin de douceur, reproche envers son clan (par rapport à la mère) ou besoin de recevoir de son clan.*

Roue - Tšéroufim :

La racine לָשֵׁד, clé *12-21-4*, contenue dans la 213ème roue.

MOELLE ÉPINIÈRE – *Hout ha-shidrah* [חוּט הַשִּׁדְרָה]

La moelle épinière, *Hout ha-shidrah*, signifie littéralement : "*le fil de l'échine*". Nous développerons le mot *shidrah* avec la colonne vertébrale. *Hout* [חוּט] est un "fil" ; en araméen, c'est le verbe "coudre". Nous verrons, plus loin, qu'une des significations du mot *shidrah* est : "émissaire", du verbe *shidar* [שִׁדֵּר] : *envoyer, expédier, dépêcher*. On peut donc traduire par "fil émetteur". Cette constatation met en évidence le fait que la mobilité et le déplacement dépendent de la moelle épinière, on comprend alors aisément les conséquences d'une atteinte de la moelle épinière comme la sclérose en plaques.

Le mot *hout* est en relation direct avec la lettre *Heith* [ח], huitième lettre de l'alphabet hébreu, symbole de l'équilibre universel et réservoir des forces vitales. Il faut également étudier *hout* à חָטָא, qui, prononcé *hata*, signifie "*commettre un pêché*" et qui, prononcé *hita*, signifie "*se purifier*". Ainsi, la moelle épinière est le fil vital par lequel on faillit et par lequel on se purifie. La moelle épinière est à la fois la cause des maux et celle du rétablissement.

Guématria : La valeur numérique de חוּט הַשִּׁדְרָה est égale à 537. Ce nombre est connu des kabbalistes, car c'est également celui *d'Atsilouth* [אֲצִילוּת], le monde de l'Emanation d'où tout provient, et la moelle épinière correspond à l'axe central par où s'épanche l'énergie *d'Atsilouth*. Ce nombre est également celui de *pétére réhém* [פֶּטֶר־רֶחֶם], le premier-né, ou littéralement : *ouverture de l'utérus*. La moelle épinière est donc liée à l'origine par la mère.

Clés des pathologies : *aux causes mentionnées pour la moelle osseuse, on peut ajouter : abandon, être piégé, déplacement, rôle forcé de médiateur, peur pour sa vie.*

Le *tšérouf* de base est le même que pour la moelle.

NERF – *Âtšav* [עָצַב]

Sens de la racine : La racine hébraïque *âtšav* [עָצַב] ouvre plusieurs directions. Le premier sens de cette racine est : *dresser, confectionner, créer, faire un travail pénible.* Le second sens est : *attrister, offenser, souffrir, servir.* *Âtšav* est aussi une *idole.*

Mots-clés : *travailleur, esclave, vase de terre, peine, affliction, tribulations.*

Contexte biblique : 1Rois 1:6 : *"Son père ne l'avait pas contrarié"* [וְלֹא־עֲצָבוֹ אָבִיו מִיָּמָיו] — Gn 3:16 : *"Dans la peine tu enfanteras des fils"* [בְּעֶצֶב תֵּלְדִי בָנִים] — Gn 6:6: *"Et il s'affligea dans son cœur"* [וַיִּתְעַצֵּב אֶל־לִבּוֹ] — Jb 10:8 : *"Tes mains m'ont façonné et créé"* [יָדֶיךָ עִצְּבוּנִי וַיַּעֲשׂוּנִי] — Is 58:3 : *"Vous opprimés les ouvriers"* [וְכָל־עַצְּבֵיכֶם תִּנְגֹּשׂוּ] — Ps 115:4 : *"Leurs idoles : argent et or"* [עֲצַבֵּיהֶם כֶּסֶף וְזָהָב] — Ps 147:3 : *"Et qui bande leurs blessures"* [וּמְחַבֵּשׁ לְעַצְּבוֹתָם] — Pr 14:23 : *"Tout labeur donne du profit"* [בְּכָל־עֶצֶב יִהְיֶה מוֹתָר].

Le système nerveux nous permet de réagir très vite au moment d'un danger même au-delà de notre volonté. C'est notre système de communication qui nous permet aussi de bouger, d'agir. Le système nerveux fonctionne à partir d'impulsions électriques et de composés chimiques. Le cerveau est le "poste de contrôle" de tout le système nerveux. Les neurones sont les cellules nerveuses et notre corps en comprend des milliards. Le réflexe est toutefois une réaction de certains nerfs sans le contrôle direct du cerveau. Les nerfs moteurs exécutent les ordres reçus du cerveau alors que les nerfs sensitifs enregistrent les informations des différents organes des cinq sens. Le système nerveux symbolise l'importance de la relation entre la tête et le corps et entre les différents membres. C'est cette relation correcte qui nous permet d'avancer, d'agir et de réagir. Ce système est aussi symbole de l'obéissance car les nerfs exécutent ce que commande la tête.

L'hébreu associe le nerf, *âtšav*, avec la tristesse et le chagrin et, par extension, la peine et la souffrance. Cette affliction est mise en parallèle avec l'idolâtrie, car *êtšév* est une idole. La première fois que ce mot apparaît dans la Genèse, c'est pour parler de la douleur de l'enfantement, de la servitude de la femme : *"À la femme, il dit : Je multiplierai <u>les peines</u> [îtšvonék] de tes grossesses, dans la <u>peine</u> [étšév] tu enfanteras des fils. Ta convoitise te poussera vers ton mari et, lui, dominera sur toi"* (Genèse 3:16).

<u>Guématria</u> : La valeur numérique de עֶצֶב *est égale à 162, ce nombre est celui de* tšévâ [צֶבַע]*, la couleur, et de* ziqnah [זִקְנָה]*, la vieillesse. D'un point de vue plus kabbalistique, les nerfs transmettent les impulsions du cerveau, contenant l'ensemble des combinaisons des 22 lettres, jusqu'aux extrêmités, représentées par la main –* yad*, de valeur 14 – ; il se trouve que la somme des nombres de 14 à 22 est égale à 162.*

<u>Clés des pathologies</u> : Difficultés à exprimer ses envies, ses désirs et ses pensées, ou, au contraire, difficultés à retenir ses émotions et sa sensibilité. Sentiment d'incapacité ou d'être asservi. Besoin de communiquer, difficultés à s'exprimer. Refus de se soumettre.

Roue - Tšéroufim :

La racine עֶצֶב, clé *16-18-2*, contenue dans la 49ème roue.

COLONNE VERTÉBRALE – *Amoud ha-shidrah* [עַמוּד הַשִּׁדְרָה]

Comme en français, en hébreu la colonne vertébrale est constituée de deux mots : "*Amoud*" [עַמוּד], qui signifie "colonne" ou "pilier" et de "*Shidrah*" que l'on traduit, dans ce cas, par "échine" ou "épine dorsale", mais ce mot signifie également "rangée". Toutefois, on peut tout simplement dire *shédér* [שֶׁדֶר] pour désigner la colonne vertébrale.

Sens de la racine : La racine hébraïque *shadar* [שָׁדַר] signifie : *"envoyer, émettre, diffuser"*, ou encore *"efforcer, tenter"*. Cette racine a également d'autres significations, comme : *"annonceur"*, *"émissaire"*, *"bouleau"*, *"message"*.

Mots-clés : *Annoncer, expédier, diffuser, s'empresser, crispation.*

On a noté que *shadar* est le bouleau, dans certaines traditions c'est l'arbre symbolisant l'axe du monde, par où descend la puissance céleste et par où elle s'élève. Ce symbole convient tout à fait à la colonne vertébrale.

La colonne vertébrale constitue l'axe mobile de notre corps tout en laissant la grande liberté de mouvement de notre corps. Elle permet de donner une structure fondamentale et solide à notre corps. Chaque vertèbre est percée d'un trou, la colonne vertébrale est alors une sorte de tunnel qui protège le fragile tissu nerveux de la moelle épinière. Cette dernière est très importante parce qu'elle relie le cerveau à l'ensemble du corps, elle fabrique des cellules pour le sang.

Elle amortit les chocs et soutient le crâne qui contient le cerveau. La colonne vertébrale nous donne un équilibre, elle est à la base de la symétrie de notre corps. La colonne vertébrale atténue les chocs des aléas de l'histoire.

La colonne vertébrale est à la fois un symbole de flexibilité et de résistance permettant de s'adapter à toutes les situations. C'est également une chaîne qui dépend de son maillon le plus faible *(voir : vertèbre)*.

Guématria : La valeur numérique de שָׁדַר est égale à 504 ; c'est celle de *maḥanoth* [מַחֲנוֹת], *les camps*, car chaque vertèbre est un campement avec ses singularités et ses qualités. 504 est aussi la valeur de *tšaḥoth* [צָחוֹת], *la pureté, la limpidité*, c'est par la colonne vertébrale que circule le flux le plus pur ; cette fonction peut se symboliser par une flûte, *neḥiloth* [נְחִילוֹת], de même valeur.

Roue - Tšéroufim :

La racine שָׁדַר, clé *21-4-20*, contenue dans la 132ème roue.

Vertèbre – *Houliah* [חֻלְיָה]

Sens de la racine : La racine hébraïque *halah* [חָלָה] possède de nombreux sens antagonistes. Son premier sens est : *frotter, frictionner*. Le deuxième : *polir, adoucir, lisser, parer, orner*. Le frottement et le polissage expriment le mouvement permanent des vertèbres.

Cette racine à également un sens négatif : *être malade, souffrir, être soucieux*.

Contexte biblique : Dt. 7:15 : *"Yhwh détournera de toi toute maladie"* [וְהֵסִיר יְהוָה מִמְּךָ כָּל־חֹלִי] — S1 22:8 : *"Nul, parmi vous, ne compatit à moi"* [וְאֵין־חֹלֶה מִכֶּם עָלָי] — Ps 119:58: *"Je souhaite tes faces de tout cœur"* [חִלִּיתִי פָנֶיךָ בְכָל־לֵב] — Ex. 32:11 : *"Moïse s'efforça d'apaiser Yhwh"* [וַיְחַל מֹשֶׁה אֶת־פְּנֵי יְהוָה] — Ex. 15:26 : *"Tous les maux que j'ai infligés à l'Egypte"* [כָּל־הַמַּחֲלָה אֲשֶׁר־שַׂמְתִּי בְמִצְרַיִם] — Lv 2:4 : *"Galettes de semoule, azymes, mêlées d'huile"* [חַלּוֹת מַצֹּת בְּלוּלֹת בַּשֶּׁמֶן] — Os 2:15 : *"Elle se parait de son anneau"* [וַתַּעַד נִזְמָהּ וְחֶלְיָתָהּ].

Littéralement, *houliah* signifie : *anneau, chaînon*. Le *Yod* de ce mot est très important et instructif car, si on l'ôte, *houliah* –vertèbre– devient *hala* –maladie–. *Yod*, la plus petite lettre de l'alphabet hébreu, maintient la santé et la vitalité du corps et pousse à la manifestation et au renouvellement permanent. De plus, les vertèbres représentent un équilibre permanent entre le sacré et le profane. En effet, si on scinde le mot *houliah* [חֻלְיָה] en deux parties, on obtient : *hol* [חֹל] –le profane– et *Yah* [יה] –le divin–.

Guématria : La valeur numérique de חֻלְיָה est égale à 53, identique à *évén* [אֶבֶן], *la pierre*, représentant l'union du père [אָב] et du fils [בֵּן]. Les vertèbres sont un collier de pierres, permettant au rigide de devenir mobile. Cette valeur est également celle de *gan* [גַּן], *le jardin*.

Clés des pathologies : *Préoccupation, souci, langueur, sensation de vide, individualité excessive. Se sentir séparé ou isolé d'un ensemble, coupé de.*

Roue - Tšéroufim :

La racine חָלָה, clé *8-12-5*, contenue dans la 108ᵉᵐᵉ roue.

STRUCTURE DU RACHIS

Chez l'humain, le rachis est constitué par 33 vertèbres (parfois 35), qui se divisent en cinq groupes : 7 vertèbres cervicales, 12 vertèbres dorsales, 5 vertèbres lombaires, 5 vertèbres sacrées et 4 vertèbres coccygiennes. La valeur numérique 33 est significative, car elle correspond au mot *gal* [גַל], constitué par les deux lettres permettant l'écriture de ce nombre en hébreu. *Gal* signifie : *onde, vague*. Si l'on observe la colonne vertébrale sa forme est une vague et sa souplesse permet au corps d'onduler et de se rouler en boule, de se voûter, de rentrer dans une sphère. Il se trouve que les deux lettres de *gal –guimel, laméd–* sont la base des mots hébreux exprimant les mouvements circulaires et les formes rondes : *guilgoul –mouvement circulaire–, galgal –roue, sphère–, guilguél –rouler*. Ici, le plus intéressant est sans doute : *goulgoléth –le crâne*, dont la colonne est la continuité.

Les cinq groupes de vertèbres sont intéressants, d'un point de vue kabbalistique, car 5 est le nombre du souffle vital, celui des 5 sens et des 5 niveaux de l'âme : *Néfésh, Rouaħ, Neshamah, Ħayah, Yéħidah*. L'alphabet hébreu s'articule autour de cinq familles phonétiques, en ordre d'apparition dans *Beréshith* [בְּרֵאשִׁית], le premier mot du livre de la Création : labiales, dentales, gutturales, palatales et linguales.

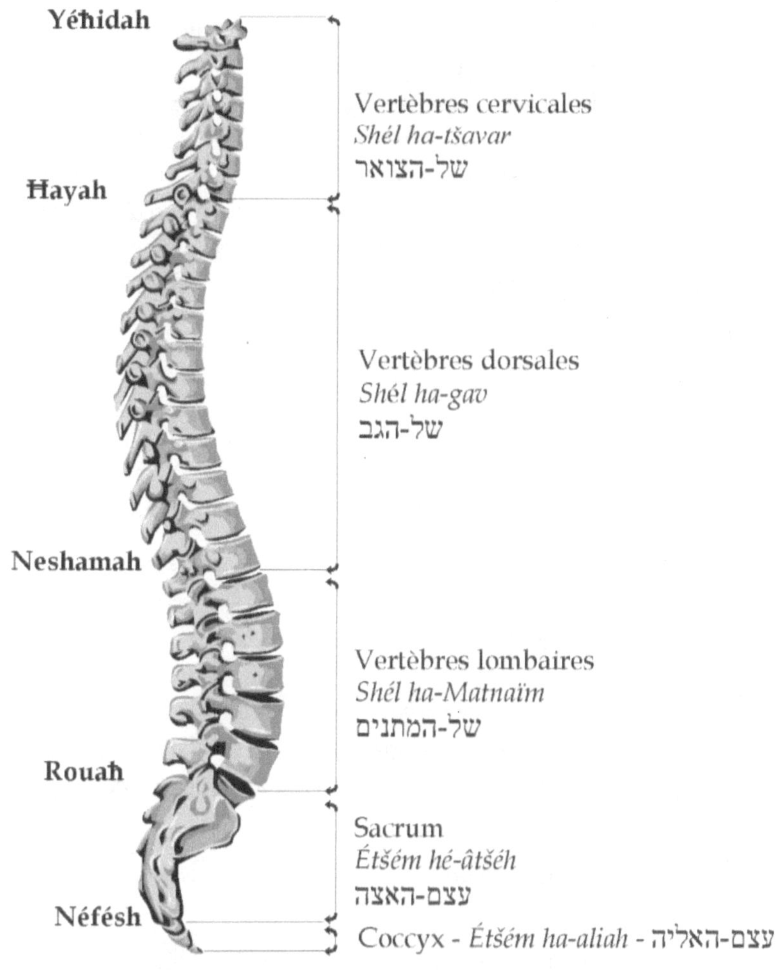

A. CERVICALES – *Shél ha-tšavar* [שֶׁל־הָצַנָּאר] :

Le nombre de cervicales est de sept, ce nombre est très important car il représente l'achèvement de la Création. La Kabbale associe ce nombre aux sept lettres doubles : *Beith, Guimel, Daléth, Kaf, Pé, Reish, Tav*. Le *Séfer Yetşirah*[39] associe ces lettres avec les 7 planètes visibles à l'œil nu, par rapport à leur éloignement à la Terre : *Lune, Mercure, Vénus, Soleil,*

---

[39] Le *Séfer Yetširah* est le Livre de la Formation, il décrit la création du monde à travers les 22 lettres de l'hébreu et les puissances émanatives des *Sefiroth*. À travers les siècles, le *Séfer Yetširah* a connu plusieurs versions dont les attributions symboliques diffèrent. Nous utilisons ici la version dîte : "Longue". Pour consulter les différentes versions, voir : *Le Sépher Yetširah*, par Georges Lahy – Editions Georges Lahy, 1995/98.

Mars, Jupiter, Saturne. À ce titre les cervicales vont représenter nos dimensions émotionnelles et sensibles. Si l'on applique la logique du *Séfer Yetşirah*, la première cervicale correspond à *Beith* et à Saturne, ainsi de suite … Les sept lettres sont en relations avec les sept ouvertures de la tête : œil droit, oreille droite, narine droite, œil gauche, oreille gauche, narine gauche, bouche. Ainsi qu'avec sept qualités : sagesse, richesse, fécondité, vitalité, domination, paix, grâce.

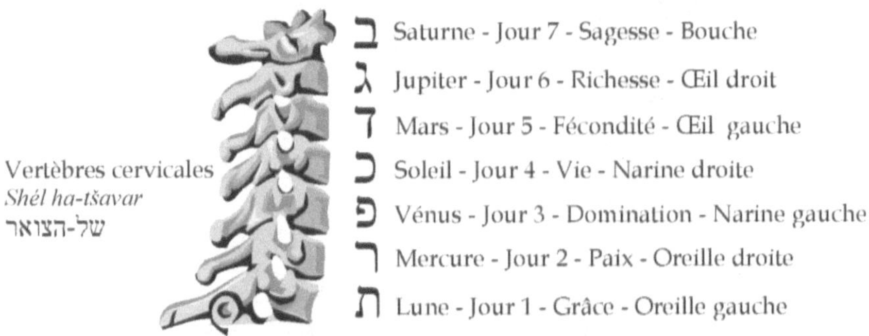

La vertèbre cervicale peut également s'appeler *"louz haShidrah"* [לוז הַשִׁדְרָה], en référence à l'os d'immortalité, censé se trouver au sommet des vertèbres cervicales, à la base du crâne.

Mots-clés : *Obéissance, humilité, orientation, vigilance, inclination, tendances.*

Les douleurs cervicales sont liées à l'injustice, l'humiliation, la soumission, ou plus largement, à ce qui touche à notre personnalité, notre ego, constitué par les qualités des sept planètes.

B. **DORSALES** – *Shél ha-gav* [שֶׁל־הַגַּב] :

Par leur nombre, les 12 lombaires sont à rapprocher des douze lettres simples de l'hébreu, en relation avec les douze signes du Zodiaque : *Hé, Vav, Zayin, Ĥeith, Teith, Yod, Laméd, Noun, Saméẖ, Âyin, Tšadé, Qof.* Le nombre 12 représente l'espace dans lequel on évolue, la voûte céleste ; ce sont d'ailleurs les dorsales qui font voûter le corps. La relation entre les cervicales et les dorsales est comparable à celle entre les 7 jours de la semaine et les 12 mois de l'année, ou à celle entre les 12 signes du Zodiaque et les 7 planètes. Les dorsales représentent alors l'espace qui nous contient ou dans lequel on s'enferme.

Comme pour les cervicales, ont peut associer les symboles et les attributions des lettres avec les lombaires. Les douze signes zodiacaux : Bélier, Taureau, Gémeaux, Cancer, Lion, Vierge, Balance, Scorpion, Sagittaire, Capricorne, Verseau, Poissons. Les douze parties du corps : pied droit, rein droit, pied gauche, main droite, rein gauche, main gauche, vésicule biliaire, intestins, pancréas, foie, estomac, rate. Les douze expressions : parole, pensée, locomotion, vue, ouïe, action, coït, odorat, sommeil, colère, goût, rire.

Pour bien comprendre le rôle des dorsales, il est nécessaire d'étudier le symbolisme des membres et des organes qu'elles soutiennent.

Les douleurs dorsales sont liées au fardeau que l'on porte ou que l'on nous fait porter. Tout ce qui nous pousse à "entrer dans le moule", dans la sphère limitée des douze signes zodiacaux.

Mots-clés : *Responsabilités, organisation du cercle d'action, mythologie.*

Clés des pathologies : *Renoncement, usure, défaitisme.*

C. **LOMBAIRES – *Shél ha-Matnaïm*** [שֶׁל־הַמָתְנַיִם] (*motnioth*) :

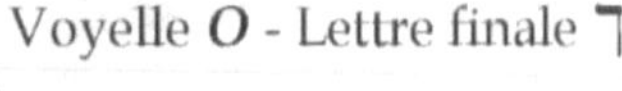

Le nombre cinq s'associe, dans ce cas, aux cinq voyelles naturelles permettant de vocaliser les initiales des noms des lettres de l'alphabet et, moins couramment, aux cinq lettres finales.

Les cinq lombaires nous permettent de nous occuper de notre environnement proche, elles expriment nos préoccupations et les relations avec nos collatéraux. Elles apportent le changement, la flexibilité et aident à assumer la pression.

Mots-clés : *Assurance, sécurité matérielle, soutien, affection, réalisation.*

Clés des pathologies : *Inflexibilité. rigidité, ressentiment. Difficultés ou préoccupations avec ou pour des proches.*

D. **LE SACRUM – *Étsém hé-âtséh*** [עֶצֶם־הָעָצֶה] :

Les cinq vertèbres sacrées sont réunies en un seul os, appelé sacrum, qui s'articule latéralement avec les os iliaques. Les trois lettres mères : *Alef, Mém* et *Shin*, forment une unité indissociable et dépendent les unes des autres. Elles assurent la cohérence des éléments de la nature et la structure des lois qui les régissent.

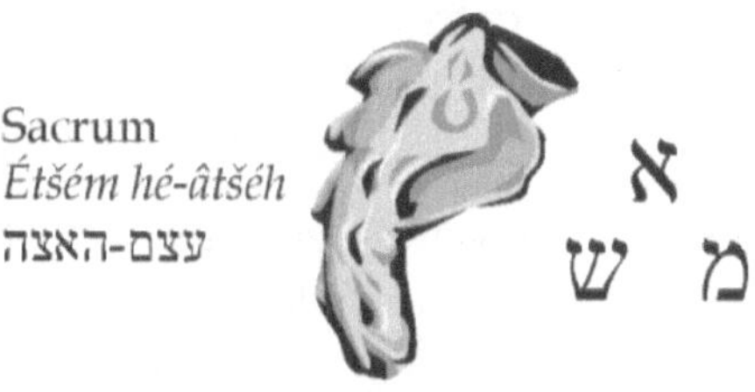

Le sacrum est une base solide bloquée, il apporte l'assurance du conseil et de la raison ; *étsém hé-atšéh* pourrait se traduire par "os de la raison".

Clés des pathologies : *Angoisse, peur, crainte de Dieu. Être déconcerté, désemparé, désorienté, déraciné, dépaysé.*

E. LE COCCYX – *Étšém ha-aliah* [עֶצֶם־הָאַלְיָה] :

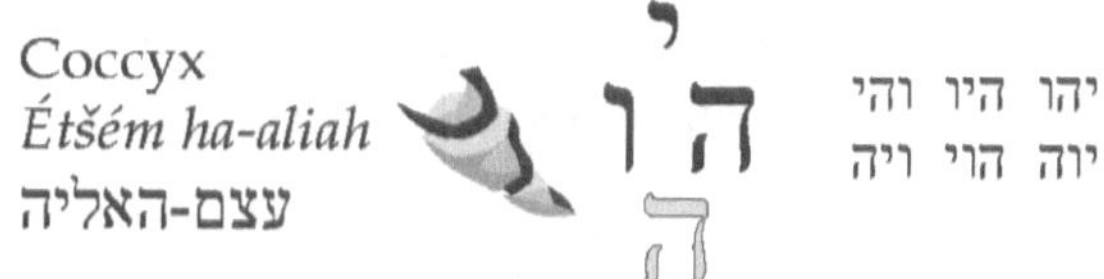

Les quatre ou six vertèbres coccygiennes sont soudées en un petit os triangulaire qui termine la colonne vertébrale. Le coccyx est l'image physique de l'os mystique et mystérieux, le Louz, se trouvant au sommet de la colonne vertébrale, à la base du crâne, une sorte d'image inversée. Toutefois le coccyx n'est pas le *Louz*. Le *Louz* est symbolisé par un *Yod* divin sans dimension, impossible à représenter physiquement. En revanche, le coccyx est symbolisé par les lettres unies du tétragramme *Yhwh*. Le Nom tétragramme est composé de quatre lettres, mais il n'y en a réellement que trois, étant donné que le *Hé* est utilisé deux fois. Avec trois lettres, six permutations sont possibles, comibinaisons que le *Séfer Yetşirah* met en relation avec les six directions de l'espace. Les six directions sont soudées comme le sont les vertèbres coccygiennes.

Le coccyx est le vestige de la queue, d'ailleurs *étšém ha-aliah* signifie simplement "os de la queue". Il représente la puissance cachée. À la lumière de l'hébreu, on aurait pu s'attendre à ce que le coccyx s'appelle sacrum, car le mot *aliah* unit les deux noms sacrés : *El* et *Yah*.

À cet os sont attachés l'orgueil, la sexualité et le plaisir, mais également la continuité et le lien que l'on entretient avec le but fixé.

Pour résumer, la colonne vertébrale est constituée de 7 cervicales, de 12 dorsales, de 5 lombaires, du sacrum et du coccyx, soit 7+12+5+1+1 = 26, valeur du Nom de Dieu, le Tétragramme *Yhwh* [יהוה]. En plus de sa valeur sacrée, ce nombre occupe une place particulière parmi les nombres. En effet, ce nombre a la particularité de jeter un pont entre la deuxième et la troisième dimension, car il est le seul nombre entouré par un nombre carré et un nombre cubique : 26 est précédé de 25, soit 5^2, et suivi de 27, soit 3^3. Le carré exprime la deuxième dimension et le cube la troisième. Dans le corps, la colonne vertébrale est l'axe permettant ce passage. D'autre part, si l'on fait la somme des deux nombres, 5+3 = 8, et la somme des dimensions, 2+3 = 5, cela fait : 8^5 = 32 768. La somme des chiffres de ce nombre est égale à : 3+2+7+6+8 = 26.

MUSCLE – *Sharir* [שָׁרִיר]

Sens de la racine : La racine hébraïque *sharar* [שָׁרַר] représente bien les qualités du muscle, car elle exprime le fait de dominer, de régner, de s'imposer en tant que chef.

Mots-clés : *Chef, commandant, prince, princesse, domination, pouvoir, tyrannie.*

Contexte biblique : Nm 16 :13 : *"Et tu veux nous <u>commander</u>, oui, nous <u>commander</u> ?"* [כִּי־תִשְׂתָּרֵר עָלֵינוּ גַּם־הִשְׂתָּרֵר] — Est 1:22 : *"Pour que tout homme soit <u>maître</u> dans sa maison"* [לִהְיוֹת כָּל־אִישׁ שֹׂרֵר בְּבֵיתוֹ].

Le mot *sharir* [שָׁרִיר], décrit quelque chose de dur et fort, dont la fermeté peut aller jusqu'à l'obstination. Ce mot supporte les significations suivantes : despotique, arbitraire, bon plaisir, obstination, entêtement, caprice. Les muscles permettent le fonctionnement de la structure physique et symbolisent la capacité à s'imposer et résister. Ils sont la manifestation de la force de caractère et expriment l'aptitude et la résistance à l'effort et au travail. C'est aussi le mouvement.

Les muscles forment l'enveloppe de la pensée et sont capables de se dépasser si l'esprit est fort. L'attitude mentale a une responsabilité essentielle quant à l'énergie qui alimente l'ensemble de la musculature. Une douleur musculaire exprimera une souffrance ou un désir ayant pour objectif un changement ou une résistance.

Guématria : La valeur numérique de שָׁרִיר est égale à 710, identique à "*nistar*" [נִסְתָּר], *caché, secret, ésotérique*, sous-entend que le muscle est une puissance cachée. Ce nombre est aussi celui de "*shith*" [שִׁית], qui est la base et le fondement sur lesquels repose toute la structure.

Clés des pathologies : *Dépréciation, incapacité de dominer ou de commander, acharnement, irrésolution.*

Roue - Tšéroufim :

La racine שָׁרָר, clé *21-20-20*, contenue dans la 484ème roue.

LIGAMENT – *Méitar* [מֵיתָר]

Sens de la racine : La racine *matar* [מָתַר] désigne le déclenchement, le fait de délier, de détacher, de permettre.

Mots-clés : *Autoriser, consentir.*

Le mot *meitar* [מֵיתָר], le ligament, signifie littéralement : corde. Prononcé *mioutar*, c'est le superflu, l'inutile. La racine hébraïque est l'inverse de la fonction du ligament, qui est de relier et de maintenir attachés entre-eux les éléments de la structure. C'est la corde, symbole du lien, de l'existence distincte de chaque individu, ainsi que l'enchaînement des choses.

Guématria : La valeur numérique de מֵיתָר est égale à 650, valeur de "*qshoudim*" [קשדים], *bandelettes, ceintures*, mot dont le sens est proche de "*meitar*". C'est aussi la valeur de "*natar*" [נתר], qui est le verbe : *sauter, tressaillir*, mais dont le sens est aussi : *défaire, délier*. C'est "nétér" qui donne le mot français "nitre".

Clés des pathologies : *Besoin de se séparer, de se détacher, de dénouer un problème. Ne pas être autorisé à. Envie de rompre, de démissionner.*

Roue - Tšéroufim :

La racine מתר, clé *13-22-20*, contenue dans la 206ème roue.

TENDON – *Guid* [גִּיד]

Sens de la racine : La racine *guid* [גִּיד] est à l'opposé de la racine précédente (*matar*), car son sens est : lier, attacher.

Mots-clés : *ficeler, attaquer, jeter sur, liguer, grouper, rassembler.*

Le mot "*guid*", le tendon, en plus d'attacher, exprime le fait de s'opposer, de résister, comme dans l'histoire du combat de Jacob, durant lequel ce dernier est touché au tendon. Le tendon permet au muscle de s'intégrer à l'os.

Guématria : La valeur numérique de גִּיד est égale à 17 ; ce nombre est assez connu dans la Kabbale car c'est celui de *tov* [טוב], le bien, et de *hagadah* [הגדה], la légende, le conte. Ce nombre installe l'harmonie et le bien.

Clés des pathologies : *Besoin de se battre, de faire corps avec … , de s'attacher à …, de faire partie de…, de s'intégrer à ….*

Roue - Tšéroufim :

La racine גִּיד, clé *3-10-4*, contenue dans la 156ème roue.

PEAU – *Ôr* [עוֹר]

Sens de la racine : La racine "*âvar*" [עָוַר] est importante, car elle possède au moins cinq sens.
    1 - La cécité, l'aveuglement.
    2 - Être chaud, ardent, animé, vif, éveillé.
    3 - Être nu, découvert, parties sexuelles.
    4 - Creuser, être profond.

Mots-clés : *Aveugle, veiller, protéger, veilleur, caverne, grotte.*

Contexte biblique : Ps 7:7 : *"Réveille-toi, mon Dieu, ordonne le jugement"* [וְעוּרָה אֵלַי מִשְׁפָּט צִוִּיתָ] — Gn 2:25 : *"Or, tous deux étaient nus"* [וַיִּהְיוּ שְׁנֵיהֶם עֲרוּמִּים] — Jr 15:8 : *"Je fais tomber soudain sur elle l'excitation et les affolements"* [הִפַּלְתִּי עָלֶיהָ פִּתְאֹם עִיר וּבֶהָלוֹת] — Ex 4:11 : *"Ou clairvoyant ou aveugle"* [אוֹ פִקֵּחַ אוֹ עִוֵּר] — Lv 13:58 : *"Tout ustensile de peau"* [כָּל־כְּלִי־עוֹר] — Gn 4:17 : *"Il fut constructeur de ville"* [וַיְהִי בֹּנֶה עִיר] — Gn 49:11 : *"Liant à la vigne l'ânon"* [אֹסְרִי לַגֶּפֶן עִירֹה].

La peau n'a pas partout la même sensibilité, il y a des parties plus sensibles que d'autres dans notre corps. Le sens du "toucher" passe par la sensibilité de la peau qui nous renseigne sur la température des objets et de l'atmosphère, sur le degré d'humidité, sur la force de la pression. La sensibilité jouera notamment un rôle essentiel pour percevoir la douleur qui nous protège de tout ce qui n'est pas compatible avec notre corps, c'est un signal d'alarme qui nous prévient d'un danger.

La surface extérieure de la peau est formée de cellules mortes. Nous en éliminons des millions en faisant notre toilette et à chaque frottement de la peau. Des glandes produisent la sueur (élimination de la chaleur du corps) et d'autres un liquide huileux qui donne l'imperméabilité à la peau. La mélanine nous protège du soleil, c'est qui donne la couleur de la peau.

La sensibilité de la peau est une protection, dont le prix est la douleur. C'est le symbole de la douleur, de la souffrance qui peut nous protéger de certains dangers.

En hébreu, la peau est une limitation, un filtre qui arrête la lumière, elle symbolise l'individualité. Il se trouve que les trois lettres עור peuvent indifféremment se lire *ôr* [עוֹר], peau, ou *îvér* [עִוֵּר], aveugle, privé de lumière. L'hébreu met en relation directe la lumière – *or* אוֹר, et la peau – *ôr* עוֹר. La seule différence entre ces deux mots, c'est que la lumière commence par un *alef*, la lettre de l'unité et de l'ineffable, alors que la peau remplace le *alef* par un *âyin*, la lettre de l'œil et du visible. Nous observons ici le passage du 1 – *alef* – au 70 – *âyin* –, correspondant aux niveaux de lecture et de compréhension du texte sacré. Le passage de l'infini au fini. La membrane de l'œil décompose les degrés de la lumière et rend la lumière visible. Ainsi, d'un côté la limitation de la peau nous rend aveugles par rapport à la lumière infinie, mais, nous permet, par sa limitation, d'en percevoir et d'en ressentir une partie. Donc, symboliquement, la peau nous aide à entretenir un contact sensuel avec la lumière de la divinité infinie. Une irritation de la peau – deuxième sens de la racine – exprimera une rupture avec cette relation intime. La peau nous enveloppe et nous sommes enveloppés, vêtus, de peau. Dans le *Livre de la Création*, l'apparition de la peau se trouve dans le chapitre III, lorsque Dieu chasse *Adam* et *Ève* du Jardin *d'Éden* : *"Yhwh Élohim fit à l'homme et à sa femme des tuniques de <u>peau</u> (ôr) et les en vêtit" (Genèse 3 :20)*. Ici, le texte pourrait très bien se traduire par "tuniques d'aveugle". Les tuniques de peau sont le contact sensuel entre les créatures, *Adam-Ève*, et le "Père-Mère", *Yhwh-Élohim*.

La lumière est liée à l'air qui la transporte. En hébreu, le passage de la lumière à l'air est très simple, il suffit d'ajouter un *yod* à la lumière : "*aur*" [אור] + yod [י] = "*avir*" [אֲוִיר], l'air. La peau – le plus gros organe du corps – fait partie du système respiratoire, assurant bien le rôle de lien entre la lumière et l'air.

<u>*Guématria*</u> : La valeur numérique de עוֹר est égale à 276 ; ce nombre est la somme des 23 premiers nombres, c'est-à-dire les 22 lettres connues plus une inconnue. 276 est le nombre de *kinor* [כִּנּוֹר], le luth, et de *qiqayon* [קִיקָיוֹן], l'arbre mythique que Dieu fait se dresser pour protéger Jonas du Soleil[40].

D'un point de vue plus mathématique, 276 est une suite aliquote[41]. C'est, en effet, le plus petit nombre dont la destination finale est inconnue. Il marque bien le lien entre le fini – *ôr* – et l'infini – *or* –. Il est démontré que 276, après 469 étapes, produit un nombre à 45 chiffres. Qu'arrive-t-il à la fin ? Personne ne le sait.

---

[40] Jonas chap. IV, ver. 9. Voir également mon livre *Le Grand Oeuvre de Jonas*, ed. Lahy.

[41] C'est-à-dire que le nombre est contenu un nombre exact de fois dans un tout. Par exemple, 4 est une partie aliquote de 16. Dans une chaîne amiable [voir page 106], la somme des diviseurs de chaque nombre, lui exclu, conduit au nombre suivant, et ainsi de suite, en revenant finalement au nombre de départ. Si l'on prend un nombre arbitraire et qu'on calcule la somme de ses diviseurs, puis la somme des diviseurs du résultat, et ainsi de suite, une telle suite est appelée aliquote. D'autres rejoindront une chaîne amiable et tourneront indéfiniment en boucle. En fait, toute chaîne amiable connue est l'extrémité d'une suite aliquote.

Clés des pathologies : *Besoin de contact, de sensualité. Il y a quelque chose que j'aimerais voir, ou que je ne veux pas voir. Je me sens sans protection. Pudeur excessive, désir de cacher son intimité.*

Roue - Tšéroufim :

La racine עור, clé *16-6-20*, contenue dans la 269ème roue.

NUQUE – *Ôréf* [עֹרֶף]

Sens de la racine : La racine hébraïque *"âraf"* [עָרַף], signifie ruisseler, couler, mais aussi arracher, dépouiller, plumer.

Mots-clés : *Décapiter, démolir, égorger, brume, nébulosité.*

Contexte biblique : Dt 21:4 : *"Il décapite leurs autels"* [וְעָרְפוּ־שָׁם] [אֶת־הָעֶגְלָה] — Dt 32:2 : *"Ruisselle comme la pluie"* [יַעֲרֹף כַּמָּטָר לִקְחִי] — Gn 49:8 : *"Ta main sur la nuque de tes ennemis"* [יָדְךָ בְּעֹרֶף אֹיְבֶיךָ] — Dt 4:11 : *"Ténèbre, nuée, brouillard"* [חֹשֶׁךְ עָנָן וַעֲרָפֶל].

Les muscles du cou relient le crâne aux clavicules, aux omoplates, aux côtes et à la colonne vertébrale. Le cou relie la tête au reste du corps. Il joue un rôle essentiel de "communication". C'est aussi une partie fragile de notre corps souvent visée par ceux qui veulent étouffer quelqu'un. On se jette au cou de quelqu'un pour l'embrasser ou pour pleurer... c'est un "lieu de communication" de ses émotions.

Le mot *ôréf*, la nuque, évoque le ruissellement de tout ce qui s'écoule avec facilité, par extension cela désigne même de la petite monnaie, "du liquide". Dans la mystique, la nuque est la porte céleste par où l'abondance divine s'épanche vers les mondes inférieurs, par elle s'écoule la rosée céleste, ainsi que les impulsions du système nerveux. Avec la nuque, l'hébreu cherche à décrire quelque chose d'assez subtil et léger, le mot *ârif* [עָרִיף] est un nuage.

Guématria : La valeur numérique de עֹרֶף est 350 ; ce nombre est celui de *"séḵhél"* [שֵׂכֶל], l'intellect, la nuque en étant, d'une certaine façon, le support. La nuque permet la mobilité de la tête et l'observation de notre environnement, c'est pourquoi 350 est la valeur de la célèbre expression : *"vayare Élohim ki tov"* [וַיַּרְא אֱלֹהִים כִּי־טוֹב] : *"Et Élohim vit que cela était bon"*[42]. C'est aussi le nombre de *"qaran"* [קָרַן], le verbe rayonner.

<u>*Clés des pathologies*</u> : *Refus de laisser les choses s'écouler et suivre leur cours naturel. Rupture entre le matériel et le spirituel. Peur de la part de soi qui reste inconnue. Paranoïa. Besoin de briller.*

Roue - Tšéroufim :

La racine עֹרֶף, clé *16-20-17*, contenue dans la 90ème roue.

---

[42] Genèse chap. 1, ver. 10.

LES MEMBRES SUPÉRIEURS

MAIN – *Yad* [יָד]

Sens de la racine : Le mot hébreu *Yad*, la main, est relié à trois racines :

1. *Hadah* [הָדָה] : prendre, tendre la main vers une chose.
2. *Yadad* [יָדַד] : Cette racine signifie à la fois : "jeter, lancer" et "aimer". L'assoction des deux (*yad+yad*) produit *Yedid* [יְדִיד] : le bien-aimé, aimable, agréable.
3. *Yadah* [יָדָה] : jeter, lancer, reconnaître, avouer, montrer, faire des signes, étendre la main, faire des louanges.

Mots-clés : *Main, force, puissance, côté, endroit, part, portion, avec, amour, bien-aimé.*

La main nous permet de travailler de manière habile et très efficace et ceci grâce à ses cinq doigts. Les ongles protègent le bout de nos doigts très sensibles.

La main est si importante qu'elle symbolise la puissance et la suprématie, la force et la puissance. En effet, être entre les mains de quelqu'un c'est être soumis à sa volonté. Comme tous les grands symboles, la main peut exprimer la perte d'une puissance. L'expression "revenir les mains vides" souligne l'infortune. Le geste de l'imposition des mains est un geste d'investiture (Nb 8:10).

L'écriture hébraïque du mot main — *yad* — est également celle du nombre 14 : *Yod* (10) et *Daléth* (4). Ce nombre rappelle que les cinq doigts d'une main comportent 14 phalanges. La réduction de 14 indique le nombre de doigts : 1+4 et rappelle qu'une main est constituée de 4 doigts de 3 phalanges et 1 doigt de 2 phalanges.

Le *yod*, initiale du mot *yad*, représente la valeur dix et symbolise la semence des 10 Paroles créatrices. C'est la plus petite lettre de l'alphabet hébreu, un simple point contenant le tout. La lettre *daléth*, dont le nom désigne une porte, sert à écrire le nombre 4. C'est la porte de passage du potentiel du *yod* dans l'espace délimité par les quatre coins cardinaux. La forme de la lettre *daléth* [ד] montre deux lignes, longueur et largeur, permettant de calculer la surface d'un carré ou d'un rectangle de quatre côtés. Nous avons, avec la main, le passage du point à la surface et l'ouverture de l'espace. Alors que, si l'on inverse le mot *yad*, c'est le mot *daï* [די], dont le sens est "assez" ou "stop", qui réduit la surface en un point. *Yad* est la main qui s'ouvre et *daï* est le poing qui se ferme (*qui se réduit en un point*). Le nombre 4 structure le 10, ce que montre la Kabbale avec les 10 *Sefiroth* dans 4 Mondes : 1 + 2 + 3 + 4 = 10.

Les 10 Paroles de la Genèse sont les expressions créatrices du monde, de même, les mains permettent d'exprimer notre capacité créatrice. C'est pourquoi le mot *yotšer* signifie à la fois "créateur" et "potier". D'une part, le "Créateur" a créé son monde par 10 Paroles, d'autre part le "potier" crée son œuvre avec 10 doigts. On pourrait alors dire que bloquer les mains revient à bloquer la créativité et l'expression. Lorsque l'on ne peut pas dire les choses, alors les mains les expriment.

Les mains permettent d'agir dans un environnement proche, "à côté de", c'est pourquoi on utilise l'expression *al-yad*, littéralement "à la main" (*à portée de main*), pour dire "à côté" ou "auprès de". La main est donc l'instrument d'échange à proximité. Si l'on double le mot *yad*, on obtient ידיד, *yedid*, qui signifie "bien-aimé", deux mains qui s'unissent. Sa valeur 28 montre la réunion des oppositions, les 14 phalanges d'une main se réunissent aux 14 de l'autre. Cette valeur est alors en rapport avec les 28 mansions lunaires et les 28 temps de l'Ecclésiaste.

La valeur numérique de *yad* [יד], la main, est significative : la valeur courante (10+4) est égale à 14 et la petite valeur (1+4) à 5. Le mot hébreu a deux lettres, et il y a deux mains ; chaque main a

5 doigts qui contiennent 14 phalanges. Ces nombres concernent directement la structure de l'écriture du Tétragramme *Yhwh* [יהוה]. Pour le comprendre, il faut pratiquer l'écriture pleine des lettres du Tétragramme ; c'est une particularité des langues anciennes. Lorsqu'avec notre alphabet on parle du "i", il y a un seul caractère et un seul son, mais en hébreu si on parle du *Yod*, il correspond au "y" et son nom a besoin de trois lettres pour s'écrire : *Yod-Vav-Daléth* [יוד]. Ainsi, avec une lettre on en obtient plusieurs autres : c'est le développement au premier degré. Les lettres obtenues par ce développement peuvent, elles aussi, se développer, et ainsi de suite. À partir d'une lettre, il est possible de développer à l'infini et obtenir un nombre prodigieux de lettres par degrés successifs.

Il est donc possible d'appliquer cette méthode de plénitude au Tétragramme et nous constatons que les deux parties *Yod-Hé* [יה] et *Vav-Hé* [וה] correspondent aux deux mains, la droite et la gauche. Le premier degré de développement transforme les deux lettres *Yod-Hé* en cinq lettres, qui, elles-mêmes, se développent en 14 autres. Cette structure est identique pour le développement des deux lettres *Vav-Hé*. Le Tétragramme révèle la constitution exacte de la main, comme le montre le tableau suivant :

<table>
<tr>
<td rowspan="5">Main droite</td>
<td rowspan="3">י</td>
<td>י</td>
<td rowspan="5">5 lettres
5 doigts</td>
<td>יוד</td>
<td rowspan="3">9 lettres</td>
<td rowspan="5">14 lettres
14 phalanges</td>
</tr>
<tr><td>ו</td><td>ואו</td></tr>
<tr><td>ד</td><td>דלת</td></tr>
<tr>
<td rowspan="2">ה</td>
<td>ה</td>
<td>הא</td>
<td rowspan="2">5 lettres</td>
</tr>
<tr><td>א</td><td>אלף</td></tr>
<tr>
<td rowspan="5">Main gauche</td>
<td rowspan="3">ו</td>
<td>ו</td>
<td rowspan="5">5 lettres
5 doigts</td>
<td>ואו</td>
<td rowspan="3">9 lettres</td>
<td rowspan="5">14 lettres
14 phalanges</td>
</tr>
<tr><td>א</td><td>אלף</td></tr>
<tr><td>ו</td><td>ואו</td></tr>
<tr>
<td rowspan="2">ה</td>
<td>ה</td>
<td>הא</td>
<td rowspan="2">5 lettres</td>
</tr>
<tr><td>א</td><td>אלף</td></tr>
<tr>
<td>Total</td>
<td colspan="2">4 lettres</td>
<td>10 lettres / 10 doigts</td>
<td colspan="3">28 lettres / 28 phalanges</td>
</tr>
</table>

Une fois les 28 lettres obtenues, il suffit de les replacer sur les phalanges des deux mains. Les deux pouces ne comptent que deux phalanges chacun ; il se trouve justement que le *Hé* [h] ne se développe qu'avec deux lettres.

Un schéma ancien (*ci-dessous : extrait du Shéfa tal de R. Sabbataï Sheftel Horovitz*) montre très bien l'emplacement des 28 lettres ; le geste sur ce dessin est celui du *Cohen gadol*, le grand-prêtre. Une fois par an, debout, il élevait les mains, les doigts écartés comme sur l'illustration et prononçait le Tétragramme sur le parvis du Temple. Le Grand-Prêtre révélait le Nom, simultanément avec la voix et le geste.

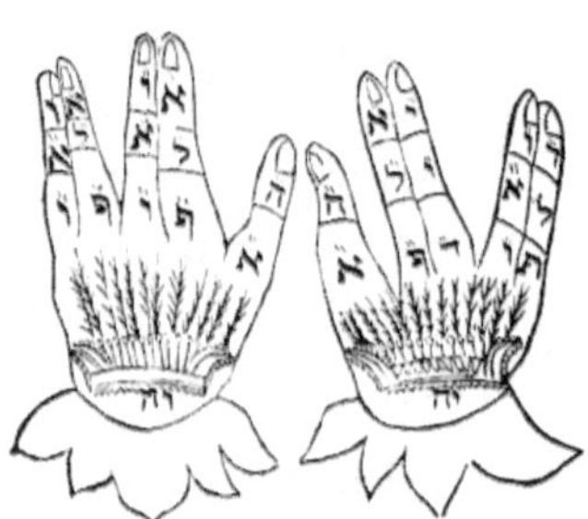

Le tableau ci-dessous indique la place juste des 28 lettres dans les doigts de la main droite et de la main gauche :

ו		ה		
ו	א	ו	א	
א	ל	א	ל	ה
ו	פ	ו	פ	א
Auriculaire	*Annulaire*	*Majeur*	*Index*	*Pouce*
Main gauche				

ה		י		
	א	י	ו	ד
ה	ל	ו	א	ל
א	פ	ד	ו	ת
Pouce	*Index*	*Majeur*	*Annulaire*	*Auriculaire*
Main droite				

Le développement des 28 lettres dans les 28 phalanges signale le nombre 28 qui occupe une ,place importante dans l'étude kabbalistique. L'écriture du nombre en hébreu : כ"ח, dévoile un mot très important dans la mystique : *Koaħ* [כֹּח], la puissance. C'est sans doute la racine qui représente le mieux la lettre *Kaf* [ע] et l'arcane du *Tarot* qui lui correspond : *La Force*. Cette puissance se révèle dans l'expression *Koaħ Yetširah* [כֹּח יְצִירָה], la "faculté créatrice", exprimée par les dix doigts, symboles des dix *Sefiroth*.

Roue - Tšéroufim :

La racine ידה, clé *10-4-5*, contenue dans la 370ème roue.

104

DOIGT – *Étšbâ* [אֶצְבַּע]

Sens de la racine : La racine hébraïque *tšabâ* [צָבַע], désigne quelque chose de coloré. Elle signifie : *tremper, immerger, colorer, teinter*, mais aussi, *enlever, raser, voler*.

Mots-clés : *Couleur, teinture, pigmentation.*

Contexte biblique : Ex 8:15 : *"Doigt de Dieu"* [אֶצְבַּע אֱלֹהִים] — Ju 5:30 : *"À la couleur des doubles broderies pour le cou"* [צֶבַע רִקְמָתַיִם לְצַוְּארֵי שָׁלָל].

Les doigts permettent une grande mobilité et une grande précision de la main dans le travail. Chaque doigt a une importance bien précise. Les doigts ont une grande sensibilité, ceux des mains nous permettent de nous déplacer dans l'obscurité car ils sentent les obstacles. Le pouce est le seul doigt de la main qui peut se replier sur les autres, ce qui nous permet de saisir des objets et d'utiliser des outils. Si nous n'avions pas de pouce, les doigts devraient se replier dans la main pour saisir quelque chose, grâce au pouce, la main peut rester ouverte tout en tenant bien ce qui est saisi. Le pouce nous permettant de garder la main ouverte, de saisir les choses sans les "enfermer" dans sa main. La main est ici symbole de l'amour : celui qui accueille l'autre en soi reste ouvert à l'autre car il ne l'enferme pas en lui.

De même que les couleurs décomposent et manifestent l'unité de la lumière, les doigts s'épanouissent et leurs mouvements subtils apportent une touche nuancée à nos gestes et en permettent les détails. Les doigts décomposent et expriment les pensées et les sentiments. Le fait qu'une main possède dix doigts, place ces derniers en relation avec les 10 *Sefiroth* ou 10 Paroles Créatrices de la *Genèse*. Il y a donc une relation intime entre le geste des doigts et la parole. Les doigts expriment souvent ce que la parole veut dissimuler. C'est à l'aide des doigts que l'inconscient parle au conscient.

Les noms hébreux des doigts sont : le premier doigt, *agoudal* [אֲגוּדָל] (le pouce) ; le second, *étšbâ* [אֶצְבַּע] (l'index) ; le troisième, *amah* [אָמָה] (majeur) ; le quatrième, *qmitšah* [קְמִיצָה] (l'annulaire) ; le cinquième, le petit doigt, s'appelle *zéréth* [זֶרֶת] (l'auricualire)[43].

Le pouce, *agoudal*, montre la racine *gadal*, qui, étonnament, pour le doigt le plus court, signifie, grandir, cultiver, faire pousser. Cette racine signifie également : tresser, tordre, ensemble, lier et solide.

L'index, *étšbâ*, est tout simplement le nom générique des doigts, faisant de lui le représentant de l'ensemble des doigts.

Le majeur, *amah*, désigne la mère et la valeur de la coudée permettant de proportionner les constructions. Ce mot désigne parfois une servante ou une esclave.

L'annulaire, *qmitšah*, vient de la racine "qamats" [קָמַץ], dont le sens est : presser ensemble, prendre une pincée. C'est aussi : "fermer", "crisper". Qométs est une poignée.

L'auriculaire, *zéréth*, est la mesure de l'empan. Ce doigt permet de mesurer, d'arpenter.

Les cinq doigts symbolisent aussi les cinq sens :

"Chaque doigt a été créé pour remplir une fonction spécifique. Comme les autres organes, ils ont un rôle nécessaire. Aucune partie n'a été créée en vain. Les cinq doigts sont parallèles aux cinq sens : le goût, l'odorat, le toucher, la vue et l'ouïe. À chacun correspond un doigt. Le pouce nettoie la bouche afin de pouvoir goûter. L'index sert à dégager le nez, afin de pouvoir sentir. Le majeur, le plus long, permet de toucher toutes les parties du corps. L'annulaire permet de nettoyer les yeux, afin de mieux voir. L'auriculaire est utilisé pour nettoyer l'oreille. Inconsciemment, nous utilisons le petit doigt pour déboucher une oreille, le second doigt pour dégager le nez, sans jamais les interchanger. C'est la preuve que Dieu a planifié toute chose ..."[44].

Guématria : La valeur numérique de אֶצְבַּע est égale à 163. Dans la Kabbale, ce nombre est en relation avec l'émanation du Verbe divin dans les *Sefiroth*, car il correspond à l'expression : *"Hou Élohim Adonaï"* [הוּא אֱלֹהִים

---

[43] cf. Baḥia sur Tšav ; *Shvilé Emounah* 4.
[44] *Méam Loez* Tome I – Genèse 1:1-6:8 [106] – Yaacov Couli – Moznaïm Publishing corporation.

[אֲדֹנָי], *Il est Élohim Adonaï* ! La division et l'émanation des doigts se retrouvent dans *"plaguim"* [Myglp], de même valeur, qui signifie tout à la fois, ruisseaux et divisions. Les doigts sont dirigés vers l'extérieur, c'est pourquoi 163 est aussi le nombre de *hitšonah* [חִיצֹנָה], l'extériorité.

Clés des pathologies : *Besoin ou refus de se manifester et de s'exprimer, dissension en relation avec l'art et la création.*

Roue - Tšéroufim :

La racine אֶצְבַּע, clé *18-2-16*, contenue dans la 153ème roue.

PHALANGE – *Galil* [גָּלִיל]

Sens de la racine : La racine hébraïque *"galal"* [גָּלַל] désigne une rotation ou un roulement. Cette racine désigne également une crotte de chameau ou de brebis.

Mots-clés : *Roue, tornade, tourbillon, versatile, canton, district, rouler, enrouler, dérouler, vautrer.*

Contexte biblique : Gn 29 :8 : *"Qu'on roule la pierre"* [וְגָלְלוּ אֶת־הָאֶבֶן] — Ps. 37:5 : *"Roule (remet) à Yhwh ton chemin"* [גּוֹל עַל־יְהוָה דַּרְכֶּךָ] — Gn 43:18 : *"Pour qu'il se roule sur nous"* [לְהִתְגֹּלֵל עָלֵינוּ] — Nm 1:2 : *"Tous les mâles, par crâne"* [כָּל־זָכָר לְגֻלְגְּלֹתָם] —Gn 31:52 : *"Témoin cette onde (monceau)"* [עֵד הַגַּל הַזֶּה] — Ps 42:8 : *"Et tes vagues sont passées sur moi"* [וְגַלֶּיךָ עָלַי עָבָרוּ] — Is 28:28 : *"La roue du chariot"* [גִּלְגַּל עֶגְלָתוֹ] — Is 8:23 : *"Circonscription des nations"* [גְּלִיל הַגּוֹיִם] — Zk 4:2 : *"Et un globe sur son sommet"* [וְגֻלָּה עַל־רֹאשָׁהּ] — Lv 26:30 : *"Que celles des enfants de votre âge"* [מִן־הַיְלָדִים אֲשֶׁר כְּגִילְכֶם] — Ez 4:12 : *"Excréments humains"* [בְּגֶלְלֵי צֵאַת הָאָדָם] — Ps 83:14 : *"Mon Dieu, traite-les comme une roue"* [אֱלֹהַי שִׁיתֵמוֹ כַגַּלְגַּל] — 1R 7:41 : *"Volute des chapiteaux"* [גֻּלֹּת הַכֹּתָרֹת] — Gn 39:5 : *"A cause de Joseph"* [בִּגְלַל יוֹסֵף].

Les doigts sont des lignes droites ; sans phalanges nous aurions les mains figées comme des marionnettes. Les phalanges permettent aux mains de saisir ou d'englober une sphère et de mobiliser les doigts. Lorsque toutes les phalanges tournent, la surface plane de la main devient une sphère. Le mot *galil*, phalange, signifie également "cercle", "district", mais aussi Galilée. La racine de *galil*, *gal* [גַּל], signifie : "onde", "vibration", "vague" et sert de racine à tous les mots reliés au cercle ou à la sphère. On peut donc en déduire que si on a un problème de phalanges, c'est que *"quelque chose ne tourne pas rond"*.

Galil, dans le sens "circonscription", permet de délimiter une partie, de l'encercler. À partir de là, les phalanges expriment la capacité de limiter et d'englober l'autre, de le manipuler. Ainsi, les phalanges peuvent montrer que l'on cherche à manipuler ou que l'on est victime d'une manipulation.

Guématria : La valeur numérique du mot *galil*, 73, est identique à celle de *ħokhmah*, la Sagesse, qui représente la capacité permanente de remettre en question [כח מה], ainsi que le fait un potier avec ses mains sur son tour.

Clés des pathologies (*clés générales, chaque phalange exprime quelque chose de précis*) : *Lié au fait d'avoir ou de s'être fait "roulé", parole figée, rigidité excessive et manque de souplesse dans les propos, idée fixe. Difficulté à "englober", à faire la synthèse.*

Roue - Tšéroufim :
La racine גָּלִיל, clé *3-12-12*, contenue dans la 208ème roue.

BRAS – *Zeroâ* [זְרוֹעַ]

Sens de la racine : La racine hébraïque *zérâ* [זֶרַע], d'où est issu le bras, signifie : répandre, disperser, semer, geste que fait le bras. Le terme *zérâ* désigne couramment la semence ou le fait de semer et évoque aussi la saison des semailles. Par extension, ce mot désigne également la race.

Mots-clés : *Répandre, disperser, éparpiller, élaguer, rayon (du cercle), arme.*

Contexte biblique : Gn 1:11 : *"Herbe semant semence"* [עֵשֶׂב מַזְרִיעַ זֶרַע] — Lv 12:2 : *"Une femme qui est ensemencée"* [אִשָּׁה כִּי תַזְרִיעַ] — Gn 49:24 : *"Ses bras, ses mains lestes"* [וַיָּפֹזּוּ זְרֹעֵי יָדָיו] — Dn 1:16 : *"Il leur donna des graines"* [וְנָתַן לָהֶם זֵרְעֹנִים].

Les bras produisent un mouvement circulaire permettant d'ensemencer un champ. Les bras sont directement liés à la capacité d'ensemencer et de récolter et, par extension, de nourrir sa famille. *Zeroâ* relié à la semence et au sperme – *zéraôn* –, indique que les bras concernent directement l'action du père et la relation que l'on entretient avec ce dernier. Dès la sortie du ventre maternel, l'enfant, semé par le père, est reçu dans les bras de celui-ci. Il est intéressant de relever que la permutation des lettres de *zeroâ* forme *ôzér* [עוֹזֵר], le protecteur, celui qui, par son rôle de père, protège et assiste avec la force de son bras. Les bras permettent d'embrasser, c'est-à-dire saisir à bras le corps et ne faire qu'un avec l'autre.

Le bras représente aussi le rayon d'action, il se trouve que *zeroâ* désigne précisément le rayon du cercle [זרוע של גלגל]. Les bras délimitent notre rayon d'action physique et symbolisent la capcité d'embrasser la vie.

Guématria : La valeur numérique de זְרוֹעַ est égale à 283, identique à *zikaron* [זִכָּרוֹן], *la mémoire*, mot issu de *zakar* [זָכָר], dont le sens est à la fois *souvenir* et *mâle*. Il est également possible d'étudier le nombre 284, car le bras peut également s'écrire *ézroâ* [אֶזְרוֹעַ].

Clés des pathologies : *Incapacité de s'ouvrir à l'autre et de l'accueillir – Ne pas pouvoir semer ou tenir à distance – Rayon d'action limité. Impuissance en relation avec la dimension paternelle ou le rôle de père. Être éloigné de sa progéniture.*

Roue - Tšéroufim :
La racine זְרַע, clé *7-20-16*, contenue dans la 296ème roue.

CLAVICULE – *Briaħ* [בְּרִיחַ]

Sens de la racine : La clavicule vient de la racine hébraïque *baraħ* [בָּרַח]. Le premier sens de cette racine est : *couper, trancher, fendre, rompre*. Le second exprime le fait de régner, de contrôler. Le troisième sens désigne la méchanceté, la malice, tout ce qui nous amène sous les verrous.

Mots-clés : *passer à travers, trancher, disparaître, dominer, maîtriser, affermir avec puissance, s'enfuir.*

Contexte biblique : Gn 27:43 : *"Enfuis-toi vers Laban"* [בְּרַח־לְךָ‬ אֶל־לָבָן‬] — Nm 24:11 : *"Déguerpis vers ton lieu"* [בְּרַח־לְךָ‬ אֶל־מְקוֹמֶךָ‬] — Pr 19:26 : *"Qui maltraite son père et chasse sa mère"* [מְשַׁדֶּד־אָב יַבְרִיחַ אֵם‬] — Ex 36:33 : *"Il fit les traverses médianes, pour traverser le milieu des piliers"* [וַיַּעַשׂ אֶת־הַבְּרִיחַ הַתִּיכֹן לִבְרֹחַ בְּתוֹךְ הַקְּרָשִׁים‬].

Le terme hébreu pour désigner la clavicule est *êtšém-briaḥ*, *l'os verrou*. *Briaḥ* signifie *verrou* et, prononcé baria'h devient *fugitif*. L'hébreu montre bien que la clavicule exprime le besoin de se libérer, de fuir les enclaves. Le verrou est à la fois une sûreté et une restriction. Le fait de casser la clavicule exprime un important et profond besoin de faire "sauter le verrou" afin de recouvrer sa liberté. La clavicule donne au bras la puissance de trancher et de fendre.

Dans les accidents de motos, la clavicule est souvent touchée. La moto est un engin symbolisant la liberté, du fait que l'on peut s'élancer librement face au vent, sans portes ni toit. On comprend aisément qu'un problème de clavicule manifestera le besoin de ne pas se faire enfermer et de rompre avec tout ce qui peut chercher à cloîtrer.

Guématria : La valeur numérique de בְּרִיחַ est égale à 220, ce nombre est particulier car il entretient une relation numérique singulière avec le nombre 284, nombre du bras *ézroâ* [אֶזְרוֹעַ]. En effet, 220 et 284 forment la première paire de *nombres amiables*. Chacun des deux nombres est la somme des diviseurs propres de l'autre : 220 = 2^5 x 5 x 11 et ses diviseurs propres sont 1, 2, 4, 5, 10, 11, 20, 22, 44, 55 et 110 : total 284. 284 = 2^2 x 71 et ses diviseurs propres sont 1, 2, 4, 71 et 142, donnant une somme de 220. D'après Jambilique, Pythagore connaissait ce couple de nombres, mais Euler fut le premier mathématicien qui réussit à explorer les nombres amiables. On peut mentionner le cadeau de 200 chèvres et 20 boucs que Jacob fit à Esaü lors de leur réunion[45], un cadeau amiable. Ici, la numérologie

---

[45] Genèse 32:15.

nous apprend que la clavicule et le bras entretiennent des rapports amiables.

Clés des pathologies : *Besoin de sortir d'une situation dont on se sent prisonnier, besoin de rompre, besoin de fuir – Subir le mal et la méchanceté – Forte pression face aux responsabilités.*

Roue - Tšéroufim :

La racine בָּרַח, clé 2-8-20, contenue dans la 151ème roue.

COUDE – *Marpéq* [מַרְפֵּק]

Sens de la racine : *Marpéq, le coude, vient de la racine rapaq* [רָפֵּק], *s'appuyer, se soutenir.*

Mots-clés : *soutien, flexibilité, protection.*

Contexte biblique : Can 8:5 : "*Appuyée sur son bien-aimé*" [מִתְרַפֶּקֶת עַל־דּוֹדָה].

Nous avons dit que le bras manifeste le père, le coude est alors la "flexibilité du père", permettant au père de faire preuve également d'un "instinct maternel". Ses coudes lui permettent de protéger sa progéniture, comme le ferait un oiseau avec ses ailes, pour ses œufs. Les coudes offrent un espace d'intimité et de protection, pour cela il faut "jouer des coudes" — *mirpéq*. C'est avec les coudes que l'on ouvre un chemin dans une foule. Symboliquement, les coudes sont les principaux outils des arrivistes. Avoir les coudées franches, c'est agir à sa guise.

En français, lorsqu'on parle de faire briller un sol ou un meuble avec effort, on utilise l'expression *"huile de coude"*. Il se trouve qu'en hébreu, si l'on ôte la lettre *Pé* du coude, il reste *maréq* [מָרֵק], qui signifie : *polir, frotter, nettoyer*, d'où vient le mot *maraq* [מָרַק], *la soupe*, et c'est par un mouvement de coude que l'on tourne et que l'on sert la soupe.

Il y a donc dans le coude la notion d'effort, de travail, de sustentation et de volonté.

Guématria : La valeur numérique de מַרְפֵּק est égale à 420, cette valeur est également celle de *âshan* [עָשָׁן], la fumée et le verbe fumer. Il se trouve que l'action de fumer dépend aussi d'une action du coude, car quelqu'un dont le coude ne se plie pas, a de grandes difficultés pour fumer. 420 est également la valeur de *shlamim* [שְׁלָמִים], qui sont des sacrifice, qui, sur l'autel du Temple, s'élevaient en fumée.

Clés des pathologies : *Problèmes liés au travail et à la difficulté de nourrir sa famille – Inflexibilité, obstination – Refus de partager ce que l'on a récolté – Pas de liberté dans ses actes – Paranoïa (voir aussi poignet). Sentiment d'abandonner ou d'être abandonné. Inquiétude. Affliction.*

Roue - Tšéroufim :

La racine רָפַק, clé *20-17-19*, contenue dans la 440ème roue.

AVANT-BRAS, CUBITUS – *Amah* [אַמָּה]

Sens de la racine : La racine *amah* est directement reliée à la mère, ou principe de l'origine. Toutefois, *amah* exprime la soumission à une structure.

Mots-clés : *Esclave, servante, mesure, fondement, terreur.*

Contexte biblique : Gn 21:10 : *"Chasse cette servante"* — Is 6:4 : *"Les coudées des seuils vibrèrent"*.

Amah représente à la fois l'avant-bras et le cubitus, plus exactement : la coudée. Le mot coudée vient du latin *cubitus*. *Amah* est utilisé dans la *Bible* pour désigner les dimensions, en coudées, du Temple de Salomon et de bien d'autres structures. Il s'agit de la "mesure mère", c'est pourquoi *amah*, prononcé *imah* [אִמָּה], signifie "mère". Ainsi, le cubitus est la colonne fondamentale sur laquelle repose toute mesure.

Chez le droitier, l'avant-bras droit donne la mesure, c'est d'ailleurs le bras qui bat la mesure chez le musicien droitier tandis que, archaïquement, l'avant-bras gauche portait le bouclier et protégeait des coups — c'est certainement la raison pour laquelle le cubitus est un os qui se brise difficilement et est capable de supporter les coups. Chez le gaucher, tout cela est inversé.

Prononcé *oumah* [אֻמָּה], c'est la nation, unissant les clans et les tribus. La coudée du Temple de Salomon a uni les tribus d'Israël.

L'avant-bras nous donne la capacité d'agir sur le monde environnant et nous permet d'affronter la tension ambiante.

Guématria : La valeur numérique de אַמָּה est égale à 46, il se trouve qu'il a fallu 46 ans pour construire le Temple, référence de la coudée biblique.

Clés des pathologies : *Crainte – Incapacité d'écarter un danger, on voudrait pouvoir chasser d'un geste ce qui nous gêne – Déficience dans la protection de nos proches – Incapacité de construire sa vie - Impuissance. Besoin de se protéger d'un assaillant ou d'une querelle.*

Roue - Tšéroufim :

La racine אַמָּה, clé *1-13-5*, contenue dans la 269ème roue.

POIGNET – *Péreq ha-Yad* [פֶּרֶק־הַיָּד]

Sens de la racine : La racine *paraq* [פָּרַק] signifie "briser", "arracher en brisant". Elle exprime également le fait de mettre en pièces et de libérer. Ainsi, le poignet, *péréq* hayad, peut se traduire par "la brisure de la main".

Mots-clés : *Crime, violence, carrefour (où la route se brise).*

Contexte biblique : Ex 32:24 : *"Que ceux qui ont de l'or s'en dépouillent ; et ils me l'ont donné"* [לָהֶם לְמִי זָהָב הִתְפָּרָקוּ וַיִּתְּנוּ־לִי] — Gn 27 :40 *"Tu démonteras ton joug sur ton cou"* [וּפָרַקְתָּ עֻלּוֹ מֵעַל צַוָּארֶךָ] — Zk 11:16 *"Et brise leurs sabots"* [וּפַרְסֵיהֶן] — 1S 4:18 *"Son axis se brise"* [וַתִּשָּׁבֵר מַפְרַקְתּוֹ] — Is 65:4 *"Débris immondes"* [וּמְרַק פִּגֻּלִים].

Le mot *"péréq"*, met directement en relation le poignet et le coude. En effet, les trois lettres de péréq : *Pé, Réish, Qof*, sont également celles de *rapaq*, la racine de *marpéq*, le coude. On peut associer à cela la nuque, dont une dénomination est *mafréqéth* [מַפְרֶקֶת], de même racine que péréq. Il se trouve, par conséquent, que les *Tšéroufim* du coude et du poignet se feront avec les mêmes lettres.

Archaïquement, le poignet permettait de dégainer l'épée et de la rentrer dans son fourreau, c'est-à-dire de lever ou de baisser l'arme. Primitivement, lorsque deux chasseurs-guerriers se rencontraient, ils se montraient mutuellement les mains pour prouver qu'elles n'étaient pas armées et ils contrôlaient la chose en les touchant. Nous pratiquons toujours, au quotidien, ce geste rituel. Lorsque nous serrons la main de quelqu'un, inconsciemment nous vérifions la tension du poignet de notre interlocuteur. Un poignet souple (pas mou) est pacifique et un poignet raide est armé. Il est surprenant d'observer que la langue anglaise utilise le terme *arm* pour désigner le bras.

Ainsi, une tension excessive dans le poignet, voire une douleur, signale une vigilance excessive, comme si, à tout instant, on pouvait être agressé, dans tous les sens du terme. Alors qu'un poignet trop ramolli, qui ne répond plus, est un signe d'abdication de la pugnacité.

Guématria : La valeur numérique de פָּרֶק est égale à 380, ce nombre est lié à l'expression et au blocage de la parole. Chez beaucoup de personnes, la parole est accompagnée d'un mouvement des poignets. 380 est la valeur de *mishléi* [מִשְׁלֵי], *les proverbes*. Egalement de *mispar* [מִסְפָּר], qui signifie *nombre* mais aussi *narrateur*. C'est l'action de dérouler et d'enrouler l'histoire du *séfer* (livre), dans laquelle les poignets sont impliqués. 380 est encore la valeur de *mitšraïm* [מִצְרַיִם], l'Égypte, littéralement : "les bornes". C'est le lieu de la servitude où la parole est brisée, la sortie d'Égypte mènera dans *midbar*, le désert, mot hébreu que l'on peut vocaliser : *médavér*, parler. Ainsi, les pathologies de poignets peuvent s'associer à un besoin de s'exprimer.

Clés des pathologies : *Paranoïa – Circonspection envers l'entourage proche – Capitulation – Désir inconscient de briser l'autre – Incapacité de suivre le mouvement ambiant. Sentiment d'être froissé, désobligé.*

Roue - Tšéroufim :

La racine פָּרֶק, clé *17-20-19*, contenue dans la 69ème roue.

LES MEMBRES INFÉRIEURS

HANCHE – *Matnaïm* [מָתְנַיִם]

Sens de la racine : Contrairement à *kliyah (voir page 165)*, il ne s'agit pas des reins en tant qu'organes, mais du niveau des reins, plus exactement de la "hanche" : *Motén* [מֹתֶן], qui vient de la racine *matan* [מָתַן] : "Être ferme", "être fort" et exprime la vigueur des hanches. D'ailleurs, *métén* désigne l'accent tonique. En tant que mot, *matan*, est la "donation", en relation avec *matanah* [מַתָּנָה], le don, le cadeau, le présent. *Mitén*, c'est "modérer", "ralentir".

Mots-clés : *Fortifier, fermeté, donation, modération.*

Contexte biblique : Dt 33:11 : *"il brise les <u>hanches</u> de ses adversaires"* [מָחַץ מָתְנַיִם קָמָיו].

La hanche est le niveau de la ceinture, endroit symbolique où s'accroche l'arme. Ainsi, les hanches, ou les reins, représentent la force qui soutient et permet de tenir bon face aux assauts. La Bible montre que la soumission passe par les hanches : *"Brise les hanches de ses adversaires et de ceux qui le haïssent, pour qu'ils ne tiennent pas"*[46]. Cette soumission se manifeste en remplaçant le ceinturon par un sac : *"Nous allons mettre des sacs sur nos hanches et des cordes autour de nos têtes et nous nous rendrons au roi d'Israël"*[47]. La Bible indique que les hanches sont associées à la frayeur et à l'angoisse : *"C'est pourquoi mes hanches sont remplies d'angoisse, des convulsions m'ont saisi comme les convulsions de la femme qui enfante"*[48].

D'autre part, les hanches symbolisent également la puissance de reproduction et la virilité - *le coup de reins* -. *"Une*

---

46 *Deutéronome* 33 :11.
47 *1 Rois* 20 :31.
48 *Isaïe* 21 :3.

nation, une assemblée de nations naîtra de toi et des rois sortiront de tes reins"[49].

Guématria : La valeur de *Motén* est 490, correspond à *tamim* [תָּמִים], ce qui est parfaitement équilibré. *Tamim* est proche du mot *tomim* [תְּאוֹמִים] : jumeaux, les hanches sont jumelles.

Clés des pathologies : *Impuissance, besoin d'exprimer sa virilité. Angoisse, frayeur. Faiblesse devant une situation difficile à supporter. Excès de rigueur et de fermeté. Difficulté à accepter la comparaison. Besoin de ne pas bouger ou se sentir figé dans une situation.*

Roue - Tšéroufim :

La racine מָתָן, clé *13-22-14*, contenue dans la 200ème roue.

FÉMUR – *Qilbosséth* [קָלְבֹּסָת] – *Qoulith* [קוּלִית]

Sens de la racine : Vient de la racine *qalav* [קָלָב] qui signifie "joindre", "ajouter". *Qalav* est quelque chose que l'on ajoute, un supplément que l'on doit, comme un pourboire.

Mots-clés : *Agio, majorer, assembler, raccorder.*

Pour désigner le fémur, l'hébreu courant utilise le terme *qoulith*, toutefois c'est le mot *qilbosséth* qui exprime le mieux la racine hébraïque. Le fémur est un os long de la cuisse, articulé en haut avec la hanche, en bas avec le tibia et la rotule.

Le symbolisme de cet os est la capacité de donner plus et de faire face à toutes les résistances que le corps subit. Le mot "*qilvoséth*" contient *qélésse* [קָלֵס], mot qui veut dire tout à la fois "glorifier" et "railler", "moquer". Cela sous-entend la racine *qalah* [קָלָה], "avilir", "déshonorer". Le fémur soutient la gloire et l'honneur, mais la raillerie, le déshonneur et l'avilissement le font rompre. Ainsi, l'avilissement, le fait de se sentir diminué, rabaissé, l'impuissance face à une force que le bouclier émotionnel ne peut plus retenir, seront des causes d'une rupture du fémur.

---

⁴⁹ Genèse 35 :11.

Guématria : La valeur numérique de קלבֹּסֽת est égale à 592, ce nombre est celui de : *Sékel mitšouħtšah* [שֵׂכֶל מְצוּחְצָח], "la conscience étincelante", nom du onzième sentier de la Sagesse, au sujet duquel il est dit : *"Il désigne le lien qui unit les sentiers, grâce auquel on peut se présenter devant la Cause des causes"*[50].

Clés des pathologies : *Sentiment d'être méprisé ou avili. Ne plus pouvoir résister, ou faire face. Être sujet à raillerie ou moquerie. Situation où l'on me demande plus que je ne peux donner.*

Roue - Tšéroufim :

La racine קָלַב, clé *19-12-2*, contenue dans la 336ème roue.

GENOU – *Bérékh* [בֶּרֶךְ]

Sens de la racine : Vient de la racine *barak* [בָּרַךְ] qui signifie "ployer le genou", mais aussi : bénir, louer, rendre hommage, faire des présents.

Mots-clés : *S'agenouiller, se féliciter.*

Contexte biblique : Gn 2:3 : *"Élohim bénit le septième jour"* [וַיְבָרֶךְ אֱלֹהִים אֶת־יוֹם הַשְּׁבִיעִי] — Gn 41:43 : *"On criait devant lui : À genou !"* [וַיִּקְרְאוּ לְפָנָיו אַבְרֵךְ] — Gn 24:11 : *"Il fit agenouiller les chameaux en dehors de la ville"* [וַיַּבְרֵךְ הַגְּמַלִּים מִחוּץ לָעִיר] — Dt 11:26 : *"Devant vous, ce jour, la bénédiction"* [לִפְנֵיכֶם הַיּוֹם בְּרָכָה] — Dt 28:35 : *"Sur les genoux et aux jambes"* [עַל־הַבִּרְכַּיִם וְעַל־הַשֹּׁקַיִם] — Ec 2:6 : *"Réservoir d'eau"* [בְּרֵכוֹת מָיִם].

Le genou est protégé, sur le devant, par un petit os circulaire, la rotule. Lorsque la jambe est tendue, le genou se bloque, ce qui économise nos muscles et nous permet de tenir debout plus longtemps sans trop d'effort.

"Plier le genou" signifie céder, faire acte d'humilité car être debout est la position symbolique qui exprime la dignité, la gloire, la puissance. Se mettre à genoux au cours de la liturgie est une marque d'humilité, de pénitence, de demande de pardon et d'adoration. *"Aussitôt Moïse tomba à genoux sur le sol et se*

---

[50] Voir *Le Sépher Yetširah*, Georges Lahy, ed. G. Lahy, page 82.

prosterna" *(Exode 34:8).* Le genou est donc un symbole de puissance tant qu'il ne doit pas se plier.

Le terme hébreu désignant le genou est également celui qui permet de nommer la *bénédiction* (*Barakh*). Le lien entre ces deux mots se trouve dans l'expression *"ployer le genou"* ou encore *"génuflexion"*, qui est l'acte d'obéissance et de soumission à la puissance divine [*genou est l'anagramme de : ego nu*]. Ainsi, la racine בָּרַךְ est l'invocation de Dieu en ployant le genou. Cela se retrouve dans Isaïe (45:23) : *"Je le jure par moi-même, ce qui sort de ma bouche est la vérité, c'est une parole irrévocable : Oui, devant moi tout genou fléchira, par moi jurera toute langue".* Le genou est un symbole de soumission librement consentie ou forcée aux hiérarchies : célestes, familiales, sociales, professionnelles, etc. Lorsque le genou se plie avec difficulté, cela symbolise l'inflexibilité de la petite personnalité, voire de l'orgueil. À l'inverse, un genou souple montre l'humilité et la flexibilité. En revanche, un genou trop mou caractérise le manque de volonté et de résistance face aux contraintes. Les genoux sont l'assurance de la stature et de la position que l'on occupe dans la hiérarchie. Généralement, la douleur du genou signale l'opposition et la rigidité face aux lois et aux dominations.

La Bible révèle un lien entre les genoux et la mère et montre que l'on naît sur les genoux, que l'on s'y trouve réconforté et que l'on y meurt : *"Elle reprit : Voici ma servante Bilha. Va vers elle et qu'elle enfante sur mes genoux : par elle j'aurai moi aussi des enfants !"* (Genèse 30:3). *"Joseph vit les arrière-petits-enfants qu'il eut d'Éphraïm, de même les fils de Makir, fils de Manassé, naquirent sur les genoux de Joseph"* (Genèse 50 :23). *"Pourquoi s'est-il trouvé deux genoux pour m'accueillir, deux mamelles pour m'allaiter ?"* (Job 3 :12). Il est intéressant d'observer que les trois lettres de *bérékh*, plus un *Vav*, sont contenues dans le mot *bekhor* [בְּכוֹר], qui signifie *"premier-né"*. C'est pourquoi, entre autres, un problème de genou peut exprimer le refus d'un enfant. Tout accouchement se fait genoux fléchis, afin de permettre la meilleure ouverture du bassin.

La naissance ayant lieu durant la douleur de la mère, la douleur dans un genou peut dénoter un problème avec la mère : dépendance, assujettissement, obéissance. En terme de "mère patrie", ce sera : inféodalité, servitude, vassalité. Les genoux sont des "nœuds" et des "ligatures" ; en langage des oiseaux, cela peut se résumer par : "*Ce que je noue avec ma mère*".

Prendre quelqu'un sur ses genoux revient à l'apaiser, le réconforter ou l'assoupir : "*Elle endormit Samson sur ses genoux, appela un homme et lui fit raser les sept tresses des cheveux de sa tête.*" (Juges 19:16). Les genoux apportent du réconfort car, d'un point de vue mécanique, ils servent d'amortisseurs et réduisent la pression des chocs sur le corps durant le déplacement.

De même que l'on naît sur les genoux, l'on y meurt également : "*Celui-ci le prit et le conduisit à sa mère ; il resta sur ses genoux jusqu'à midi et il mourut.*" *(2 Rois 4 :20)*. Offrir ses genoux à quelqu'un de faible revient à accorder de sa force et de son réconfort : "*Fortifiez les mains affaiblies, affermissez les genoux qui chancellent*" (Isaïe 35:3). La peur est un facteur d'affaiblissement des genoux : "*Toutes les mains faibliront, tous les genoux s'en iront en eau*" (Ezra 7:17). "*À cause de la nouvelle qui va venir, tous les cœurs vont défaillir, les mains vont faiblir, les esprits seront abattus, les genoux s'en iront en eau.*" (Ezra 21 :12). Il est intéressant de constater que la reconnaissance de la faiblesse et de la peur est exprimée dans la Bible par : "*Les genoux s'en iront en eau*". Car, lors des crus, la reconnaissance de la faiblesse et de la peur s'exprime en disant : "*Nous avons de l'eau jusqu'aux genoux*", signal de danger pour le patrimoine. L'eau dans les genoux est un trouble qui peut se rencontrer, il s'agit d'une résistance au mouvement du flot naturel de l'existence.

Une autre forme de peur décrit les genoux qui s'entrechoquent : "*Alors le roi changea de couleur, ses pensées se troublèrent, les jointures de ses hanches se relâchèrent et ses genoux se mirent à s'entrechoquer*" (Daniel 5:6), signal de danger pour soi-même. Que ce soit par peur ou par faiblesse, lorsque les genoux ne répondent plus, il y a un refus d'avancer ou de progresser. La peur et la faiblesse dévalorisent et déprécient le guerrier, ainsi que toute personne fondée sur la force physique, situation pouvant être la cause de défaillance des genoux.

La méditation mystique, telle que la pratiquaient les mystiques de la *Merkavah*, s'accomplissait accroupi, la tête entre les genoux, évoquant tout à la fois la position fœtale de l'enfant prêt à naître et à être reçu sur les genoux de son père et de sa mère (spirituels, dans ce cas) et la soumission totale à la puissance céleste, par une complète génuflexion. Comme le fit le prophète Elie sur le Mont Carmel : *"Élie monta vers le sommet du Carmel, il se courba vers la terre et mit son visage entre ses genoux."* (1 Rois 18 :42). Qu'ils soient chrétiens, musulmans, bouddhistes ou hindouistes, les méditants ont un rapport intime avec leurs genoux qui offrent un support physique stable durant les pratiques. Toutefois, les contemplatifs ont souvent des problèmes de genoux, facteurs de dispersion lors des méditations. Il s'agit d'une résistance inconsciente et d'une non-acceptation du joug divin. Le mystique aspire au subtil et ses genoux lui rappellent son corps. Toute personne ayant expérimenté la méditation genoux pliés, a pu constater que, durant les périodes d'harmonie avec sa foi, les genoux ne posent aucun problème.

Bien que la rectitude des genoux soit considérée comme une résistance à la domination céleste, elle est parfois considérée comme la manifestation de la "rectitude du juste", faisant preuve de force et de volonté face à l'idolâtrie : *"Mais j'épargnerai en Israël sept milliers, tous les genoux qui n'ont pas plié devant Baal et toutes les bouches qui ne l'ont pas baisé."* (1 Rois 19 :18).

Le mot *béréḵh* [בֶּרֶךְ] peut se lire *Be-rak* : *"Dans le mou (tendre)"*, ou *"en douceur"*. Il se permute en *raḵav* [רְכַב], le verbe *"chevaucher"*. De même que les coudes permettent d'enlacer avec les bras, les genoux enserrent la monture, qui devient alors un prolongement de soi, avec qui l'on fait corps. C'est ce que faisaient les mystiques de la *Merkavah* (mot issu de la racine *rakav*), qui posaient leurs faces sur leurs genoux afin de descendre dans la *Merkavah* en *chevauchant* leur corps de lumière.

Les genoux sont principalement reliés à l'élément Eau et en partie à l'élément Terre.

Guématria : La valeur numérique de בֶּרֶךְ est égale à 222. Ce nombre exprime la dualité complète de tous les 2 de l'hébreu : *Beith* (2), la maison terrestre où l'on naît, *Kaf* (20), le creux ou la vie que l'on se "creuse" et *Reish* (200), la tête, la maison céleste où l'on meurt. C'est aussi la valeur de *"Har tov"* [הַר טוֹב], la bonne montagne.

Roue - Tšéroufim :

La racine בָּרַךְ, clé *2-20-11*, contenue dans la 406ème roue.

ROTULE – *Piqath ha-béréḵh* [פִּקַת־הַבֶּרֶךְ]

En hébreu, la rotule s'appelle littéralement : *"saillie du genou"*. Le mot saillie suggère plusieurs sens. Tout d'abord, une saillie est une arête ou une crête qui est une limite de la force. D'où l'expression : *"être sur les rotules"*. Dans ce cas, un problème lié aux rotules exprimera la limitation ou le fait d'être à bout (ou au bout). L'autre sens de *"saillie"* est l'accouplement, qui peut ainsi signaler un problème lié à la sexualité, comme on pourra le retrouver dans la gorge avec *"Piqath haGarguéréth"*, la *"saillie du larynx"* : la Pomme d'Adam. La différence est que la cause sexuelle, au niveau de la rotule, viendra de la mère, de la maternité, du maternage, etc.

Guématria : La valeur numérique de פִּקַת־הַבֶּרֶךְ est égale à 807, nombre qui n'est pas très courant en *guématria*, le seul mot ayant cette valeur dans la Bible est *ototh* [אתות], qui signifie *"signes"*. Les rotules sont des balises signalant nos limitations.

MOLLET – *Sovéḵ* [סֹבֶךְ]

Sens de la racine : La racine hébraïque *savaḵ* [סָבַךְ], signifie *"tresser"*, *"entrelacer"*. Il s'agit généralement de branches entrelacées, de taillis ou de fourrés.

Mots-clés : *Broussaille, fourré, enchevêtrer, emmêler, grille, tresse.*

Contexte biblique : Gn 22:13 : *"Pris dans un buisson par les cornes"* [נֶאֱחַז בַּסְּבַךְ בְּקַרְנָיו] — Ps 74:5 : *"Leurs haches dans le massif des arbres"* [בִּסֲבָךְ־עֵץ קַרְדֻּמּוֹת].

Le mot français mollet exprime une certaine mollesse, quelque chose d'agréablement mou. Une douleur ou une contraction du mollet est une opposition à sa nature même. À la lumière de l'hébreu, un problème de mollet reflète une situation embrouillée, embarrassante et compliquée, qui pourtant devrait être naturellement souple. Cet enchevêtrement raidit le mollet, comme une tresse. Pour un droitier, s'il s'agit du mollet droit, sur la jambe première (côté du père), cela exprime un pas que l'on voudrait faire, bloqué par la complexité d'une situation. Le mollet gauche (côté de la mère) exprime un support de secours, la puissance en réserve pour avancer.

La première fois que la racine *savak* apparaît dans la Bible, c'est lors du "Sacrifice d'Isaac", raconté dans le chapitre XXII du *Livre de la Genèse*. "*Dieu dit : "Prends ton fils, ton unique, que tu chéris, Isaac, et va-t'en au pays de Moriya, et là tu l'offriras en sacrifice sur une montagne que je t'indiquerai""*. Abraham suivit cet ordre et au moment de trucider son fils, "*L'Ange dit : N'étends pas la main contre l'enfant ! Ne lui fais aucun mal ! Je sais maintenant que tu crains Dieu*". Pour présenter son sacrifice à Dieu, Abraham vit un bélier, les cornes enchevêtrées dans un buisson, *sevak* [סְבָךְ] en hébreu, comme le mollet, et le substitua à son fils pour le sacrifice. Dès lors, le bélier devient un double virtuel d'Isaac, une sorte de jumeau. Rappelons que, dans le mollet, se trouve un muscle appelé jumeau. Et ce double va vivre un destin auquel Isaac échappe, et ce dernier en vivra un autre. C'est tout le conflit entre *ce que je suis et ce que j'aurais aimé être ou ce que j'aurais dû être*. Ce jumeau virtuel est très courant chez tous les humains. En vérité, chaque fois que l'on dit "si", on crée un double de soi, qui vit virtuellement ce destin possible. "*Si j'avais mieux étudié, ma vie serait différente…*", "*si j'avais gagné au Loto, j'aurai une belle maison et une belle voiture…*", "*si je n'avais pas pris cette décison, ma vie serait différente*". En formulant régulièrement ce type de propos, nous installons un conflit entre notre réalité et notre virtualité. Cela s'exprimera par le mollet, la solution est alors d'accepter sa réalité.

Ceci peut simplement expliquer les crampes au mollet des sportifs : "*Si j'avais été plus fort ou plus resistant, j'aurai gagné la compétition*".

Archaïquement, le mollet est le niveau qu'un petit animal, dont on ignore la présence, peut attaquer et mordre. Ainsi, la douleur du mollet est aussi l'expression d'une peur inconsciente, entraînant une vigilance à ce niveau.

Guématria : La valeur numérique de סָבֵךְ est égale à 82, cette valeur est celle de *lavan* [לָבָן], le blanc. Dans la Kabbale, cette couleur représente la colonne de droite de l'arbre des *Sefiroth*, celle de la clémence et de l'ouverture, en opposition avec la colonne de gauche, qui est rouge et représente la rigueur. Il se trouve que la permutation des lettres de *sivék* donne *kibéss* [כִּבֵּס], le fait de laver des vêtements, de les purifier. Dans la Bible, Laban est l'oncle et beau-père de Jacob. Le fait de marcher vers Laban représente la capacité d'accepter les changements. 82 est également la valeur de *ħassid* [חָסִיד], le pieux, le dévot.

Clés des pathologies : *Désir d'agir au sein d'une situation complexe et embrouillée – Refus de changer d'opinion ou de direction – Peur d'une agression sournoise. Se trouver confronté à la dualité de ce que l'on est et ce que l'on aurait aimé être ou aurait pu être.*

Roue - Tšéroufim :

La racine סָבֵךְ, clé *15-2-11*, contenue dans la 208ème roue.

TIBIA – *Shoqah* [שׁוֹקָה]

Sens de la racine : La racine hébraïque *shaqah* [שָׁקָה], décrit le fait de porter de l'eau afin d'abreuver, d'apporter à boire

Mots-clés : *arroser, irriguer.*

Contexte biblique : Gn 2:6 : *"Et irriguait toute la surface de la terre"* [וְהִשְׁקָה אֶת־כָּל־פְּנֵי־הָאֲדָמָה] — Gn 40:23 : *"Le chef des échansons"* [שַׂר־הַמַּשְׁקִים] — Gn 24:46 : *"Et j'abreuverai aussi tes chameaux"* [וְגַם הַגְּמַלִּים הִשְׁקָתָה] — Lv 11:34 : *"Tout breuvage dont on boit"* [וְכָל־מַשְׁקֶה אֲשֶׁר יִשָּׁתֶה] — Gn 24:20 : *"Et déversa sa cruche dans l'abreuvoir"* [וַתְּעַר כַּדָּהּ אֶל־הַשֹּׁקֶת].

Si l'on considère l'hébreu, le tibia est *"l'os du porteur d'eau"*. Sans eau, pas de cultures, la terre devient aride. Avec un tibia cassé, on peut encore, bien que difficilement, se déplacer avec des béquilles, mais porter des seaux d'eau devient inconcevable. De plus, le transport de l'eau est une activité récurrente, à laquelle on peut difficilement se soustraire. Tout cela se transpose évidemment dans le fait de porter une valise ou une charge essentielle à laquelle on ne peut échapper facilement. Dans ce cas, la brisure du tibia deviendra la meilleure excuse pour s'en libérer et demander à d'autres de s'en charger.

Guématria : La valeur numérique de שׁוֹקָה est 411. Nous venons de mentionner que sans tibia on ne peut plus irriguer, il se trouve que 411 est la valeur de *tohu* [תֹהוּ], le désert ou le chaos. C'est également le nombre de *mossedéi aréts* [מוֹסְדֵי אָרֶץ], les fondements de la terre. Un travail répétitif, comme arroser chaque jour un jardin, fait appel au *"palais de la volonté"* : *Héikal ratšon* [הֵיכַל רָצוֹן], de même valeur.

Clés des pathologies : *Je ne veux plus cultiver, ou me cultiver, peur d'un danger, ou d'un accident, dans l'accomplissement des taches journalières. Je veux sortir de ma monotonie. Refus d'une responsabilité, manque de volonté. La situation est trop difficile.*

Roue - Tšéroufim :

La racine שָׁקָה, clé *21-19-5*, contenue dans la 447ème roue.

CHEVILLE – *Qarssol* [קַרְסֹל]

Sens de la racine : La racine hébraïque *qaras* [קָרַס], possède plusieurs sens. Elle signifie d'abord : étaler, déployer, trancher et partager, mais aussi : se courber, s'affaisser. *Qérés* est une agrafe ou un crochet.

Mots-clés : *imminent, sabot, accroupi, cours (leçon), moment, occasion.*

Contexte biblique : Is 46:1 : *"Bel ploie, Nébo s'affaisse"* [כָּרַע בֵּל קָרַס נְבוֹ] — Ps 18:37 : *"Et mes chevilles n'ont pas fléchi"* [וְלֹא מָעֲדוּ קַרְסֻלָּי] — Ex 26:11 : *"Et tu feras cinquante agrafes de bronze et tu*

124

introduiras les agrafes" [וְהֵבֵאתָ חֲמִשִּׁים נְחֹשֶׁת קַרְסֵי וְעָשִׂיתָ אֶת־הַקְּרָסִים].

Le mot *"qarssol"*, avant de désigner précisément la cheville, a pour simple sens : articulation ou jointure. Le verbe *qaras*, qui sert de racine à ce nom, part dans deux directions contradictoires. D'une part, il signifie : s'effondrer, s'écrouler, courber, fléchir, et, d'autre part : agrafer et durcir. L'autre sens de la racine, étaler et déployer, pris dans le sens de : étaler son savoir ou déployer son ego, rappelle l'expression française : "avoir les chevilles qui enflent". Comme le confirme sa *guématria*, ci-dessous, la cheville unit le masculin et le féminin, le ciel et la terre, par extension le père et la mère. Ainsi, le message de la cheville est : *"il est essentiel que mon père et ma mère restent unis (attachés l'un à l'autre)"*, dans un sens plus mystique *"le Créateur doit rester uni ou garder un lien avec sa Création"*. Malgré le fait que le père et la mère doivent être reliés, la cheville manifeste principalement un attachement à la mère. C'est également s'appuyer ou s'accrocher à la terre (la mère) pour résister aux pressions ou aux agressions célestes (du père).

Les chevilles sont liées à l'équilibre et symbolisent la flexibilité.

Guématria : La valeur numérique de קַרְסֹל est 390. La cheville est l'articulation qui, recevant la pression céleste, nous accroche à la terre et dont la mobilité nous permet de sauter vers le ciel. Il se trouve que 390 est le nombre de *shamayim* [שָׁמַיִם], les cieux. Cette union, par la cheville, du ciel et de la terre, c'est l'union du mâle et de la femelle. 390 est aussi le nombre de *zakar ounqévah* [זָכָר וּנְקֵבָה], le mâle et la femelle. Ce nombre correspond également à *shémén* [שֶׁמֶן], l'huile, symbole de l'onction céleste, et, de plus, une articulation a besoin d'être lubrifiée.

Clés des pathologies : *Situation déstabilisante, faisant perdre pied. Besoin de se raccrocher au principe maternel (je voudrais m'agripper à ma mère). Sentiment que ma personnalité est bridée. Parmi les proches, un problème a résulté d'une démesure de l'ego (de la personne souffrant de la cheville). Refus de plier*

devant la notoriété ou la grandeur d'une personne estimable.
S'obstiner à ne pas vouloir apprendre d'un autre.

Roue - Tšéroufim :

La racine קָרַס, clé *19-20-15*, contenue dans la 41ème roue.

PIED – *Réguel* [רֶגֶל]

Sens de la racine : La racine hébraïque *ragal* [רֶגֶל] signifie :
calomnier, diffamer, espionner. Tout cela en relation avec
le déplacement à l'aide des pieds, c'est-à-dire : fouler du
pied, circuler pour calomnier. La racine signifie aussi :
habituer, guider, diriger.

Mots-clés : *s'habituer, s'accoutumer, base, pèlerinage, habituel,*
régulier, normal, fréquence.

Contexte biblique : Dt 1:24 : *"Et ils espionnèrent"* [וַיְרַגְּלוּ אֹתָהּ] —
Ex 12:37 : *"A six cent mille pieds"* [כְּשֵׁשׁ־מֵאוֹת אֶלֶף רַגְלִי] — Gn
33:14 : *"Au pas du troupeau que j'ai devant moi et au pas des*
enfants" [לְרֶגֶל הַמְּלָאכָה אֲשֶׁר־לְפָנַי וּלְרֶגֶל הַיְלָדִים] — Gn 30:30 : *"Et*
Yhwh t'a béni sur mes pas" [וַיְבָרֶךְ יְהֹוָה אֹתְךָ לְרַגְלִי] — Ex 23:14 :
"Trois pèlerinages tu célébreras pour moi dans l'année" [שָׁלֹשׁ
רְגָלִים תָּחֹג לִי בַּשָּׁנָה] — Ex 21:24 : *"Pied pour pied"* [רֶגֶל תַּחַת רָגֶל]
— Nm 22:28 : *"Tu m'as frappé ces trois pieds "* [הִכִּיתַנִי זֶה שָׁלֹשׁ
רְגָלִים] — Rt 3:14 : *"Couchée à ses pieds"* [וַתִּשְׁכַּב מַרְגְּלֹתָו] — Dt
11:6 : *"Dans leurs pieds au sein de tout Israël"* [בְּרַגְלֵיהֶם בְּקֶרֶב
כָּל־יִשְׂרָאֵל].

Le pied est ce qui assure l'équilibre du corps, il s'agit donc
d'avoir le pied sûr. Les orteils jouent un rôle essentiel pour
assurer cet équilibre, dans la plupart des positions du corps que
nous connaissons. Toutes les parties essentielles de notre corps
semblent être en lien avec une partie du dessous de notre pied.

Le pied nous permet de marcher sur quelque chose, de
l'écraser, il devient ainsi un symbole qui marque la puissance, la
domination, la supériorité (Psaumes 8:7,36,12). *"Se faire marcher*
dessus", c'est se laisser dominer par quelqu'un. Le pied sera donc
aussi un symbole de pouvoir. Se jeter au pied de quelqu'un est
un symbole de soumission.

126

Le mot *réguél* exprime le fait de guider et de diriger, d'aller vers le but fixé. Avec le terme *raguil* [רָגִיל], ce mot représente l'habitude, tout ce que l'on fait avec régularité et de façon très simple et ordinaire, comme marcher, par exemple. Les pieds symbolisent le contact avec la terre.

Le pied exprime le début et la fin des choses, la marche commence par le pied et se termine par le pied. De plus, le pied laisse une empreinte, qui permet de nous suivre, mais surtout qui montre d'où l'on vient où l'on va.

Guématria : La valeur numérique de רֶגֶל est 233. Le pied est le soubassement essentiel de l'arbre vital qu'est le corps, 233 est la valeur de : *étš ha-ḥayim* [עֵץ הַחַיִּים), l'Arbre de la Vie. Les pieds se souviennent, ils laissent des empreintes, c'est pourquoi *zaḵor* [זָכוֹר], ce qui reste en mémoire[51], a cette valeur. Lorsque l'on suit un chemin coutumier sans y prêter attention, on dit que les pieds se souviennent du chemin, c'est *raguil*, l'habitude.

Clés des pathologies : *Inconstance, manque de régularité, ou problème dû à une irrégularité. Diffamation. Sentiment d'être refoulé. Perte de direction. Ne pas vouloir laisser de traces.*

Roue - Tšéroufim :

La racine רֶגֶל, clé *20-3-12*, contenue dans la 125ème roue.

---

[51] *Zaḵour* est aussi la population mâle.

LE SYSTÈME DIGESTIF

LE SYSTÈME DIGESTIF – *Kléi ha-îkoul* [כְּלֵי־הָעִכּוּל]

Sens de la racine : *îkoul* vient de la racine *Akal* [עָכַל] qui signifie *"brûler"*, *"consumer"*

Mots-clés : *consumer, brûler, digérer, enzyme, diastase.*

Le corps est "énergie", "combustion", la nourriture est "brûlée" grâce à l'oxygène qui alimente le feu. Le tube digestif est un long tuyau qui commence dans la bouche et se termine à l'anus. L'estomac transforme la nourriture en bouillie. Celle-ci est conduite à l'intestin grêle puis dans le gros intestin qui "sélectionne" ce qui peut être donné au sang, le reste est un déchet conduit à l'anus. Le pancréas produit de puissants sucs digestifs ainsi que la vésicule biliaire pour commencer la décomposition des aliments que l'intestin terminera.

La digestion est un long processus, pour devenir ce que l'on n'est pas. Autrement dit, pour assimiler la nourriture, celle-ci doit d'abord est broyée dans l'estomac.

Littéralement, le système digestif hébreu pourrait se traduire par : *"le brûleur"*. C'est le lieu de l'union du feu et de l'eau, car ce sont des liquides qui consument. C'est un lieu de transmutation, il faut observer la constitution des mots : "manger" *Okél* [אֹכֶל] et "digérer" (consumer) : *Âkal* [עָכַל]. C'est le passage mystique Alef au *Âyin*, de 1 à 70, de la matière à la lumière[52]. On passe du consommé au consumé, de la nourriture à l'énergie. Ainsi, tous

---

[52] Les textes de la Kabbale relèvent abondamment l'intérêt du passage du *Alef* au *Ayin*, de la lettre qui vaut 1 à celle qui vaut 70. Ce rapport signale les 70 niveaux de lecture du texte de la *Torah*, amenant du sens littéral jusqu'à l'herméneutique. C'est le passage des lettres inscrites sur un parchemin de peau aux lettres vibrant dans la lumière des cieux mystiques. Cette relation est symbolisée en hébreu par les mots : "lumière" – *or* [אור] – et "peau" – *ôr* [עור]. Ces deux mots, quasiment identiques, diffèrent juste par le Alef de la lumière et le Ayin de la peau.

les obstacles empêchant de transmuter la matière en énergie seront des freins à la digestion. C'est un processus alchimique. Digérer c'est accepter de se transformer, de muter, de changer d'état., renoncer à son petit moi.

Guématria : Âḵal a une valeur de 120, le nombre d'années de vie de Jacob, le temps idéal avant le passage de la mort. Il est intéressant de noter que, dans le sang, les globules rouges vivent 120 jours. Dans la Kabbale, 120 représente l'accomplissement des cinq degrés de l'âme[53] : 1x2x3x4x5 = 120. Les diviseurs de 120 ont une somme égale à 2x120 = 240. 120 est aussi la valeur de *"moèd"* [מוֹעֵד], un temps fixé, une saison, un cycle arrivant à terme.

Clés des pathologies : *Difficultés d'assimilation, à changer d'état. Une situation bloquée et lourde. Quelque chose ne passe pas. Anxiété, inquiétude.*

Roue - Tšéroufim :

La racine עָכַל, clé *16-11-12*, contenue dans la 393ème roue.

LA BOUCHE – *Pé* [פֶּה]

Voir avec l'appareil respiratoire, page 146.

ŒSOPHAGE – *Véshét* [וֶשֶׁט]

Sens de la racine : Le mot וֶשֶׁט, qui signifie tendre vers, présenter, offrir, est en relation avec la racine *shat* [שַׁט] qui décrit l'inflexion, l'inclinaison. Elle représente tout ce qui s'étend, s'éloigne du centre. *Shat* est liée à *shout* [שׁוּט], qui évoque le mépris, le fait de rejeter d'un geste.

Mots-clés : *Tendre, étendre, allonger.*

Contexte biblique : Hs 5:2 : *"L'égorgement des <u>dévoyés</u>, ils s'y abîment"* [וְשַׁחֲטָה שֵׂטִים הֶעְמִיקוּ] — Ps 40:5 : *"Ne se tourne pas vers les rebelles <u>égarés</u> dans le mensonge"* [וְלֹא־פָנָה אֶל־רְהָבִים וְשָׂטֵי כָזָב].

---

[53] Les cinq niveaux de l'âme sont : *Néfésh, Rouaḥ, Neshamah, Ḥayah* et *Yéḥidah.*

Les mots hébreux commençant par *Vav* sont assez rares. Littéralement, *véshét* peut se traduire par *"tendre"*, *"offrir"*, *"présenter"*. En quelque sorte, l'œsophage est comparable à un puits sacré dans lequel on dépose les offrandes de nourriture, qui descendent dans la caverne de transmutation. Passage du profane au sacré. C'est à ce niveau qu'on parle "d'avaler de travers". Les offrandes non agréées s'y bloquent, *"quelque chose ne passe pas"*. *Véshét* contient s*hat* [ew], rebelle. Ainsi la rébellion obstrue le passage. Cette racine enferme également une notion de folie et démence.

Si l'on utilise la mutation de la lettre *Teith* en *Tav*, le *veshéth* trouve un lien avec *Vasthi* [וַשְׁתִּי], épouse d'Assuérus, roi de Perse, qui la répudia parce qu'elle avait refusé de se présenter lors d'un festin (Esther 1:3 à 12). D'une certaine façon, refuser le festin revient à refuser d'avaler, situation qui concerne directement l'œsophage.

Guématria : La valeur de *véshét* [וֶשֶׁט] est 315. Ce nombre est celui d'un mot important dans la Kabbale : *Yetširah* [יְצִירָה], la Formation. Le monde de la formation est le monde médiateur entre le monde matériel – *Âssiah* – et les mondes spirituels – *Briah et Atşilouth* –. Ce monde permet de former tout ce qui donne vie aux créatures ; à ce niveau, penser ou parler, c'est créer. Il forme les choses pour les rendre assimilables dans la matière.

Clés des pathologies : *"Quelque chose ne passe pas"*, *"quelque chose est restée en travers"*, *peur d'étouffer, claustrophobie, refus de laisser la matière et le spirituel s'alimenter mutuellement. Besoin de voir la fin du tunnel. Se sentir méprisé. Sentiment d'être blâmé.*

Roue - Tšéroufim :

La racine וֶשֶׁט, clé *6-21-9*, contenue dans la 334ème roue.

ESTOMAC – *Qévah* [קֵבָה]

Sens de la racine : Le mot vient de la racine *qavah* [קָבָה] qui signifie : *"appeler"*, *"convoquer"*, *"mander"*, *"prononcer"*.

Mots-clés : *Alcôve, utérus, voûte, s'appuyer sur des béquilles, malédiction.*

L'estomac est l'organe qui me permet d'intégrer ce qui n'est pas moi, autrement dit, de transformer (par décomposition à l'aide des acides) un aliment en mon corps. En ce sens, il permet une "élévation" de la chose créée au rang de l'humanité même si cet aliment doit passer par une transformation totale, à tel point qu'elle doit abandonner ce qu'elle est. C'est aussi ce qui me permettra de me nourrir pour grandir et ne pas mourir.

Au premier abord, la racine *qavah*, d'où est issu le nom hébreu de l'estomac, semble assez éloignée du rôle de cet organe. D'après sa racine, il semblerait que l'estomac soit sensible à ce qui est prononcé et plus particulièrement aux propos que l'on a du *"mal à digérer"*, cela pourrait éclairer le mot *qabah* [קָבָה], qui signifie *"malédiction"* (*exécration*). Ainsi, tous les propos agressifs et exécrables dirigés à notre encontre brûleront dans notre estomac, car son rôle est effectivement de brûler ce que l'on a absorbé. À l'estomac, le langage populaire associe la capacité d'incorporer certaines situations de la vie : *"Je n'arrive pas à le digérer !"*, *"Cela m'est resté sur l'estomac ! !"*. Les ménagères connaissent le cabas, mot issue de la même racine, c'est-à-dire le panier à provision.

Guématria : La valeur de *qévah* [קָבָה] est 107. Ce nombre désigne un lieu où toutes choses, quelques soient leurs origines, se réunissent. C'est pourquoi cette valeur est celle de *Galaad* [גִּלְעָד], nom du lieu où Jacob et Laban firent un pacte de réconciliation. D'autre part, 107 est aussi la valeur de *maguén David* [מָגֵן דָּוִד], l'étoile à six branches, symbolisant l'union des oppositions.

Clés des pathologies : *Toutes les situations que l'on ne peut pas "digérer", colère, acrimonie, discorde, improductivité, contrariété, tendance à "ruminer".*

Roue - Tšéroufim :

La racine קָבָה, clé *19-2-5*, contenue dans la 119ème roue.

FOIE – *Kavèd* [כָּבֵד]

Sens de la racine : De la racine *kavad* [כָּבַד], qui désigne une charge, un fardeau. La pesanteur de cette racine désigne, par extension, le fait d'être de poids, d'importance, digne d'honneur. Dans ce cas, le foie est considéré comme le plus noble des organes.

Mots-clés : Lourd, dur, peser, balayer, nettoyer, difficulté, ensouple, gloire, respect.

Contexte biblique : Gn 18:20 : "*Leur faute, oui, elle est très lourde*" [וְחַטָּאתָם כִּי כָבְדָה מְאֹד] — Ex 20:12 : "*Honore ton père et ta mère*" [כַּבֵּד אֶת־אָבִיךָ וְאֶת־אִמֶּךָ] — Gn 47:13 : "*Car importante est la famine*" [כִּי־כָבֵד הָרָעָב] — Ex 9:7 : "*Et s'appesantit le cœur de pharaon*" [וַיִּכְבַּד לֵב פַּרְעֹה] — Gn 48:10 : "*Alourdis de vieillesse*" [כָּבְדוּ מִזֹּקֶן] — Ex 4:10 : "*Car pesante bouche et pesante langue*" [כִּי כְבַד־פֶּה וּכְבַד לָשׁוֹן] — Gn 13:2 : "*Avram était très lourd (important)*" [וְאַבְרָם כָּבֵד מְאֹד] — Ex 16:7 : "*Gloire de Yhwh*" [כָּבוֹד יְהוָה] — Lv 8:16 : "*Le lobe du foie*" [וְאֵת יֹתֶרֶת הַכָּבֵד].

Le foie rend la nourriture plus assimilable et détruit les vieilles cellules du sang. Le foie a un rapport étroit avec la circulation sanguine. Il établit la bile qui joue un rôle important au niveau de la digestion. La vésicule biliaire stocke la bille pour décomposer les graisses. La rate est un stock de globules blancs.

Pour son lien avec la bile qui est amère, le foie est parfois un symbole de la colère. "Echauffer la bile de quelqu'un", c'est le mettre en colère. Le foie devient le symbole, selon le mythe de Prométhée, du désir de l'homme d'être l'égal de Dieu.

Littéralement, le mot hébreu désignant le foie signifie "*lourd*" et "*dur*", dans le sens d'être chargé, intense, par extension ce mot signifie également "*enrichir*". Le terme *kavéd* ouvre deux directions d'analyse, la première évoque une charge et un fardeau qu'il faut porter. Une situation "pesante" influera directement sur le foie. La deuxième direction désigne le fait d'être "en vue", "d'importance" (en portance). Cette signification introduit le mot *kavod* [כָּבוֹד], qui signifie "honneur", "gloire" et aussi "abondance de richesses" (spirituelles ou matérielles). On peut alors dire que le foie est le plus noble des organes. Dans les deux cas, il s'agit d'une charge que l'on doit porter avec plus ou moins de difficulté. Le foie est le plus gros des organes humains.

Le *Zohar* parle de la lourdeur du foie et de la colère qui lui est associée : *"Yhvh-Élohim ordonna à l'homme, disant : De tous les arbres du jardin tu mangeras, mais l'arbre de la connaissance du bien et du mal, tu n'en mangeras pas"* (Gen.2:16). *Il a été enseigné à ce propos : "Il n'est d'impératif qu'en fonction de l'idolâtrie". C'est là que résident les dieux autres, l'idolâtrie ayant son siège dans le foie (kavéd) ; à cause de ce dernier, le service (divin) devient pesant (té-kavéd), ce qui caractérise en propre "le culte étranger" (l'idolâtrie). À son égard, la tradition dit: "le foie s'irrite". Ce qui a été enseigné en ces termes : qui se met en colère, c'est comme s'il servait une idole. Tel est le sens des mots : "Il ordonna" (Id.) [...] "Il ordonna à l'homme, disant..."* (Gen.2:16)."[54]

Kavèd signifie lourd et, par extension, de poids, d'importance, digne d'honneur. Ce poids exprime aussi le fait de "peser lourd financièrement", d'ailleurs cette racine veut aussi dire "enrichir". On peut déjà chercher dans la direction de la charge que l'on doit assumer, on parle souvent de "foie chargé", ceci pouvant dépendre d'un problème de "charge familiale" ou d'un problème d'argent ; bien d'autres orientations peuvent être ainsi trouvées. Cette racine exprime également le fait de respecter ou d'être respecté, c'est d'ailleurs cette racine qui est utilisée dans la Bible pour le commandement : *"Honore ton père et ta mère"*. À la lumière de cela, il faut chercher si, dans l'histoire d'une personne souffrant d'une maladie du foie, il n'y a pas un "manque de respect" ou un "respect manqué". Pour résumer, dans le cas d'une pathologie, le foie parle de : situations pesantes, de non-reconnaissance, d'humiliation, de problèmes financiers, de difficultés de choix, de manque de discernement, de culpabilité, de jalousie, de tendance excessive à la critique, ainsi que du sentiment que l'on est, ou a été, l'objet d'un manque de respect.

Guématria : La valeur de *kavéd* [כָּבֵד] est 26. Ce nombre est chargé de poids et d'importance car c'est celui du Nom tétragramme de Dieu : *Yhwh* [יהוה]. Ce nombre a été analysé page 94, avec les vertèbres. Le foie assure le filtrage du

---

[54] *Zohar* 1 :27b.

sang – *dam* [דָּם] en hébreu, de valeur 44 – maintenant ainsi sa vitalité. Si l'on soustrait 26 – *le foie/filtre* – de 44 – *le sang* –, il reste 18, *haï* [חַי], la vie.

Clés des pathologies : *Situations pesantes, non reconnaissance, humiliation, problèmes financiers, difficultés de choix, manque de discrimination, culpabilité, jalousie, tendance excessive à la critique. Sentiment que l'on est l'objet d'un manque de respect.*

Roue - Tšéroufim :

La racine כָּבֵד, clé *11-2-4*, contenue dans la 302ème roue.

DUODÉNUM – *Tréissarian* [תְרֵיסָרִינָן]

Sens de la racine : Vient de la racine *taras* [תָרַס] qui décrit le fait de se barricader, de se protéger par des volets, mais également de protester ou de se révolter.

Mots-clés : *Douze, dodécaèdre, douzaine, bouclier, barricade, volet, révolte, insurrection.*

Le duodénum fait suite à l'estomac au niveau du pylore et se continue avec le jéjunum. L'hébreu utilise le même mot pour nommer le duodénum et le dodécaèdre. Ce dernier est une structure géométrique dérivant du pentagramme, car son volume est construit par douze pentagrammes. En magie, le pentagramme est un puissant symbole de protection. Le rapport avec le nombre douze vient du latin *duodenum digitorum* : "*Long de douze doigts*", il se trouve que les cinq doigts de la main sont en relation avec le pentagramme. Il faut relever que, pour mesurer douze doigts, il faut une troisième main : "un coup de main". Le besoin d'assistance de l'autre s'exprimera par le duodénum.

C'est avec Pythagore que le dodécaèdre a pris tout son sens, car il représente l'image du cosmos et exprime l'univers tout entier. Par son nom, le duodénum est directement relié aux lois universelles : pour que la vie continue, tout doit être digéré.

Guématria : La valeur de *treissarion* [תְרֵיסָרִינָן] est 936. Peu de mots correspondent à cette valeur, si ce n'est *tšimatouth* [צְמָתוּת] : "destruction, anéantissement"

Clés des pathologies : *Besoin d'aide ou de protection – Dispute - S'insurger contre le Ciel – Besoin de se dissimuler ou de cacher quelque chose.*

Roue - Tšéroufim :

La racine תָרַס, clé 22-20-15, contenue dans la 456ème roue.

PYLORE – *Shoêr* [שׁוֹעֵר]

La racine **shâar** ou **sâar** [שָׁעַר] signifie frémir, déchaîner, tourbillonner, assaillir. Cette racine a une seconde orientation : fendre, crevasser, estimer, apprécier, supposer, imaginer. *(Voir cheveux p. 180).*

Mots-clés : *Porte, portier, concierge, avarié, gâté.*

Contexte biblique : Dt 32:2 : *"Comme l'ondée sur l'herbe"* [כִּשְׂעִירִם עֲלֵי־דֶשֶׁא] — Ps 58:10 : *"Comme la tourmente de la tempête"* [כְּמוֹ־חָרוֹן יִשְׂעָרֶנּוּ] — Dt 32:17 : *"Dont nos pères ne frissonnaient pas"* [לֹא שְׂעָרוּם אֲבֹתֵיכֶם] — Lv 13:10 : *"Et sortir un poil blanc"* [הָפְכָה שֵׂעָר לָבָן] — Jg 3:26 : *"Se réfugia à Séïra (aire de forêts)"* [וַיִּמָּלֵט הַשְּׂעִירָתָה] — Lv 16:10 : *"Et le bouc sur lequel est tombé le sort"* [אֶת־הַשָּׂעִיר אֲשֶׁר עָלָה עָלָיו הַגּוֹרָל] — Ex 9:31 : *"Le lin et l'orge furent abattus"* [וְהַפִּשְׁתָּה וְהַשְּׂעֹרָה נֻכָּתָה].

Le pylore est l'orifice inférieur de l'estomac, par lequel celui-ci est connecté avec le duodénum, et qui est muni d'un sphincter s'ouvrant sous l'effet de la réplétion gastrique. Le mot *shoêr* signifie littéralement : portier ou concierge. C'est aussi le sens du mot français "pylore", qui vient du grec *pulôros*. Toutefois, prononcé *shoâr*, le mot hébreu signifie : avarié ou gâté.

Guématria : La valeur de *shoêr* [שׁוֹעֵר] est 576. Ce nombre correspond à 24^2. Cette valeur est celle de *âssor* [עָשׂוֹר], anagramme de shoér, dont le sens est "10 mois" et représente le prélèvement de la dîme. Une autre permutation de shoér est *sarouâ* [שָׂרוּעַ] : étendu, allongé, qui a un membre trop long. 576 est la valeur de *teqoâ* [תְּקוֹעַ], dont le sens est : enfoncé, planté et aussi trompette. Et aussi de *shikaron* [שִׁכָּרוֹן], l'ivresse.

Clés des pathologies : *Corruption – Difficulté de choix (tu entres ou tu sors ?) – Non conformité – Sentiment d'être inapte.*

Roue - Tšéroufim :

La racine שָׁעַר, clé *21-16-20*, contenue dans la 396ème roue.

VÉSICULE BILIAIRE – *Kiss ha-marah* [כִּיס־הַמָּרָה]

Sens de la racine : La racine *marah* [מָרָה] signifie : frotter, rayer, fouetter. Elle exprime également le fait d'être récalcitrant, de se quereller, de se rebeller.

Mots-clés : *Mélancolie, amertume, tristesse, chagrin, déplaisir, affliction, réprimander, rudoyer, désobéir, rivaliser, aigri, déprimé.*

Contexte biblique : Gn 26:35 : *"Elles sont amertume de souffle"* [וַתִּהְיֶיןָ מֹרַת רוּחַ] — Nm : 20:10 : *"Ecoutez donc rebelles"* [שִׁמְעוּ־נָא — Dt 21:18 : *"Fils dévoyé et indocile"* [בֵּן סוֹרֵר וּמוֹרֶה] — [הַמֹּרִים] — Jg 13:5 : *"Le rasoir ne montera pas sur sa tête"* [וּמוֹרָה לֹא־יַעֲלֶה — Pr 17:25 : *"Amertume pour celle qui l'a enfanté"* [עַל־רֹאשׁוֹ] — Is 3:8 : *"Pour se rebeller aux yeux de sa gloire"* [וּמֶמֶר לְיוֹלַדְתּוֹ] [לַמְרוֹת עֵנֵי כְבוֹדוֹ].

Kiss ha-marah signifie littéralement : *"poche de bile"* ou *"siège de la bile"*. *Marah* [מָרָה] est la bile ou le fiel, ce terme exprime également la mélancolie et la tristesse. Ainsi, *kiss ha-marah* pourrait aussi se traduire par *"siège de la mélancolie"* ou encore *"siège de la rébellion"*. Le langage populaire utilise l'expression : *"se faire de la bile"*, ainsi la production de bile serait liée aux soucis et aux inquiétudes. Un problème de vésicule biliaire peut exprimer la nécessité de clarifier une situation.

Guématria : La valeur de *kissha-marah* [כִּיס־הַמָּרָה] est 340. Cette valeur est celle de *séfer* [סֵפֶר], le livre, dont la racine signifie compter. Un des problèmes de la vésicule biliaire est le *"calcul"*. Le livre brode une histoire, le verbe *"broder"*, *"façonner"*, se dit *roqém* [רֹקֵם], dont la valeur est 340. Lorsque l'imagination brode une histoire, cela peut amener à se faire de la "bile" pour rien. 340 est aussi la valeur de *shém* [שֵׁם], le nom et le sens, l'identité.

Clés des pathologies : *Inquiétudes, soucis, tracas, injustice, colère, mensonge. Sentiment d'être trompé.*

Roue - Tšéroufim :

La racine מָרָה, clé *13-20-5*, contenue dans la 169ème roue.

RATE – *Teħol* [טָחוֹל]

Sens de la racine : Le mot *teħol* vient de la racine *ħol*, sur laquelle s'appuie le mot "maladie" (*maħalah*). Ici, טָחַל, montre l'immunité qui préserve de la maladie.

Mots-clés : *Danser, vide, dune.*

La rate est une réserve d'énergie permettant de réagir et de trouver des ressources pour la survie. *Teħol* représente un espace réservé où l'on trouve des ressources pour combattre.

Au sujet de la rate, le *Zohar* écrit : *"Il ordonna à l'homme, disant… (Gen.2:16). Le mot "disant" désigne le dévoilement des nudités (ou incestes), et c'est la rate qui est ici en jeu. Il est écrit à son sujet : "Elle mange et s'essuie la bouche" (Prov.30:20). Car la rate n'a ni bouche ni veine, et elle est irriguée par le bouillonnement du sang noir venant du foie. La rate ne possède pas de bouche selon le verset précité : "Elle mange et s'essuie (ou s'efface) la bouche" (Id.). Ceux qui versent le sang procèdent de la bile, car dès que les veines qui contiennent le sang du cœur aperçoivent la bile, elles s'enfuient aussitôt de devant elle. Quant aux incestes, ils se dissimulent dans l'obscurité, dans le sang noir de la rate. Quiconque transgresse les commandements interdisant de verser le sang, de servir les idoles ou de commettre l'inceste, exile son âme dans le foie, la bile et la rate qui seront jugés dans la Géhenne, et sur lesquels dominent trois anges : le Destructeur (Mashħit), le Coléreux (Af) et le Furieux (ħeima)."* [55]

Une expression hébraïque, associe la couleur de la rate avec le teint du visage livide d'une personne malade : *"Kaħol kiteħol"* [כָּחֹל כְּטָחוֹל], *"bleu comme la rate"*. Il est peut-être possible de mettre

---

cette expression en relation avec l'expression française : "peur bleue", toutefois l'hébreu fait ici un jeu de mot sur le *ħol*, le vide, racine du mot maladie.

Guématria : La valeur de *teħol* [טָחוֹל] est 53, nous avons déjà rencontré cette valeur avec *ħouliah*, la vertèbre – *voir page 87* –. Le mot *gan* [גַּן], le jardin, évoque le Jardin d'Eden, lieu de complète immunité, où les créatures ne connaissent ni la maladie ni la mort. La différence entre le jardin d'Eden et un simple jardin se trouve dans la valeur du Nom divin *Adonaï* [אֲדֹנָי], qui vaut 65. Ainsi, 53 + 65 = 118, valeur de *ħassin* [חָסָן], l'immunité. Nous obtenons le même résultat en additionnant les valeurs des reins et de la rate.

Clés des pathologies : *Sentiment de ne pas être soutenu par son clan ou sa famille. Impression de ne pas avoir la ressource pour sortir vainqueur ou atteindre le but. Sensation de ne pas être prémuni contre une épreuve. Prise de risques. Peur de tout ce qui n'est pas aseptisé.*

Roue - Tšéroufim :

La racine טָחַל, clé *9-8-12*, contenue dans la 466ème roue.

PANCRÉAS – *Lavlav* [לַבְלָב]

Sens de la racine : *Lavlav*, comme *Lév – le cœur –*, vient de la racine *lavav* [לָבַב] qui signifie : "enflammer", "attiser". Si l'on voulait une traduction exacte en français, il faudrait inventer les mots "incardié" ou "cœurifié".

Mots-clés : *bourgeonner, fleurir, s'épanouir, crier, brailler, floraison, confusion, désordre, perplexité, embarras, confondre, déranger.*

Contexte biblique : Jb 11:12 : *"L'homme creux sera-t-il <u>gratifié d'un cœur</u>"* [וְאִישׁ נָבוּב יִלָּבֵב] — Can 4:9 : *"Tu m'as <u>désorienté</u>, ma sœur, ma fiancée"* [כַּלָּה לִבַּבְתִּנִי בְּאַחַד] — Dt 6 :6 : *"Que j'ordonne moi-même en ce jour seront sur ton <u>cœur</u>"* [אֲשֶׁר אָנֹכִי מְצַוְּךָ הַיּוֹם עַל־לְבָבֶךָ] — Ps 46:3 : *"Si les montagnes chancellent au <u>cœur</u> des* mers" [וּבְמוֹט הָרִים בְּלֵב יַמִּים] — 2 S 13:6 : "*Qu'elle <u>pétrisse</u> sous mes yeux deux <u>cœurs</u>*" [וַתְּלַבֵּב לְעֵינַי שְׁתֵּי לְבִבוֹת].

Lavlav [לְבְלָב], c'est deux fois le cœur – *lév* [לֵב] –. Prononcer *livlév* [לְבְלֵב], ce mot signifie tout à la fois : "bourgeonner", "fleurir", "s'épanouir", "crier", "brailler". Le bourgeonnement correspond au printemps qui fait sortir de l'hibernation, c'est-à-dire d'une longue digestion. Le cœur – *représenté par la moitié des lettres du pancréas* – impose un rythme et une seule direction. Le fait de redoubler le nom provoque la confusion et le désordre, comme si un système était dirigé par deux souverains. Si nous inversons l'ordre des lettres *Beith* et *Laméd*, il en résulte le mot *bilbel* [בְּלְבֵּל], la confusion. Ainsi le pancréas est affecté si on sert deux maîtres.

Le cœur et le pancréas s'enflamment à des niveaux différents.

Guématria : La valeur de *lavlav* [לְבְלָב] est 64, ce nombre est à la fois un carré et un cube : $64 = 4^3 = 8^2 = 2^6$. 64 est aussi la valeur de *din* [דִּין], le jugement, de même que tout ce que l'estomac n'a pu détruire le sera par le pancréas, le jugement de Din vient trancher tous les conflits.

Clés des pathologies : *Situation embarrassée dans laquelle on reste perplexe. Ambiguïté due au fait de devoir servir deux maîtres. Incapacité à trouver une solution. Etre confondu.*

Roue - Tšéroufim :

La racine לֵב, clé *12-2-2*, contenue dans la 277ème roue.

INTESTIN – *Mî* [מְעִי]

Sens de la racine : L'hébreu *mî* vient de la racine *maâh* [מָעָה], qui désigne ce qui est mêlé et mou. Lorsque le mot est au pluriel, il se prononce *mîm* [מְעִים] (intestins) et désigne les liquides du corps. Ce terme est très proche de *mayim* [מַיִם], "les eaux".

Mots-clés : Tas, monceau, s'attendrir.

Contexte biblique : Gn 15:4 : *"Qui sortira de tes entrailles"* [אֲשֶׁר יֵצֵא מִמֵּעֶיךָ] — Nm 5:22 : *"Que les eaux de la malédiction pénètrent tes entrailles"* [וּבָאוּ הַמַּיִם הַמְאָרְרִים הָאֵלֶּה בְּמֵעַיִךְ].

Le mot *mî* décrit un amas entremêlé et aqueux, dont les méandres sont confus et sans cohérence en apparence. Mais les intestins, malgré leur longueur et la masse fluide qu'ils représentent, suivent un cheminement très harmonieux. Ils symbolisent les sinuosités de la vie qui permettent la transformation dans la matière, de la naissance à la mort.

Les maux d'intestins sont liés au sentiment de *"ne pas voir le bout"*, avec la sensation d'être empêtré dans des situations sans solutions, nous poussant à nous replier sur nous-mêmes et à stagner comme pourrait le faire la matière fluide dans les intestins. Les intestins réagissent aux états confus et embrouillés que l'on vit. Lorsqu'ils sont indisposés, ils envoient un message nous appelant à comprendre la logique de nos actes et de notre vie, à retrouver le fil de notre vie afin que les événements circulent librement. Les intestins nous montrent comment nous traitons et absorbons les choses.

Mîm (les intestins) est un mot également très proche de *mâyan* [מֵעְיָן], la "source" ou la "fontaine", désignant aussi la "pensée" et l'attention. C'est pourquoi toutes les pensées dissonantes, que l'on a "du mal à digérer", peuvent entraîner des désagréments au niveau des intestins.

Guématria : La valeur 120 de *mî* (40+70+10) est un nom directement lié à l'accomplissement complet d'une vie, car les jours de Jacob furent de 120 ans. C'est la raison pour laquelle lorsque, en hébreu, on souhaite une longue vie à quelqu'un, la personne répond : "jusqu'à 120 !". Nous savons déjà que ce nombre est directement relié à la digestion, voir page 130.

Clés des pathologies : *Situation embrouillée, pensées confuses. Crasse faite par quelqu'un, un coup bas. Bassesse.*

GROS INTESTIN – *Karkéshéth* [כַּרְכֶּשֶׁת] – Du point de vue mental, le gros intestin est le siège des facultés d'expansion.

S'il réagit, c'est que nous nous autolimitons et que nous nous accrochons à des événements passés (comme peut le faire la matière sur les parois intestinales), en laissant dominer un sentiment d'insécurité ou d'incertitude.

Au gros intestin est associé la prévoyance, c'est d'ailleurs pour cela, qu'autrefois, les devins prévoyaient le futur en lisant dans les entrailles. En hébreu, karkoshéth est une belette, symbole d'inconstance, mais également d'amour parental et de vigilance, en raison de son habitude à déplacer fréquemment ses bébés, pour les mettre à l'abri des prédateurs potentiels.

INTESTIN GRÊLE – *Mî déq* [מְעִי הָדֵק] – L'intestin grêle est relié à la restriction, il fait naître en nous un sentiment dyadique, nous poussant à avoir des opinions très saillantes. Par contre, si l'on subit un revers par une décision tranchante, l'intestin grêle réagit. Un désagrément au niveau de l'intestin grêle peut venir du fait que l'on se sent coupable d'avoir été trop "léger" (*daq*) dans une situation, ou bien que l'on a l'impression de ne pas être assez protégé.

Roue - Tšéroufim :

La racine מְעִי, clé *13-16-10*, contenue dans la 86ème roue.

L'APPAREIL RESPIRATOIRE

L'APPAREIL RESPIRATOIRE – *Kléi ha-neshimah* [כְּלֵי־הַנְשִׁימָה]

Sens de la racine : La racine *nasham* [נָשַׁם] signifie : "souffler", "s'ébrouer", "haleter". Le mot est simplement utilisé en tant que verbe "respirer". Cette racine désigne tout ce qui vit de l'air aspiré ou inspiré. Cet inspir est un soulagement.

Mots-clés : *Souffle, haleine, respiration, poule d'eau, cygne.*

Contexte biblique : Gn 7:22 : *"Respire un souffle de vie"* [נִשְׁמַת־רוּחַ חַיִּים] — Lv 11:18 : *"L'effraie[56]"* [וְאֶת־הַתִּנְשָׁמֶת].

La respiration, *néshimah* [נְשִׁימָה], repose sur la même racine que *neshamah* [נשמה], l'âme. La *neshamah* représente le degré spirituel le plus élevé et le plus profond de la nature humaine. Il se trouve que l'inverse d'inspirer – *nasham* –, c'est-à-dire expirer, se dit *nashaf* [נָשַׁף]. Les trois lettres de ce mot forment également : *néfésh* [נֶפֶשׁ], l'âme vitale. L'hébreu montre bien que la respiration exprime la sensibilité de l'âme. L'inspiration met en relation avec la *neshamah* et nos profondeurs inconscientes et l'expiration connecte, par néfésh, notre spiritualité à notre vitalité matérielle. Cette relation entre les niveaux de l'âme et la respiration met en évidence l'échange. Techniquement, la respiration est un "échange" gazeux. Ainsi, notre appareil respiratoire exprime les relations que l'on entretient avec notre environnement, autant sur la façon de se protéger de ce contexte que de chercher à échanger avec lui. Respirer c'est manifester son "besoin d'air", au propre comme au figuré. Les difficultés respiratoires sont fondées sur l'expression : "avoir le souffle coupé", à cause d'une peur, d'une rancune, de l'incapacité de pardonner …

L'hébreu utilise la racine *nasham*, prononcée *néshém* pour nommer la "pâte épilatoire". Cela pourrait surprendre, mais si

---

[56] Chouette aux ailes rousses.

l'on y regarde de plus près, l'épilation concerne la peau, qui fait partie du système respiratoire. La peau exprime un besoin d'échange par contact tandis que la respiration est un échange plus subtil.

Guématria : La valeur de *neshimah* [נְשִׁימָה] est 405, cette valeur est celle de *shiqah* [שקה] qui signifie abreuver, irriguer, car le souffle se comporte comme l'eau ; boire est une forme d'échange, comme l'est la respiration. La permutation des lettres de ce mot donne *qasha* [קשה], l'endurcissement, l'obstination et l'entêtement, c'est-à-dire tout ce qui peut bloquer le souffle. La Bible utilise l'expression *zoḥaléi âfar* [זֹחֲלֵי עָפָר][57], de valeur 405, pour désigner les reptiles. Cette expression se traduit littéralement par : *"les rampants de la poussière"*, situation étouffante.

Clés des pathologies : *Situation étouffante, peurs, besoin d'échanges, protection et résistance face à son environnement, besoin d'une relation spirituelle, relation platonique.*

Roue - Tšéroufim :

La racine נָשַׁם, clé *14-21-13*, contenue dans la 176ème roue.

Nez – *Af* [אַף] – *Ḥotém* [חֹטֶם]

1 - Sens de la racine : La racine *af* [אַף] exprime l'entraînement, l'emportement jusqu'à la colère. Elle représente également la similarité. Cette racine bilitère est à rapprocher de la racine trilitère : *afah* [אָפָה], qui est l'acte de cuire [du pain]. La cuisson dégage une odeur qui concerne directement le nez.

Contexte biblique : Ex 16:23 : *"Ce que vous voulez panifier, panifiez-le[58]"* [אֵת אֲשֶׁר־תֹּאפוּ אֵפוּ] — Lv 19:36 : *"Une mesure juste[59]"* [אֵיפַת צֶדֶק].

---

[57] *Deutéronome* 32:24.
[58] On peut utiliser également le verbe cuire.
[59] Cette mesure s'appelle l'Epha, de la même racine.

2 - Sens de la racine : La racine *ħatam* [חָטַם] qui montre l'acte de fermer la gueule d'un animal pour le dompter. C'est pourquoi le mot désigne en hébreu à la fois le nez et le mors.

Contexte biblique : Is 48:9 : " *Pour l'amour de mon nom, je diffère ma colère; pour l'amour de ma gloire, je me contiens envers toi* " [לְמַעַן שְׁמִי אַאֲרִיךְ אַפִּי וּתְהִלָּתִי אֶחֱטָם־לָךְ].

Mots-clés : *Colère, emportement, insolence, maîtrise, domptage, retenir.*

Le nez est le siège de l'odorat, de notre capacité de sentir des odeurs. Cette fonction lie cet organe à notre intuition. Celui qui a été capable de sentir les choses, de les prévoir "a eu bon nez". Le nez, comme l'œil devient ainsi un symbole de clairvoyance, de perspicacité, de discernement. *"Ils ont des oreilles et n'entendent pas elles ont un nez et ne sentent pas"* (Psaumes 115:6).

Le nez a deux appellations en hébreu : l'une , *af*, montre un emportement, l'autre, *ħotèm*, une retenue. Le mot *af* exprime un bouillonnement intérieur, c'est certainement pour cela que le verbe cuire, *afah*, est proche du nez. La Bible utilise couramment le terme *"af"* pour exprimer la colère, souvent décrite comme une inflammation nasale : *"Sa colère s'enflamma et le feu de Yhwh s'alluma chez eux"* (Nombres 11:1). Le *Livre des Proverbes* (30:33) fait une intéressante analogie symbolique mettant en relation le lait, le nez et la colère, ainsi que le beurre, le sang et la querelle : *"Car en pressant le lait, on obtient le beurre, en pressant le nez, on obtient le sang, en pressant la colère, on obtient la querelle".*

En revanche, *ħotém* est un contrôle : "se faire mener par le bout du nez". Cela revient à perdre son choix de direction, qui, ancestralement, est lié à l'odorat et, par extension, perdre son intuition. L'expression devient alors : "je ne peux plus le sentir".

Guématria 1 : La valeur de *af* [אַף] est 81 (3^4), ce nombre est celui de l'identité car il correspond à *anoķi* [אָנֹכִי], qui signifie "moi". Le nez est un trône pour le souffle, c'est pour ça que 81 est aussi la valeur de *kissé* [כִּסֵּא], trône.

Guématria 2 : La valeur de *ħotém* [חֹטֶם] est 57, ce nombre est à la fois celui de la destruction – *avdan* [אָבְדָן] – et de la construction – *benah* [בָּנָה] –. C'est encore la valeur de *mizbéah* [מִזְבַּח], l'autel du Temple d'où s'élevait les parfums. *Mahabo* [מָחָבוֹא], le lieu secret, porte également ce nombre.

Clés des pathologies : *Colère contenue, perte de contrôle et de choix, manque de ressenti, situation qui "sent mauvais", besoin de liberté, effronterie, pressentiment.*

Roue – Tšéroufim :

Deux possiblités pour agir sur le nez :

1. La racine אָפָה, clé *1-17-5*, contenue dans la 357ème roue.

2. La racine חָטַם, clé *8-9-13*, contenue dans la 28ème roue.

BOUCHE – *Pé* [פֶּה] ou *Pi* [פִּי]

Sens de la racine : Vient à la fois de la racine *paah* [פָּאַה], qui signifie "souffler", "disperser", et de la racine *payah* [פָּיַה], qui signifie à peu près la même chose avec, en plus, la notion d'ouverture et de mesure.

Contexte biblique : Ex 27:9 : *"Du côté Néguév-Teiman"* [לִפְאַת נֶגֶב־תֵּימָנָה] — Dt 32:26 : *"J'ai dit : je les éparpillerai"* [אָמַרְתִּי אַפְאֵיהֶם] — Lv 19:27 : *"Tu ne couperas pas le bord de ta barbe"* [וְלֹא תַשְׁחִית אֵת פְּאַת זְקָנֶךָ].

Mots-clés : *Disperser, éparpiller, coin, bord, côté, perruque, ici, orifice, embouchure.*

Par la racine *paah*, on peut écrire la bouche *pé* [פָּא], avec un *Alef*, c'est-à-dire l'inverse du nez, car elle peut se substituer au nez. Ces deux organes permettent de respirer et de se nourrir d'air et de nourriture. Toutefois, bien que la *Bible* utilise plutôt *pi*, la dénomination courante de la bouche est *péh* [פֶּה]. Ce mot désigne ce que l'on veut distinguer dans un temps ou dans un lieu déterminé : là, ici. Au sens propre, c'est la bouche, l'haleine, la voix et, par extension, l'éloquence, l'inspiration.

La bouche joue un rôle essentiel pour l'assimilation de la nourriture, elle la broie. Deux séries de onze muscles, nous permettant de retrouver les 22 lettres de l'alphabet hébreu, assurent tous les mouvements de la bouche. Elle atténue la température des aliments pour la rendre supportable au corps. Enfin, elle transforme les sons émis par les cordes vocales en mots.

La bouche est l'ouverture de la vie, elle reçoit la matière permettant de maintenir la vie du corps – appartenant alors au système digestif – et exprime la parole intérieure, se plaçant ainsi en tant qu'organe de communication – rattaché à l'appareil respiratoire. De même que la bouche peut instantanément passer du digestif au respiratoire, elle manifeste notre capacité spontanée de changer de niveau. Ainsi, la parole qui sort de la bouche a toujours plusieurs niveaux d'écoute, plusieurs sens. Elle exprime les appétences, les aspirations et tout ce qui est ou n'est pas à notre goût.

Guématria : La valeur de *péh* [פֶּה] est 85, ce nombre est celui de *milah* [מִילָה], la circoncision, mais milah signifie également "mot", dépendant de la bouche. 85 est aussi la valeur de *gviâ* [גְּבִיעַ], le calice, la coupe, et "il n'y a pas loin de la coupe au lèvres".

Clés des pathologies : *Difficulté à garder ou à exprimer un secret, difficulté à s'extérioriser, peine à intégrer (ou ingérer) une situation, situation obstruée, excrétion, rejet.*

Roue - Tšeroufim :

La racine אפה, clé *1-17-5*, contenue dans la 357ème roue.

LARYNX – *Garon* [גָּרוֹן]

Sens de la racine : La racine *garan* [גָּרַן] signifie "polir", "aplanir". Elle désigne aussi le fait d'engranger.

Mots-clés : *Aire, grange, engranger, glouton.*

Le mot *garon* désigne à la fois le gosier, la gorge et le larynx. Ce lieu est la colonne de l'expression vocale, c'est là que s'engrangent tous les mots que l'on n'a pas dits, ou que l'on n'a pu dire. Le larynx est l'ultime porte avant le passage à l'intérieur, il est l'ultime recours pour bloquer ce qui ne doit pas entrer, ou qui est trop gros pour les organes suivants, dans ce cas l'expression populaire dit : "ça m'est resté en travers de la gorge".

Guématria : La valeur de *garon* [גָּרוֹן] est 259, cette valeur correspond à *natar* [נָטַר], qui signifie "garder" dans le sens de "garder rancune" ; au niveau du larynx, c'est la rancune non exprimée. 259 est aussi le nombre de *rubén* [רְאוּבֵן], qui, par son nom, désigne la détresse et ramène l'amour de l'autre : *"Léa conçut et elle enfanta un fils qu'elle appela Ruben, car, dit-elle, Yhwh a vu ma détresse ; maintenant mon mari m'aimera"* (Genèse 29:32). Cette valeur supporte également *ahérim* [אֲחֵרִים], les autres, car le larynx maintient un contact avec les autres.

Clés des pathologies : Rester sans voix, quelque chose est resté en travers. Besoin d'exprimer une détresse ou une rancune : plus généralement, difficultés à extérioriser ce que l'on ressent.

Roue - Tšéroufim :

La racine גרן, clé *3-20-14*, contenue dans la 386ème roue.

TRACHÉE-ARTÈRE – *Qanéh* [קָנֶה] ou *Garguéréth* [גַּרְגֶּרֶת]

Sens de la racine : La racine *qanah* [קָנָה] exprimer le fait de se mettre droit, se dresser. Elle veut dire à la fois créer, édifier, se procurer et acquérir.

Mots-clés : *Roseau, tige, canne, bras de balance, cheptel, possession, acquisition, cinnamome, cannelle.*

Contexte biblique : Gn 4:1 : *"J'ai <u>acquis</u> un homme de la part de Yhwh"* [קָנִיתִי אִישׁ אֶת־יְהֹוָה] — Gn 49:32 : *"<u>L'achat</u> du champ et de la grotte"* [מִקְנֵה הַשָּׂדֶה וְהַמְּעָרָה] — Gn 14:19 : *"<u>L'auteur</u> des cieux et de la terre"* [קֹנֵה שָׁמַיִם וָאָרֶץ] — Gn 26:14 : *"<u>Cheptel</u> d'ovins et <u>cheptel</u> de bovins"* [מִקְנֵה־צֹאן וּמִקְנֵה בָקָר] — Ex 25:32 : *"Six <u>tiges</u> sortent des côtés"* [קָנִים יֹצְאִים מִצִּדֶּיהָ] — 1R 14:15 : *"Vacille le <u>roseau</u> dans l'eau"* [יָנוּד הַקָּנֶה בַּמַּיִם] — Ex 30:23 : *"<u>Cinnamome</u> odoriférant"* [וְקִנְּמָן־בֶּשֶׂם] — Lv 22:11 : *"Car il <u>acquièrt</u> un être en <u>achat</u> de son argent"* [כִּי־יִקְנֶה נֶפֶשׁ קִנְיַן כַּסְפּוֹ] .

L'hébreu compare la trachée-artère à un roseau, connu par sa capacité de fléchir et qui permet à un nageur de respirer sous l'eau. L'air circule dans le roseau, comme dans la trachée, et se met en relation directe avec le son, car un roseau peut devenir une flûte. D'un autre côté, qanah est directement lié au négoce, car, en hébreu, c'est le verbe "acheter". Il faut également relever que *qinah* est un nid. Qanéh, la trachée-roseau, est proche du mot *qinah* [קִנְאָה], la jalousie et l'envie. Il se trouve que "jalousie" est aussi, en français, un volet, ou plus exactement : un contrevent. L'idée d'aller contre le vent s'applique bien au roseau et à la flûte.

Le mot *qanah* est utilisé dans la Bible comme synonyme de *Briah* – création – et de *Yetširah* – formation – : *"Béni soit Avram par le Dieu Très Haut qui créa [qanah] cieux et terre"* (Genèse 14:19).

<u>Guématria</u> : La valeur de *qanéh* [קְנֵה] est 155, cette valeur correspond à *mouqdah* [מוּקְדָה], le foyer [feu], l'âtre. C'est aussi *menassé* [מְנַסֶּה], le fait d'éprouver. 155 est le nombre de *Naâléh* [נַעֲלֶה] qui signifie : éminent, sublime, élevé.

<u>Clés des pathologies</u> : *Se sentir étouffé, incompréhension, convoitise, jalousie, dissimulation, besoin de développer sa créativité, mauvaise affaire, culpabilité, manque d'endurance, difficulté à se dépasser.*

Roue - Tšéroufim :

La racine קָנֶה, clé *19-14-5*, contenue dans la 383ème roue.

POUMON – *Réah* [רֵאָה]

<u>Sens de la racine</u> : La racine *raah* [רָאָה] est reliée au verbe voir : envier, regarder avec envie, convoiter. C'est l'apparence des choses. *Raah* est également un oiseau : le milan.

<u>Mots-clés</u> : *Voyant, prophète, forme, apparition, vision, paradigme, témoin.*

<u>Contexte biblique</u> : Ex 3:7 : *"J'ai <u>vu, vu</u> la misère de mon peuple"* [רָאֹה רָאִיתִי אֶת־עֳנִי עַמִּי] — Ex 33 :18 *"De grâce, fais <u>voir</u> ta gloire"*

יֵרָאֶה ["*Tout mâle sera présenté*" — Ex 23:17 : [הַרְאֵנִי נָא אֶת־כְּבֹדֶךָ]

מָגִנֵּנוּ רְאֵה ["*Notre bouclier, vois, Élohim !*" — Ps 84:10 : [כָּל־זְכוּרְךָ]

בַּמַּרְאָה אֵלָיו ["*En <u>vision</u> je me révèle à lui*" — Nm 12:6 : [אֱלֹהִים]

בְּמַרְאֹת הַצֹּבְאֹת] "*dans des <u>miroirs</u> de femmes*" — Ex 38:8 : [אֶתְוַדָּע]

"*Le <u>milan noir</u> et les différentes espèces de milan rouge*" — Dt 14:13 : [וְהָרָאָה וְאֶת־הָאַיָּה וְהַדַּיָּה לְמִינָהּ].

Le poumon est l'organe essentiel de l'appareil respiratoire, il permet d'oxygéner le sang. Le poumon droit est séparé en trois lobes et le poumon gauche en deux lobes. Les poumons sont entourés de deux fines membranes humides. Lorsque les muscles travaillent la consommation d'oxygène grandit. Le cerveau envoie alors des ordres aux poumons pour qu'ils accélèrent leur rythme. Après les efforts, une grande quantité de gaz carbonique est produite. Il nous arrive alors de bâiller pour l'éjecter. Le rire et le hoquet sont des expulsions d'air irrégulières provoquées par le diaphragme.

Dans le ventre de la mère, l'enfant beigne dans l'eau, il respire de l'eau et non de l'air, il "respire par sa mère". Il est nourri par le cordon ombilical (pas de mélange de son sang avec celui de la mère). Le cri de l'enfant à la naissance est déterminant pour qu'il expulse l'eau et commence de respirer de l'air. Chaque respiration est comme une journée, une vie :

- le départ de la respiration symbolise la naissance,
- l'inspiration symbolise le fait de grandir, la vie (notre corps se remplit),
- l'expiration symbolise la mort.

D'autre part, nous pouvons aussi voir le symbole de l'intimité de la relation amoureuse, dont le baiser est l'échange du souffle d'amour.

On pourrait s'étonner qu'en hébreu le poumon soit directement attaché à la vision. Il se trouve que, dans le ventre de la mère, le fœtus les oreilles et les reins fonctionnent, mais les yeux et les poumons sont à l'état latent. Ce n'est qu'à la naissance à la lumière, avec la première aspiration d'air, que les poumons s'activent. Simultanément, avec le passage dans le monde de l'air véhicule de la lumière, le processus de vision s'amorce. Il y a donc un lien direct entre ce que l'on respire et ce l'on voit, car l'air que l'on respire est aussi le support des couleurs que l'on voit. Il faut noter que *hazéh* [חָזֶה], la poitrine, signifie aussi voir et regarder.

Les poumons nous donnent la capacité d'intégrer la vie et l'esprit, d'absorber une partie de l'univers que l'on partage avec les autres créatures. Ils sont les artisans de la survie permanente. Ils permettent aux globules rouges de se décharger du gaz carbonique. Ainsi, de même que les yeux filtrent la lumière, les poumons filtrent l'air et le sang en le rechargeant en oxygène. Pour cela, les poumons sont totalement autonomes.

Guématria : La valeur de *réah* [רֵאָה] est 206, ce nombre est lié à la parole, car il correspond à *davar* [דְּבָר], parler. C'est aussi *âtsoum* [עָצוּם], l'intensité, le renforcement.

<u>Clés des pathologies</u> : *Sentiment d'être étouffé, manque d'autonomie, besoin de montrer que l'on existe, de vivre intensément.*

Roue - Tšéroufim :

La racine רֵאָה, clé *20-1-5*, contenue dans la 74ème roue.

BRONCHE – *Simfone* [סִמְפּוֹן]

<u>*Sens de la racine*</u> : Bien qu'il semble un peu éloigné, ce mot vient de la racine *saâf* [סָעֵף], dont le sens est : séparer, diviser, partager, se ramifier.

<u>*Mots-clés*</u> : *Adjonction, testament, complément, ramification, équivoque, rameau, pensée, opinion.*

<u>*Contexte biblique*</u> : Is 27:10 : *"Anéantissant les branchages"* [וְכִלָּה סְעִפֶיהָ] — Is 10:33 *"Emonde la ramure avec violence"* [מְסָעֵף פֻּארָה בְּמַעֲרָצָה] — Jg 15:8 : *"Dans la fissure du rocher"* [בִּסְעִיף סֶלַע] — 1R 18 :21 : *"Sauterez-vous sur deux branchages ?"* [פֹּסְחִים עַל־שְׁתֵּי הַסְּעִפִּים].

Le mot *simfone* signifie à la fois "bronche" et "codicille". Il s'agit d'une branche supplémentaire, d'une ramification à partir d'un tronc unique. Les bronches sont des conduits aériens nés de la division de la trachée. Avec le français on peut mettre les bronches en liaison avec le verbe "broncher", qui signifie : faire un geste, prononcer une parole pour protester, manifester sa désapprobation ou son impatience.

Les bronches font descendre l'énergie vitale au plus profond et représentent notre capacité à nous développer.

Guématria : La valeur de *simfone* [סָמְפּוֹן] est 236, ce nombre est celui de *matšouq* [מָצוּק], qui est l'oppression et la détresse. Les problèmes de bronches se manifestent souvent par une sensation d'oppression.

<u>Clés des pathologies</u> : *Besoin de se déployer, hésitation, opinion mitigée, balancer entre deux attitudes, pensée agitée, besoin de se manifester, de protester, de militer, besoin de développer une idée, se sentir opprimé.*

Roue - Tšéroufim :

La racine סָעַף, clé *15-16-17*, contenue dans la 25ème roue.

L'APPAREIL CIRCULATOIRE

APPAREIL CIRCULATOIRE – *Kléi ha-maḥzor ha-dam* [כְּלֵי־מַחֲזוֹר הַדָּם]

Littéralement : "cycle du sang", la circulation sanguine, activée par le cœur, permet aux cellules de l'organisme d'assurer leur fonctionnement et d'éliminer leurs déchets. Nous observerons ici seulement le mot *maḥzor*, le cycle, car *dam* sera étudié plus bas.

Sens de la racine : Le mot *maḥzor* vient de la racine *ḥazar* [חָזַר] qui veut dire : revenir, renoncer, répéter, réfléchir.

Mots-clés : *Cycle, recyclage, solliciter, révolution, périodicité.*

Le cycle sanguin représente le cycle immuable sans lequel la vie ne peut durer. Ce mouvement perpétuel est semblable à celui des astres, aux révolutions solaire et lunaire. Ainsi, le symbolisme de la circulation sanguine est directement rattaché à celui du temps. Le jour d'hier et celui de demain suivent le même cycle horaire, pourtant hier est différent de demain. Le sang se recycle et se renouvelle dans le corps, mais également à travers les générations : le même sang dans différents corps. Le sang parle des clans, des phratries[60] et des tribus.

Guématria : La valeur numérique de la circulation sanguine, *maḥazor ha-dam* [מְחָזוֹר הַדָּם], est 310, ce nombre est caractéristique, car c'est celui du principe même de l'existence, *yésh* [יֵשׁ], "ce qui existe", "la réalité". Cette valeur est aussi celle de *ḥoshév* [חֹשֵׁב], le verbe "penser", "évaluer", "considérer". On retrouve ce nombre avec *ômer* [עֹמֶר], le fait de faire une gerbe, qui est un acte cyclique annuel, comme le rappelle la fête de l'Ômer. C'est encore *kramim* [כְּרָמִים], les vignobles, d'où sort le sang de la terre.

---

[60] À ne pas confondre avec "fratrie". Un *clan* comprend un certain nombre d'individus. Plusieurs clans, en se réunissant, forment une *phratrie*. Toute phratrie s'agrège à une autre pour composer un groupement plus vaste, la *tribu*.

<u>Clés des pathologies</u> : *Manque de persévérance, besoin de sortir de la monotonie, rétention d'amour et d'affection.*

Roue - Tšéroufim :

La racine חזר, clé *8-7-20*, contenue dans la 475ème roue.

SANG – *Dam* [דָּם]

<u>*Sens de la racine*</u> : On peut être enclin à penser que *dam*, le sang, vient de la racine *adam* [אָדָם], toutefois le *Livre de la Création* nous offre une autre source, en précisant que *Adam* est "ressemblant" : *damah* [דְּמָה]. Il est vrai pourtant qu'*Adam* initie *adom*, le rouge, couleur du sang. Mais il est plus intéressant de considérer la racine *damah*, qui a les sens suivants : être semblable, ressembler, comparer, s'imaginer.

<u>*Mots-clés*</u> : *Ressembler, silence, analogie, comparaison, silence, image, forme, réfléchir.*

<u>*Contexte biblique*</u> : Gn 1:26 : *"Dans notre image, comme notre <u>ressemblance</u>"* [בְּצַלְמֵנוּ כִּדְמוּתֵנוּ] — Nb 33:56 : *"Ce que j'<u>imaginais</u> leur faire"* [כַּאֲשֶׁר דִּמִּיתִי לַעֲשׂוֹת לָהֶם] — Ps 48:10 : *"Nous <u>méditons</u>, Élohim, sur ta bonté"* [דִּמִּינוּ אֱלֹהִים חַסְדֶּךָ] — 2S 21:5 : *"Qui avait <u>projeté</u> pour nous"* [הָאִישׁ אֲשֶׁר כִּלָּנוּ] — Ps 31:18 : *"Les criminels blêmissent et se <u>taisent</u> au Shéol"* [יֵבֹשׁוּ רְשָׁעִים יִדְּמוּ לִשְׁאוֹל] — Ps 22:3 : *"La nuit, pas de <u>silence</u> pour moi"* [וְלַיְלָה וְלֹא־דוּמִיָּה לִי] — Gn 4:10 : *"La voix des <u>sangs</u> de ton frère clame vers moi"* [קוֹל דְּמֵי אָחִיךָ צֹעֲקִים אֵלַי].

La fonction principale du sang est d'apporter à nos organes et à toutes nos cellules de l'oxygène et des substances nutritives tout en les débarrassant de leurs déchets. Le sang transporte aussi des hormones qui contrôlent la croissance et les activités sexuelles. Il contient des cellules spécialisées dans la lutte contre les maladies : les globules blancs qui détruisent les microbes en les dévorant ou en produisant des substances qui les tuent. Il maintient la température de notre corps.

Dans le corps, le sang remplit donc des fonctions de transport et de défense :

- pour la respiration, les globules rouges transportent l'oxygène et les plaquettes coagulent le sang lors de plaies. Une goutte de sang contient : 5 millions de globules rouges, 8 000 globules blancs et 200 000 plaquettes ;
- les globules rouges fixent l'oxygène absorbé par la respiration et transportent l'anhydride carbonique pour être éliminé dans les poumons. Il emmène aussi avec lui des résidus au foie et aux reins entre autres ;
- il emmène avec lui aux cellules la nourriture nécessaire et sert de véhicule aux hormones, et aux vitamines. Il forme et transporte des anticorps ;
- il répartit l'eau et les sels dans le corps ;
- Le sang circule dans trois sortes de canalisations : les artères : du cœur aux organes, les veines : des organes au cœur, les capillaires : assurent les échanges dans les organes entre le sang artériel et le sang veineux. Ce sont les capillaires uniquement qui assurent l'échange entre les organes et le sang.

Les organes respirent l'oxygène et rejettent le gaz carbonique. Le sang transporte ce gaz aux poumons pour l'éjecter et récupérer de l'oxygène. Le cœur est le moteur de cette circulation. Les reins filtrent le sang pour débarrasser celui-ci de ses déchets par les urines. Les aliments digérés passent dans le sang par les intestins puis passent au foie pour être mieux assimilés puis sont transportés dans l'ensemble du corps par le sang.

La circulation du sang symbolise bien la vie car, à l'image de l'arbre des *sefiroth* et ses trois piliers, le même sang passe dans les trois sortes de canalisations, symbole de l'unique essence dans la distinction des personnes.

Le cœur symbolise le père et la mère, source de la vie, les artères symbolisent la relation des parents aux enfants et les veines symbolisent la relation des enfants aux parents. Quant aux capillaires, elles symbolisent l'échange d'amour qui imprègne les organes (symbole du clan familial) et assurent les échanges entre le sang artériel et le sang veineux. Le sang ne doit pas se mélanger car un est rempli de gaz carbonique et l'autre d'oxygène. La vitalité a donc deux relations distinctes, une aux parents et l'autre aux enfants. Ainsi, les différents canaux symbolisent les différentes personnes du clan et les relations ne se vivent pas dans la confusion, mais dans une profonde unité, car le sang est le même, et en même temps différent.

Le sang circule dans un circuit fermé, il doit, pour sa survie, se renouveler en permanence. Le sang a une valeur de 44 (4+40), le renouvellement est un apport (+1) qu'il faut immédiatement intégrer pour maintenir l'état premier. Quarante-quatre plus un, cela fait 45, valeur de *adam*, l'humain, mais surtout de *mah* [מה], quoi ?, le questionnement nécessaire à l'évolution et au renouvellement. Telle une idée ou un raisonnement, le sang court un grand danger s'il n'est pas remis en question. Un raisonnement sans questionnement peut rapidement devenir une pensée asphyxiée et monomaniaque. Seule la remise en question a le pouvoir de donner une nouvelle dimension au raisonnement. Cependant, une réponse doit être apportée pour continuer le raisonnement. Le sang suit le même processus, c'est-à-dire : N = N+1. Le rôle de "N+1" est tenu par *Adam* [אָדָם = 45], qui est ressemblant, *damah* [דָּמָה], c'est-à-dire *déleth* [ד] *mah* [מה] : *"la porte du mah"*, l'ouverture de la question. Prononcé "dom", le sang – *dam* –, devient le "silence", la question fait sortir du silence et la réponse y ramène.

Le sang est le véhicule de la vie et de l'âme : *"car l'âme (néfésh) de la chair est dans le sang"* (Lévitique 17:11).

<u>*Guématria*</u> : Comme nous venons de le mentionner, *dam* [דָּם] a une valeur de 44. Ce nombre est celui de *yéléd* [יֶלֶד], l'enfant, qui est l'union du sang du père – *ab* [אָב], de valeur 3 – et de la mère – *am* [אָם], de valeur 41. Le nombre 44 réunit deux signes astrologiques : le bélier, *taléh* [טָלֶה], symbole de l'élan vital, et le verseau, *deli* [דְּלִי], symbole de la circulation des fluides et des énergies. Le bélier souligne aussi le symbole sacrificiel du sang, comme lors de l'histoire d'Abraham, où le sang d'un bélier se substitue au sang d'Isaac[61].

---

[61] *Genèse* 22:13.

<u>*Clés des pathologies*</u> : *Refus de se remettre en question, problèmes de familles, manque d'amour de sa famille au sens large, situation de sacrifice, secret [de famille ou autre] non transmis, manque de considération, tourment.*

Roue - Tšéroufim :

La racine דָּמָה, clé 4-13-5, contenue dans la 200ème roue.

POUMON – *Réah* [רֵאָה]

Voir appareil respiratoire page : 149.

CŒUR – *Lév* [לֵב]

<u>*Sens de la racine*</u> : Le mot *lév*, semble venir de la racine *ħalav* [חָלָב], qui signifie "être gras". *Ħalav* est surtout connu comme nom hébreu du lait (doux, gras). *Ħalav* a trois sens : 1 – Graisse, dans le sens de meilleur. 2 – Cœur. 3 – Motte, monticule, colline, mont.

<u>*Mots-clés*</u> : *Emulsionner, devenir sensé, enflammer, attiser.*

<u>*Contexte biblique*</u> : Gn 45 :18 : *"Mangez la <u>graisse</u> de la terre"* [וְאִכְלוּ אֶת־חֵלֶב הָאָרֶץ] — Gn 18:8 *"Il prend le beurre, le <u>lait</u>"* [וַיִּקַּח חֶמְאָה וְחָלָב] — Lv 3:3 : *"La <u>graisse</u> qui recouvre les entrailles"* [אֶת־הַחֵלֶב הַמְכַסֶּה אֶת־הַקֶּרֶב] — Ex 30:34 : *"Storax, onyx, <u>galbanum</u>"* [נָטָף וּשְׁחֵלֶת וְחֶלְבְּנָה].

Le cœur a quatre cavités et trois artères (trois coronaires) et est formé de deux parties. Toutes les secondes environ, deux cavités se contractent et propulsent le sang dans les artères, puis il se relâche et ce sont les deux autres cavités qui accueillent le sang venu des veines. Le côté droit accueille le sang chargé de déchets et le côté gauche le sang oxygéné.

Le cœur est l'organe central de l'individu, il sera donc le symbole de l'amour, de la vie, car c'est lui qui assure la circulation du sang, symbole de vie. Le cœur, par ses deux mouvements, (aspiration et expiration du sang) exprime les deux faces de l'amour : le don et l'accueil. Chaque battement, chaque instant, doit se vivre dans ce double mouvement d'amour, c'est une question de vie ou de mort.

Ħalav est le verbe traire. Le mouvement de la traite du lait ressemble au mouvement de va-et-vient du cœur. Les deux lettres hébraïques formant le cœur occupent une situation particulière dans la grammaire hébraïque ; en effet ce sont deux prépositions exprimant des directions opposées. Placée devant un mot, la lettre *Laméd*, de valeur 30, correspond à nos prépositions "vers" et "pour", c'est-à-dire un mouvement d'un centre vers une périphérie, le don. *Beith*, de valeur 2, exprime exactement le contraire et correspond à nos prépositions "dans" et "en", c'est-à-dire un mouvement de la périphérie vers le centre, l'accueil. Ces deux mouvements décrivent tout simplement les mouvements du cœur : vers-dans-vers-dans, etc., vers l'extérieur et vers l'intérieur.

Ces deux lettres ont le privilège d'ouvrir et de fermer la *Torah*, qui commence par un *Beith* (*Beréshith*) et se termine par un *Laméd* (*Israël*). Une préposition est une "position anticipée", ainsi, d'après l'hébreu, le cœur anticipe toujours sa position dans le futur en s'appuyant sur son passé. Une position est une situation en un lieu ou un territoire, ce que l'on appelle *maqom* en hébreu, dont la valeur numérique est 186 (40+100+6+40). Le lien entre le cœur et son lieu est égal à 186-32 = 154, valeur de *Élohim Ħayim* (*Élohim* vivant), puissance qui anime la vie de la Création (ou territoire divin), et de *Adonaï méléҟh* (le Roi Adonaï), appellation utilisée pour désigner la capacité de Dieu à régner sur sa Création (ou territoire divin).

La langue hébraïque attribue un animal totem naturel au cœur : le chien. En effet, le nom hébreu du chien est *kélév*, ce qui signifie littéralement : "comme le cœur". Un chien court au-devant de son maître en donnant l'impression de le guider, il le précède sur sa position, il le "prépositionne". De plus, le chien est le gardien du territoire.

Ce double mouvement, de systole et de diastole, rappelle le mouvement d'expansion et de contraction de l'Univers, il symbolise alors l'origine des cycles du temps. Il est le maître du souffle que les poumons exécutent. *Beith* est la lettre qui ouvre la *Torah* et *Laméd* la Ferme. Ainsi, le cœur contient la Création et toutes ses lois. C'est le centre de tout, le centre vital de l'être humain, car il assure la circulation du sang. Ces deux lettres ouvrent et clôturent la *Torah*, le *Beith* est l'initiale du premier mot de la *Bible* (*Bereshith*, "*au commencement*") et *Laméd* est la dernière lettre du mot "Israël", dernier mot de la *Torah*. La lettre *Laméd*, ל, est un aiguillon stimulant qui nous pousse à avancer et à nous ouvrir vers l'extérieur, elle représente le mot *limoud* [לִמוּד], l'étude, par qui s'ouvre l'esprit. La lettre *Beith* représente l'intériorité, son nom signifie "maison". Le *Baâl ha-Tourim* observe que les deux lettres *Beith* et *Laméd*, sont les seules pouvant se combiner avec les lettres du Nom Tétragramme de Dieu : יהוה. בי (*bi*, "*en moi*"), בה (*bah*, "*en elle*"), בו (*bo*, "*en lui*") ; לי (*li*, "*à moi*"), לה (*lah*, "*à elle*"), לו (*lo*, "*à lui*"). Pour la Kabbale, le cœur, par ses lettres et sa valeur numérique, représente la *Torah* cachée (*beith*) et la *Torah* révélée (*Laméd*), ainsi que les trente-deux principes de l'interprétation herméneutique.

Lorsque l'on inverse l'ordre des lettres, le mot *lév* [לֵב] devient *bal* [בָּל], indication de la négation ("pas"). La vie dépend du cœur ; s'il est correctement utilisé il conduit à une perfection de vie. Autrement, il crée un état de manque et d'imperfection.

Dans les méditations kabbalistiques d'Abraham Aboulafia[62], il faut inspirer pendant que le cœur bat 9 fois et expirer pendant qu'il bat 9 fois. Ceci fait 18 temps par respiration. 18 est la valeur de *ħaï*, [יח], la vie. Dans le calcul du temps hébreu, 18 temps correspondent à 1 minute. Ainsi, 1 heure correspond à 1 080 battements et 1 journée à 25 920 battements. Ce nombre est celui de la grande année platonicienne : la précession des équinoxes qui dure 25 920 ans.

Lorsque l'on écrit *lév*, le cœur en hébreu, c'est aussi le nombre 32 qui est écrit. En hébreu, 32 et cœur sont indissociables. Le nombre 32 est un nombre clé de la Kabbale, car il représente la structure essentielle sur laquelle repose la puissance créatrice. On le décompose généralement en 10+22. 10 est le nombre de la manifestation unifiée et correspond aux dix paroles qu'*Élohim* a prononcées pour créer le monde durant les sept jours initiaux. Le premier chapitre de la Genèse contient en effet dix fois l'expression *vayomer Élohim* (*Et Élohim dit*). Le nombre 22

---

représente la structure sur laquelle repose le Verbe divin, la combinaison des vingt-deux étincelles primordiales (*symbolisées par les 22 lettres de l'alphabet hébreu*) forme les phonèmes essentiels nécessaires à la formulation des 10 Paroles. L'ensemble est connu sous l'appellation des "*32 voies merveilleuses de la Sagesse*".

Ces 32 puissances fondamentales s'expriment à travers l'espace et le temps qui se créent mutuellement en se repliant l'un sur l'autre, représentés par les seconde et troisième paroles d'*Élohim*, appelées respectivement par les kabbalistes : *Ḥoḵhmah* (Sagesse) et *Binah* (Intelligence) ; la première expression divine, *Kéter* (Couronne), étant hors de l'espace et du temps. D'après la Kabbale, le repliement de l'espace et du temps exprime les cinq dimensions de l'existence.

Trois dimensions sont connues et deux cachées, en correspondance avec les cinq degrés de l'âme de la mystique. Ceci se résume ainsi : $2^5 = 32$. Pour comprendre, il faut imaginer une feuille : symbolisant l'espace infini, en la pliant en deux, puis en l'ouvrant on constate qu'il y a maintenant deux surfaces séparées, soit 2^1. En repliant la feuille deux fois et en l'ouvrant, on a 4 surfaces, soit 2^2. En repliant la feuille trois fois et en l'ouvrant, on a 8 surfaces, soit 2^3. En repliant la feuille quatre fois, on a 16 surfaces, soit 2^4. Enfin en pliant la feuille cinq fois, on a 32 surfaces[63], soit 2^5. Vu autrement, un cube en trois dimensions possède 8 sommets, en quatre dimensions (hypercube), il possède 16 sommets et en cinq dimensions, il possède 32 sommets.

Le rythme du cœur dépend de l'espace qui lui est accordé. D'un point de vue kabbalistique, le temps correspond à la *sefirah Binah*, dont le rôle est de structurer, de construire et de rythmer l'édifice séfirotique. Elle est la mère des *Sefiroth* inférieures, c'est pourquoi elle porte aussi le nom d'*Imah*, la Mère. Mais cette *sefirah* n'a d'existence que si sa lumière lui est renvoyée par la sefirah *Ḥoḵhmah*, qui représente l'espace, le territoire dans lequel *Binah* peut accomplir ses cycles rythmiques. En réponse à *Binah*, la mère, *Ḥoḵhmah* s'appelle *Abba*, le Père.

---

[63] En imprimerie une feuille ne se replie pas plus de 5 fois, en un livret de 32 pages. Autrefois, cela faisait de petits livres connus sous le nom "d'éditions d'Amsterdam".

Au regard de cette relation *Binah-Ḥoḳhmah*, on peut dire qu'il n'y a pas de temps sans espace et pas d'espace sans temps. Le cœur rythme notre temps individuel, notre tempo intime. Pour que cela se passe dans de bonnes conditions il a besoin d'un espace réservé et intime, archaïquement : d'un territoire. Chaque fois que ce territoire spatio-temporel sera profané, investi, volé ou supprimé, le cœur en souffrira d'une manière ou d'une autre et cela se manifestera par une pathologie cardiaque.

Lorsqu'une personne acquiert une propriété, un territoire, elle peut y fonctionner à son rythme, selon ses convictions et ses croyances intimes, et surtout : au rythme de son cœur. Les visiteurs devront se plier au rythme du maître des lieux : heures du lever et du coucher, heures des repas, respect des croyances et des lois en vigueur, etc. En revanche, si le visiteur tente de porter atteinte au rythme et à l'intimité du territoire, il sera perçu comme un agresseur et le cœur commencera à réagir afin d'imposer son rythme. Si l'agresseur va jusqu'à prendre possession, voire chasser, le maître des lieux, le cœur de ce dernier se trouvera en danger, à moins que la personne réussisse à accepter la situation ou bien trouve un autre espace où transférer son temps. Le message est le suivant : "*Je veux vivre à mon rythme, dans mon temps*".

Nous montrons ici le concept archaïque du territoire, mais il faut transférer et adapter ce processus à toutes les situations symboliquement identiques. Le territoire peut alors devenir la chambre d'un enfant, le conjoint ou la conjointe, l'entreprise que l'on a créée, le service dont on est le chef, etc. Parmi la multitude des problèmes ou accidents cardiaques, il suffit d'analyser l'histoire et l'environnement de la personne, on y trouvera toujours cette perte d'espace maître, de façon réelle ou symbolique. Pour résumer tout cela par une image, il suffit d'imaginer une salle de concert avec un orchestre philharmonique, interprétant une œuvre classique, traversée par une fanfare et ses majorettes. Le résultat sera à l'image d'un accident cardiaque (*voir la tension artérielle page 162*).

Le cœur met en relation le lait et le sang, par extension le blanc et le rouge (globules). Traditionnellement, le cœur est le siège de l'amour, des émotions et de la vitalité.

Guématria : La valeur de *lèv* [לֵב] est 32, ce nombre est très connu dans la Kabbale car il représente les 32 voies de la Sagesse, révélées par l'union des 22 lettres de l'alphabet hébreu et des 10 *Sefiroth*. 32 est la valeur du mot *kavod* [כָּבוֹד], l'honneur. C'est aussi *yaħid* [יָחִיד] : seul, unique.

<u>Clés des pathologies</u> : *Problèmes d'amour-propre, déshonneur, individualité, élitisme.*

Roue - Tšéroufim :

La racine חלב, clé *8-12-2*, contenue dans la 105ème roue.

ARTÈRE – *Oréq* [עוֹרֵק]

Sens de la racine : La racine *âraq* [עָרַק] porte deux sens : "voler" et "ronger". Mais cette racine exprime plutôt l'idée de "s'enfuir" ou de "déserter".

Mots-clés : Corbeille de jonc, se sauver, s'évader, courroie, lanière.

Contexte biblique : Jb 30:17 : *"Mes <u>artères</u> ne se couchent pas"* [וְעֹרְקַי לֹא יִשְׁכָּבוּן] — Jb 30:3 *"Ils <u>rongeaient</u> la steppe"* [גַּלְמוּד הָעֹרְקִים].

L'artère est la voie de communication de l'énergie vitale, le sang, que l'on véhicule de génération en génération. Cette communication est, par extension, celle des membres du clan ou de la famille. Cette communication est aussi celle de la joie de vivre, du plaisir et des émotions.

Symboliquement, les artères [et les veines] sont les branches de l'arbre généalogique.

LA TENSION ARTÉRIELLE

Au regard des informations liées au cœur *(voir page 157)*, un excès de tension artérielle aura pour conséquence d'accroître le travail du cœur et de le muscler exagérément, par une contraction des artères. Le message est alors le suivant : *"Je veux que mon cœur soit très puissant et performant pour imposer mon rythme dans un territoire qui m'appartient ou que je considère (ou imagine) comme mien ou que je revendique".*

La tension artérielle augmente quand on veut imposer ses propres règles, son rythme, à un environnement familial, professionnel, amoureux, social, dogmatique, intellectuel, etc. Toutefois, cette hypertension artérielle peut aussi se déclencher pour une situation inverse : *"Je ne veux pas que me soit imposé le temps de l'autre ou des autres, mon cœur doit être fort pour maintenir le mien".*

Le tempo que veulent imposer le cœur et la tension artérielle n'est pas obligatoirement physique, il peut être émotionnel, intellectuel ou spirituel. Par exemple : *"Je dois absolument imposer mes idées"* ou *"Je ne veux pas que quelqu'un ait cette idée avant moi"*, *"Je dois convertir les autres à mes idées ou à ma croyance"*.

Autant la forte tension est une résistance ou une ingérence, autant la tension faible dénote une abdication ou le besoin d'être gouverné et guidé. C'est, en tout cas, le message général qui en ressort, qu'il faut, là aussi, adapter à un contexte réel ou symbolique.

Guématria : La valeur de *ôréq* [עוֹרֶק] est 376, ce nombre est fort intéressant car c'est celui de *shalom* [שָׁלוֹם], la paix et le bien-être, en relation directe avec la tension des artères : *"la paix des artères"*. La racine d'*ôréq* parle de voler et de s'enfuir, il se trouve que 376 est justement la valeur de *tšipor* [צִפּוֹר], l'oiseau. Ce nombre est aussi la valeur d'Esaü [עֵשָׂו] qui, symboliquement, est l'homme rouge de la *sefirah* Guevourah : la tension sanguine.

<u>Clés des pathologies</u> : *Manque de communication, obstruction dans la transmission généalogique, ascendance indigne, déshonneur, besoin de liberté, tristesse, abattement, mélancolie, dépression.*

Roue - Tšéroufim :
La racine עָרַק, clé *16-20-19*, contenue dans la 92ème roue.

Veine – *Varid* [וָרִיד]

Sens de la racine : Le mot *varid* vient de la racine *radah* [רָדָה] ou *radad* [רָדַד]. Ces deux racines expriment l'idée de déployer, d'occuper l'espace. Elles supportent très clairement le fait de battre, de vaincre, de dominer et de soumettre.

Mots-clés : S'emparer, enlever, fouler aux pieds, écraser, gouverner, punir, châtier, aplati, peu profond, asservissement.

Contexte biblique : Ps 144 :2 : *"Il assujettis mon peuple sous moi"* [הַמְלַמֵּד יָדַי לַקְרָב אֶצְבְּעוֹתַי] — 1R 6:32 : *"Et l'aplatit sur les chérubins"* [וַיָּרֶד עַל־הַכְּרוּבִים] — Is 3:23 *"Turbans et mantilles"* [וְהַצְּנִיפוֹת וְהָרְדִידִים] — Gn 1:26 : *"Et qu'il domine sur les poissons de la mer"* [וְיִרְדּוּ בִדְגַת הַיָּם] — Jg 14:9 : *"Il le recueille dans ses paumes"* [וַיִּרְדֵּהוּ אֶל־כַּפָּיו].

Comme l'artère, la veine est une voie de communication de l'énergie vitale, leur symbolisme est donc lié. La différence est que les veines doivent accepter de recevoir la joie de vivre et les émotions véhiculées par les artères. Ainsi que le montre la racine, les problèmes d'artères sont reliés aux notions d'assujetissement et de domination.

Guématria : La valeur de *varid* [וָרִיד] est 220, nous avons déjà rencontré ce nombre avec la clavicule[64]. 220 est le nombre de *tahour* [טָהוֹר], la pureté. Ce nombre évoque le gigantisme car il porte les mots *ânaq* [עֲנָק] et *nefilim* [נְּפִילִים], les géants de la *Bible*[65]. Le mot *rakk* [רַךְ] a également cette valeur, il signifie : tendre, doux, délicat.

Clés des pathologies : *Sensation d'impureté, incapacité à recevoir et à transmettre, ingratitude, vivre au-delà de ses moyens, impression de manquer de chance [de veine], besoin de tendresse.*

Roue - Tšéroufim :

La racine רָדָה, clé 20-4-5, contenue dans la 140ème roue.

---

64 Voir page 106.
65 Voir *Exode* chap. 13, vers. 33.

164

LE SYSTÈME URINAIRE

REIN – *Kliyah* [כְּלִיָה]

Sens de la racine : Vient de la racine *kalah* [כָּלָה] qui signifie *"être fermé"*. Quatre sens : *1 – Être achevé, préparé, parfait. 2 – Être passé, être terminé. 3 – Être consommé, anéanti. 4 – Se consumer, disparaître, languir.*

Mots-clés : Fin, conclusion, achever, éphémère, périssable, perte.

Contexte biblique : Gn 2:1 : *"Ainsi furent <u>achevés</u> les cieux et la terre"* [וַיְכֻלּוּ הַשָּׁמַיִם וְהָאָרֶץ] — Ps 119:96 : *"De toute <u>perfection</u> j'ai vu le bout"* [לְכָל תִּכְלָה רָאִיתִי קֵץ] — Gn 18:21 *"Leur clameur est venue à moi, <u>l'anéantissement</u>"* [הַכְּצַעֲקָתָהּ הַבָּאָה אֵלַי עָשׂוּ] —Nb 15:38 : *"du pan une tresse <u>bleue</u>"* [הַכָּנָף פְּתִיל תְּכֵלֶת] — Gn 11:31 : *"Et Saraï sa <u>belle-fille</u>"* [וְאֵת שָׂרַי כַּלָּתוֹ].

Les reins filtrent le sang et ils le purifient. En français, c'est toute une région du corps qui est désignée par le terme de "reins" et non seulement l'organe lui-même. Elle inclut la ceinture, la zone pelvienne et l'espace occupé par l'appareil génital.

Les deux reins sont, avec les poumons, les principaux organes excréteurs de l'organisme et ils contrôlent le contenu en eau et en sels du corps. Le rein droit se trouve sous le foie, le rein gauche sous la rate.

Lorsque Dieu change le nom de Jacob pour l'appeler Israël, il lui dit : *"Je suis El Shaddaï. Sois fécond et multiplie. Une nation, une assemblée de nations naîtra de toi et des rois sortiront de tes reins"* (Gn 35:11). Les reins sont alors aussi le siège de la puissance et plus particulièrement de la puissance génitale. Briser les reins de l'ennemi, c'est le détruire (Dt 33:11) (Jb 40:16). La ceinture est le lien qui rassemble la force des reins, elle porte le glaive, symbole de cette puissance (2 S 20:8).

Des forces contradictoires s'affrontent dans les reins, depuis la perversion de l'amour (symbolisée par les déchets dans le sang), qui s'exprime dans la possession de l'autre jusqu'au don de soi (désir d'avoir un sang purifié). Ce sont les reins qui symbolisent ce "combat" perpétuel contre les défaillances, pour vivre dans l'amour vrai et pur.

En hébreu, *kalah* signifie la fin et l'anéantissement. C'est l'achèvement total et définitif. Prononcé *kaléh*, ce mot signifie, "éphémère et périssable" et encore "languissant". *Kalah* est également la fiancée du *Cantique des Cantiques*. Prononcé *kilah*, c'est une moustiquaire, que l'on peut mettre en liaison avec le rôle filtrant du rein.

Le pluriel de *kliyah* : *klayoth*, peut se prononcer *kouliyoth* et signifie alors "totalité" avec une idée de perfection. Le mot *kliyah* contient *keli*, que l'on traduit couramment par ustensile, mais que la Kabbale utilise pour désigner les vases, réceptacles de la Parole divine.

Kilyah peut se séparer en *Kol* [כל] et *Yah* [יה], *Kol* signifiant "tout" et *Yah* étant l'un des noms de Dieu. Les quatre lettres de *kliyah* peuvent se permuter en *héikal* [היכל], le "palais", Le territoire accompli.

À noter qu'en hébreu, le remords se dit *moussar-klayoth* [מוסר־כליות], littéralement : *"l'entrave des reins"*.

<u>Guématria</u> : La valeur numérique de *kliyah* est 65 (20+30+10+5). Cette valeur est celle du Nom divin *Adonaï* [אדני], nom lié à la *sefirah Malkouth* et servant de substitut au Tétragramme.

La "mer des "reins"" : "1Rois 7,23 - *Il fit la Mer en métal fondu, de dix coudées de bord à bord, à pourtour circulaire, de cinq coudées de hauteur ; un fil de trente coudées en mesurait le tour.*" Le rôle de la Mer d'airain ressemble à la fonction filtrante et purificatrice des reins. Le creux de la grande vasque est la lettre *Kaf*. Si l'on observe les valeurs des coudées proportionnant la Mer, 10 est la lettre *Yod*, 5 est la lettre *Hé* et 30 la lettre *Laméd*. *Kaf, Laméd, Yod, Hé* forment le mot *kliyah*, le rein. Les 12 bœufs qui portaient ce bassin, en plus de la structure zodiacale et directionnelle, ont un nombre secret, car 1+2+3+4+5+6+7+8+9+ 10+11+12 = 78, valeur de *mélaħ* [מֶלַח], le sel, qui tient un grand rôle dans le rein, symbole que l'on retrouve dans le bénitier d'une église dont l'eau contient du sel.

Clés des pathologies : Peur, remords, refus du changement, refus de vivre ses passions.

Roue - Tšéroufim :

La racine כָּלָה, clé *11-12-5*, contenue dans la 39ème roue.

VESSIE – *Kiss ha-shétén* [כִּיס־הַשֶּׁתֶן]

Sens de la racine : *Kiss ha-shétén* signifie littéralement : "la poche d'urine". Ainsi, le symbole de la vessie doit s'étudier avec celui de l'urine *shétén* [שֶׁתֶן]. Ce mot est issu de la racine *shatan* [שָׁתַן] qui est simplement le verbe "*uriner*". Cette racine concerne le mouvement de l'eau, sa dispersion et sa distillation.

Mots-clés : *Fondement, onde, installer.*

L'urine vient du sang, c'est une purification, donc ce qui est rejeté, ce sont des impuretés. Dans ce cas, cette séparation se trouve dans la mutation du *Tav* en *Teith* [שָׂטָן], pour le mot *Satan*, l'adversaire séparé. L'urine se rapporte à tout notre fonctionnement archaïque, elle est chargée de vieilles idées, ou mémoires, qu'il faut éliminer. La vessie est alors le lieu de stockage de tout ce qui est antique ou périmé.

Les deux premières lettres de "shétén" sont *Shin* et *Tav*, ces lettres forment le mot *shath* [שֵׁת], la base, le fondement, et initient également *shatah* [שָׁתַה], le verbe boire. Ancestralement, le lieu où l'on urine est celui où l'on peut boire, c'est-à-dire s'installer et cultiver, le lieu où l'on peut poser nos fondations. Dans certaines traditions, l'urine est bue, soit pour des raisons de transmissions initiatiques, soit pour des raisons médicales[66]. Dans la nature, les animaux marquent leur territoire par leur urine.

Guématria 1 : La valeur de *kiss-hashétén* [כִּיס־הַשֶּׁתֶן] est 845, cette valeur est celle de *shémén ha-shefâ* [שֶׁמֶן הַשֶּׁפַע], l'huile d'abondance, l'huile d'onction.

Guématria 2 : La valeur de *shétén* [שֶׁתֶן] est 750, comme *ôféréth* [עֹפֶרֶת], le plomb, une substance lourde chargée d'impuretés comme l'est l'urine. Ce nombre révèle aussi *shtéïm* [שְׁתַּיִם], la dualité, car l'urine est une séparation des éléments impurs.

<u>Clés des pathologies</u> : *Refus d'abandonner ou de renoncer à de vieux concepts ou d'anciennes croyances. Peur d'être dépossédé, sentiment d'irrespect, être envahi, atteinte à son intimité, violation du jardin secret, incapacité à s'imposer.*

Roue - Tšéroufim :

La racine שֶׁתֶן, clé *21-22-14*, contenue dans la 38ème roue.

---

[66] En Inde, il y a une pratique vieille de 5 000 ans qu'on appelle le *Shivambu* (eau de *Shiva*) ou encore Amaroli et qui consiste à boire son urine pour ses vertus thérapeutiques. L'adaptation moderne de l'Amaroli est l'isopathie d'urine, utilisée par les médecns homéopathes. En effet, comme l'urine contient les traces des cellules de tout ce que le corps a utilisé dans la journée pour se défendre, combattre, lutter..., en cas de maladie : grippe, rhume..., l'iso d'urine permet souvent de guérir plus vite et totalement.

LE SYSTÈME REPRODUCTEUR

Sens de la racine : La racine de base est *manah* [מָנָה], dont le sens est : *mettre en ordre, dénombrer, recenser, disposer, destiner*. *Min* est la forme, l'aspect des choses, leur mine, leur figure, l'image que l'on se fait des choses et la façon dont on les reproduit.

Mots-clés : *Partie, portion, cadeau.*

Chaque être humain se forme à partir d'une unique cellule qui contient toutes les informations nécessaires au développement de ce que deviendra un homme ou une femme. Cette cellule résulte d'un ovule de la mère et d'un spermatozoïde du père. C'est à partir de cette relation que la vie d'un homme ou d'une femme commence.

Les spermatozoïdes se forment dans les deux testicules de l'homme. Les ovules sont emmagasinés dans les deux ovaires de la femme. Chaque mois, un ovule mûrit et s'engage dans la trompe de Fallope. S'il n'est pas fécondé, il est évacué, avec un peu de sang par le vagin. Comparée au spermatozoïde, l'ovule est une immense cellule. Une centaine de spermatozoïdes parviennent jusqu'à l'ovule mais un seul y pénètre pour le féconder, les autres meurent. Plus tard, l'ovule fécondé se divise en deux, puis en trois et ainsi de suite. Le chromosome sexuel de l'ovule est toujours X mais celui du spermatozoïde, peut être X ou Y. Ainsi, à la fécondation, il y aura XX (fille) XY (garçon).

L'unique cellule (spermatozoïde + ovule) qui contient toutes les informations nécessaires au développement d'un être humain, est le symbole d'Adam dont tous les êtres humains procèdent. Les deux testicules de l'homme, ainsi que les deux ovaires de la femme, symbolisent l'importance de la symétrie dès la conception.

Le sexe *min* [מִין] signifie espèce, sorte, catégorie, dans le sens : *"qui se ressemble s'assemble"*. Bibliquement, le système reproducteur est relié aux notions "d'image" et de "ressemblance", un processus de développement par un effet miroir. La reproduction est l'ultime instinct de survie et, par extension, d'immortalité, qui ne peut s'obtenir qu'à l'aide de l'autre. L'autre étant le masculin pour le féminin et le féminin pour le masculin.

Guématria : La valeur de *kléi mini* [כְּלֵי־מִינִי] est 170, identique à *maqal* [מַקֵּל], "bâton", "verge". *Moâdim* [מוֹעֲדִים], "les saisons", a aussi ce nombre et montre bien la reproduction du temps et des cycles. Le mois de *nissan*[67] [נִיסָן], le mois du bourgeonnement, vaut 170 et montre bien le résultat de la reproduction. Un autre mot, de même valeur, indique la reproduction et l'image : *péssél* [פֶּסֶל], le verbe sculpter, qui, par extension veut dire idole.

Clés des pathologies : *Non-reconnaissance, perte d'identité, peur de la destinée, confusion, disgrâce, incapacité d'imaginer ou de qualifier [nommer les choses], lymphatisme.*

Roue - Tšéroufim :

La racine מָנָה, clé *13-14-5*, contenue dans la 37ème roue.

Matrice - Utérus – *Réħém* [רֶחֶם]

Sens de la racine : La racine *raħam* [רֶחֶם] signifie "aimer", "chérir" et initie *"rah'amim"*, la miséricorde. Réh'ém est la matrice mais aussi, par extension, le "sein maternel".

Mots-clés : *Pitié, miséricorde, tendresse, apitoyer.*

Contexte biblique : Ex 33:19 : *"J'ai pitié de qui j'ai pitié"* [וְרִחַמְתִּי אֶת־אֲשֶׁר אֲרַחֵם] — Gn 43:14 : *"Qu'il fasse trouver miséricorde auprès de cet homme"* [יִתֵּן לָכֶם רַחֲמִים לִפְנֵי הָאִישׁ] — Ps 18:2 : *"Il dit : Je te chéris Yhwh mon renfort"* [וַיֹּאמַר אֶרְחָמְךָ יְהוָה חִזְקִי] — Ex 13:2 : *"Fendeur de toute matrice"* [פֶּטֶר כָּל־רֶחֶם] — Jg 5:30 : *"Une matrice, deux matrices par tête de brave"* [רַחַם רַחֲמָתַיִם

[לְרֹאשׁ גֶּבֶר] — Dt 14:17 : *"Vautour blanc, balbuzard"* [וְאֶת־הָרָחָמָה [וְאֶת־הַשָּׁלָךְ].

Réh'ém représente tout ce qui est doux et calme, mais aussi la capacité de créer et de faire croître le souffle vital. L'utérus est la demeure du nouvel être. Les trois lettres de réhém peuvent se permuter en : חֶרֶם (*hérém*) qui signifie : interdire, prohiber, anathème (excommunication), les religions ont souvent considéré l'utérus, et, par extension, la femme, sous cet angle.

Guématria : La valeur de *réhém* [רֶחֶם] est 248, connue pour être celle d'Abraham [אַבְרָהָם]. Il est intéressant d'observer que *réhém* est égal à *Adam* [אָדָם = 45] + bara [בָּרָא = 203], le verbe créer. 248 est aussi la valeur de *bamidbar* [בַּמִּדְבָּר], dans le désert, expression que l'on trouve après la traversée de la Mer Rouge par le peuple hébreu. Être dans le désert c'est, symboliquement, être dans la matrice, d'ailleurs l'histoire biblique montre que la génération qui est entrée dans le désert n'est pas celle qui en est sortie.

Clés des pathologies : *Culpabilité, subir un anathème, besoin de l'amour des enfants, sentiment d'être improductive, incapacité à se renouveler.*

Roue - Tšéroufim :

La racine רָחַם, clé *20-8-13*, contenue dans la 236ème roue.

OVAIRE – *Shahalah* [שַׁחֲלָה]

Sens de la racine : Vient du verbe *Shahal* [שָׁחַל], enfiler, se faufiler. C'est aussi le rugissement du lion. Désigne également un magasin d'armes à feu.

Mots-clés : *Rugir, se faufiler, se glisser, se mélanger, cresson.*

Les ovaires symbolisent la relation intime qu'une femme entretient avec les personnes de même sang.

Shahalah [שַׁחֲלָה], l'ovaire, est proche par sa racine de *shilhalah* [שִׁלְחָה], dont il est l'annagramme. *Shalah* [שָׁלַח] possède une multitude de nuances, mais le mot est principalement traduit par « envoyer ». Cependant, il peut aussi se rapporter à l'idée de

« rejeter » ou « libérer », selon le contexte. Par exemple, dans le contexte du divorce, le verbe est utilisé pour signifier l'action de « renvoyer » ou « répudier » une épouse. Ce sens est conforme à l'usage biblique dans le *Livre du Deutéronome* (24:1-4) : « *Si un homme prend femme et l'épouse, si elle ne trouve pas faveur à ses yeux, lui ayant trouvé des propos inconvenants, il écrit pour elle un acte de rupture. Il le lui donne en main et la renvoie (shilhalah) de sa maison* ».

Guématria : Formé des mêmes letrtes *shahalah* [שָׁחֲלָה] et *shilhalah* [שִׁלְחָהּ] partagent la valeur 343. Ce nombre correspond à *réhém haklali* [רֶחֶם הַכְּלָלִי], la matrice universelle. Tout comme l'ovaire est essentiel à la reproduction biologique et la continuation de la vie au niveau individuel, la « matrice universelle » est la source créatrice et nourricière à l'échelle cosmique. Chaque ovaire est donc une représentation miniature, un microcosme, de cette force créatrice plus vaste qui englobe l'univers.

Il faut relever que ce nombre est la valeur de la célèbre expression, répétée sept fois, dans le premier chapitre de la genèse : *vayomer Élohim* [וַיֹּאמֶר אֱלֹהִים] : « *Et Élohim vit* ». 343 peut s'analyser de cette façon : $3+4^3$, soit $7^3 = 343$.

Clés des pathologies : *Être répudiée, rejetée par sa progéniture, mort d'un enfant, ou drame concernant l'enfant. Être bloquée dans sa créativité.*

Roue - Tšéroufim :

La racine שָׁחַל, clé *21-8-12*, contenue dans la 212ème roue.

PÉNIS, PHALLUS – *Evér ha-zakhrouth* [אֵבֶר־הַזַּכְרוּת]

Sens de la racine : Dans ce nom apparaît la racine *zakhar* [זָכָר], qui possède de nombreux sens. Le premier sens est le verbe se rappeler, se souvenir, mais ce mot a un autre sens, tout autant utilisé : mâle, qui transmet le nom.

Mots-clés : *Souvenir, mémoire, prononcer, émettre, mentionner, louange, pénis, calembour, se glorifier, se vanter.*

Contexte biblique : Ex 13:3 : *"Souvenez-vous de ce jour"* [זָכוֹר אֶת־הַיּוֹם הַזֶּה] — Ps 8:5 : *"Qu'est l'homme, pour que tu t'en souviennes ?"* [מָה־אֱנוֹשׁ כִּי־תִזְכְּרֶנּוּ] — Gn 1:27 : *"Mâle et femelle, il les créa"* [זָכָר וּנְקֵבָה בָּרָא אֹתָם] — Nb 5:15 : *"Une oblation commémorative qui rappellera la faute"* [זִכָּרוֹן מַזְכֶּרֶת עָוֹן] — 2S 8:16 : *"Yéhoshaphat, ben Ah'iloud, mémorialiste"* [וִיהוֹשָׁפָט בֶּן־אֲחִילוּד מַזְכִּיר].

Littéralement "membre de la mémoire" (virilité). *Zakér* est le masculin, mais aussi la mémoire.

Guématria : La valeur de *éver ha-zakhrouth* [אֵבֶר־הַזְּכָרוּת] est 841, ce nombre est un carré : 29^2. Cette valeur est celle de *tehiloth* [תְּהִלּוֹת], les louanges.

Clés des pathologies : Humiliation, dévalorisation, déshonneur, dénigrement, continence contrainte, tendance à la mortification.

Roue - Tšéroufim :

La racine זָכָר, clé *7-11-20*, contenue dans la 102ème roue.

TESTICULE – *Éshék* [אֶשֶׁךְ]

Sens de la racine : Vient de la racine *shakah* [שָׁכָה], qui signifie : observer, examiner, considérer. Mais aussi : épine, pique. En relation directe avec l'imagination ou la pénétration par la pensée.

Mots-clés : Epine, dard, image, figure, couteau.

Contexte biblique : Lv 21:20 : *"Testicules écrasés "* [מְרוֹחַ אָשֶׁךְ].

Le mot *éshék*, testicule, est proche de *éshkol* [אֶשְׁכֹּל], qui désigne tout ce qui se forme en grappe. Ce mot relie à *shakal* [שָׁכַל] qui, comme la racine *shakah*, désigne la pensée (*sékhél* [שֵׂכֶל]), mais surtout la perte d'un enfant. On peut considérer que les testicules sont des enfants potentiels.

Guématria : La valeur de *éshék* [אֶשֶׁךְ] est 321, cette valeur est celle de *divréi ha-hayim* [דִּבְרֵי־הַיָּמִים], les chroniques racontant le déroulement des événements de chaque jour. C'est également *homér guélém* [חֹמֶר גֶּלֶם], la matière primaire.

Clés des pathologies : *Mort d'un enfant, besoin de se couper de sa généalogie, mythomanie, stérilité intellectuelle, inquiétude pour le futur, sentiment d'être entravé.*

Roue - Tšéroufim :

La racine אֶשֶׁךְ, clé 1-21-11, contenue dans la 451ème roue.

LA TÊTE

CERVEAU – *Moaḥ* [מֹחַ]

Sens de la racine : Vient des racines *maḥaḥ* [מָחַח] et *maḥah*
[מָחַה]. La racine *maḥah* [מָחָה] signifie : *effacer, essuyer,
anéantir, exterminer [de sa mémoire]*, ainsi que : *rencontrer,
riposter*. Le lien entre les deux formes de la racine du
cerveau est : amollir, dissoudre, délayer, attendrir, être
moelleux. Dans ce sens, *le cerveau est moelleux*.

Mots-clés : *Effacer ou rayer de sa mémoire, protester, se heurter,
s'amollir, s'attendrir.*

Contexte biblique : Gn 7 :4 : "*J'effacerai* toute existence" [וּמָחִיתִי
אֶת־כָּל־הַיְקוּם] — Ez 26:9 : "Il *heurte* son bélier contre tes
remparts" [וּמְחִי קָבָלּוֹ יִתֵּן בְּחֹמוֹתָיִךְ] — Nm 34:11 : "*Elle touche* la
rive de la mer orientale" [וּמָחָה עַל־כֶּתֶף יָם־כִּנֶּרֶת קֵדְמָה] — Is 5:17 :
"*Les pacages dévastés des bêtes grasses, seront la nourriture des
chevreaux*" [וְחָרְבוֹת מֵחִים גָּרִים יֹאכֵלוּ].

Le fonctionnement du cerveau est loin d'être totalement
compris par l'intelligence humaine. Il est d'une complexité
extraordinaire, il est formé de milliards de cellules qui se
communiquent entre elles une quantité incroyable
d'informations. Le cerveau envoie des millions de messages à
nos muscles à chaque minute et en reçoit autant des organes des
sens dans le même laps de temps.

Le cerveau a une capacité de stocker des informations en
mémoire. Le fait que le cerveau n'a pas besoin d'être conscient de
son fonctionnement tend à montrer qu'il est façonné par une
intelligence qui le dépasse infiniment. Rien ne se perd, tout est
enregistré, même le moindre détail, dans notre esprit. Il a la
capacité de ressusciter chaque instant de notre vie enregistré
dans notre mémoire.

Le thalamus est le centre d'accueil des informations envoyées par le corps pour être distribuées dans les différentes parties du cerveau.

Le tronc cérébral gère les battements du cœur, les mouvements respiratoires et la digestion de manière automatique et indépendante de notre volonté. Il fait le lien entre le cerveau et la moelle épinière.

Le cerveau est composé de huit parties.

Le cortex enregistre les sensations de notre corps. Il est divisé en 7 parties :
- le parler : centre de la parole qui commande les lèvres et les cordes vocales.
- le penser : centre de naissance de nos pensées.
- l'entendre : interprète les sons captés par les oreilles
- le bouger : contrôle les mouvements du corps
- le toucher : interprète ce que notre corps touche
- le comprendre : capacité d'abstraction
- le voir : interprète les informations données par les yeux

La quantité extraordinaire d'informations échangées dans le cerveau est un symbole de résurrection permanente. Elle nous rappelle que toute notre vie, dans l'infinité de ses détails, de ses instants, peut surgir du passé.

Le cerveau génère et digère les pensées, il est le siège de la mémoire. Ainsi, tout ce qui touchera à sa propre mémoire, à celle de son arbre généalogique ou de son clan, concernera directement le cerveau. Par la mémoire du passé, le cerveau construit l'avenir.

Le cerveau est fait des deux lettres *Mém*, la matrice, et *Ḥeith*, la vie. Le cerveau a donc un pouvoir de gestation et de génération permanent.

Guématria : La valeur de *moaḥ* [מח] est 48, c'est la valeur directe de 48, car, en hébreu, le nombre 48 s'écrit *Mém-Ḥeith*. D'un point de vue mathématique, le produit de tous les diviseurs propres de 48 est égal à 48^4. Dans la Kabbale, la puissance 4 représente le Tétragramme et les quatre niveaux de l'âme : *Néfésh*, *Rouaḥ*, *Neshamah* et *Ḥayah*, concernant directement le cerveau. 48 est le nombre de *ĥil* [חִיל][68], la douleur, qui dépend directement du cerveau. Les capacités quasiment infinies d'expansion du cerveau se retrouvent dans le mot *gdolah*[69] [גְּדוּלָה], la grandeur, de valeur 48. Ce nombre est encore celui de *koĝav* [כּוֹכָב], une étoile, mais plus précisément la planète Mercure.

Clés des pathologies : *Problèmes d'étroitesse d'esprit. Besoin de rayer quelque chose d'important de sa mémoire. Rivalité ,opposition ou divorce. Rigidité ou résistance exagérée. Obstination. Peur de l'avenir. Ne plus vouloir souffrir. Refus de vivre.*

Roue - Tšéroufim :

La racine מָחָה, clé *13-8-5*, contenue dans la 389ème roue.

OREILLE – *Ozén* [אֹזֶן]

Sens de la racine : La racine *azan* [אָזַן] signifie : être pointu, dans le sens de pointer l'oreille. Elle signifie aussi : peser, soupeser, essayer.

Mots-clés : *Balance, exaucer, obéir, écouter, ausculter, équilibrer.*

Contexte biblique : Dt 32:1 : *"Cieux, prêtez l'oreille et je parlerai"* [האזינו השמים ואדברה] — Ps 5:2 : *"Mes dires, écoute-les Yhwh"* [אֲמָרַי הַאֲזִינָה יְהֹוָה] — Ex 21:6 : *"et son maître lui percera l'oreille"* [וְרָצַע אֲדֹנָיו אֶת־אָזְנוֹ] — Lv 19:36 : *"Les balances juste"* [מֹאזְנֵי צֶדֶק].

Notre capacité d'entendre dépend des vibrations de l'air, symbole de l'esprit. Les oreilles sont notre capacité à entendre la parole et participent à l'équilibre de notre être. Les oreilles nous servent à conserver notre équilibre, grâce aux canaux semi-circulaires qui sont remplis d'un liquide qui contient des cellules nerveuses couvertes de cils sensoriels. C'est pourquoi les oreilles *ozanim* et la balance *moznaïm* ont la même racine. Toutefois, la Bible dit que l'on peut se faire contrôler, voire asservir par l'oreille. En effet, l'oreille percée est le signe de l'esclave : *"Il lui percera l'oreille avec un poinçon et l'esclave sera pour toujours à son*

---

[68] *Ĥil* est aussi la force et le courage.
[69] *Gdoulah* est l'un des noms de la quatrième *sefirah*.

service" (Exode 21:6). Du point de vue divin, c'est le verbe exaucer – *répondre à l'oreille* – [הֶאֱזִין] et, du point de vue humain, c'est le verbe obéir – *tendre l'oreille* –, d'ailleurs tirer l'oreille est une façon de se faire obéir.

Guématria : La valeur de *ozén* [אֹזֶן] est 58. Ce nombre est celui de *ħén* [חֵן], la grâce, mot servant, dans la Kabbale, d'initiales pour *ħokhmath ha-nistar*, la Sagesse occulte. C'est aussi la valeur de *kélaħ* [כָּלַח], la fraîcheur, qui n'est pas démodé.

Clés des pathologies : *Déséquilibre. Insoumission. Besoin d'écouter la voix de celui ou celle qui représente l'idéal créé. Refus d'entendre ce qui peut provoquer un déséquilibre. Incapacité de peser le pour et le contre. Isolement.*

Roue - Tšéroufim :

La racine אֹזֶן, clé *1-7-14*, contenue dans la 146ème roue.

ŒIL – *Âyin* [עַיִן]

Sens de la racine : Le sens premier de la racine *âyan* [עַיַן] est le verbe "couler", d'où l'œil qui laisse couler les larmes. Par extension, cette racine signifie épier, voir et regarder avec envie.

Mots-clés : *Source, regard, visage, étudier, intéresser, équilibrer.*

Contexte biblique : Nb 11 :7 : *"Comme l'apparence du bdelium"* [כְּעֵין הַבְּדֹלַח] — Gn 7:11 : *"Les sources de l'abîme"* [מַעְיְנֹת תְּהוֹם] — Ex 10:5 : *"L'œil de la terre"* [עֵין הָאָרֶץ] — Gn 3:5 : *"Vos yeux s'ouvriront"* [וְנִפְקְחוּ עֵינֵיכֶם].

Le fait d'avoir deux yeux nous permet d'évaluer les formes et les distances. Le clin d'œil sert à passer un liquide qui maintient la propreté de l'œil. Ce liquide s'évacue par le nez, sauf s'il devient plus abondant (grosse poussière), il déborde alors en larmes. Les paupières maintiennent les yeux propres et humides. Les sourcils empêchent la transpiration de tomber dans les yeux.

L'œil, organe de la perception visuelle, est universellement le symbole de la perception intellectuelle. C'est cet organe qui nous permet de recevoir la lumière et, d'autre part, celui-ci est de la même forme que le soleil. Il y a donc un lien étroit entre le symbolisme de l'œil et celui du soleil. Dans la tradition maçonnique, l'œil symbolise le soleil, la vie, la lumière, l'œil du grand Architecte de l'Univers.

L'œil fonctionne dans deux directions : il reçoit et filtre la lumière, ce qui permet la vision, et, par lui, s'écoulent les larmes. Cette dernière fonction explique la raison pour laquelle, en hébreu, la racine *âyan* est commune à *âyin*, l'œil, et *mâyane*, la source[70].

Âyin est également le nom de la seizième lettre de l'alphabet, dont la valeur est 70. Cela sous-entend que l'œil peut voir à plusieurs niveaux différents. L'œil nous donne la possibilité d'accorder des formes et des couleurs au monde environnant, par un jeu perpétuel opposant le réel et l'illusoire.

<u>*Guématria*</u> : La valeur de *âyin* [עַיִן] est 130, identique à *soulam* [סֻלָּם] – *échelle* – et à Sinaï [סִינַי]. Les degrés de l'échelle sont les niveaux de la vision, allant du perceptible à l'imperceptible. Du Sinaï, Moïse a ramené les Tables de la Loi, passant de la lumière infinie à la lumière physique. Le nombre 130 concerne directement le salut, car il correspond à *hatsalah* [הַצָּלָה], le sauvetage, et à *malaḫ ha-goel* [מַלְאַךְ הַגּוֹאֵל], l'ange du rachat. 130 est aussi la valeur de *pén* [פֶּן], la peur *(de voir en face : panim)*.

<u>*Clés des pathologies*</u> : *Besoin de voir, ou, au contraire, refus de voir. Peur d'affronter. Peur de voir la mort arriver.*

Roue - Tšéroufim :

La racine עַיִן, clé *16-10-14*, contenue dans la 373ème roue.

BOUCHE – *Péh* [פֶּה] ou *Pi* [פִּי]

Voir page 146.

---

[70] Le mot âyin s'utilise couramment pour désigner une source.

CHEVEUX – *Séâr* [שֵׂעָר]

Sens de la racine : La racine **shaâr** [שְׁעָר] ou **saâr** [שָׂעַר] signifie frémir, déchaîner, tourbillonner, assaillir. Cette racine a une seconde orientation : fendre, crevasser, estimer, apprécier, supposer, imaginer. *(Voir pylore)*.

Mots-clés : *Porte, mesure, portier, concierge, tempête, orage.*

Contexte biblique : Dt 32:2 : *"Comme la <u>pluie</u> sur l'herbe"* [כִּשְׂעִירִם עֲלֵי־דֶשֶׁא] — Ps 58:10 : *"Le vent brûlant y fait <u>tourmente</u>"* [כְּמוֹ־חָרוֹן יִשְׂעָרֶנּוּ] — Lv 13:10 : *"Le poil a tourné au blanc"* [הָפְכָה שֵׂעָר לָבָן] — Lv 16:10 : *"Quant au <u>bouc</u> sur lequel est tombé le sort"* [וְהַשָּׂעִיר אֲשֶׁר עָלָה עָלָיו הַגּוֹרָל] — Ex 9:31 : *"Le lin et <u>l'orge</u> sont abattus"* [וְהַפִּשְׁתָּה וְהַשְּׂעֹרָה נֻכָּתָה].

Ils favorisent la protection de la peau du crâne et conservent la chaleur. Il y en a environ 75 000 sur la tête d'un enfant. Ils symbolisent la force vitale, la virilité dans l'histoire de Samson. La chevelure étant un signe facilement perceptible, le fait que celle-ci soit montrée ou cachée, nouée ou dénouée, est fréquemment signe de disponibilité, du don ou de la réserve de celle ou celui qui la porte.

En hébreu, le même mot désigne à la fois le cheveu et la tempête. Ainsi, le cheveu est sensible au tourbillon, au tumulte, au fait d'être assailli. D'ailleurs, après une altercation, si la personne n'a pas de blessure, le signe de la querelle sont les cheveux en bataille. On peut en déduire que la perte des cheveux concerne à la fois la peur et le refus de se battre. On se souvient de l'histoire de Samson, dont la force était dans les cheveux : *"Elle endormit Samson sur ses genoux, appela un homme et lui fit raser les sept tresses des cheveux de sa tête. Ainsi, elle commença à le dominer et sa force se retira de lui"* (Juges 16:19).

Le *Sin* [שׂ] de *séâr*, pouvant se prononcer *Shin* [שׁ], le mot devient *shâar*, la porte. L'hébreu nous montre ainsi que les cheveux sont des portes. La racine *shaâr* est une ouverture vers la méditation, car, en tant que verbe, il signifie : *"penser, supposer, imaginer"*. Les cheveux expriment donc un besoin de conjecturer ou de fantasmer.

180

Guématria : La valeur de *séâr* [שֵׂעָר] est 570, elle correspond à *mélékh* [מֶלֶךְ], le roi, dont la couronne repose sur les cheveux. C'est aussi *sékhél tahor* [שֵׂכֶל טָהוֹר], la conscience pure, neuvième des sentiers de la Sagesse. La notion de lutte, liée aux cheveux, se retrouve dans le nom de l'un des douze fils de Jacob, *Neftali* [נַפְתָּלִי], *j'ai lutté* : *"Rachel dit : J'ai lutté contre ma sœur les luttes de Dieu et je l'ai emporté; et elle l'appela Neftali"* (Genèse 30:8).

Clés des pathologies : *Peur de lutter. Esprit trop agité, tensions psychiques. Besoin d'extérioriser sa force ou ses pulsions. Besoin d'ouverture. Sentiment de culpabilité. Inquiétude pour autrui.*

Roue - Tšéroufim :

La racine שֵׂעָר, clé *21-16-20*, contenue dans la 396ème roue.

Troisème partie

Dictionnaires et lexiques de la Bioherméneutique

Comment utiliser ce livre et ses dictionnaires ?

La méthode de la Bioherméneutique ne concerne pas seulement les membres et les organes du corps, mais aussi tout ce qui anime le vivant : ressentis, sentiments, émotions, phobies, psychisme, spirituel, etc. Ainsi, il sera toujours possible de déterminer sur quelle roue sonore travailler, quelle que soit la demande. Tout ce que l'on peut formuler, traduire par un qualificatif, un verbe ou un adjectif, trouvera sa réponse dans cette méthode de Bioherméneutique.

Déterminer le mot-clé

La première opération, la plus délicate, consiste à déterminer le mot-clé, qui servira d'introduction à ce travail. C'est très important, car plus il sera juste et précis et plus le travail sera efficace. Toutefois, les situations n'étant pas toujours très limpides, il est possible de tomber un peu à côté, mais ce n'est pas très grave, car au lieu de toucher la cible du premier coup, lors de la pratique, des ressentis arriveront et aideront à choisir un autre mot plus juste. Il est d'ailleurs assez rare de tomber, dès le premier essai, sur le qualificatif parfait qui atteindra la cible, provoquant spectaculairement la solution. Au contraire, il faut souvent s'armer d'un peu de patience et ne pas hésiter à renouveler les tentatives, jusqu'à l'obtention du résultat souhaité. Se tromper ne comporte pas de risque, hormis celui de perdre du temps, car le choix d'un mot apparemment "faux" n'est jamais fortuit.

Si l'on a de la difficulté à qualifier un ressenti, il est, bien sûr, possible de passer par la superficie des mots. C'est-à-dire, prendre le nom de l'enveloppe et le travailler, afin d'obtenir, un qualificatif un peu plus précis, par ce que la pratique va faire remonter. Par exemple, si l'on souffre d'une douleur à un genou, et que l'on ne puisse formuler le ressenti de cette douleur, le plus simple et de travailler dans un premier temps sur le mot genou lui-même, en se référant à l'article dans le genou, développé dans ce livre. Une roue de travail lui correspond, la n°406, que l'on pourra expérimenter, afin d'inciter des ressentis plus fins.

L'idéal est d'exprimer son ressenti par un verbe ou un adjectif, c'est la meilleure façon de s'approcher au plus près du but.

Il arrive parfois que des personnes, souhaitant travailler une roue, me demandent le numéro d'une roue pour "l'harmonie", "la paix", "la sérénité", "la santé", etc. Il est, évidemment, possible de trouver ces roues, mais la demande est très vague et le travail ne portera que très peu de fruits, car ces concepts sont très vagues et trop généraux. En fait, pour accomplir un travail efficace, dans l'une de ces directions, la personne doit arriver à exprimer ce que l'un de ces concepts évoque pour elle. Ainsi, la personne désirant la "roue de l'harmonie", devra, avant tout, dire à l'aide d'un verbe, ce que l'harmonie évoque pour elle et pour elle seule. Ce qui, naturellement, ferait sortir un tout autre qualificatif chez quelqu'un d'autre. Donc, pour un même but, deux individus, travailleront certainement deux roues totalement différentes. Le système est très personnalisé. C'est pourquoi, lorsqu'il m'arrive de conseiller une roue à quelqu'un, pour un problème précis, je demande à la personne de le garder pour elle, non pour une obscure raison de secret, mais tout simplement parce qu'une autre personne ayant, apparemment, un problème semblable, utilisera d'autres qualificatifs pour s'exprimer et appellera donc une autre roue. Cette méthode demande une grande disponibilité et une remise en question permanente.

LA TRANSFORMATION DU MOT-CLÉ EN ROUE SONORE

Une fois le mot choisi, le reste est plus simple, car le processus est semblable pour tous les qualificatifs. En effet, il suffit de prendre le qualificatif et de se rendre dans le *"Dictionnaire des termes courants"*, en page 189. Prenons un exemple, imaginons que, par rapport à sa pathologie ou à son état émotionnel, vous déterminiez la sensation d'être "asservi". Il suffit simplement de consulter le dictionnaire et de trouver le verbe "asservir", et lire : "*Asservir [16-2-4] : 187.*" Cela signifie que la racine est composée par les lettres numéros 16, 2 et 4, soit Âyin, Beith et Daléth, et que cette racine se trouve dans le cycle de la roue numéro 187. Il arrive souvent qu'un verbe soit rattaché à plusieurs roues, dans ce cas, il est nécessaire d'aller voir dans le "Dictionnaire des 484 roues", en page 235, et de lire les autres qualificatifs se trouvant dans ces roues, afin de déterminer la roue qui correspond le mieux.

Beaucoup de termes sont proposés dans ce "Dictionnaire des termes courants", mais il va de soi qu'il ne peut contenir tous les qualificatifs possibles, cela nécessiterait un ouvrage en plusieurs volumes. Toutefois, malgré l'immensité des possibilités, tout se résumera toujours à 484 roues. Si le terme cherché n'est pas dans le dictionnaire, il faut essayer avec des synonymes, ou des qualificatifs se rapprochant des ressentis. Sinon, il faut aller chercher le verbe dans un dictionnaire hébreu et déterminer soi-même la roue, l'opération n'est pas très complexe. Cela revient à construire une roue, comme cela est expliqué dans le chapitre "*L'art du tšérouf*", en page 54.

Le temps de l'analyse

Avant de se lancer dans la pratique sonore, il est bon d'analyser le contenu de la roue, car beaucoup d'autres qualificatifs s'y trouvent. Il est intéressant de vérifier si certains mots de cette roue, ne résonnent pas en soi et n'évoquent pas certains moments de notre histoire. Certains verbes sont parfois confrontant, il est d'ailleurs important de ne pas se laisser impressionner si la roue comporte certains termes durs, voire négatifs, car ils ont un rôle dans l'expérience.

Afin de prendre connaissance du contenu de la roue, il faut se rendre dans le second dictionnaire, en page 235.

Dans le cas de l'exemple de la roue 187, on peut lire :

187 :   Affranchir *[2-10-12]* – Apposer un timbre *[2-10-12]* – Antigène *[10-18-20]* – Créer *[10-18-20]* – Endogène *[10-18-20]* – Produire *[10-18-20]* – Acheminer *[14-22-*

2] – Orienter *[14-22-2]* – Adapter *[16-2-4]* – Adorer *[16-2-4]* – Apprêter *[16-2-4]* – Asservir *[16-2-4]* – Façonner *[16-2-4]* – Servir *[16-2-4]* – Tanner *[16-2-4]* – Travailler *[16-2-4]* – À l'aise *[20-6-8]* – Air *[20-6-8]* – Élargir *[20-6-8]* – Esprit *[20-6-8]* – Gagner *[20-6-8]* – Répandre *[20-6-8]* – Souffle *[20-6-8]* – Soulager *[20-6-8]* – Mettre en scène *[2-10-13]* – Monter *[2-10-13]* – Ongles (armer d') *[9-17-20]* – Condenser *[16-2-5]* – Épaissir *[16-2-5]*.

Il s'agit des significations des racines contenues dans la roue, portant un sens. On y retrouve le verbe asservir, mais on peut observer que l'ensemble [16-2-4] correspond à d'autres termes, issus de la même racine. Bien souvent l'ensemble des termes d'une roue aide à reformuler un état morbide et d'en comprendre la cause.

LA VOCALISATION DE LA ROUE

Après avoir abordé le problème par l'intellect et l'analyse, on peut alors passer à une étape plus méditative et sensible, par la vocalisation des phonèmes de la roue. En ce rendant dans le troisième dictionnaire en page 274, on trouvera les soixante-six phonèmes de chacune des 484 roues, afin de se livrer à la vocalisation de la roue choisie.

Dans le cas de la roue 187, on peut lire :

Roue 187 : *a,té,ka - bé,yo,la - gui, ka, mé - da, la, nou - hé, mé, sa - va, nou, âa - za, sa, pé - ħéh, âa, tša - té, pé, qo - yo, tša, ré - ka, qo, shi - la, ré, ta - mé, shi, a - nou, ta, bé - sa, a, gui - âa, bé, da - pé, gui, hé - tša, da, va - qo, hé, za - ré, va, ħéh - shi, za, té - ta, ħéh, yo..*

Ce sont les soixante-six phonèmes qu'il faudra soit vocaliser soit écouter, dans une ambiance calme, en contrôlant son souffle. À chaque phonème est associé un mouvement de tête, comme cela est décrit dans le chapitre : "L'art du tšérouf", dans l'exemple de la page 54.

Il est déconseillé, lors de cette pratique de générer des visualisations ou des constructions mentales. Il est préférable de se concentrer sur le son et sur le souffle, afin de permettre à de nouveaux ressentis de se manifester, qu'il faudra alors qualifier, afin de déterminer une autre roue de travail.

Dictionnaire des termes courants

Le dictionnaire qui suit comporte des verbes courants et des maladies, répondant à la grande majorité des situations. Après chaque terme, entre crochet, se trouve la clé sonore de base, puis la roue à laquelle elle appartient, qu'il faudra utiliser.

Il arrive souvent qu'un verbe supporte plusieurs tonalités de sens, reliées à des roues différentes, c'est la raison pour laquelle, il est répété plusieurs fois. Par exemple, le verbe *affaiblir* apparaît dix-neuf fois consécutives sur la liste, cela signifie qu'il y a au moins dix-neuf façons de se sentir affaibli et il faut trouver la véritable tonalité de cet état. Pour cela, il est nécessaire d'aller consulter le dictionnaire des 484 roues et de chercher dans chacune des roues proposer des mots confortant notre demande, afin de choisir la roue qui sera la mieux adaptées. Le mieux et de repérer d'abord, sur la liste des mots proposés, les termes possédant la même clé sonore, et de vérifier s'ils correspondent bien à notre demande.

À l'aise *[20-6-8]* : 187- *[20-8-2]* : 225
À l'étroit *[18-20-20]* : 47
À mort *[13-6-22]* : 340
À nu *[16-6-20]* : 269
À part *[17-20-21]* : 71
À partie (prendre) *[15-19-17]* : 91
À perpétuité (assujettir) *[18-13-22]* : 379
À plein gosier *[3-20-14]* : 386
Abaisser *[21-8-8]* : 208 - *[13-6-11]* : 351 - *[21-17-12]* : 410
Abandonner *[17-19-20]* : 48 - *[21-2-19]* : 87 - *[7-14-8]* : 156 - *[14-21-20]* : 161 - *[16-7-2]*

Abasie *[10-15-4]* : 127
Abattre *[8-9-2]* : 39 - *[14-19-17]* : 114 - *[21-6-8]* : 164 - *[13-3-20]* : 272 - *[17-11-20]* : 356 - *[14-8-22]* : 361 - *[14-11-15]* : 420
Abattre (bête) *[21-8-9]* : 209
Abcès *[13-20-15]* : 157
Abdiquer *[6-22-20]* : 367
Abdomen *[2-9-14]* : 167
Abduction *[18-4-4]* : 185
Abhorrer *[22-1-2]* : 25 - *[8-22-5]* : 328
Abîme (ouvrir un) *[22-5-13]* : 124

Abîmer *[8-13-15]* : 118 - *[19-4-8]* : 166 - *[19-5-5]* : 185 - *[21-8-22]* : 200 - *[7-17-22]* : 236 - *[17-8-22]* : 292
Ablactation *[8-12-2]* : 105
Ablation *[17-20-4]* : 76
Abolir *[17-19-16]* : 66 - *[21-2-22]* : 68 - *[2-9-12]* : 165
Abondant *[16-22-20]* : 137
Abonder *[21-17-16]* : 414 - *[21-17-19]* : 417 - *[4-2-1]* : 460 - *[13-14-1]* : 33 - *[13-14-5]* : 37
Aboyer *[14-2-8]* : 237
Abreuver *[12-16-9]* : 108 - *[21-6-19]* : 175 - *[20-6-5]* : 184 -

Arranger un mariage *[21-4-11]* : 123

Arrêter *[11-12-1]* : 35 - *[16-18-20]* : 49 - *[4-13-13]* : 208 - *[22-14-8]* : 317 - *[16-13-4]* : 429

Arrière-garde (militaire) *[1-15-17]* : 325

Arrières (rogner les) *[7-14-2]* : 172

Arriver *[14-17-12]* : 87 - *[2-6-1]* : 110 - *[14-3-16]* : 245 - *[1-22-5]* : 467

Arrogant *[7-8-8]* : 24 - *[20-5-2]* : 159 - *[10-5-20]* : 385 - *[15-12-12]* : 438

Arrogant vanter *[21-8-18]* : 218

Arrondir *[16-3-12]* : 217 - *[11-4-4]* : 346 - *[3-2-16]* : 476

Arrondir (gâteau) *[11-16-11]* : 111

Arroser *[7-12-8]* : 112 - *[14-7-5]* : 344 - *[21-19-5]* : 447

Artères saillantes *[16-20-19]* : 92

Artériosclérose *[9-20-21]* : 255

Arthrite *[17-20-19]* : 69

Articuler *[14-17-19]* : 72

Articuler (un son) *[14-22-7]* : 192

Ascaris *[11-20-18]* : 206

Asperger *[20-2-18]* : 109 - *[7-12-8]* : 112 - *[7-12-17]* : 121 - *[14-6-17]* : 312 - *[14-7-5]* : 344 - *[18-12-17]* : 374 - *[20-15-15]* : 392

Aspermie *[7-20-16]* : 296

Aspirer *[21-1-17]* : 63 - *[8-22-20]* : 321

Assaillir *[5-6-22]* : 40 - *[3-6-20]* : 84 - *[14-17-12]* : 87

Assaisonner *[12-17-22]* : 121 - *[19-9-17]* : 285 - *[20-19-8]* : 473

Assassiner *[20-18-8]* : 451

Assécher *[6-2-21]* : 412 - *[8-20-13]* : 270

Assembler *[1-8-4]* : 158 - *[13-21-19]* : 183 - *[7-6-3]* : 481

Asseoir *[10-21-2]* : 257 - *[6-21-2]* : 349

Asservir *[16-2-4]* : 187

Assidu *[21-19-4]* : 446

Assiéger *[18-2-1]* : 138 - *[18-6-20]* : 223 - *[15-11-20]* : 402

Assigner *[10-8-4]* : 457 - *[19-18-16]* : 482

Assigner (une somme) *[13-8-5]* : 389

Assigner en justice *[9-16-14]* : 160

Assimiler (gram.) *[2-12-16]* : 235

Assimiler (une population) *[2-12-12]* : 231

Assis *[6-21-2]* : 349

Assister *[15-16-4]* : 34 - *[16-7-20]* : 291

Associer *[21-22-17]* : 41 - *[1-3-4]* : 48 - *[12-17-22]* : 121 - *[8-2-20]* : 365 - *[10-4-8]* : 373

Assombrir *[16-6-2]* : 273 - *[11-5-5]* : 369 - *[16-13-5]* : 430 - *[16-13-13]* : 438

Assortir *[15-6-3]* : 297

Assouplir *[3-13-21]* : 239

Assourdir *[16-13-13]* : 438

Assurer *[2-9-8]* : 161 - *[21-20-10]* : 474

Asthénie *[22-21-21]* : 484

Asthme *[19-18-20]* : 464

Astigmatisme *[20-21-13]* : 38

Astiquer *[2-20-19]* : 414

Ataxie *[3-21-14]* : 408

Atermoyer *[17-6-14]* : 262

Attabler *[15-2-2]* : 208

Attacher *[1-3-4]* : 48 - *[20-22-19]* : 66 - *[1-4-19]* : 85 - *[16-20-5]* : 100 - *[12-17-22]* : 121 - *[11-20-11]* : 199 - *[11-4-14]* : 334 - *[19-13-16]* : 372 - *[16-14-4]* : 451 - *[4-2-19]* : 456

Attacher par cordes *[1-21-12]* : 452

Attaque (médecine) *[21-2-18]* : 86

Attaquer *[3-6-4]* : 68 - *[3-6-20]* : 84 - *[14-18-5]* : 102 - *[14-3-8]* : 259 - *[22-19-17]* : 436

Attarder *[16-18-20]* : 49 - *[21-5-5]* : 139 - *[1-8-20]* : 174 - *[5-13-5]* : 177 - *[17-3-20]* : 180 - *[16-11-2]* : 383 - *[1-20-11]* : 429

Atteindre *[13-18-1]* : 121 - *[9-16-14]* : 160 - *[14-21-3]* : 166 - *[17-3-16]* : 198 - *[14-3-16]* : 245 - *[16-13-4]* : 429 - *[4-2-19]* : 456

Atteler *[20-22-13]* : 60 - *[11-4-14]* : 334

Attendre *[8-10-12]* : 49 - *[6-8-12]* : 51 - *[8-11-5]* : 86 - *[19-6-5]* : 207 - *[21-13-20]* : 330 - *[10-8-12]* : 443 - *[21-19-17]* : 459 - *[18-17-5]* : 472

Attendrir *[13-6-8]* : 348

Attenter à *[18-4-5]* : 186

Attention *[15-11-22]* : 404

Atténuer *[17-6-3]* : 251 - *[19-12-21]* : 333

Atterrir *[14-8-22]* : 361

Attester *[16-4-6]* : 233 - *[15-5-4]* : 276

Attiser *[12-2-2]* : 277

Attraper *[22-17-15]* : 390 - *[22-17-21]* : 396

Attribuer *[21-10-11]* : 255 - *[16-14-19]* : 444 - *[10-8-15]* : 446

Attrister *[4-6-5]* : 46 - *[16-18-2]* : 53 - *[1-4-2]* : 68 - *[14-17-8]* : 83 - *[19-4-20]* : 156 - *[16-3-13]* : 218 - *[10-3-14]* : 335 - *[10-3-5]* : 348 - *[16-11-20]* : 379 - *[6-3-5]* : 440 - *[18-16-20]* : 443

Aubépine *[1-9-20]* : 196

Audace *[5-6-14]* : 32

Augmenter *[20-2-5]* : 96 - *[13-1-4]* : 234

Auriculaire *[7-20-22]* : 302

Auricule *[1-17-20]* : 372

Ausculter (médecine) *[1-7-14]* : 146

Authentifier *[19-10-13]* : 303

Autisme *[1-8-20]* : 174

Automnal *[15-22-6]* : 168

Autoriser *[20-21-1]* : 26 - *[20-21-5]* : 30 - *[15-13-11]* : 459

Blanchir *[12-2-14]* : 267 - *[8-6-20]* : 453

Blanchir (cheveux) *[21-10-2]* : 246

Blé *[4-3-14]* : 473

Blé (acheter/vendre) *[21-2-20]* : 88

Blêmir *[8-17-5]* : 218

Blennorragie *[7-2-5]* : 395

Blépharoptose *[16-17-5]* : 34

Blesser *[17-18-16]* : 44 - *[18-20-13]* : 62 - *[8-13-15]* : 118 - *[15-20-8]* : 126 - *[17-4-16]* : 220 - *[21-14-14]* : 346

Blesser (frottement) *[15-19-2]* : 98

Bleu *[11-8-12]* : 420

Bleu clair *[22-11-12]* : 255

Blinder *[21-20-10]* : 474

Blocs (solidifier en) *[3-10-21]* : 173

Blottir *[11-14-17]* : 73

Bluffer *[2-12-17]* : 236

Boire *[21-22-5]* : 29 - *[3-13-1]* : 241 - *[21-19-5]* : 447

Boire à petit traits *[3-13-1]* : 241

Boire avec excès *[15-2-1]* : 207

Bois (encadrer de) *[16-18-5]* : 56

Boiser *[10-16-20]* : 143

Boiteux *[18-12-16]* : 373 - *[17-15-8]* : 454

Boitiller *[18-12-16]* : 373

Bol *[15-17-12]* : 64

Bombarder *[17-18-18]* : 24

Bombarder (artillerie) *[17-3-7]* : 189

Bombarder (milit.) *[20-16-21]* : 398

Bon *[9-6-2]* : 434 - *[10-9-2]* : 477

Bon - abondance *[9-6-2]* : 434

Bon marché *[7-6-12]* : 468

Bon oeil (voir avec) *[20-22-5]* : 52

Bondir *[3-10-8]* : 160 - *[7-14-19]* : 167 - *[14-22-20]* : 183 - *[19-17-7]* : 451 - *[17-15-8]* :

454 - *[19-17-18]* : 462 - *[20-19-4]* : 469

Bonne santé *[8-12-13]* : 94

Bonne volonté *[20-18-1]* : 444

Bossu *[8-9-20]* : 35 - *[4-2-21]* : 458 - *[3-2-14]* : 474

Botter *[13-3-17]* : 269

Botulisme *[20-16-12]* : 411

Bouche (ouvrir la) *[17-18-8]* : 36

Boucher *[21-22-13]* : 37 - *[17-19-19]* : 47 - *[1-3-17]* : 61 - *[3-6-17]* : 81 - *[9-13-13]* : 93 - *[15-22-13]* : 175 - *[2-12-13]* : 232 - *[21-16-16]* : 392 - *[15-11-20]* : 402 - *[9-6-13]* : 423 - *[9-8-8]* : 484

Boucler *[16-14-2]* : 449

Bouclier de protection *[13-3-14]* : 266

Boue *[9-10-9]* : 23 - *[2-18-18]* : 369

Boue (traîner dans la) *[16-17-20]* : 27

Boueux *[20-17-21]* : 420 - *[20-17-15]* : 436

Bouger *[15-6-9]* : 303 - *[7-6-7]* : 463

Bouillie *[13-16-15]* : 69

Bouillir *[20-22-8]* : 55 - *[21-12-19]* : 307 - *[7-6-4]* : 482

Bouillonner *[8-13-20]* : 123 - *[14-2-16]* : 223 - *[2-16-5]* : 312 - *[8-2-18]* : 363

Boulonner (techniq.) *[12-12-2]* : 13

Bourdonner *[5-13-5]* : 177

Bourgeonner *[14-18-14]* : 89 - *[14-18-18]* : 93 - *[22-12-16]* : 281

Bourrer *[17-9-13]* : 327

Bout *[2-4-12]* : 55

Boutonner *[17-20-17]* : 67 - *[20-11-15]* : 304

Boycotter *[8-20-13]* : 270

Braire *[14-16-20]* : 51 - *[14-5-19]* : 292 - *[2-20-15]* : 410

Bramer *[17-20-9]* : 81 - *[16-3-20]* : 203

Branche *[13-9-5]* : 411

Brancher *[15-16-17]* : 25

Brandir (une arme) *[14-4-8]* : 281

Brèche *[2-4-19]* : 62

Bref *[19-18-20]* : 464

Brillant *[7-20-8]* : 288

Briller *[2-5-19]* : 84 - *[14-18-18]* : 93 - *[1-5-12]* : 100 - *[3-8-12]* : 120 - *[2-7-19]* : 128 - *[12-17-7]* : 128 - *[5-12-12]* : 162 - *[18-5-20]* : 201 - *[18-5-2]* : 205 - *[14-3-5]* : 256 - *[7-20-8]* : 288 - *[14-5-20]* : 293 - *[2-20-19]* : 414 - *[7-5-20]* : 454 - *[7-6-5]* : 483 - *[21-20-19]* : 483

Briller (or) *[17-7-7]* : 277

Briques *[12-2-14]* : 267

Briser *[17-18-18]* : 24 - *[17-18-13]* : 41 - *[17-18-16]* : 44 - *[17-18]* : 68 - *[17-20-19]* : 69 - *[14-17-18]* : 71 - *[14-17-9]* : 84 - *[21-2-20]* : 88 - *[21-3-2]* : 92 - *[14-22-16]* : 179 - *[20-9-21]* : 244 - *[11-22-22]* : 254 - *[8-22-22]* : 323 - *[17-11-20]* : 356 - *[20-15-19]* : 396 - *[20-16-5]* : 404 - *[20-16-16]* : 415 - *[20-16-18]* : 417 - *[20-18-18]* : 461

Briser (en éclats) *[21-2-20]* : 88

Broder *[20-19-13]* : 478

Broder d'or *[9-20-15]* : 249

Bronchite *[15-16-17]* : 25

Bronze *[1-20-4]* : 422

Bronzer *[21-7-17]* : 195 - *[17-8-13]* : 305

Brosser *[2-20-21]* : 416

Brouillard *[1-2-11]* : 33

Brouter *[2-16-20]* : 327 - *[20-16-5]* : 404 - *[12-8-11]* : 418

Broyer *[4-6-11]* : 52 - *[16-18-13]* : 64 - *[21-6-17]* : 173 - *[2-9-21]* : 174 - *[20-9-21]* : 244 - *[11-22-21]* : 253 - *[11-22-22]* : 254 - *[14-4-11]* : 284 - *[4-19-19]* : 346 - *[8-2-15]* : 360 - *[3-20-15]* : 387 - *[3-20-20]* : 392 - *[20-15-15]* : 392 - *[20-15-19]* : 396 - *[20-18-17]* : 460 - *[20-19-19]* : 484

Broyer frotter [13-12-12] : 484
Bruire [1-6-21] : 131 - [5-13-5] : 177
Bruit [20-3-21] : 112 - [5-10-13] : 119 - [20-16-21] : 398 - [8-6-13] : 446
Brûlant [8-20-20] : 277
Brûler [20-21-17] : 42 - [18-20-2] : 51 - [8-12-9] : 90 - [8-13-20] : 123 - [12-17-7] : 128 - [19-4-8] : 166 - [10-18-22] : 189 - [4-12-19] : 192 - [10-19-4] : 215 - [6-19-4] : 307 - [2-16-20] : 327 - [19-12-5] : 339 - [12-5-2] : 343 - [12-5-9] : 350 - [11-6-5] : 391 - [16-11-12] : 393 - [16-12-19] : 400 - [21-20-2] : 466 - [21-20-17] : 481
Brûler (religion) [19-9-20] : 266
Brûler / embraser [3-8-12] : 120
Brûlures d'estomac [18-20-2] : 51
Brume [1-2-11] : 33
Brun [8-6-13] : 446
Brunir [21-7-17] : 195 - [21-8-13] : 213
Bruxisme [8-20-19] : 276
Bubon [2-16-5] : 312
Buccinateur [18-8-19] : 266
Buée [5-2-12] : 426
Bulle [2-16-5] : 312 - [21-12-17] : 305
Cacher [11-13-14] : 48 - [11-13-15] : 49 - [13-15-11] : 65 - [11-14-17] : 73 - [9-13-14] : 94 - [9-13-20] : 100 - [11-15-5] : 105 - [15-22-20] : 160 - [3-14-7] : 247 - [15-6-5] : 299 - [8-2-1] : 368 - [8-2-5] : 372 - [12-6-9] : 372 - [16-12-13] : 416 - [18-14-16] : 417
Cacher (des armes) [15-12-19] : 423
Cachère (religi.) [11-21-20] : 230
Cachette [8-2-1] : 368
Cadeau [4-20-14] : 363

Cadeau [7-2-4] : 394 - [22-21-20] : 483
Caecum [1-9-13] : 189
Cailler [18-20-20] : 47 - [16-13-4] : 429
Calcaneus [16-19-2] : 75
Calcium [15-4-14] : 264
Calcul biliaire, pierre de bile [1-2-14] : 36
Calculer [8-21-2] : 303
Calibrer [11-10-12] : 464
Callosités [10-2-12] : 311
Calme [20-3-16] : 129 - [21-12-6] : 294 - [21-19-9] : 451
Calmer [21-2-8] : 76 - [21-4-11] : 123 - [20-3-16] : 129 - [4-13-13] : 208 - [10-21-2] : 257 - [21-12-6] : 294 - [14-6-8] : 325 - [8-6-12] : 445 - [21-19-9] : 451
Calmer guérir [21-17-5] : 403
Calomnier [12-16-7] : 106 - [20-3-12] : 125 - [4-10-17] : 146 - [12-21-14] : 201 - [8-17-1] : 214 - [21-13-18] : 328 - [20-14-14] : 369 - [12-6-7] : 370 - [22-17-12] : 387 - [16-12-12] : 415
Cambrioler [17-20-18] : 68
Camoufler [15-6-1] : 295 - [15-6-5] : 299
Camper [8-14-5] : 152
Canal carpien [10-4-5] : 370
Canalisation [2-10-2] : 177
Canaliser [22-16-12] : 365 - [18-14-20] : 399
Canarder [18-12-17] : 374
Cancer [15-20-9] : 127
Canitie [21-16-20] : 396
Caoutchouté [18-13-3] : 382
Capitaliser [5-6-14] : 32
Capricorne [3-4-10] : 30
Captatif [19-14-5] : 383
Capturer [18-6-4] : 229
Caractériser [18-10-14] : 327
Carboniser [3-8-12] : 120 - [17-8-13] : 305
Carder [14-17-15] : 68 - [14-17-9] : 84
Cardiaque [8-12-2] : 105
Caresser [12-9-17] : 424

Carnage [1-2-8] : 30
Carotide [18-1-20] : 113
Carré [20-2-16] : 107
Caséifier [3-2-14] : 474
Casquer [19-15-4] : 404
Casser [17-18-8] : 36 - [3-6-15] : 79 - [8-18-18] : 231 - [3-20-15] : 387
Castrer [15-20-15] : 111
Cataire [20-10-8] : 275
Cataracte [10-20-4] : 237
Cauchemar [15-10-9] : 391
Causer [15-2-2] : 208 - [1-14-5] : 291
Cautériser [11-6-5] : 391
Céder [17-18-20] : 26
Cèdre [1-20-7] : 425
Ceindre [1-7-20] : 152 - [21-14-15] : 347 - [1-17-4] : 356 - [13-7-8] : 370 - [8-3-20] : 387
Célébrer [9-11-15] : 51 - [8-3-3] : 392
Cendre [1-17-20] : 372
Cendre (rôtir dans la) [20-13-18] : 351
Cendres [19-9-13] : 281
Cent [13-1-5] : 235
Centupler [13-1-5] : 235
Cercle [16-6-3] : 274 - [8-6-3] : 458
Céréales [4-3-14] : 473
Cérébral [13-8-10] : 394
Cérumen (bouchon de) [21-16-5] : 381
Cesser [11-12-1] : 35 - [17-19-16] : 66 - [21-2-22] : 68 - [2-9-12] : 165 - [21-6-20] : 176 - [16-4-20] : 225 - [17-6-3] : 251 - [8-21-11] : 290 - [15-6-20] : 292 - [1-15-17] : 325 - [13-6-21] : 339 - [1-17-15] : 367 - [8-4-12] : 401 - [13-10-21] : 427 - [17-15-19] : 443 - [17-15-15] : 461
Cétose [19-9-7] : 275
Chalazion [16-17-5] : 34
Chaleur (accabler de) [21-20-2] : 466
Chameau [3-13-12] : 230
Champ visuel [20-1-5] : 74
Chance [3-4-1] : 43

Chanceler [21-13-9] : 319 - [14-7-7] : 346

Chanceux [13-7-12] : 374

Changer [15-2-2] : 208 - [22-13-20] : 307 - [21-14-5] : 337

Chant (entonner un) [17-18-8] : 36

Chanter [14-3-14] : 243 - [21-10-20] : 264 - [20-14-14] : 369 - [16-14-5] : 452

Chantonner [12-8-14] : 399

Chantre [8-7-14] : 469

Chaos [2-5-6] : 71

Chapeau [3-2-16] : 476

Charger [9-16-14] : 160 - [15-2-12] : 218 - [16-13-15] : 440

Charger (fardeaux) [16-13-21] : 424

Charmer [19-15-13] : 413

Charrier [15-8-17] : 333

Chasser [16-20-4] : 99 - [14-21-2] : 165 - [14-21-12] : 175 - [9-20-4] : 260 - [3-20-21] : 393 - [14-10-4] : 409 - [14-11-1] : 428

Châtier [10-15-20] : 121

Chaud [21-8-14] : 214

Chauffer [8-13-13] : 116 - [5-15-19] : 235

Chauler [21-10-4] : 248 - [15-6-4] : 298 - [15-10-4] : 386

Chaumer [15-11-11] : 415

Chausser (un soulier) [14-16-12] : 65

Chauve [19-20-8] : 34 - [3-2-8] : 468

Chef [19-18-14] : 480

Chef (choisir) [21-6-20] : 176

Chemin [4-20-11] : 360

Chemin (frayer un) [17-15-3] : 449

Cheminer [21-2-12] : 80 - [14-5-12] : 307 - [4-20-11] : 360 - [1-20-8] : 426

Cher [6-19-20] : 301

Chercher [8-17-21] : 212 - [2-12-21] : 240 - [2-19-21] : 394

Chercher prétexte [1-14-5] : 291

Chérir [8-2-2] : 369

Chérubinisme [11-20-2] : 212

Chevaucher [20-11-2] : 291

Chevaux (conduire) [15-10-15] : 375

Cheveux [15-17-20] : 50 - [11-15-13] : 91

Cheveux (arracher) [19-20-8] : 34

Cheveux blancs [21-10-2] : 246

Chevrons (du toit) [20-5-9] : 166

Chien - faufiler [11-12-2] : 36

Chier [8-20-1] : 280

Chiffrer [19-6-4] : 206

Chlore (purifier au) [11-12-20] : 32

Choc, commotion [7-16-7] : 220

Choisir [20-1-5] : 74 - [2-8-20] : 151 - [15-3-12] : 240 - [2-20-5] : 400 - [2-20-20] : 415 - [15-12-22] : 426

Cholagogue [13-20-5] : 169

Cholestéatome [8-12-2] : 105

Chômer [2-9-12] : 165

Chorde [13-22-20] : 206

Chorée [13-8-12] : 396

Chorion [16-9-17] : 332

Chorionique [15-10-15] : 375

Choroïde [4-13-5] : 200

Choyer [16-14-3] : 450

Christianisme [14-18-20] : 95 - [21-13-4] : 314

Chromatine sexuelle [13-10-14] : 420

Chronométrer [16-22-22] : 139

Chuchoter [1-6-21] : 131 - [12-1-9] : 262 - [8-20-21] : 278 - [12-8-21] : 406 - [4-2-2] : 461

Cicatrice [18-12-19] : 354

Cicatrisation [18-12-19] : 354

Cicatriser [3-12-4] : 200 - [18-12-19] : 354

Ciller [19-20-18] : 44 - [15-19-20] : 94 - [20-7-13] : 214

Cils [20-10-15] : 282

Cimenter [13-12-9] : 481

Circoncire [13-5-12] : 330 - [13-6-12] : 352

Circoncision [13-12-5] : 477

Circuler [15-2-2] : 208 - [15-8-20] : 336

Cirer [4-5-14] : 33 - [4-14-3] : 242

Cirrhose [21-8-13] : 213

Ciseler [8-9-2] : 39

Citer [18-9-9] : 300

Citerne [2-6-20] : 107

Citron [12-13-14] : 25

Civilisé [13-4-14] : 288 - [14-13-15] : 464

Clair [8-6-20] : 453

Clairsemé (agricult.) [4-12-12] : 185

Clairvoyant [17-19-8] : 58

Claquer (des doigts) [15-14-19] : 467

Clarifier [18-12-12] : 369

Clarté [2-5-20] : 85 - [14-3-5] : 256

Classer [21-2-18] : 86 - [15-6-3] : 297 - [13-10-14] : 420

Classer (dossiers) [22-10-19] : 240

Classer (sans suites) thésauriser [3-14-7] : 247

Claudication [18-12-16] : 373

Clémence [8-15-4] : 173

Cligner (oeil) [20-7-13] : 214

Cliqueter [16-11-15] : 396

Clocher [18-12-16] : 373

Cloisonner [8-10-18] : 55

Clonus [20-9-9] : 254

Cloque [2-16-5] : 312

Clôturer [15-10-3] : 385

Clouer [15-13-20] : 446

Coagulation [19-20-21] : 25

Coaguler [3-12-4] : 200 - [19-17-1] : 445

Coarctation [18-20-5] : 54

Coasser [16-20-16] : 89 - [19-5-19] : 177

Coder [19-6-4] : 206

Cœur [8-12-2] : 105

Cohabiter [21-3-12] : 102

Coiffer (un chapeau) [8-2-21] : 366

Coït [1-22-22] : 484

Colère [8-13-5] : 130

Collabé [19-13-18] : 374
Coller [15-20-11] : 129 - [14-21-11] : 174 - [12-2-4] : 279 - [4-2-19] : 456
Collier (autour du cou) [20-2-4] : 95
Colline [2-13-5] : 246
Colportage [20-11-12] : 301
Coma [19-13-1] : 257
Combat de gladiateur [18-4-1] : 182
Combattre [12-8-13] : 398
Combiner [21-12-2] : 290 - [20-11-2] : 291
Comédon [8-9-9] : 24
Commander [18-2-1] : 138 - [7-13-14] : 140
Commencer [22-8-12] : 189 - [15-2-20] : 204
Commenter [2-1-20] : 481
Commerce [22-3-20] : 87 - [15-8-20] : 336
Compact [16-20-15] : 110 - [4-10-15] : 144
Comparer [16-20-11] : 106 - [14-19-21] : 118 - [21-6-1] : 157 - [21-6-5] : 161 - [13-21-12] : 198 - [4-13-5] : 200 - [19-10-21] : 289 - [8-2-20] : 365 - [16-13-22] : 425
Compatir [20-22-5] : 52
Compensation [3-13-12] : 230
Compenser [19-7-7] : 231 - [15-12-1] : 427
Compétent [13-8-5] : 389
Complet [21-12-13] : 301
Compliquer [15-2-11] : 217 - [19-12-19] : 331
Comploter [14-19-21] : 118 - [14-11-12] : 439 - [7-6-4] : 482
Composer [8-2-20] : 365
Composer (chimie) [20-11-2] : 291
Composer un numéro [8-10-3] : 62
Comprendre [2-10-14] : 189 - [21-13-16] : 326 - [22-17-15] : 390 - [22-17-21] : 396 - [16-13-4] : 429
Comprimer [4-8-15] : 100

Compromettre [3-14-5] : 245
Compromis [21-6-5] : 161
Compter [13-14-5] : 37 - [15-17-20] : 50 - [11-15-15] : 93 - [14-21-1] : 164
Compulsion [11-17-5] : 149
Concasser [20-15-15] : 392
Concentrer [3-6-20] : 84 - [13-19-4] : 146 - [20-11-7] : 296
Conception [16-2-20] : 181
Conceptualiser [13-21-3] : 189
Concerner [14-3-16] : 245 - [13-22-19] : 205
Concerter [6-15-4] : 219 - [4-2-20] : 457
Concessions à [6-22-20] : 367
Concevoir [16-18-2] : 53 - [14-21-3] : 166 - [5-20-5] : 331
Concierge [21-16-20] : 396
Conciliant [20-18-5] : 448
Concilier [17-21-20] : 92 - [17-10-15] : 351 - [20-18-5] : 448
Conclure [12-13-4] : 37 - [17-9-20] : 312
Conclure (une alliance) [11-20-22] : 210
Concrétiser [13-8-21] : 383
Condamner [19-14-15] : 393
Condamner à une amende [19-14-15] : 393
Condensé [20-11-7] : 296
Condenser [16-2-5] : 188 - [8-21-20] : 299
Conditionner [22-14-1] : 310 - [22-14-5] : 314
Conduire [21-2-12] : 80 - [6-12-11] : 138 - [14-5-3] : 298 - [14-5-12] : 307 - [4-20-11] : 360 - [14-8-5] : 366 - [6-2-12] : 403 - [20-16-5] : 404
Conférence [20-18-1] : 444
Conférer [21-6-5] : 161
Confiance [2-9-8] : 161 - [1-13-14] : 278
Confidentiel [8-15-5] : 174
Confier [21-12-13] : 301
Confirmer [1-13-22] : 286 - [19-10-13] : 303 [1-21-20] : 460 - [16-19-12] : 85

Confisquer [8-12-9] : 90 - [8-20-13] : 270
Confiture [20-19-8] : 473
Confronter [16-13-22] : 425
Confusion [2-5-6] : 71
Congé [21-1-12] : 58 - [17-9-20] : 312
Congédier [14-4-8] : 281 - [17-9-20] : 312
Congeler [19-17-1] : 445
Congénital [13-12-4] : 476
Congestion [3-4-12] : 32
Conjonctivite [12-8-13] : 398
Conjuguer (gramm.) [14-9-5] : 388
Connaissance [4-16-22] : 283
Connaisseur [2-19-5] : 378 - [2-19-1] : 396
Connaître [4-6-16] : 57 - [4-10-16] : 145 - [10-4-16] : 359
Conquérir [11-2-21] : 297
Consacrer [19-4-21] : 157 - [8-20-13] : 270
Consacrer en oubli [21-19-16] : 458
Conscience [4-6-16] : 57 - [11-20-5] : 215
Conseiller [10-16-18] : 141 - [16-6-18] : 267
Consentir [1-2-5] : 27 - [4-6-1] : 64 - [1-6-22] : 132 - [15-11-13] : 417 - [20-18-5] : 448
Conserver [21-13-20] : 330
Considérer [15-17-14] : 66 - [21-3-8] : 98 - [21-11-12] : 278 - [15-11-12] : 416 - [21-19-12] : 454
Considérer comme [16-21-5] : 122
Consistance [13-13-21] : 9
Consoler [14-8-13] : 374
Consolider [2-15-15] : 300 - [3-2-21] : 481
Consommer [18-20-11] : 60
Conspirer [19-21-20] : 46 - [18-4-5] : 186
Constamment [22-13-4] : 291
Constater [6-4-1] : 458
Constellation [13-7-20] : 360 - [13-7-12] : 374

Courir *[20-5-9]* : 166 - *[20-6-18]* : 197 - *[3-17-12]* : 318
Couronner *[11-12-12]* : 24 - *[11-22-20]* : 252 - *[16-9-20]* : 335 - *[1-17-4]* : 356
Court *[19-18-20]* : 464
Court (véhicule) *[21-2-20]* : 88
Court-circuit *[19-18-20]* : 464
Courtois *[13-4-14]* : 288
Coûter *[16-12-5]* : 408
Couver *[4-3-20]* : 479
Couvert de ronces *[8-20-12]* : 269
Couverture *[19-20-13]* : 39 - *[13-15-11]* : 65
Couvrir *[15-17-14]* : 66 - *[11-15-5]* : 105 - *[19-2-2]* : 116 - *[10-16-9]* : 154 - *[8-17-17]* : 208 - *[8-17-5]* : 218 - *[2-12-16]* : 235 - *[12-1-9]* : 262 - *[21-11-11]* : 277 - *[16-9-17]* : 332 - *[16-9-5]* : 342 - *[12-6-9]* : 372 - *[18-17-5]* : 472
Crachat *[11-8-5]* : 435
Cracher *[10-20-19]* : 230 - *[6-20-19]* : 322 - *[11-5-5]* : 369 - *[11-8-5]* : 435 - *[11-10-8]* : 482
Crachoter *[11-10-8]* : 482 - *[20-19-19]* : 484
Craindre *[7-8-12]* : 28 - *[21-22-16]* : 40 - *[3-6-20]* : 84 - *[16-20-18]* : 91 - *[4-8-12]* : 97 - *[20-5-2]* : 159 - *[10-20-16]* : 227 - *[10-20-1]* : 234 - *[17-8-4]* : 296 - *[8-21-21]* : 300 - *[10-3-20]* : 341
Craint *[6-20-1]* : 326
Crâne *[3-12-5]* : 201
Créancier *[14-21-5]* : 168
Crédit (vendre à) *[14-19-17]* : 114
Crédit (vendre) *[19-6-17]* : 219
Créer *[5-6-5]* : 23 - *[8-10-12]* : 49 - *[16-18-2]* : 53 - *[5-10-5]* : 111 - *[10-18-20]* : 187 - *[19-6-13]* : 215 - *[6-18-20]* : 279 - *[2-20-1]* : 418

Crème (baratter la) *[8-2-18]* : 363
Creuser *[8-12-4]* : 107 - *[19-4-20]* : 156 - *[19-6-20]* : 200 - *[8-17-20]* : 211 - *[11-20-5]* : 215 - *[14-2-2]* : 231 - *[8-19-19]* : 254 - *[5-17-11]* : 271 - *[17-8-22]* : 292 - *[8-22-20]* : 321 - *[19-16-20]* : 420
Crevasser *[14-19-19]* : 116
Crever *[17-19-16]* : 66 - *[17-3-20]* : 180
Crever (les yeux) *[14-19-20]* : 117
Criard *[14-15-20]* : 29
Crier *[19-20-1]* : 27 - *[18-20-8]* : 57 - *[3-5-20]* : 62 - *[1-5-5]* : 93 - *[21-6-16]* : 172 - *[16-3-20]* : 203 - *[7-16-19]* : 211 - *[18-6-8]* : 233 - *[20-10-4]* : 271 - *[18-16-19]* : 442 - *[17-16-5]* : 473
Cris *[20-6-16]* : 195 - *[18-16-19]* : 442
Cris de joie *[20-14-14]* : 369
Crise *[21-2-20]* : 88
Cristalliser *[3-2-21]* : 481
Critiquer *[3-13-7]* : 225 - *[2-19-20]* : 393
Croiser *[11-12-1]* : 35 - *[21-12-2]* : 290 - *[18-12-2]* : 359
Croître *[17-20-5]* : 77 - *[17-20-8]* : 80 - *[21-3-1]* : 91 - *[21-3-5]* : 95 - *[15-3-5]* : 233 - *[22-14-2]* : 311 - *[14-6-2]* : 319 - *[2-18-12]* : 363 - *[3-1-5]* : 443 - *[3-2-20]* : 480
Cruauté (montrer de la) *[1-2-20]* : 42
Cruche *[3-20-2]* : 396
Crucifier *[6-19-16]* : 297 - *[18-12-2]* : 359
Cruel *[4-2-1]* : 460
Cruor *[19-20-21]* : 25
Cryptorchidie *[1-21-11]* : 451
Cueillir *[16-19-18]* : 69 - *[19-9-17]* : 285 - *[2-18-20]* : 371 - *[1-20-5]* : 423
Cueillir (olives) *[13-15-19]* : 51

Cuirasser *[21-20-10]* : 474
Cuire *[2-21-12]* : 429
Cuire (au four) *[1-17-5]* : 357
Cuire (poterie) *[17-8-20]* : 290
Cuire au four *[1-17-5]* : 357
Cuisse *[10-20-11]* : 222
Cuivrer *[14-8-21]* : 360
Culminer (astronom.) *[18-5-20]* : 201
Cyanose *[11-8-12]* : 420
Cyanotique *[11-8-12]* : 420
Cyclothymie *[13-18-2]* : 122
Cyphose *[8-9-20]* : 35
Daim *[7-13-21]* : 147
Daller *[20-18-17]* : 460
Damer *[2-9-21]* : 174
Danser *[4-6-18]* : 59 - *[8-14-3]* : 150 - *[17-7-7]* : 277 - *[8-3-3]* : 392 - *[8-6-12]* : 445 - *[20-18-4]* : 447 - *[20-19-4]* : 469
Dartre *[15-17-8]* : 60 - *[21-17-8]* : 406
Débarquer *[14-8-22]* : 361
Débattre *[14-18-8]* : 105 - *[17-22-12]* : 128 - *[20-9-21]* : 244 - *[12-2-9]* : 284 - *[8-2-9]* : 354
Débauche *[7-14-14]* : 162
Débaucher *[3-6-20]* : 84
Débiter *[8-10-2]* : 61
Déblayer *[17-19-8]* : 58
Déboiser *[2-20-1]* : 418
Déboîter *[17-20-19]* : 69
Déborder *[3-12-21]* : 217 - *[2-20-18]* : 413
Déboucher *[17-19-19]* : 47 - *[17-22-19]* : 113
Debout *[14-18-2]* : 99 - *[14-18-3]* : 100 - *[18-6-3]* : 228 - *[16-13-4]* : 429
Décapiter *[16-20-17]* : 90
Décarburer *[17-8-13]* : 305
Décéder *[17-9-20]* : 312 - *[15-12-19]* : 423
Décevoir *[11-7-2]* : 410 - *[11-8-21]* : 429
Déchaîner *[17-20-16]* : 88 - *[21-12-12]* : 300

Décharger *[17-20-18]* : 68 - *[17-20-19]* : 69

Déchausser *[10-8-17]* : 448

Déchirer *[19-20-16]* : 42 - *[17-20-13]* : 85 - *[2-7-16]* : 125 - *[9-20-17]* : 251 - *[2-19-16]* : 389 - *[13-12-19]* : 469

Décider *[8-12-9]* : 90 - *[11-20-16]* : 204 - *[8-20-18]* : 275 - *[6-20-5]* : 330 - *[17-15-19]* : 443

Déclarer *[18-5-20]* : 201 - *[3-12-16]* : 212 - *[8-6-5]* : 460

Décliner *[16-20-2]* : 97 - *[13-6-11]* : 351 - *[14-9-5]* : 388

Décoller / envoler *[13-20-1]* : 165

Décomposer (chimie) *[17-20-4]* : 76

Découler *[15-2-2]* : 208

Découler de *[14-2-16]* : 223

Découper *[15-17-22]* : 52 - *[19-4-20]* : 156 - *[14-22-8]* : 193 - *[8-22-5]* : 328 - *[17-15-3]* : 449 - *[2-22-20]* : 459 - *[5-4-13]* : 471

Découvrir *[17-20-16]* : 88 - *[16-20-1]* : 96 - *[16-20-5]* : 100 - *[8-15-17]* : 164 - *[3-12-5]* : 201 - *[3-12-16]* : 212 - *[2-16-5]* : 312

Décréter *[3-7-20]* : 106

Décrire *[22-1-5]* : 28 - *[22-1-20]* : 43 - *[15-19-20]* : 94 - *[18-10-20]* : 311

Décrire de cercles *[16-3-12]* : 217

Déçu *[2-6-21]* : 108

Décubitus *[17-8-15]* : 307

Dédaigner *[21-1-9]* : 55 - *[21-6-9]* : 165 - *[13-1-15]* : 223 - *[17-6-9]* : 257 - *[3-16-12]* : 296 - *[19-12-12]* : 346 - *[4-20-1]* : 372 - *[8-6-22]* : 455 - *[17-15-12]* : 458

Dédain *[2-6-7]* : 94

Dédier *[19-4-21]* : 157

Déduire *[12-13-4]* : 37 - *[3-13-20]* : 238

Défaillir *[8-12-21]* : 102 - *[16-9-17]* : 332 - *[16-12-17]* : 398

Défaire *[17-20-19]* : 69 - *[14-17-18]* : 71 - *[17-20-13]* : 85 - *[14-22-20]* : 183 - *[14-3-17]* : 246

Défaut *[13-6-13]* : 331

Défendre *[3-14-14]* : 254 - *[13-3-3]* : 277

Déferler (vagues) *[8-21-12]* : 291

Défier *[22-3-20]* : 87

Défigurer *[16-2-9]* : 192

Déformer *[21-2-21]* : 67 - *[16-19-13]* : 86 - *[15-20-15]* : 111 - *[16-2-20]* : 181 - *[16-2-22]* : 183 - *[16-2-9]* : 192 - *[16-6-22]* : 271 - *[16-6-5]* : 276 - *[15-12-17]* : 421

Défricher *[2-20-1]* : 418

Dégagement *[8-12-18]* : 99

Dégager *[8-12-18]* : 99 - *[16-7-2]* : 295

Dégarnir *[13-20-9]* : 173

Dégénératif *[13-22-14]* : 200

Dégoûter *[19-6-9]* : 211 - *[3-16-12]* : 296 - *[8-22-5]* : 328

Dégoutter *[1-3-12]* : 56 - *[4-12-17]* : 190 - *[20-10-20]* : 265 - *[14-9-17]* : 378

Déguiser *[18-10-20]* : 311 - *[14-11-20]* : 425

Déguster *[12-3-13]* : 288 - *[12-3-14]* : 289

Dehors *[8-6-18]* : 451

Délaisser *[16-3-14]* : 219

Délayer *[22-13-4]* : 291 - *[19-12-21]* : 333 - *[13-8-5]* : 389

Délibérer *[10-16-18]* : 141 - *[6-16-18]* : 233 - *[13-12-11]* : 483

Délice *[13-3-20]* : 272

Délices (vivre dans) *[16-4-14]* : 241

Délicieux *[13-3-4]* : 278

Délier *[14-22-20]* : 183 - *[21-20-5]* : 469

Délimiter *[22-1-20]* : 43 - *[13-18-20]* : 118 - *[22-8-13]* : 190

Délimiter *[3-2-12]* : 472

Délire *[5-7-5]* : 45

Délirer *[5-7-5]* : 45

Délivrance *[10-12-4]* : 61

Délivrer *[17-20-19]* : 69 - *[8-12-18]* : 99 - *[17-4-5]* : 209 - *[17-12-9]* : 389 - *[3-1-12]* : 450 - *[21-20-5]* : 469

Deltoïde *[13-21-12]* : 198

Demain *[13-8-20]* : 382

Demander *[21-1-12]* : 58 - *[2-16-5]* : 312 - *[2-19-21]* : 394

Démarrer *[14-6-16]* : 311

Déménager *[16-2-20]* : 181

Démener *[20-6-18]* : 197 - *[20-18-18]* : 461

Démentir *[11-8-21]* : 429

Demeure (loger quelqu'un) *[13-16-14]* : 68

Demeurer *[4-6-14]* : 55 - *[4-6-20]* : 61 - *[14-6-5]* : 322 - *[7-2-12]* : 380 - *[21-20-5]* : 469

Démilitariser *[17-20-7]* : 79

Démolir *[16-20-17]* : 90 - *[15-22-20]* : 160 - *[14-22-18]* : 181 - *[2-12-19]* : 238 - *[17-6-19]* : 245 - *[5-17-11]* : 271 - *[8-22-22]* : 323 - *[17-10-19]* : 333 - *[5-20-15]* : 341

Démontée (mer) *[7-16-17]* : 209

Démonter *[17-20-19]* : 69 - *[6-11-8]* : 113

Dénier *[11-8-21]* : 429

Dénigrer *[4-10-17]* : 146

Dénoncer *[12-21-14]* : 201

Dense *[15-13-11]* : 459 - *[18-17-17]* : 484

Denté *[21-14-14]* : 346

Dentition *[21-14-5]* : 337

Dénuder *[16-20-1]* : 96 - *[16-20-5]* : 100

Dépasser *[16-2-20]* : 181

Dépenser *[6-18-1]* : 282

Dépérir *[16-21-21]* : 116 - *[13-19-19]* : 139 - *[16-9-17]* : 332 - *[19-13-12]* : 368

Déplacer *[14-15-3]* : 34 - *[16-19-20]* : 71 - *[16-22-19]* : 136 - *[14-21-5]* : 168 - *[18-16-14]* : 459 - *[7-6-7]* : 463

Déployer *[17-20-15]* : 87 - *[17-21-19]* : 91 - *[9-17-8]* : 198

Déporter *[18-16-5]* : 450

Déposer *[14-14-8]* : 17 - *[20-2-4]* : 95 - *[14-6-8]* : 325

Déposséder *[6-20-21]* : 324

Dépouiller *[16-20-13]* : 108 - *[8-13-15]* : 118 - *[14-19-5]* : 124 - *[19-2-16]* : 130 - *[21-6-4]* : 160 - *[14-21-12]* : 175 - *[3-13-13]* : 231

Dépraver *[21-8-22]* : 200

Déprimer *[4-11-5]* : 156

Déraciner *[21-20-21]* : 463

Déranger *[17-20-16]* : 88 - *[15-22-20]* : 160

Dérégler *[17-19-20]* : 48

Dermatomycose (teigne) *[3-7-7]* : 93

Dermographisme *[16-6-20]* : 269

Dérober *[3-7-12]* : 98 - *[8-13-19]* : 122 - *[3-14-2]* : 264 - *[8-22-17]* : 318 - *[21-13-9]* : 319

Dérouler *[3-12-12]* : 208 - *[11-4-20]* : 340

Désarticuler *[17-19-19]* : 47 - *[14-19-16]* : 113 - *[10-19-16]* : 205

Désastre *[1-10-4]* : 202

Descendre *[20-6-4]* : 183 - *[10-20-4]* : 237 - *[14-8-22]* : 361

Descendre (en parachute) *[18-14-8]* : 409

Désert *[21-1-5]* : 51 - *[18-4-5]* : 186

Déserter *[16-20-19]* : 92

Désespérer *[10-1-21]* : 298 - *[6-1-21]* : 390

Déshabiller *[17-21-9]* : 103 - *[16-20-13]* : 108 - *[17-8-8]* : 300

Désherber *[16-21-2]* : 119

Déshonorer *[3-14-5]* : 245

Désigner *[19-20-5]* : 31 - *[14-19-2]* : 121 - *[19-2-16]* : 130 - *[10-16-4]* : 149

Désillusionner *[17-11-8]* : 366

Désinfecter *[8-9-1]* : 38

Désinfection *[8-9-5]* : 42

Désintéresser *[14-11-20]* : 425

Désintoxiquer *[3-13-12]* : 230

Désirer *[22-1-2]* : 25 - *[11-15-17]* : 95 - *[16-20-3]* : 98 - *[1-6-5]* : 115 - *[8-13-4]* : 129 - *[18-2-5]* : 142 - *[8-17-18]* : 209 - *[8-21-19]* : 298 - *[10-1-2]* : 301 - *[21-19-19]* : 461

Désobéir *[13-20-5]* : 169

Désœuvré *[17-5-5]* : 231

Désolation *[2-5-6]* : 71

Désolé *[1-2-12]* : 34 - *[21-1-5]* : 51 - *[20-6-19]* : 198

Désoler *[1-2-12]* : 34 - *[18-4-5]* : 186 - *[11-1-5]* : 281

Dessaler (eau) *[22-17-12]* : 387

Dessécher *[21-4-17]* : 129 - *[14-21-22]* : 163 - *[8-20-20]* : 277 - *[10-2-21]* : 320 - *[15-8-9]* : 347 - *[19-13-12]* : 368 - *[3-20-4]* : 376 - *[18-13-19]* : 376 - *[18-14-13]* : 414 - *[18-17-4]* : 471

Dessein (malveillant) *[7-13-5]* : 153

Dessiner *[20-21-13]* : 38 - *[22-6-5]* : 138 - *[22-13-14]* : 301 - *[18-10-20]* : 311 - *[15-13-14]* : 462

Dessoûler *[17-11-8]* : 366

Destinataire *[13-16-14]* : 68

Destiner *[16-22-4]* : 143 - *[10-16-4]* : 149 - *[8-20-17]* : 274

Désuet *[10-21-14]* : 247 - *[6-21-14]* : 339

Détacher *[14-19-16]* : 113 - *[21-6-12]* : 168

Détacher *[14-21-12]* : 175

Détailler *[17-20-9]* : 81 - *[20-18-5]* : 448

Détendre *[17-10-3]* : 339

Détériorer *[21-2-21]* : 67 - *[17-20-3]* : 75 - *[5-10-5]* : 111 - *[17-3-13]* : 195 - *[6-20-16]* : 319 - *[13-5-5]* : 323 - *[7-2-20]* : 388 - *[17-15-4]* : 450

Déterminer (gramm.) *[4-10-16]* : 145

Détester *[22-1-2]* : 25 - *[18-20-20]* : 47 - *[1-10-2]* : 200 - *[13-1-15]* : 223 - *[18-6-20]* : 223

- *[3-16-12]* : 296 - *[21-14-1]* : 333 - *[16-10-14]* : 373

Détourner *[21-2-2]* : 70 - *[17-1-5]* : 143 - *[21-6-2]* : 158 - *[21-6-20]* : 176 - *[18-4-4]* : 185 - *[15-6-20]* : 292 - *[14-6-1]* : 318 - *[12-6-7]* : 370 - *[14-9-1]* : 384 - *[12-11-15]* : 466 - *[7-6-22]* : 478

Détremper *[16-20-15]* : 110

Détremper (l'acier) *[20-17-5]* : 426

Détresse *[18-20-20]* : 47

Détruire *[20-21-21]* : 24 - *[16-20-18]* : 91 - *[21-4-4]* : 116 - *[14-21-13]* : 176 - *[14-22-15]* : 178 - *[21-8-22]* : 200 - *[4-13-13]* : 208 - *[2-12-16]* : 235 - *[17-6-19]* : 245 - *[19-9-2]* : 270 - *[11-1-2]* : 278 - *[17-10-19]* : 333 - *[5-20-15]* : 341

Dette (transférer une) *[8-6-2]* : 457

Deuil *[1-2-12]* : 34

Devancer *[19-4-13]* : 171 - *[16-2-20]* : 181 - *[21-1-5]* : 51

Dévaster *[14-18-5]* : 102 - *[21-13-13]* : 323 - *[2-19-19]* : 392

Développer *[17-22-8]* : 124

Devenir *[5-6-5]* : 23 - *[5-10-5]* : 111 - *[16-21-5]* : 122

Dévergonder *[17-20-18]* : 68

Déverser *[3-10-8]* : 160 - *[19-12-8]* : 342 - *[20-16-17]* : 416 - *[1-21-4]* : 444 - *[22-20-7]* : 448 - *[14-22-11]* : 196

Dévier *[10-20-9]* : 242 - *[3-20-13]* : 385

Deviner *[14-8-21]* : 360

Dévisser *[2-20-3]* : 398

Dévoiler *[17-20-16]* : 88 - *[8-15-17]* : 164 - *[3-12-5]* : 201 - *[8-21-17]* : 296

Devoir *[8-6-2]* : 457

Dévorer *[7-12-12]* : 116

Dévouer *[13-15-20]* : 52

Dévoyer *[3-6-20]* : 84 - *[15-9-5]* : 365

Diabète *[8-22-20]* : 321

Diabolique *[21-9-14]* : 236

Diaphragme *[15-20-17]* : 113

Diaphragme vaginal *[8-18-18]* : 231

Diarrhée *[21-12-21]* : 287 - *[22-20-7]* : 448

Diastasis *[17-20-4]* : 76

Diathermie *[18-20-2]* : 51

Diathése *[14-9-5]* : 388

Dicter *[11-22-2]* : 256

Dièse *[14-15-19]* : 28

Diététique *[4-1-9]* : 425

Dieu *[1-12-5]* : 247

Diffamer *[20-3-12]* : 125

Différencier *[21-14-5]* : 337

Différer *[21-5-5]* : 139 - *[22-12-5]* : 270 - *[17-12-3]* : 383 - *[1-20-11]* : 429

Difficile *[19-21-5]* : 53 - *[11-2-4]* : 302

Difficultés *[19-21-5]* : 53

Difformité *[13-6-13]* : 331

Diffuser *[19-20-14]* : 40 - *[21-4-20]* : 132

Digérer *[16-11-12]* : 393

Dilater *[17-21-9]* : 103

Diluer *[4-12-12]* : 185 - *[13-5-12]* : 330 - *[19-12-21]* : 333 - *[13-10-13]* : 419

Dîme *[9-2-12]* : 334

Diminuer *[7-9-20]* : 58 - *[13-16-9]* : 85 - *[17-8-22]* : 292 - *[21-12-12]* : 300 - *[3-20-16]* : 388 - *[18-16-20]* : 443

Diphtérie *[19-20-13]* : 39

Diplocoque *[14-19-4]* : 123

Dire *[15-17-20]* : 50 - *[14-1-13]* : 220 - *[17-6-18]* : 244 - *[21-10-8]* : 252 - *[14-3-4]* : 255 - *[1-13-20]* : 284 - *[14-6-13]* : 330 - *[15-10-8]* : 390

Diriger *[14-18-8]* : 105 - *[20-3-12]* : 125 - *[14-5-3]* : 298 - *[14-5-12]* : 307 - *[14-8-5]* : 366 - *[11-6-14]* : 378

Discerner *[2-8-14]* : 145

Discorde (semer la) *[19-6-9]* : 211

Discours *[14-1-13]* : 220

Disculper *[14-19-5]* : 124

Discuter *[14-18-8]* : 105 - *[14-19-20]* : 117 - *[4-10-14]* : 143

Dislocation (entorse) *[14-19-16]* : 113

Disparaître *[15-17-5]* : 57 - *[3-6-7]* : 71 - *[8-12-17]* : 98 - *[15-6-17]* : 289 - *[1-15-17]* : 325 - *[1-17-15]* : 367 - *[15-10-17]* : 377 - *[8-4-12]* : 401 - *[16-12-13]* : 416

Disperser *[15-16-20]* : 28 - *[14-17-18]* : 71 - *[17-20-21]* : 71 - *[2-7-19]* : 128 - *[2-7-20]* : 129 - *[17-1-5]* : 143 - *[20-4-13]* : 148 - *[17-6-18]* : 244 - *[17-6-21]* : 247 - *[17-6-8]* : 256 - *[17-7-20]* : 268 - *[7-20-16]* : 296 - *[7-20-5]* : 307

Disposer *[16-20-11]* : 106 - *[15-20-11]* : 129 - *[9-19-15]* : 227

Dispute *[13-18-5]* : 125

Disputer *[16-21-19]* : 114 - *[19-6-9]* : 211 - *[14-3-8]* : 259 - *[16-15-19]* : 466

Disqualifier *[17-15-12]* : 458

Disséquer *[14-22-8]* : 193

Disserter *[20-18-5]* : 448

Dissimuler *[11-13-14]* : 48 - *[11-13-15]* : 49 - *[15-6-5]* : 299

Dissiper *[14-4-17]* : 268

Dissoudre *[13-15-15]* : 47 - *[13-15-5]* : 59 - *[8-15-12]* : 159 - *[13-6-3]* : 343 - *[13-7-7]* : 369 - *[13-8-5]* : 389

Distinguer *[2-12-9]* : 228 - *[17-12-1]* : 381 - *[17-12-5]* : 385

Distraire *[2-4-20]* : 63

Distrait *[17-7-20]* : 268

Distribuer *[8-12-19]* : 100

Distribuer (milit.) *[14-17-19]* : 72

Diurèse *[21-22-14]* : 38

Diurétique *[13-22-14]* : 200

Diverticulite *[15-16-17]* : 25

Diverticulose *[15-16-17]* : 25

Divertir *[2-4-8]* : 51 - *[2-4-20]* : 63

Diviniser *[1-12-5]* : 247

Diviser *[15-16-17]* : 25 - *[17-18-12]* : 40 - *[8-12-19]* : 100 - *[13-18-16]* : 114 - *[2-7-1]* : 132

Divorcer *[3-20-21]* : 393

Dock (entrer au) *[15-17-14]* : 66

Documenter *[22-16-4]* : 357

Doigts (avec les) *[18-2-9]* : 146 - *[18-2-16]* : 153

Domestiquer *[2-10-22]* : 197

Dominer *[8-12-21]* : 102 - *[20-4-5]* : 140 - *[6-16-12]* : 227 - *[21-12-9]* : 297 - *[2-16-12]* : 319

Dompter *[21-2-2]* : 70

Don *[13-22-22]* : 208 - *[7-2-4]* : 394

Donner *[14-22-14]* : 177 - *[14-4-2]* : 275 - *[6-5-2]* : 481

Donner des coups de pieds *[2-16-9]* : 316

Doré *[11-22-13]* : 245

Dorer *[18-5-2]* : 205 - *[17-7-7]* : 277 - *[7-5-2]* : 458

Dorloter *[17-14-19]* : 421 - *[17-14-3]* : 427

Dormir *[20-4-13]* : 148 - *[4-13-11]* : 206 - *[21-11-2]* : 268 - *[14-6-13]* : 330

Dorsal *[3-2-5]* : 465

Dos *[16-20-17]* : 90 - *[3-2-5]* : 465

Doser *[13-14-14]* : 24

Dot *[17-20-14]* : 86

Doter *[7-2-4]* : 394

Douane (payer droits) *[13-11-15]* : 443

Doubler (une voiture) *[16-19-17]* : 68

Doubler (vêtement) *[2-9-14]* : 167

Douceur *[13-3-20]* : 272

Douche *[21-9-17]* : 239

Doucher *[19-12-8]* : 342

Douleur *[8-2-12]* : 357

Douloureux *[11-1-2]* : 278

Douter *[15-17-19]* : 49

Doutes *[22-5-1]* : 112 - *[22-5-5]* : 116 - *[22-13-5]* : 292

Doux *[13-22-19]* : 205 - *[13-3-4]* : 278 - *[4-2-21]* : 458

Drainer *[14-19-7]* : 126 - *[18-14-20]* : 399

Égaler *[21-6-5]* : 161

Égaliser *[17-12-15]* : 395

Égarer *[14-4-8]* : 281 - *[22-16-5]* : 358

Égayer *[4-6-18]* : 59 - *[21-13-8]* : 318 - *[8-4-5]* : 416

Égorger *[16-20-17]* : 90 - *[21-8-9]* : 209 - *[14-8-20]* : 359

Égratigner *[8-9-9]* : 24 - *[15-20-8]* : 126

Égratigner *[15-20-9]* : 127

Éjaculation *[7-22-16]* : 340

Éjaculer *[19-20-5]* : 31

Élaborer *[16-18-2]* : 53 - *[20-19-8]* : 473

Élaguer *[3-7-13]* : 99 - *[7-13-20]* : 146 - *[3-13-7]* : 225 - *[3-13-13]* : 231 - *[7-20-4]* : 306 - *[17-15-3]* : 449

Élancer *[19-21-9]* : 57 - *[7-19-20]* : 278

Élargir *[17-20-22]* : 72 - *[20-2-5]* : 96 - *[17-22-5]* : 121 - *[20-6-8]* : 187 - *[20-8-2]* : 225

Éléphantiasis *[17-10-12]* : 348

Élevé *[20-1-13]* : 82

Élever *[14-21-1]* : 164 - *[7-8-8]* : 24 - *[14-15-15]* : 24 - *[9-10-4]* : 40 - *[21-3-1]* : 91 - *[21-3-2]* : 92 - *[8-14-11]* : 136 - *[16-22-19]* : 136 - *[4-12-12]* : 185 - *[20-6-13]* : 192 - *[22-12-12]* : 277 - *[1-13-14]* : 278 - *[22-13-20]* : 307 - *[14-6-17]* : 312 - *[18-13-20]* : 377 - *[14-9-12]* : 395 - *[16-12-1]* : 404 - *[16-12-5]* : 408 - *[22-19-17]* : 436 - *[15-12-12]* : 438 - *[17-15-3]* : 449 - *[3-2-5]* : 465

Élever (des petits) *[20-2-5]* : 96

Élever (du bétail) *[14-19-4]* : 123

Éliminer *[2-16-20]* : 327

Élire *[2-8-20]* : 151

Éloge *[1-21-20]* : 460

Éloigner *[21-2-2]* : 70 - *[17-20-21]* : 71 - *[16-22-19]* : 136 - *[20-6-13]* : 192 - *[20-8-19]* : 242 - *[14-6-4]* : 321 - *[16-12-5]* : 408 - *[14-10-4]* : 409 -

[18-14-17] : 418 - *[15-12-19]* : 423 - *[17-14-5]* : 429 - *[7-6-8]* : 464

Émaner *[1-18-12]* : 386 - *[21-17-16]* : 414

Emballer *[18-6-20]* : 223 - *[1-20-7]* : 425

Emballer (cheval) *[21-12-12]* : 300

Embarquer *[17-20-21]* : 71 - *[17-12-3]* : 383

Embaucher *[21-11-20]* : 286 - *[15-11-20]* : 402 - *[8-14-9]* : 134 - *[20-10-8]* : 275 - *[14-8-8]* : 369

Embellir *[7-10-14]* : 74 - *[14-1-5]* : 212 - *[14-6-5]* : 322 - *[14-7-20]* : 337 - *[21-17-20]* : 418 - *[5-4-20]* : 478

Embobiner *[15-12-12]* : 438

Emboîter (techn.) *[21-3-13]* : 103

Embole *[15-8-17]* : 333

Embolismique *[16-2-20]* : 181

Embonpoint *[3-21-13]* : 407

Embrancher *[15-16-17]* : 25

Embraser *[14-21-19]* : 160 - *[8-20-14]* : 271
- *[21-20-2]* : 466 - *[11-14-17]* : 73
- *[14-21-19]* : 160 - *[3-10-17]* : 169
- *[3-17-17]* : 323 - *[18-13-4]* : 383

Embrayer *[7-6-3]* : 481

Embrocher *[21-17-4]* : 402

Embrouiller *[1-2-11]* : 33 - *[2-5-5]* : 70 - *[21-6-20]* : 176 - *[16-2-22]* : 183 - *[15-6-20]* : 292 - *[13-12-8]* : 480

Embrumer *[1-2-11]* : 33

Embryotomie *[16-2-20]* : 181

Embusquer *[1-20-2]* : 420

Émerger *[2-9-14]* : 167 - *[2-12-9]* : 228 - *[2-18-18]* : 369

Émettre *[21-4-20]* : 132

Émeutes *[17-20-16]* : 88

Émietter *[16-20-4]* : 99

Émigrer *[5-3-20]* : 456

Émigrer - ouvrir *[3-12-5]* : 201

Emmagasiner *[14-8-15]* : 354

Emmailler *[7-10-3]* : 85

Emmener *[6-12-11]* : 138

Emmieller *[4-2-21]* : 458

Émonder *[3-13-7]* : 225

Émousser *[19-5-5]* : 185

Émouvoir *[11-13-20]* : 54 - *[20-3-21]* : 112 - *[5-10-13]* : 119 - *[20-16-21]* : 398 - *[8-6-13]* : 446 - *[17-16-12]* : 480

Empan (mesurer à) *[7-20-22]* : 302 - *[7-20-5]* : 307

Empaqueter *[18-20-20]* : 47 - *[8-17-15]* : 206

Emparer *[10-20-21]* : 232 - *[6-20-21]* : 324

Emparer de *[19-17-21]* : 443

Empêcher *[13-14-16]* : 26 - *[16-18-20]* : 49 - *[11-2-12]* : 288 - *[14-6-1]* : 318 - *[16-11-2]* : 383

Empereur *[19-15-20]* : 398

Empester *[18-8-14]* : 283

Empêtrer *[15-2-11]* : 217

Emphysème *[14-17-8]* : 83

Empierrer *[3-2-21]* : 481

Empiéter *[14-15-3]* : 34

Empiler *[11-20-13]* : 201

Empirer *[1-14-21]* : 307

Emplâtre *[20-9-5]* : 250

Empoisonner *[16-20-12]* : 107 - *[20-16-12]* : 411

Emporter *[10-11-12]* : 25 - *[6-11-12]* : 117

Empresser *[8-20-18]* : 275

Emprisonner *[11-12-1]* : 35 - *[16-18-20]* : 49

Emprunter *[21-1-12]* : 58 - *[12-6-5]* : 368

Emprunter (gage) *[16-2-9]* : 192

Empuantir *[18-8-14]* : 283

Empyème *[13-3-12]* : 286

Ému *[15-16-20]* : 28

En avoir assez *[2-8-12]* : 143

En bas (tomber) *[13-9-5]* : 411

En circulation *[14-17-19]* : 72

En colère *[11-16-15]* : 115 - *[16-2-20]* : 181 - *[1-14-17]* :

Engranger *[3-20-14]* : 386 - *[4-3-14]* : 473

Engrosser *[2-9-14]* : 167

Enhardir *[20-5-2]* : 159 - *[16-4-6]* : 233

Enivrer *[21-11-20]* : 286 - *[2-15-13]* : 298 - *[2-21-13]* : 430

Enjamber *[4-12-3]* : 198 - *[17-15-8]* : 454

Enlacer *[12-17-22]* : 121 - *[21-12-2]* : 290 - *[16-11-14]* : 395 - *[21-20-3]* : 467

Enlever *[8-9-17]* : 32 - *[8-12-18]* : 99 - *[21-6-20]* : 176 - *[16-2-20]* : 181 - *[16-4-5]* : 232 - *[15-6-20]* : 292 - *[15-12-19]* : 423

Enlever la poussière *[1-2-19]* : 41

Ennoblir *[1-18-12]* : 386

Ennuyer *[17-5-19]* : 223

Énoncer *[12-5-3]* : 344

Enorgueillir *[21-8-18]* : 218

Enquérir *[21-1-12]* : 58

Enquêter sur *[2-12-21]* : 240

Enraciner *[21-22-12]* : 36 - *[16-20-5]* : 100 - *[3-7-16]* : 102 - *[19-2-16]* : 130 - *[21-20-21]* : 463

Enraciner (botan.) *[19-12-9]* : 343

Enregistrer *[19-12-9]* : 343

Enrhumer *[14-7-12]* : 351

Enrichir *[16-21-20]* : 115 - *[1-13-4]* : 268

Enrôler *[3-10-15]* : 167

Enrouement *[18-20-4]* : 53

Enrouer *[18-20-4]* : 53 - *[8-20-20]* : 277

Enrouler *[11-14-14]* : 70 - *[11-20-11]* : 199 - *[3-12-12]* : 208 - *[16-11-14]* : 395 - *[18-14-17]* : 418 - *[15-12-12]* : 438

Enseigner *[12-13-4]* : 37 - *[6-20-5]* : 330 - *[21-14-5]* : 337

Enseigner (tradition) *[22-14-1]* : 310

Ensorceler *[11-21-17]* : 227 - *[12-8-21]* : 406 - *[19-15-13]* : 413

Entacher *[11-22-13]* : 245

Entailler *[8-20-18]* : 275 - *[3-20-7]* : 379

Entailles *[2-12-15]* : 234

Entasser *[1-3-20]* : 64 - *[16-20-13]* : 108 - *[8-13-20]* : 123 - *[19-2-18]* : 132 - *[11-20-13]* : 201 - *[22-12-12]* : 277 - *[11-2-20]* : 296 - *[18-17-17]* : 484

Entendre *[17-20-22]* : 72 - *[20-2-4]* : 95 - *[21-13-16]* : 326 - *[20-17-4]* : 425 - *[4-2-20]* : 457

Entérocolite *[13-16-5]* : 81

Enterrer *[9-13-14]* : 94 - *[19-2-20]* : 112

Entêter *[17-18-20]* : 26 - *[16-19-21]* : 72 - *[3-8-13]* : 121

Entorse *[14-19-16]* : 113 - *[13-22-8]* : 216

Entortiller *[21-20-11]* : 475

Entourer *[11-14-17]* : 73 - *[14-19-17]* : 114 - *[15-2-2]* : 208 - *[11-22-20]* : 252 - *[1-17-17]* : 369 - *[18-14-17]* : 418

Entraîner *[1-13-14]* : 278 - *[7-20-13]* : 293 - *[14-5-5]* : 300 - *[15-8-17]* : 333 - *[3-20-20]* : 392

Entraver *[11-17-22]* : 144 - *[11-2-12]* : 288

Entre parenthèses *[15-3-20]* : 226

Entrelacer *[20-21-22]* : 25 - *[17-22-12]* : 128 - *[15-20-14]* : 132 - *[21-7-20]* : 198

Entreprendre *[10-7-13]* : 422

Entrer *[11-14-15]* : 71 - *[2-6-1]* : 110 - *[8-4-20]* : 409

Entretenir *[22-8-19]* : 196 - *[21-10-8]* : 252 - *[13-12-12]* : 484

Enucléation *[14-19-20]* : 117

Énurésie *[20-9-2]* : 247

Envahir *[17-21-9]* : 103 - *[17-12-21]* : 379

Envaser *[9-14-14]* : 116

Envelopper *[12-17-17]* : 116 - *[10-16-9]* : 154 - *[11-20-11]* : 199 - *[3-12-13]* : 209 - *[8-17-5]* : 218 - *[16-12-17]* : 398

Envie *[11-15-17]* : 95 - *[8-21-19]* : 298

Envier *[8-20-5]* : 284

Envier / être plein de zèle *[19-14-1]* : 379

Envoler *[1-4-5]* : 71 - *[3-6-7]* : 71 - *[14-18-1]* : 98 - *[14-18-5]* : 102 - *[16-6-17]* : 266

Envoyer *[21-3-20]* : 110 - *[21-4-20]* : 132 - *[7-14-19]* : 167 - *[21-12-8]* : 296

Épais *[4-10-15]* : 144 - *[15-13-11]* : 459

Épaissir *[16-2-2]* : 185 - *[16-2-5]* : 188 - *[9-17-21]* : 189 - *[3-15-5]* : 267

Épaissir (un plat) *[20-2-11]* : 102

Épancher *[21-17-11]* : 409

Épanouir *[17-21-19]* : 91

Épargner *[8-13-12]* : 115 - *[8-21-11]* : 290 - *[16-7-2]* : 295 - *[19-13-18]* : 374 - *[8-6-15]* : 448

Éparpiller *[2-4-20]* : 63 - *[2-7-20]* : 129 - *[17-6-8]* : 256 - *[14-4-17]* : 268 - *[17-7-20]* : 268 - *[20-15-15]* : 392 - *[17-15-15]* : 461

Épaule *[11-22-17]* : 249

Épée *[8-20-2]* : 281

Épeler *[1-10-22]* : 220

Épi *[21-2-12]* : 80

Épicer *[19-9-17]* : 285 - *[22-2-12]* : 57 - *[17-9-13]* : 327

Épidémie *[13-3-17]* : 269

Épiderme *[3-12-4]* : 200

Épierrer *[15-19-12]* : 108

Épilepsie *[11-17-5]* : 149

Épileptique *[11-17-5]* : 149

Épines (semer des) *[19-6-18]* : 220

Épingler *[11-2-14]* : 290

Épiploon *[17-4-20]* : 202

Épithélium *[17-22-12]* : 128

Éplucher *[17-19-12]* : 62

Épouiller *[17-12-5]* : 385

Exacerbation [8-20-17] : 274

Exact [4-6-19] : 60

Exagérer [17-20-7] : 79 - [14-17-8] : 83 - [3-7-13] : 99 - [17-12-3] : 383

Exalter [1-4-20] : 86 - [14-18-8] : 105 - [20-6-13] : 192 - [16-12-5] : 408 - [15-12-4] : 430 - [22-19-17] : 436 - [15-12-12] : 438 - [3-1-5] : 443

Examiner [4-6-19] : 60 - [2-4-19] : 62 - [15-19-20] : 94 - [2-8-14] : 145 - [8-19-20] : 255

Exanthème [17-20-8] : 80

Exaucer [16-22-20] : 137 - [7-19-19] : 277 - [21-13-16] : 326 - [16-14-5] : 452

Exceptionnel [12-2-4] : 279

Excision [11-20-22] : 210

Exciter [21-21-1] : 3 - [14-15-22] : 31 - [14-18-5] : 102 - [7-20-7] : 287 - [15-6-22] : 294 - [21-15-5] : 359 - [3-20-5] : 377 - [17-16-13] : 481

Exclure [13-16-9] : 85

Excretion [17-20-21] : 71

Exécrer [19-2-2] : 116

Exécuter [16-12-12] : 415

Exemple (illustrer par) [4-3-13] : 472

Exempter [17-9-20] : 312

Exercer [12-13-4] : 37 - [1-13-14] : 278 - [16-13-12] : 437

Exhaler [14-21-17] : 158 - [14-4-17] : 268

Exhiber [20-1-6] : 75

Exhorter [21-4-12] : 124

Exiger [22-2-16] : 61 - [4-20-21] : 370

Exister [13-18-1] : 121 - [19-6-13] : 215 - [19-10-13] : 303

Expectorant [11-8-14] : 422

Expectorer [14-6-16] : 311

Expérience [14-15-5] : 36

Expérimenté [6-22-19] : 366

Expiration [14-21-17] : 158

Expirer [3-6-16] : 80

Expliquer [17-20-21] : 71 - [17-21-20] : 92 - [15-2-20] : 204 - [19-10-13] : 303 - [2-1-20] : 481

Exploiter [14-18-12] : 109

Exploiter (quelqu'un) [6-14-5] : 198

Explorer [22-6-20] : 153 - [15-10-20] : 380 - [17-18-18] : 24

Exporter [10-18-1] : 190

Exposer [14-18-3] : 100

Exprimer [2-9-1] : 176 - [20-8-21] : 222 - [14-2-16] : 223 - [14-6-2] : 319

Exproprier [17-19-16] : 66 - [8-12-9] : 90

Expulser [16-20-4] : 99 - [14-21-12] : 175 - [14-4-8] : 281

Exsudation [17-12-9] : 389

Exténuer [17-20-11] : 83 - [12-5-5] : 346

Extérieur [8-6-18] : 451

Extérioriser [8-18-14] : 227

Exterminer [17-3-20] : 180 - [3-13-20] : 238 - [8-20-13] : 270 - [21-13-4] : 314 - [15-10-17] : 377

Extirpation [16-19-20] : 71

Extirper [21-20-21] : 463

Extorquer [15-8-9] : 347

Extrader (droit) [15-3-20] : 226

Extraire [3-8-5] : 113 - [20-4-5] : 140 - [21-12-5] : 293

Extraire (une racine) [6-18-1] : 282

Exulter [18-5-12] : 215 - [16-12-18] : 399

Fabriquer [8-20-21] : 278

Fabriquer un mensonge [2-4-5] : 48 - [2-4-1] : 66

Face [17-14-5] : 429

Fâcher [20-3-7] : 120 - [13-19-9] : 151 - [19-14-9] : 387 - [20-16-13] : 412 - [18-16-20] : 443

Facile [19-12-12] : 346

Façonner [16-2-4] : 187 - [9-2-16] : 338

Fade [22-17-12] : 387

Faible [20-21-12] : 37 - [8-12-21] : 102 - [20-17-15] : 436 - [20-17-17] : 438

Faillir [21-3-5] : 95

Faim [11-17-14] : 136

Faire [16-21-5] : 122 - [16-6-21] : 270 - [17-16-12] : 480

Faire du commerce [15-8-20] : 336

Faire honte [2-10-21] : 196

Faire irruption [17-20-18] : 68

Faire la cour [8-7-20] : 475

Faire périr [1-2-4] : 26

Faire plaisir [16-14-3] : 450

Faire pousser [1-2-2] : 24

Faire prisonnier [21-2-5] : 73

Faire un vœu promettre [14-4-20] : 271

Faire une excursion [9-10-12] : 26

Faisceau [1-3-4] : 48

Falsifier [7-10-17] : 77

Faner [14-2-12] : 241 - [19-13-12] : 368 - [13-12-12] : 484

Farder [17-10-11] : 347 - [11-8-12] : 420

Fasciner [12-8-21] : 406

Fatigue [16-17-5] : 34

Fatigué [10-16-17] : 140

Fatiguer [6-16-17] : 232 - [12-1-5] : 258 - [12-2-9] : 284 - [16-10-17] : 354 - [6-3-16] : 429

Faucher [11-15-8] : 108

Faufiler [11-12-2] : 36 - [21-8-12] : 212 - [21-12-12] : 300

Fausser [16-19-17] : 68 - [7-10-17] : 77 - [16-6-22] : 271 - [15-12-17] : 421

Faute [16-2-20] : 181 - [16-6-5] : 276

Fautif [1-21-13] : 453

Faux [2-4-5] : 48

Faux (chanter) [15-12-17] : 421

Favisme [17-12-5] : 385

Favoriser [7-11-5] : 109

Favoriser [8-14-14] : 139

Féces [18-1-5] : 120

Fécondation [17-20-5] : 77

Féconder [17-20-1] : 73 - [17-20-5] : 77 - [20-2-16] : 107 - [16-2-20] : 181

Fécondité [17-20-5] : 77

Fêler [15-4-19] : 247

Féliciter [2-20-11] : 406

Féminiser *[14-21-5]* : 168
Femme *[1-21-5]* : 445
Fendre *[17-18-12]* : 40 - *[17-18-13]* : 41 - *[17-18-16]* : 44 - *[17-21-8]* : 102 - *[15-4-19]* : 247 - *[21-15-16]* : 370 - *[21-15-17]* : 371 - *[17-12-8]* : 388 - *[2-19-16]* : 389 - *[17-15-3]* : 449 - *[2-22-19]* : 458
Ferme *[8-11-20]* : 79
Fermenter *[22-15-15]* : 346
Fermer *[21-22-13]* : 37 - *[16-18-13]* : 64 - *[3-6-17]* : 81 - *[8-15-13]* : 160 - *[15-22-13]* : 175 - *[2-12-13]* : 232 - *[19-9-20]* : 266 - *[1-13-18]* : 282 - *[19-13-18]* : 374 - *[15-11-20]* : 402 - *[2-20-8]* : 403 - *[16-13-18]* : 421 - *[9-6-13]* : 423 - *[19-17-18]* : 462
Fermer à clé *[14-16-12]* : 65
Ferrailler *[3-20-9]* : 381
Fers (enchaîner aux) *[1-7-19]* : 151
Fertiliser *[20-2-16]* : 107 - *[4-21-14]* : 385
Fêter *[8-3-3]* : 392
Fétidité *[20-8-5]* : 228
Feu *[14-6-20]* : 315
Feu (attiser le) *[12-2-5]* : 280
Feuilles *[16-12-6]* : 409
Feutre (dessiner au) *[9-10-21]* : 35
Fiancer *[11-12-12]* : 24 - *[21-4-11]* : 123 - *[1-20-15]* : 433 - *[1-20-21]* : 439
Fibre *[12-10-17]* : 446
Fibreux *[12-10-17]* : 446
Fibrillation *[20-17-20]* : 419
Fibrose *[12-17-5]* : 126
Ficeler *[18-20-20]* : 47
Ficelle *[8-6-9]* : 442
Fidèle *[21-12-13]* : 301
Fiel *[13-20-5]* : 169
Fier *[17-1-20]* : 136 - *[8-15-5]* : 174 - *[21-16-14]* : 390 - *[15-13-11]* : 459
Fièrement (dresser) *[21-8-18]* : 218
Fièvre *[8-13-5]* : 130 - *[19-4-8]* : 166

Figer *[19-20-21]* : 25 - *[19-17-1]* : 445 - *[19-17-5]* : 449
Figer geler *[3-12-4]* : 200
Figure *[18-12-13]* : 370
Figurer *[22-1-20]* : 43
Fil *[8-6-9]* : 442
Filaments (agriculture) *[17-19-15]* : 65
Filer *[9-6-5]* : 437
Filer en cachette *[2-12-21]* : 240
Filet *[20-21-22]* : 25 - *[11-13-20]* : 54 - *[8-20-13]* : 270 - *[7-20-5]* : 307
Filmer *[15-20-9]* : 127
Fils de fer (poser des) *[22-10-12]* : 233
Filtrer *[7-12-3]* : 129 - *[4-12-17]* : 190 - *[21-13-20]* : 330 - *[15-14-14]* : 484
Fin *[16-4-14]* : 241
Financer *[13-13-14]* : 2
Finir *[11-12-5]* : 39 - *[15-10-13]* : 395
Fioritures *[22-10-3]* : 224
Fixer *[13-14-5]* : 37 - *[19-2-16]* : 130 - *[10-18-2]* : 191 - *[6-16-4]* : 241 - *[16-13-4]* : 429 - *[16-14-4]* : 451 - *[19-18-2]* : 468 - *[3-2-12]* : 472 - *[19-18-18]* : 484
Fixer solidement *[19-2-16]* : 130
Flageller *[12-19-1]* : 166 - *[18-12-17]* : 374
Flairer *[20-10-8]* : 275
Flamber *[20-21-17]* : 42
Flamboyer *[21-20-19]* : 483
Flasque *[20-17-15]* : 436
Flatter *[8-13-1]* : 126 - *[8-14-17]* : 142 - *[11-8-21]* : 429
Fléchir (le genou) *[11-20-16]* : 204
Flétrir *[14-2-12]* : 241
Fleurir *[17-20-8]* : 80 - *[14-2-2]* : 231 - *[14-6-2]* : 319
Fleuve *[14-5-20]* : 293
Flexion, inflexion *[11-17-17]* : 139
Flirter *[16-15-19]* : 466

Flotter *[18-6-17]* : 242 - *[9-6-17]* : 427
Fluctuer (monnaie) / Déambuler *[14-10-4]* : 409
Fluide *[20-17-17]* : 438
Fluor *[7-10-2]* : 84
Fluorer *[17-12-20]* : 378
Fœtal *[16-2-20]* : 181
Fœtus *[16-2-20]* : 181
Foi *[1-13-14]* : 278
Foie *[11-2-4]* : 302
Folie *[21-3-16]* : 106
Follicule *[7-19-19]* : 277
Foncer *[16-10-9]* : 368
Foncer *[9-6-21]* : 431
Fonctionner *[22-17-19]* : 394
Fonder *[21-22-22]* : 24 - *[10-15-4]* : 127 - *[2-15-15]* : 300 - *[11-6-14]* : 378
Fondre *[11-12-12]* : 24 - *[13-15-15]* : 47 - *[13-15-5]* : 59 - *[1-4-2]* : 68 - *[14-18-19]* : 94 - *[16-20-2]* : 97 - *[10-18-19]* : 186 - *[13-1-15]* : 223 - *[13-6-3]* : 343 - *[13-7-7]* : 369 - *[5-22-11]* : 381
Fondre (du métal) *[14-15-11]* : 42 - *[14-22-11]* : 196
Fondre (neige) *[17-21-20]* : 92
Force *[8-13-15]* : 118
Forceps *[12-19-8]* : 173
Forcer *[11-17-17]* : 139 - *[11-17-5]* : 149 - *[11-20-8]* : 218 - *[1-12-18]* : 260
Forces *[3-2-20]* : 480
Forer *[19-4-4]* : 162 - *[19-4-8]* : 166
Forger *[8-20-21]* : 278
Formaliser *[18-20-14]* : 63
Forme *[18-12-13]* : 370
Former *[16-18-2]* : 53
Formuler *[14-15-8]* : 39 - *[3-20-15]* : 387
Fort *[16-18-13]* : 64 - *[21-3-2]* : 92 - *[1-13-18]* : 282 - *[16-7-7]* : 300 - *[11-6-14]* : 378 - *[3-2-20]* : 480
Fort de *[1-13-20]* : 284
Fortifier *[16-17-12]* : 41 - *[16-18-13]* : 64 - *[21-3-2]* : 92 - *[1-7-20]* : 152 - *[2-9-8]* : 161

- *[1-10-12]* : 210 - *[15-3-2]* : 230 - *[1-13-18]* : 282 - *[16-7-2]* : 295 - *[16-7-7]* : 300 - *[14-8-15]* : 354 - *[6-22-19]* : 366 - *[22-19-17]* : 436 - *[1-21-21]* : 461 - *[8-7-19]* : 474

Fosse *[2-6-20]* : 107

Fou *[21-3-16]* : 106 - *[5-12-12]* : 162 - *[21-9-5]* : 227

Foudre *[2-20-19]* : 414

Fouetter *[20-18-16]* : 459

Fouiller *[8-9-9]* : 24 - *[8-12-4]* : 107 - *[15-20-19]* : 115 - *[14-2-20]* : 227 - *[2-12-21]* : 240

Fouler *[17-21-16]* : 110 - *[2-9-21]* : 174 - *[11-2-21]* : 297

Fouler *[20-11-15]* : 304

Fournir *[15-17-19]* : 49

Fourvoyer *[21-3-5]* : 95

Fracasser *[14-17-18]* : 71 - *[14-17-9]* : 84 - *[20-16-5]* : 404

Fractionner *[17-15-3]* : 449

Fracture *[21-2-20]* : 88

Fracturer *[17-20-18]* : 68

Frais *[9-20-5]* : 261

Fraiser *[3-10-18]* : 170

Franchir *[16-4-5]* : 232 - *[17-15-16]* : 462

Franger *[17-10-17]* : 331

Frapper *[15-17-19]* : 49 - *[20-22-19]* : 66 - *[21-2-9]* : 77 - *[9-16-14]* : 160 - *[5-12-13]* : 163 - *[12-19-5]* : 170 - *[9-17-8]* : 198 - *[14-3-16]* : 245 - *[14-3-4]* : 255 - *[4-17-19]* : 302 - *[8-2-9]* : 354 - *[13-8-18]* : 380 - *[13-8-1]* : 385 - *[21-17-19]* : 417 - *[14-11-21]* : 426 - *[14-11-1]* : 428 - *[19-17-8]* : 452 - *[21-19-17]* : 459

Frauder *[13-16-12]* : 88 - *[6-14-1]* : 194

Fredonner *[17-7-13]* : 283

Freiner *[17-19-13]* : 63 - *[13-22-3]* : 211

Freiner *[2-12-13]* : 232 - *[20-15-14]* : 391

Frémir *[20-8-17]* : 240 - *[18-13-20]* : 377

Fréquemment *[22-4-20]* : 109

Fréquent *[22-11-17]* : 260

Fréquenter *[15-17-17]* : 47

Frigidité *[19-20-20]* : 24

Frimer *[21-6-18]* : 174

Friper *[20-17-9]* : 430

Frire *[9-3-14]* : 358

Frissonnement du nouveau né *[20-16-4]* : 403

Frissonner *[17-19-19]* : 47

Froid *[19-20-20]* : 24 - *[18-14-14]* : 415

Frotter *[8-11-11]* : 70 - *[13-20-19]* : 161 - *[21-10-17]* : 261 - *[8-20-19]* : 276 - *[15-12-12]* : 438 - *[8-6-17]* : 450

Fruits *[17-20-5]* : 77

Frustrer *[19-17-8]* : 452

Fuir *[2-20-8]* : 403

Fumée (emplir) *[16-21-14]* : 131

Fumer *[16-21-14]* : 131 - *[19-9-20]* : 266

Fumiger *[16-21-14]* : 131

Fureter *[21-3-21]* : 89 - *[14-2-20]* : 227

Fureur *[8-13-5]* : 130

Furoncle *[15-13-9]* : 457

Furonculose *[15-13-9]* : 457

Fustiger *[12-19-1]* : 166

Gâcher *[8-20-2]* : 281

Gager *[5-13-20]* : 192

Gagner *[7-11-5]* : 109 - *[20-6-8]* : 187 - *[21-11-20]* : 286 - *[15-11-20]* : 402

Gagner un procès *[18-4-19]* : 178

Galactorrhée *[8-12-2]* : 105

Gale *[14-22-19]* : 182 - *[3-20-4]* : 376

Galoper *[4-5-20]* : 39 - *[21-9-17]* : 239

Gambader *[8-14-3]* : 150

Gangrène *[13-19-5]* : 147

Ganter *[11-17-17]* : 139

Garant *[16-20-2]* : 97

Garanti *[16-20-2]* : 97

Garantir *[21-20-10]* : 474

Garder *[21-13-20]* : 330 - *[14-9-20]* : 381

Garder intact *[6-16-2]* : 239

Gaspiller *[7-6-12]* : 468

Gâteau (cuire au four) *[16-6-3]* : 274

Gâter *[17-20-3]* : 75 - *[15-1-2]* : 186 - *[17-3-12]* : 194 - *[17-14-19]* : 421 - *[17-14-3]* : 427 - *[17-15-4]* : 450

Gauche *[21-13-12]* : 322

Gaucher *[21-13-12]* : 322

Gaver *[1-2-15]* : 37 - *[12-16-15]* : 92 - *[12-16-9]* : 108 - *[13-20-1]* : 165 - *[13-20-5]* : 169 - *[1-13-20]* : 284 - *[2-20-1]* : 418

Gazéifier (chimie) *[3-10-7]* : 159

Gazon *[4-21-1]* : 394

Gazouiller *[18-6-18]* : 221 - *[18-10-18]* : 309

Geindre *[3-14-8]* : 248

Geler *[19-20-8]* : 34 - *[19-17-1]* : 445

Gémir *[22-1-14]* : 37 - *[10-12-12]* : 47 - *[5-10-13]* : 119 - *[14-1-19]* : 204 - *[14-5-19]* : 292 - *[14-5-3]* : 298 - *[14-5-5]* : 300 - *[1-14-19]* : 305 - *[14-5-13]* : 308 - *[8-6-13]* : 446

Gencive *[8-14-11]* : 136

Généraliser *[11-12-12]* : 24 - *[11-10-12]* : 464

Génération *[4-6-20]* : 61

Genou *[2-20-11]* : 406

Germer *[14-2-9]* : 238 - *[22-12-16]* : 281 - *[7-20-16]* : 296

Gesticuler *[17-17-5]* : 11

Gifler *[15-9-20]* : 358 - *[22-19-16]* : 435

Gigantesque *[16-14-19]* : 444

Gigantisme *[16-14-19]* : 444

Glace *[19-20-8]* : 34

Glacer *[19-20-8]* : 34

Glaise *[9-10-14]* : 28

Glaive *[8-20-2]* : 281

Glande *[2-12-9]* : 228

Glande buccale *[12-8-5]* : 412

Glande pituitaire *[13-8-5]* : 389

Glande salivaire *[20-19-5]* : 470

Jaillir (lumière) *[2-7-19]* : 128

Jalonner *[10-22-4]* : 281

Jaspe (enchâsser de) *[10-21-17]* : 250

Jaune *[18-5-2]* : 205

Jaune foncé *[11-5-2]* : 366

Jaunir *[11-5-2]* : 366

Jaunisse, ictère *[18-5-2]* : 205

Javeler *[1-12-13]* : 255

Je *[1-14-10]* : 296

Jésus *[10-21-6]* : 261

Jeter *[10-20-5]* : 238 - *[7-20-19]* : 299 - *[20-13-5]* : 338 - *[10-4-5]* : 370 - *[9-6-12]* : 422 - *[22-20-7]* : 448 - *[9-8-5]* : 481

Jeter sur *[3-6-4]* : 68

Jeûner *[18-6-13]* : 238 - *[16-14-5]* : 452

Joindre *[15-17-5]* : 57 - *[18-20-17]* : 66 - *[13-21-19]* : 183 - *[11-20-11]* : 199 - *[18-6-22]* : 225 - *[7-19-19]* : 277 - *[21-12-2]* : 290 - *[19-12-2]* : 336 - *[8-2-20]* : 365 - *[12-6-5]* : 368 - *[16-13-22]* : 425

Joue *[12-8-10]* : 417

Jouer *[21-8-19]* : 219

Jouer de la flûte - profaner *[8-12-12]* : 93

Jouer un tour *[13-22-8]* : 216

Jouer un tour à *[16-19-17]* : 68

Jouir *[14-16-13]* : 66 - *[5-14-5]* : 199 - *[13-3-4]* : 278

Jouir de *[1-6-22]* : 132

Jouir de sembler *[20-1-5]* : 74

Jour *[10-13-13]* : 70 - *[10-6-13]* : 400

Joyeux *[16-12-7]* : 410 - *[16-12-15]* : 418

Jubilé (fêter le) *[10-2-12]* : 311

Jubiler *[3-10-12]* : 164 - *[20-6-16]* : 195 - *[18-5-12]* : 215 - *[20-14-14]* : 369

Judaïser *[10-5-4]* : 391

Juger *[4-10-14]* : 143 - *[17-12-12]* : 392 - *[21-17-9]* : 407

Jupiter *[18-4-19]* : 178

Juste *[18-4-19]* : 178

Justice *[4-10-14]* : 143

Justifier *[18-4-19]* : 178 - *[22-20-18]* : 459 - *[14-13-19]* : 468

Kératose *[19-20-14]* : 40

Kidnapper *[8-9-17]* : 32

Klaxonner *[18-17-20]* : 465

Labourer *[18-2-22]* : 137 - *[11-20-2]* : 212 - *[8-20-21]* : 278 - *[17-12-8]* : 388 - *[14-10-20]* : 403

Lac *[10-13-5]* : 84

Lacer *[15-20-4]* : 122 - *[21-14-18]* : 350

Lacer (des souliers) *[21-20-11]* : 475

Lacération *[19-20-16]* : 42

Lâcher *[21-13-9]* : 319 - *[20-17-5]* : 426

Lactation *[8-12-2]* : 105

Laïciser *[8-12-14]* : 95

Laid *[11-16-20]* : 120 - *[8-18-18]* : 231 - *[11-1-20]* : 274 - *[14-6-12]* : 329

Laine *[18-13-20]* : 377

Laisser *[14-14-8]* : 17 - *[21-2-19]* : 87 - *[16-7-2]* : 295 - *[16-10-2]* : 361

Lait - graisse *[8-12-2]* : 105

Lamenter *[22-1-14]* : 37 - *[14-5-3]* : 298 - *[1-14-14]* : 300 - *[14-5-5]* : 300 - *[19-10-14]* : 304 - *[10-2-2]* : 323

Lancer *[19-21-9]* : 57 - *[10-20-5]* : 238 - *[9-20-5]* : 261 - *[7-19-20]* : 278 - *[7-20-19]* : 299 - *[20-13-5]* : 338 - *[19-12-16]* : 350 - *[10-4-5]* : 370

Lancer (une fusée) *[21-12-8]* : 296

Langage *[1-13-20]* : 284

Langer *[8-22-12]* : 313

Langue *[12-16-7]* : 106

Languir *[11-13-5]* : 61 - *[4-6-2]* : 65 - *[11-15-17]* : 95 - *[16-20-3]* : 98 - *[20-3-3]* : 116 - *[4-12-17]* : 190 - *[14-5-5]* : 300 - *[16-9-17]* : 332 - *[16-12-17]* : 398 - *[20-17-19]* : 440

Lanugo *[11-21-5]* : 237

Laper *[12-19-19]* : 162

Lapider *[15-19-12]* : 108 - *[20-3-13]* : 126

Laquer *[12-11-5]* : 478

Larmes *[4-13-16]* : 211

Larynx *[3-20-14]* : 386

Las *[10-16-17]* : 140

Lasser *[12-1-5]* : 258 - *[6-3-16]* : 429

Lavement *[8-19-14]* : 249

Laver *[4-6-8]* : 49 - *[21-9-17]* : 239 - *[20-8-18]* : 241 - *[11-2-15]* : 291

Lécher *[12-19-19]* : 162 - *[12-8-11]* : 418

Lécher (les lèvres) *[13-18-18]* : 116

Léger *[19-12-12]* : 346

Légiférer *[8-19-19]* : 254

Léguer *[18-6-5]* : 230 - *[6-20-21]* : 324

Lenticulaire *[16-4-21]* : 226

Lèpre *[18-20-16]* : 65 - *[14-3-16]* : 245

Lépreux *[18-20-16]* : 65

Léser *[3-20-16]* : 388 - *[19-17-8]* : 452

Lésion *[14-3-16]* : 245

Lessiver *[11-2-15]* : 291

Léthargie *[20-4-13]* : 148

Lettre *[1-6-22]* : 132

Leurrer *[21-12-5]* : 293

Lever *[10-18-2]* : 191 - *[19-6-13]* : 215 - *[16-6-20]* : 269 - *[22-13-20]* : 307 - *[14-9-12]* : 395 - *[16-13-4]* : 429

Lever le drapeau - avoir pour credo *[4-3-12]* : 471

Lever tôt *[21-11-13]* : 279

Levure *[21-13-20]* : 330

Lézard *[8-13-9]* : 112

Libation *[14-15-11]* : 42

Libérer *[14-22-20]* : 183 - *[17-4-5]* : 209 - *[8-20-20]* : 277 - *[17-9-20]* : 312 - *[4-20-20]* : 369 - *[17-14-5]* : 429

Libido *[13-14-5]* : 37

Libre *[17-14-5]* : 429

Lié *[1-3-4]* : 48

Lier *[19-21-20]* : 46 - *[1-3-4]* : 48 - *[15-17-19]* : 49 - *[16-19-4]* : 77 - *[11-17-22]* : 144 -

Massacrer *[19-9-12]* : 280 - *[5-20-3]* : 351 - *[9-2-8]* : 352 - *[20-18-8]* : 451

Massage *[13-21-5]* : 191 - *[16-15-5]* : 474

Masse informe *[3-12-13]* : 209

Masser *[16-13-12]* : 437

Masser (médecine) *[16-15-5]* : 474

Mastiquer *[12-16-15]* : 92

Masturbation *[1-14-14]* : 300

Matérialiser *[16-18-13]* : 64

Mâts *[22-20-14]* : 455

Matthieu *[13-22-10]* : 218

Maudire *[19-2-2]* : 116 - *[14-19-2]* : 121 - *[19-12-12]* : 346 - *[1-20-20]* : 438

Mauvais *[3-20-16]* : 388 - *[20-16-16]* : 415

Mauvais état *[21-17-21]* : 397

Mauvais oeil (avoir le) *[16-10-14]* : 373

Maximiser (math.) *[13-20-2]* : 166

Mécaniser *[13-11-14]* : 442

Méconnaître *[14-11-20]* : 425

Médiateur *[22-6-11]* : 144 - *[13-18-16]* : 114

Médire *[12-16-7]* : 106 - *[20-11-12]* : 301

Mélaena *[21-8-20]* : 220

Mélanger *[13-15-11]* : 65 - *[16-20-2]* : 97 - *[16-20-15]* : 110 - *[17-22-11]* : 127 - *[13-20-15]* : 157 - *[4-13-16]* : 211 - *[21-8-12]* : 212 - *[2-12-12]* : 231 - *[9-20-17]* : 251 - *[9-20-19]* : 253 - *[13-5-12]* : 330 - *[13-7-3]* : 365

Membrane *[19-20-13]* : 39

Membre *[1-2-20]* : 42

Mémoire *[7-11-20]* : 102

Menacer *[1-10-13]* : 211

Ménager *[8-6-15]* : 448

Mendier *[19-2-14]* : 128

Mener *[14-5-12]* : 307

Mener (sport) *[6-2-12]* : 403

Ménorrhée (menstruation) *[6-15-22]* : 215

Mensonge *[2-4-5]* : 48 - *[11-17-20]* : 142 - *[11-7-2]* : 410 - *[21-19-20]* : 462

Menstruations *[6-15-22]* : 215

Mentionner *[7-11-20]* : 102

Mentir *[11-7-2]* : 410 - *[11-8-21]* : 429 - *[21-19-20]* : 462

Menuiserie *[14-3-20]* : 249

Mépris *[2-6-7]* : 94

Mépriser *[21-1-9]* : 55 - *[14-17-8]* : 83 - *[2-6-7]* : 94 - *[2-7-5]* : 114 - *[7-12-12]* : 116 - *[21-6-9]* : 165 - *[8-18-18]* : 231 - *[2-15-20]* : 305 - *[19-12-12]* : 346 - *[4-20-1]* : 372 - *[8-6-22]* : 455

Mère *[1-13-5]* : 269

Mériter *[7-11-5]* : 109

Merveilleux *[17-12-1]* : 381

Mesure *[13-4-5]* : 301

Mesurer *[13-21-8]* : 194 - *[13-4-4]* : 300 - *[11-6-12]* : 376 - *[11-10-12]* : 464

Mesures (d'après les) *[13-21-8]* : 194

Métalliser *[13-22-11]* : 219

Métaphorique (un mot) *[21-1-12]* : 58

Métastase *[3-20-20]* : 392

Métisser *[18-12-2]* : 359

Mettre *[21-22-22]* : 24 - *[21-10-22]* : 244 - *[14-9-12]* : 395

Mettre (des souliers) *[14-16-12]* : 65

Mettre à nu *[8-21-17]* : 296

Mettre au large *[6-21-10]* : 335

Mettre au monde *[10-12-4]* : 61

Mettre en danger *[15-11-14]* : 418

Mettre en scène *[2-10-13]* : 188

Mettre le feu *[21-17-22]* : 398

Meubler *[20-5-9]* : 166

Meugler *[3-16-5]* : 289

Meurtrir *[17-14-15]* : 439

Microbe (germe) *[14-2-9]* : 238

Miel *[4-2-21]* : 458

Migraine *[18-12-8]* : 365

Miliaire *[4-8-14]* : 99

Mille fois (augment.) *[1-12-17]* : 259

Miner *[6-19-21]* : 302

Miner (milit.) *[13-19-21]* : 141

Mines *[10-19-21]* : 210

Miracle *[14-15-15]* : 24

Miséricorde *[8-15-4]* : 173

Missile *[20-19-9]* : 474

Mitrailleuse (attaquer à la) *[2-7-19]* : 128

Modeler *[19-20-18]* : 44 - *[16-18-2]* : 53 - *[11-10-20]* : 472

Modérer *[13-22-14]* : 200

Modeste *[18-14-16]* : 417 - *[16-14-6]* : 453

Modifier *[21-14-5]* : 337

Moduler (musique) *[15-12-13]* : 439

Mœlleux *[13-10-8]* : 436

Moi *[1-14-10]* : 296

Moisir *[16-17-21]* : 28 - *[16-2-21]* : 182

Moissonner *[8-18-4]* : 239 - *[4-15-19]* : 258 - *[19-18-20]* : 464

Molaire *[9-8-14]* : 468

Môle (grain de beauté) *[2-16-5]* : 312

Momification *[8-14-9]* : 134

Monter *[14-15-19]* : 28 - *[2-10-13]* : 188 - *[22-13-20]* : 307 - *[16-12-5]* : 408 - *[15-12-19]* : 423 - *[3-1-5]* : 443

Montrer *[2-2-1]* : 22 - *[8-9-20]* : 35 - *[10-18-3]* : 192 - *[6-20-5]* : 330 - *[8-6-5]* : 460 - *[18-17-5]* : 472

Moquer *[21-8-19]* : 219 - *[18-8-19]* : 266 - *[22-12-12]* : 277 - *[13-6-19]* : 337 - *[19-12-15]* : 349

Moquer de *[5-22-12]* : 382

Morceaux *[14-22-8]* : 193

Mordre *[14-21-11]* : 174

Mordre à belles dents *[14-3-15]* : 244

Mordre frapper *[14-11-22]* : 427

Mors *[13-22-3]* : 211

217

Objet sur lequel on crache *[6-17-22]* : 259

Obliger *[18-20-11]* : 60 - *[8-10-2]* : 61 - *[11-20-8]* : 218 - *[1-12-18]* : 260 - *[7-19-19]* : 277 - *[8-6-2]* : 457

Oblique *[17-7-12]* : 282

Obliquement de côté *[12-11-15]* : 466

Obscénités *[14-2-7]* : 236

Obscur *[1-17-12]* : 364

Obscurcir *[2-5-20]* : 85 - *[16-20-2]* : 97 - *[16-22-13]* : 152 - *[19-4-20]* : 156 - *[14-21-17]* : 158 - *[16-6-17]* : 266 - *[1-13-21]* : 285 - *[16-12-9]* : 412

Obscurité *[1-13-21]* : 285 - *[8-21-11]* : 290 - *[1-17-12]* : 364

Obséquieux *[20-17-15]* : 436

Observer *[18-17-5]* : 472

Obstiner *[19-21-5]* : 53 - *[16-18-13]* : 64 - *[16-19-21]* : 72 - *[3-8-13]* : 121

Obstruer *[9-13-13]* : 93

Obtenir *[14-8-12]* : 373

Obturer *[1-3-17]* : 61 - *[21-16-16]* : 392

Obtus *[16-20-12]* : 107

Occasionner *[1-14-5]* : 291 - *[3-20-13]* : 385

Occiput *[16-20-17]* : 90

Occlusion *[8-15-13]* : 160

Occuper *[9-20-4]* : 260 - *[16-15-19]* : 466

Occuper de *[4-1-14]* : 429

Occuper de entretenir *[21-16-5]* : 381

Octupler *[22-13-14]* : 301

Odeur *[3-13-20]* : 238

Odieux *[13-1-15]* : 223 - *[21-14-1]* : 333

Odieux à *[19-5-5]* : 185 - *[2-1-21]* : 482

Œdème *[2-21-15]* : 432

Œsophage *[6-21-9]* : 334

Œstrum *[10-5-13]* : 378

Œufs (épaissir avec) *[2-10-18]* : 193

Offenser *[12-16-2]* : 101 - *[16-12-2]* : 405

Officier *[21-13-21]* : 309 - *[19-18-14]* : 480

Offrir *[7-13-14]* : 140 - *[14-3-21]* : 250 - *[6-21-9]* : 334

Offrir (un don) *[22-20-13]* : 454

Oie *[1-6-7]* : 117

Oindre *[14-15-11]* : 42 - *[10-15-11]* : 112 - *[13-21-8]* : 194 - *[15-6-11]* : 305 - *[3-20-7]* : 379

Oisif *[2-9-12]* : 165

Olives (glaner des) *[17-1-20]* : 136

Olivier *[7-10-22]* : 82

Ombilic *[16-2-20]* : 181

Ombrager *[9-12-12]* : 70 - *[18-12-12]* : 369

Omelette (frire une) *[8-2-22]* : 367

Omettre *[4-12-3]* : 198 - *[16-4-20]* : 225 - *[21-13-9]* : 319

Omoplate *[21-11-13]* : 279

Oncle *[4-6-4]* : 45

Ongles (armer d') *[9-17-20]* : 188

Onyx *[1-14-11]* : 297 - *[21-5-13]* : 147

Opacité *[1-2-11]* : 33

Opale *[12-21-13]* : 200

Opaque *[16-13-13]* : 438

Opérer (médecine) *[14-22-8]* : 193

Opposer *[14-3-4]* : 255 - *[17-12-3]* : 383

Oppresser *[16-19-5]* : 78 - *[16-6-19]* : 268

Opprimer *[10-14-5]* : 106 - *[4-11-11]* : 162 - *[4-11-1]* : 174 - *[12-8-18]* : 403 - *[20-18-18]* : 461

Optimiser (math.) *[13-9-2]* : 408

Or *[7-5-2]* : 458

Orage *[7-16-17]* : 209

Orageux *[15-16-20]* : 28

Orange *[11-22-13]* : 245

Ordonner *[17-19-4]* : 54 - *[18-6-5]* : 230 - *[6-20-5]* : 330 - *[7-5-20]* : 454

Ordre *[17-19-4]* : 54

Ordres *[18-6-5]* : 230

Oreille *[1-7-14]* : 146

Oreillons *[8-7-20]* : 475

Organe *[1-2-20]* : 42

Organes génitaux *[13-14-5]* : 37

Organiser *[9-19-15]* : 227

Orgasme *[1-2-14]* : 36

Orienter *[13-18-1]* : 121 - *[14-22-2]* : 187

Original *[13-19-20]* : 140

Origines *[10-8-15]* : 446

Orion (constellation) *[11-15-12]* : 90

Orner *[19-21-9]* : 57 - *[17-19-15]* : 65 - *[7-10-14]* : 74 - *[20-2-4]* : 95 - *[14-1-5]* : 212 - *[16-4-5]* : 232 - *[14-6-5]* : 322 - *[16-9-20]* : 335 - *[14-7-20]* : 337 - *[22-19-14]* : 433 - *[5-4-20]* : 478

Ornière *[2-6-20]* : 107

Orphelin *[10-22-13]* : 268

Orthostatique *[16-13-4]* : 429

Oser *[5-6-14]* : 32 - *[20-5-2]* : 159 - *[6-16-7]* : 222 - *[16-7-7]* : 300

Osseux *[3-20-13]* : 385

Ossification *[3-20-13]* : 385

Ossifier *[16-18-13]* : 64 - *[3-20-13]* : 385

Ostéite *[16-18-13]* : 64

Ôter *[8-12-18]* : 99 - *[17-21-9]* : 103 - *[16-4-5]* : 232

Oublier *[14-21-5]* : 168 - *[21-11-8]* : 274

Ourdir *[21-22-1]* : 25 - *[21-22-5]* : 29

Ourdir (tissage) *[18-10-17]* : 330

Ourler *[13-12-12]* : 484

Outrager *[2-7-5]* : 114 - *[17-6-9]* : 257

Ouvrir *[17-19-8]* : 58 - *[17-22-5]* : 121 - *[17-22-8]* : 124

Ouvrir (large) *[17-21-19]* : 91

Ouvrir de force *[17-19-15]* : 65

Ouvrir largement (la bouche) *[17-16-20]* : 466

Ovaire *[21-8-12]* : 212

Péritoine *[18-17-19]* : 464

Péritonite *[18-17-19]* : 464

Permettre *[14-22-20]* : 183

Permuter (math.) *[22-13-20]* : 307

Perpétuer *[22-13-4]* : 291 - *[14-10-14]* : 397

Perplexe *[2-6-11]* : 98 - *[10-18-17]* : 184

Persécuter *[20-4-17]* : 152 - *[15-9-14]* : 374

Persévérer *[4-6-14]* : 55 - *[22-13-4]* : 291

Persister *[15-20-2]* : 120

Personnifier *[1-14-21]* : 307

Persuader *[17-22-5]* : 121 - *[21-4-12]* : 124

Pervers *[17-22-12]* : 128

Pervertir *[16-19-21]* : 72 - *[12-6-7]* : 370

Pesanteur pelvienne, poussée *[12-8-18]* : 403

Peser *[11-2-4]* : 302 - *[15-12-1]* : 427 - *[15-12-5]* : 431 - *[21-19-12]* : 454

Pétiller *[22-15-15]* : 346

Petit *[19-9-14]* : 282

Petit doigt *[7-20-22]* : 302

Petit rajeunir *[18-16-20]* : 443

Petite monnaie *[16-20-17]* : 90

Petite monnaie (changer) *[17-20-9]* : 81

Pétrifier *[1-2-14]* : 36 - *[15-12-16]* : 420

Pétrir *[19-9-17]* : 285 - *[12-6-21]* : 362 - *[17-12-21]* : 379 - *[3-2-12]* : 472 - *[16-15-5]* : 474 - *[16-15-15]* : 484

Pétrole (absorber dans du) *[14-17-9]* : 84

Peu nombreux *[13-16-9]* : 85 - *[18-16-20]* : 443

Peupler *[10-21-2]* : 257

Peur *[7-8-12]* : 28 - *[21-22-16]* : 40 - *[20-5-2]* : 159

Peur *[20-5-5]* : 162 - *[17-8-4]* : 296

Phalange *[3-12-5]* : 201

Pharynx *[12-16-5]* : 104

Phlébotomie *[19-7-5]* : 229

Picoter *[14-19-20]* : 117

Pied (gratter du) *[5-4-15]* : 473

Pied bot *[1-12-5]* : 247

Piédestal *[1-4-14]* : 80

Piège *[19-6-21]* : 201 - *[10-19-21]* : 210

Piéger *[14-19-21]* : 118 - *[6-19-21]* : 302

Pierre *[1-2-14]* : 36

Piétiner *[4-6-21]* : 62 - *[21-1-17]* : 63 - *[9-12-17]* : 75 - *[2-6-15]* : 102 - *[20-4-4]* : 139 - *[4-10-21]* : 150 - *[12-2-15]* : 268 - *[4-16-11]* : 272 - *[20-11-15]* : 304 - *[20-13-15]* : 348 - *[4-20-11]* : 360 - *[21-16-9]* : 385 - *[2-21-15]* : 432 - *[20-17-15]* : 436 - *[15-12-12]* : 438 - *[20-19-16]* : 481

Pigment *[18-2-16]* : 153

Pigmentation *[18-2-16]* : 153

Piler *[4-6-11]* : 52 - *[11-22-21]* : 253 - *[14-4-11]* : 284

Pili *[18-18-5]* : 10

Piller *[2-7-7]* : 116 - *[21-4-4]* : 116 - *[21-6-4]* : 160 - *[21-12-12]* : 300 - *[21-15-5]* : 359 - *[21-15-15]* : 369

Pilonner (milit.) *[20-3-13]* : 126

Piloter *[14-6-9]* : 326

Pin *[1-20-14]* : 432

Pin ou cyprès *[3-17-20]* : 326

Pincée *[19-13-18]* : 374

Pincer *[19-20-18]* : 44 - *[18-2-9]* : 146

Piquant *[13-1-20]* : 228

Piquer *[16-19-18]* : 69 - *[14-19-20]* : 117

Piquer *[8-4-19]* : 408

Piquer (avion) *[18-12-12]* : 369

Piquer (serpent) *[14-11-21]* : 426

Piqueter *[10-22-4]* : 281

Pisser *[21-22-14]* : 38

Pister *[1-12-12]* : 254

Placenta *[21-12-5]* : 293

Placer *[21-22-22]* : 24 - *[14-18-19]* : 94 - *[14-18-3]* : 100 -

[13-19-13] : 133 - *[10-18-19]* : 186 - *[21-10-22]* : 244

Plaider *[9-16-14]* : 160

Plaindre *[19-2-12]* : 126 - *[20-3-14]* : 127 - *[20-10-4]* : 271 - *[1-14-14]* : 300 - *[14-6-4]* : 321 - *[18-16-19]* : 442

Plaine *[1-2-12]* : 34

Plaire *[21-17-20]* : 418

Plaisanter *[12-18-18]* : 139 - *[12-6-18]* : 359

Plan *[13-17-5]* : 103

Planer *[3-12-21]* : 217 - *[20-8-17]* : 240 - *[4-1-5]* : 420 - *[8-6-3]* : 458

Planifier *[22-11-14]* : 257

Planter *[21-22-12]* : 36 - *[14-9-16]* : 377 - *[22-19-16]* : 435

Plaque *[20-2-4]* : 95

Plaque indicatrice *[21-12-9]* : 297

Plaquer *[20-19-16]* : 481

Platane *[4-12-2]* : 197

Plâtrer *[9-10-9]* : 23 - *[9-10-8]* : 44 - *[3-17-15]* : 321 - *[3-2-15]* : 475

Pleurer *[2-11-5]* : 202 - *[22-14-5]* : 314

Pleuvoir *[20-2-2]* : 93 - *[3-21-13]* : 407

Plexus *[13-19-12]* : 154

Plier *[11-17-12]* : 134 - *[3-12-13]* : 209 - *[19-17-12]* : 456

Plisser *[19-2-18]* : 132 - *[19-13-9]* : 365

Plomber *[15-22-13]* : 175

Plonger *[9-13-21]* : 101 - *[9-2-12]* : 334 - *[18-12-12]* : 369

Pluie *[13-9-20]* : 404 - *[3-21-13]* : 407

Plumes *[14-18-5]* : 102 - *[17-12-13]* : 393 - *[16-12-16]* : 397

Plus *[16-4-17]* : 222

Poches (vider les) *[11-10-15]* : 467

Poème *[17-10-9]* : 345 - *[21-10-20]* : 264

Poétiser *[17-10-9]* : 345

Poids *[21-19-12]* : 454

Poilu *[11-21-22]* : 232

Poindre *[14-19-4]* : 123

Profond *[16-13-19]* : 422

Progresser *[19-4-13]* : 171 - *[18-16-4]* : 449

Projeter *[19-20-14]* : 40 - *[14-22-7]* : 192 - *[22-11-14]* : 257

Projeter (un liquide) *[15-12-14]* : 440

Prolapsus (ptose) *[21-13-9]* : 319

Proliférer *[4-3-5]* : 464

Prolonger *[13-21-11]* : 197 - *[1-20-11]* : 429

Promener *[5-12-11]* : 161

Promettre *[2-9-8]* : 161

Prononcer *[17-18-8]* : 36 - *[14-17-19]* : 72 - *[2-9-5]* : 158 - *[2-9-1]* : 176 - *[5-2-20]* : 434 - *[5-3-5]* : 441

Propager *[17-21-5]* : 99 - *[20-2-18]* : 109 - *[17-6-18]* : 244

Prophétiser *[14-2-1]* : 230

Propice *[13-7-12]* : 374

Proposer *[14-18-16]* : 91

Prospérer *[17-20-8]* : 80 - *[16-22-19]* : 136

Prosterner *[14-17-12]* : 87 - *[21-8-6]* : 206

Prostituer *[17-19-20]* : 48 - *[21-3-12]* : 102 - *[7-14-5]* : 175 - *[14-1-17]* : 202

Protéger *[3-14-14]* : 254 - *[13-3-3]* : 277

Protester *[13-8-5]* : 389 - *[22-20-15]* : 456 - *[22-20-16]* : 457

Provoquer *[22-3-20]* : 87 - *[3-20-5]* : 377

Prudent *[13-22-14]* : 200 - *[21-11-12]* : 278 - *[7-5-20]* : 454

Prurit *[16-19-18]* : 69

Psoriasis *[15-17-8]* : 60

Ptose *[18-14-8]* : 409

Puberté *[2-3-20]* : 41

Publier *[6-18-1]* : 282 - *[21-13-16]* : 326

Puer *[15-20-8]* : 126 - *[18-8-14]* : 283

Puer (pourri) *[2-1-21]* : 482

Puiser *[4-12-5]* : 178 - *[8-18-2]* : 237

Puit (expliquer) *[2-1-20]* : 481

Pulluler *[20-13-21]* : 332 - *[20-13-13]* : 346 - *[21-19-18]* : 460 - *[21-20-18]* : 482

Punir *[17-19-4]* : 54 - *[4-6-16]* : 57 - *[17-20-16]* : 88 - *[10-15-20]* : 121 - *[14-19-13]* : 132 - *[20-4-5]* : 140 - *[6-15-20]* : 213 - *[21-9-20]* : 242 - *[1-14-17]* : 303 - *[19-14-15]* : 393 - *[16-14-21]* : 446

Pupille *[1-21-5]* : 445

Pupille (poupée) *[2-2-5]* : 4

Pur *[7-11-11]* : 93 - *[14-19-5]* : 124 - *[6-16-2]* : 239 - *[18-8-8]* : 277 - *[9-5-20]* : 408 - *[2-20-20]* : 415

Purger *[13-20-19]* : 161

Purger (la viande) *[14-19-20]* : 117

Purifier *[7-11-11]* : 93 - *[7-11-5]* : 109 - *[14-19-5]* : 124 - *[7-19-19]* : 277 - *[3-16-12]* : 296 - *[9-5-20]* : 408 - *[2-20-20]* : 415

Purpura *[20-3-13]* : 126

Purulent *[13-20-15]* : 157

Pus *[13-3-12]* : 286

Putréfier *[15-20-8]* : 126 - *[13-19-19]* : 139

Pyohémie *[13-3-12]* : 286

Quadriller *[20-21-22]* : 25 - *[21-2-18]* : 86

Quadrupler *[20-2-16]* : 107

Qualité (attribuer une) *[1-10-11]* : 209

Quantifier *[11-13-22]* : 56

Quatre fois *[20-2-16]* : 107

Quatre pattes *[9-12-17]* : 75

Quereller *[14-18-5]* : 102 - *[20-10-2]* : 269

Queue *[7-14-2]* : 172

Quitter *[6-18-1]* : 282 - *[16-7-2]* : 295

Rabâcher *[4-6-21]* : 62 - *[12-16-15]* : 92 - *[21-14-5]* : 337

Rabaisser *[13-11-11]* : 461

Rabattre *[17-21-12]* : 106

Raboter *[21-2-2]* : 70 - *[21-17-5]* : 403 - *[19-18-16]* : 482

Raccommoder *[9-12-1]* : 81 - *[9-12-5]* : 85 - *[1-8-5]* : 159

Raccompagner *[21-12-8]* : 296

Raccorder *[15-17-19]* : 49

Raccourcir *[19-18-20]* : 464

Racheter *[17-4-5]* : 209 - *[17-4-16]* : 220 - *[3-1-12]* : 450

Rachitisme *[20-11-5]* : 294

Racler *[19-17-12]* : 456

Raconter *[15-17-20]* : 50 - *[14-3-4]* : 255 - *[22-14-5]* : 314 - *[15-10-8]* : 390

Radiographier *[21-19-17]* : 459

Raffiner *[16-4-14]* : 241

Raffoler *[21-3-16]* : 106 - *[16-3-2]* : 207

Rafraîchir *[12-8-8]* : 415

Raidir *[15-13-20]* : 446

Raies *[20-18-16]* : 459

Railler *[12-16-3]* : 102 - *[5-11-20]* : 148 - *[21-9-1]* : 223 - *[21-9-5]* : 227 - *[13-6-19]* : 337 - *[19-12-15]* : 349 - *[12-6-18]* : 359 - *[5-22-12]* : 382 - *[15-14-9]* : 479

Raison *[18-4-19]* : 178

Raisonnable *[2-10-14]* : 189

Ralentir *[5-13-5]* : 177 - *[1-9-5]* : 181 - *[1-9-9]* : 185 - *[1-10-9]* : 207

Ralentir attendre *[13-22-14]* : 200

Râler *[19-9-20]* : 266

Ramasser *[19-21-21]* : 47 - *[11-14-15]* : 71 - *[14-19-9]* : 128 - *[10-16-5]* : 150 - *[12-19-9]* : 174 - *[1-15-17]* : 325 - *[8-22-5]* : 328

Rameaux *[21-2-9]* : 77

Ramer *[8-22-20]* : 321

Ramifier *[15-16-17]* : 25 - *[17-18-12]* : 40 - *[16-14-17]* : 442

Ramollir *[22-20-17]* : 458

Ramper *[7-8-12]* : 28

Rancune *[14-9-20]* : 381

Rangée *[9-6-20]* : 430

Ranger *[16-20-11]* : 106 - *[15-20-11]* : 129 - *[15-4-20]* : 248

[14-3-4] : 255 - *[21-12-9]* : 297 - *[13-12-11]* : 483 - *[13-12-11]* : 483

Regorger *[21-17-16]* : 414 - *[4-2-1]* : 460

Régulariser *[6-15-22]* : 215

Réguler (technique) *[2-16-18]* : 325

Rejeter *[21-12-11]* : 299 - *[21-13-9]* : 319 - *[3-20-21]* : 393 - *[15-12-5]* : 431 - *[17-15-12]* : 458

Rejoindre *[4-2-19]* : 456

Réjouir *[4-6-18]* : 59 - *[3-5-18]* : 60 - *[2-6-16]* : 103 - *[1-6-20]* : 130 - *[3-10-12]* : 164 - *[18-5-12]* : 215 - *[21-10-21]* : 243 - *[21-13-8]* : 318 - *[20-14-14]* : 369 - *[16-12-18]* : 399 - *[8-4-5]* : 416 - *[8-4-6]* : 417 - *[16-12-15]* : 418

Relâcher *[21-12-8]* : 296 - *[20-17-5]* : 426

Relaxation *[20-17-5]* : 426

Relier *[11-20-11]* : 199 - *[20-11-15]* : 304 - *[2-20-8]* : 403 - *[3-21-20]* : 414

Relier (un livre) *[11-20-11]* : 199

Remblayer *[15-12-12]* : 438

Remède *[22-20-17]* : 458

Remémorer *[7-11-20]* : 102

Remercier *[6-4-5]* : 462

Remettre *[13-15-20]* : 52 - *[13-18-1]* : 121

Remettre (dette) *[21-13-9]* : 319

Remettre à neuf *[21-17-18]* : 416

Remorquer *[3-20-20]* : 392

Remplacer *[22-13-20]* : 307

Remplir *[13-12-1]* : 473

Remuer *[14-15-9]* : 40 - *[2-8-21]* : 152 - *[8-17-18]* : 209 - *[9-20-17]* : 251 - *[15-6-9]* : 303 - *[14-6-16]* : 311 - *[14-10-4]* : 409 - *[7-6-7]* : 463

Remuer (à la cuiller) *[3-6-15]* : 79

Remuer (liquide) *[13-12-12]* : 484

Remuer (un liquide) *[13-20-15]* : 157

Rémunérer - déshabituer *[3-13-12]* : 230

Rencontrer *[7-13-14]* : 140 - *[17-3-21]* : 181 - *[17-3-16]* : 198 - *[6-16-4]* : 241 - *[14-3-21]* : 250 - *[13-8-5]* : 389 - *[22-19-12]* : 431

Rencontrer (par hasard) *[19-20-5]* : 31

Rendre *[5-6-5]* : 23 - *[5-10-5]* : 111 - *[21-6-2]* : 158

Rendre impur *[9-13-1]* : 103

Rendre visite *[21-8-20]* : 220

Renforcer *[16-18-13]* : 64 - *[1-4-20]* : 86 - *[21-3-2]* : 92 - *[22-8-19]* : 196 - *[1-10-12]* : 210 - *[1-21-21]* : 461 - *[8-7-19]* : 474 - *[3-2-20]* : 480

Renier *[11-17-20]* : 142 - *[11-8-21]* : 429

Renifler *[14-8-20]* : 359

Renoncer *[10-1-21]* : 298 - *[6-22-20]* : 367 - *[13-8-12]* : 396 - *[15-12-19]* : 423 - *[11-8-21]* : 429 -à *[12-1-5]* : 258

Renouveler *[8-4-21]* : 410

Rénover *[21-17-18]* : 416

Rentable *[21-12-13]* : 301

Renverser *[11-17-5]* : 149

Répandre *[17-20-18]* : 68 - *[16-20-5]* : 100 - *[17-21-9]* : 103 - *[2-7-19]* : 128 - *[20-6-8]* : 187 - *[18-6-19]* : 222 - *[17-6-18]* : 244 - *[17-6-8]* : 256 - *[7-20-19]* : 299 - *[14-6-17]* : 312 - *[14-9-21]* : 382 - *[1-18-12]* : 386 - *[21-17-16]* : 414 - *[20-16-17]* : 416 - *[17-15-5]* : 451

Répandre (graines) *[12-19-9]* : 174

Réparer *[20-17-1]* : 422 - *[22-19-14]* : 433

Repasser (du linge) *[3-5-18]* : 60

Repentir *[21-6-2]* : 158 - *[8-20-9]* : 266

Répercuter *[5-6-4]* : 44

Repérer *[1-11-14]* : 234 - *[21-14-5]* : 337

Répéter *[21-14-14]* : 346

Replier *[8-17-22]* : 213 - *[11-17-12]* : 134 - *[19-17-12]* : 456

Répliquer *[3-6-2]* : 88

Répondre *[21-6-2]* : 158 - *[16-14-5]* : 452

Repos *[20-3-16]* : 129 - *[14-6-8]* : 325

Reposer *[14-6-8]* : 325 - *[21-2-22]* : 68 - *[14-17-21]* : 74 - *[17-6-21]* : 247 - *[21-11-2]* : 268

Repousser *[4-8-5]* : 90 - *[5-12-1]* : 173 - *[13-1-15]* : 223 - *[14-4-8]* : 281 - *[14-11-1]* : 428 - *[9-8-5]* : 481

Représenter *[14-18-3]* : 100 - *[10-18-3]* : 192

Réprimander *[3-5-20]* : 62 - *[18-5-2]* : 205 - *[3-16-20]* : 304 - *[11-5-5]* : 369 - *[18-16-19]* : 442

Réprimer *[4-11-1]* : 174

Réprouver *[1-20-20]* : 438

Réputation (perdre sa) *[21-13-18]* : 328

Requête *[16-22-20]* : 137

Rescapé *[14-18-12]* : 109

Réserver *[19-18-1]* : 467

Réserves sur *[15-10-3]* : 385

Résider *[21-20-5]* : 469

Résine *[21-20-17]* : 481

Résister *[19-6-13]* : 215 - *[14-3-4]* : 255 - *[16-13-4]* : 429

Résonner *[4-5-5]* : 24 - *[5-6-4]* : 44 - *[22-5-4]* : 115 - *[20-14-5]* : 360 - *[18-12-12]* : 369 - *[5-4-4]* : 484

Résoudre *[17-22-20]* : 114 - *[14-22-20]* : 183 - *[22-20-18]* : 459

Respiration *[14-21-13]* : 176

Respirer *[14-17-21]* : 74 - *[17-6-16]* : 264

Respirer lourdement *[21-17-11]* : 409

Respirer lourdement *[21-17-17]* : 415

Rugir *[21-1-3]* : 49 - *[14-16-20]* : 51 - *[21-8-12]* : 212 - *[7-20-4]* : 306 - *[14-5-13]* : 308 - *[5-3-5]* : 441

Ruiner *[20-21-21]* : 24

Ruisseau - hériter *[14-8-12]* : 373

Ruisseler *[1-3-12]* : 56 - *[16-20-17]* : 90 - *[8-21-20]* : 299 - *[20-16-17]* : 416 - *[4-2-2]* : 461

Rumeurs (répandre) *[12-8-21]* : 406

Ruser *[16-20-13]* : 108

Russifier *[20-15-15]* : 392

Rythme *[19-18-2]* : 468

Sa revanche *[14-8-13]* : 374

Sable - phénix - danser *[8-6-12]* : 445

S'abonner *[8-22-13]* : 314

Saboter *[8-2-12]* : 357

Sabots *[17-20-15]* : 87

Saccager *[21-4-4]* : 116 - *[21-12-12]* : 300

Sacrifice *[7-2-8]* : 376 - *[1-21-5]* : 445

Sacrifier *[11-12-12]* : 24 - *[19-20-2]* : 28 - *[7-2-8]* : 376

Sagace *[16-20-13]* : 108

Sage *[8-11-13]* : 72

Saigner *[14-19-7]* : 126 - *[4-13-13]* : 208

Saillant *[21-17-5]* : 403

Saillie *[7-10-7]* : 67 - *[3-2-16]* : 476

Saisir *[16-19-12]* : 85 - *[12-17-22]* : 121 - *[14-19-9]* : 128 - *[1-8-7]* : 161 - *[16-7-19]* : 290 - *[22-17-15]* : 390 - *[22-17-21]* : 396 - *[19-17-21]* : 443 - *[12-11-4]* : 477

Saler *[13-12-8]* : 480

Salir *[9-10-9]* : 23 - *[9-14-17]* : 119 - *[18-1-5]* : 120 - *[4-12-8]* : 181 - *[15-1-2]* : 186 - *[11-22-13]* : 245 - *[11-1-20]* : 274 - *[3-16-12]* : 296 - *[16-12-12]* : 415

Salive *[20-19-5]* : 470

Salut *[10-21-16]* : 249

Sanctification *[19-4-21]* : 157

Sanctifier *[19-4-21]* : 157

Sang *[4-13-5]* : 200

Saphirs (enchâsser) *[15-17-20]* : 50

Sarcler *[16-21-2]* : 119 - *[19-6-18]* : 220 - *[16-4-20]* : 225 - *[16-7-19]* : 290 - *[10-2-12]* : 311 - *[14-11-21]* : 426

Sasser *[20-19-4]* : 469

Saupoudrer *[1-2-19]* : 41

Saut *[19-17-18]* : 462

Sauter *[4-6-18]* : 59 - *[9-17-7]* : 197 - *[19-17-7]* : 451 - *[19-17-18]* : 462 - *[20-19-4]* : 469

Sauterelle *[10-12-19]* : 54

Sautiller *[14-22-20]* : 183 - *[9-17-17]* : 185 - *[9-17-7]* : 197 - *[4-12-3]* : 198 - *[17-7-7]* : 277 - *[1-17-7]* : 359 - *[19-17-18]* : 462 - *[5-4-15]* : 473

Sauvage *[17-20-1]* : 73

Sauver *[8-12-18]* : 99 - *[21-7-2]* : 180 - *[17-4-5]* : 209 - *[17-4-16]* : 220 - *[14-6-15]* : 310 - *[6-21-16]* : 341 - *[17-12-9]* : 389 - *[13-12-9]* : 481

Savant *[13-4-16]* : 290

Savoir *[4-6-16]* : 57 - *[4-10-16]* : 145 - *[10-4-16]* : 359

Savonner *[15-2-14]* : 220

Savoureux *[16-15-15]* : 484

Scarifier *[15-9-17]* : 355

Scène (adapter à la) *[13-8-7]* : 391

Scientifique *[13-4-16]* : 290

Scier *[14-15-20]* : 29 - *[21-6-20]* : 176

Scintiller *[2-5-19]* : 84 - *[12-17-7]* : 128 - *[17-14-14]* : 438

Sclérose *[9-20-21]* : 255

Scléroser *[15-10-4]* : 386

Scolopendre *[14-4-12]* : 285

Scorbut *[18-17-4]* : 471

Scorpion *[19-21-22]* : 48

Scruter *[1-12-12]* : 254

Sculpter *[8-9-2]* : 39 - *[17-15-12]* : 458

Se coucher *[21-11-2]* : 268

Se couvrir de croûte *[19-20-13]* : 39

Se détacher *[2-4-12]* : 55

Se donner de la peine *[9-20-8]* : 264

Se flétrir *[19-13-12]* : 368

Se hâter *[1-6-18]* : 128

Se lamenter *[15-17-4]* : 56

Se laver la tête - Coïncider *[8-17-17]* : 208

Se noyer *[9-2-16]* : 338

Se perdre *[1-2-4]* : 26

Se porter garant *[16-20-2]* : 97

Se promener *[9-10-12]* : 26 - *[15-3-4]* : 232

Se rappeler - mâle *[7-11-20]* : 102

Se révolter *[13-20-4]* : 168

Se sauver *[16-20-19]* : 92

Se séparer *[2-4-12]* : 55

Se souvenir *[7-11-20]* : 102

Se taire *[21-22-19]* : 43

Se tromper *[9-16-5]* : 173

Sébum *[8-12-2]* : 105

Sec *[14-3-2]* : 253 - *[10-2-21]* : 320

Sécher *[15-17-3]* : 55

Secoué *[20-16-21]* : 398

Secouer *[9-10-17]* : 31 - *[14-16-20]* : 51 - *[9-20-17]* : 251 - *[3-16-21]* : 305 - *[14-10-4]* : 409 - *[20-16-13]* : 412

Sécréter *[14-22-19]* : 182 - *[2-18-18]* : 369 - *[3-20-16]* : 388

Sécréter (médecine) *[17-20-21]* : 71

Sécrétion *[17-20-21]* : 71

Sédatif *[13-21-11]* : 197

Séduire *[14-15-22]* : 31 - *[17-22-5]* : 121 - *[21-8-4]* : 204 - *[14-4-8]* : 281 - *[15-6-22]* : 294

Séjourner *[4-6-14]* : 55 - *[3-6-20]* : 84

Sel *[13-12-8]* : 480

S'élever *[14-15-19]* : 28

Seller *[1-11-17]* : 237

Semer *[7-20-16]* : 296

S'en aller *[6-12-11]* : 138 - *[5-12-11]* : 161

S'endormir *[19-5-5]* : 185

Sensé *[12-2-2]* : 277

Transmettre *[13-15-20]* : 52

Transmettre (signal) *[1-22-22]* : 484

Transparence (voir) *[21-19-17]* : 459

Transpercer *[4-19-20]* : 347 - *[21-17-4]* : 402

Transpiration *[4-10-6]* : 135

Transpirer *[14-7-16]* : 333

Transporter *[14-15-16]* : 25 - *[6-2-12]* : 403 - *[18-16-5]* : 450

Transsudat *[4-10-22]* : 151

Transsuder *[4-10-22]* : 151

Travailler *[16-2-4]* : 187 - *[10-3-16]* : 337

Traverser *[13-18-16]* : 114 - *[16-2-20]* : 181 - *[8-18-1]* : 236 - *[18-12-8]* : 365

Trébucher *[13-16-4]* : 80 - *[8-13-9]* : 112 - *[11-21-12]* : 222 - *[17-6-19]* : 245 - *[17-10-19]* : 333 - *[22-19-12]* : 431

Trembler *[17-19-19]* : 47 - *[20-22-22]* : 47 - *[8-10-12]* : 49 - *[20-3-7]* : 120 - *[10-20-16]* : 227 - *[20-8-17]* : 240 - *[20-9-9]* : 254 - *[8-20-4]* : 283 - *[14-7-5]* : 344 - *[17-12-18]* : 376 - *[20-16-21]* : 398 - *[20-16-4]* : 403

Trémousser *[16-11-7]* : 388

Tremper *[22-13-4]* : 291 - *[9-2-12]* : 334 - *[21-20-5]* : 469

Tremper (l'acier) *[8-15-13]* : 160

Tremper (métal) *[8-21-12]* : 291

Trépigner *[20-19-16]* : 481

Très (beaucoup)*[13-1-4]* : 234

Trésor *[15-3-12]* : 240

Tressaillir *[15-19-20]* : 94 - *[14-22-20]* : 183

Tresser *[15-20-4]* : 122 - *[17-22-12]* : 128 - *[15-20-14]* : 132 - *[21-7-20]* : 198 - *[19-12-16]* : 350

Trianguler *[22-12-22]* : 265

Tricoter *[15-20-3]* : 121 - *[15-20-14]* : 132

Trier *[13-10-14]* : 420

Triompher *[16-12-18]* : 399

Tripler *[21-12-21]* : 287

Triste *[16-3-13]* : 218

Tristesse *[1-6-14]* : 124 - *[4-1-2]* : 439

Tromper *[2-3-4]* : 25 - *[21-2-21]* : 67 - *[21-3-5]* : 95 - *[9-16-1]* : 169 - *[11-21-12]* : 222 - *[1-14-5]* : 291 - *[20-13-5]* : 338 - *[11-7-2]* : 410

Trompette *[8-18-20]* : 233 - *[20-6-16]* : 195 - *[22-20-16]* : 457

Trop *[16-4-17]* : 222

Troquer *[16-20-2]* : 97

Trottiner *[4-4-5]* : 2

Troubler *[21-2-21]* : 67 - *[2-5-5]* : 70 - *[21-3-21]* : 89 - *[5-10-13]* : 119 - *[10-18-17]* : 184 - *[5-13-13]* : 185 - *[2-12-5]* : 224 - *[9-20-17]* : 251 - *[16-6-16]* : 265 - *[16-11-20]* : 379 - *[8-6-13]* : 446

Troubles du langage (dysarthrie) *[16-12-3]* : 406

Trouer *[14-19-2]* : 121 - *[8-20-20]* : 277

Troupeau (conduire) *[2-5-13]* : 78

Trouver *[13-18-1]* : 121 - *[14-21-3]* : 166 - *[6-21-2]* : 349 - *[16-13-4]* : 429

Trouver par hasard *[19-20-1]* : 27 - *[19-12-16]* : 350

Tu *[1-22-5]* : 467

Tube *[1-2-2]* : 24

Tubercule *[19-9-20]* : 266

Tuberculose *[21-8-17]* : 217

Tuer *[1-2-8]* : 30 - *[17-3-20]* : 180 - *[3-13-7]* : 225 - *[19-9-12]* : 280 - *[5-20-3]* : 351 - *[9-2-8]* : 352 - *[7-2-8]* : 376

Tuiles *[20-16-17]* : 416

Tumeur *[3-4-12]* : 32

Tumulte *[21-1-14]* : 60 - *[15-1-14]* : 198

Tumultueux *[21-1-5]* : 51

Turbulent *[17-20-16]* : 88 - *[21-6-2]* : 158

Tutoyer *[1-22-5]* : 467

Ulcère *[11-10-2]* : 476

Un *[1-8-4]* : 158

Unique *[1-8-4]* : 158

Unir *[11-12-12]* : 24 - *[16-20-5]* : 100 - *[1-8-4]* : 158 - *[7-19-19]* : 277 - *[20-11-2]* : 291 - *[10-4-8]* : 373 - *[12-11-4]* : 477 - *[7-6-3]* : 481

Urbaniser *[16-10-20]* : 357

Urée *[21-14-14]* : 346

Urètre *[21-17-11]* : 409

Urine *[21-22-14]* : 38

Uriner *[21-22-14]* : 38

Urticaire *[15-20-17]* : 113

Usage (introduire un) *[14-5-3]* : 298

User *[16-21-21]* : 116 - *[21-13-21]* : 309 - *[13-5-5]* : 323 - *[20-17-9]* : 430

Usure (prêter à) *[14-21-11]* : 174

Usurper *[14-15-3]* : 34

Utérin *[20-8-13]* : 236

Utérus *[20-8-13]* : 236

Utile *[6-16-12]* : 227

Utiliser *[21-13-21]* : 309

Vacciner (médecine) *[20-11-2]* : 291

Vaciller *[2-12-8]* : 227 - *[14-7-7]* : 346 - *[13-6-9]* : 349 - *[20-17-17]* : 438

Vagin *[20-22-19]* : 66

Vain *[5-2-12]* : 426

Vaincre *[14-18-8]* : 105 - *[20-4-5]* : 140 - *[18-6-8]* : 233 - *[22-11-5]* : 248 - *[4-2-20]* : 457 - *[3-2-20]* : 480

Vaincre / ruiner *[19-17-8]* : 452

Valable (droit) *[22-17-15]* : 390 - *[22-17-21]* : 396

Valider *[21-20-20]* : 484

Vallée *[1-2-12]* : 34

Valve *[15-22-13]* : 175

Vanner *[17-15-15]* : 461

Vanner (agri.) *[7-20-5]* : 307

Vanter *[10-13-20]* : 77 - *[17-1-20]* : 136 - *[20-5-2]* : 159 - *[1-13-20]* : 284 - *[5-4-20]* : 478

Vapeur *[5-2-12]* : 426

Varice *[4-12-22]* : 195

Varier *[3-6-14]* : 78

Vase *[9-10-9]* : 23 - *[9-10-14]* : 28

Vaste *[6-1-2]* : 393

Vautour *[1-10-5]* : 203

Vautrer *[2-6-15]* : 102 - *[3-12-12]* : 208 - *[8-2-9]* : 354 - *[17-12-21]* : 379

Vedette (de cinéma) *[11-11-2]* : 14

Veine *[6-20-4]* : 329

Vendanger *[2-18-20]* : 371

Vendre *[7-2-14]* : 382 - *[13-11-20]* : 448

Vénérer *[16-20-18]* : 91 - *[10-20-1]* : 234

Venger *[17-20-16]* : 88 - *[14-19-13]* : 132

Venir *[2-6-1]* : 110 - *[21-12-8]* : 296 - *[1-22-5]* : 467

Vent (agiter au) *[14-21-2]* : 165

Ventre *[2-9-14]* : 167 - *[11-20-15]* : 203

Ventru *[11-20-15]* : 203

Vénus - lueur *[14-3-5]* : 256

Vérifier *[19-21-9]* : 57 - *[1-13-14]* : 278 - *[1-13-22]* : 286 - *[6-4-1]* : 458

Vérifier - fissure *[2-4-19]* : 62

Vérité *[1-13-22]* : 286

Verrouiller *[3-17-17]* : 323 - *[2-20-8]* : 403

Verrue *[2-12-21]* : 240

Vers (enlever les) *[22-12-16]* : 281

Vers le sud *[14-3-2]* : 253 - *[4-20-13]* : 362

Verseau *[4-12-10]* : 183

Verser *[14-15-11]* : 42 - *[14-18-19]* : 94 - *[16-20-5]* : 100 - *[13-18-19]* : 117 - *[10-18-19]* : 186 - *[18-6-19]* : 222 - *[6-18-19]* : 278 - *[8-21-20]* : 299 - *[14-7-12]* : 351 - *[13-7-3]* : 365 - *[21-17-11]* : 409

Verser (une boisson) *[13-15-11]* : 65

Verset (réciter un) *[17-15-19]* : 443

Vert *[10-20-19]* : 230

Vertex *[19-4-5]* : 163

Vertige *[15-8-20]* : 336

Vésicule biliaire *[13-20-5]* : 169

Vésicule folliculaire *[7-19-19]* : 277

Vêtir *[12-2-21]* : 274

Vêtir de *[2-3-4]* : 25

Vexer *[16-19-18]* : 69 - *[17-3-16]* : 198 - *[19-14-9]* : 387

Viande (griller de la) *[11-2-2]* : 300

Victime d'un vol *[3-7-12]* : 98

Vide *[20-6-19]* : 198

Vider *[16-6-20]* : 269 - *[20-10-19]* : 286 - *[2-19-19]* : 392 - *[17-14-5]* : 429 - *[22-20-13]* : 454 - *[7-6-12]* : 468 - *[20-19-14]* : 479

Vieillir *[19-21-21]* : 47 - *[10-21-21]* : 254 - *[7-19-14]* : 272 - *[6-21-14]* : 339

Vieux *[10-21-14]* : 247 - *[10-21-21]* : 254

Vigne *[11-20-13]* : 201 - *[3-17-14]* : 320

Vigneron *[11-20-13]* : 201

Vignoble *[11-20-13]* : 201

Vigoureux *[13-20-18]* : 160 - *[12-21-4]* : 213

Vil *[14-2-7]* : 236

Villosité *[15-10-15]* : 375

Vin *[10-10-14]* : 5

Violer *[21-3-12]* : 102 - *[21-11-2]* : 268 - *[1-14-15]* : 301

Violet *[15-3-12]* : 240

Violon *[11-14-20]* : 76

Virer de bord *[17-19-13]* : 63

Virilisation *[7-11-20]* : 102

Virus *[14-3-17]* : 246

Viscéral *[19-20-2]* : 28

Viscères *[19-20-2]* : 28

Viscosité *[18-13-3]* : 382

Visions *[5-7-5]* : 45

Visiter *[15-17-17]* : 47 - *[17-19-4]* : 54 - *[2-19-20]* : 393

Visser *[2-20-3]* : 398

Vitalité *[8-10-5]* : 64

Vitiligo *[2-5-19]* : 84

Vitrer *[7-3-3]* : 415

Vitres *[7-3-3]* : 415

Vitreux *[7-3-3]* : 415

Vivant *[8-10-5]* : 64

Vivre *[8-10-5]* : 64

Vivre (un événement) *[8-6-5]* : 460

Vœu *[17-12-1]* : 381

Voie *[4-20-11]* : 360

Voiler *[12-1-9]* : 262 - *[18-16-17]* : 462

Voir *[20-1-5]* : 74 - *[20-1-6]* : 75 - *[21-7-17]* : 195 - *[14-2-9]* : 238 - *[21-19-17]* : 459 - *[8-7-5]* : 482

Voisiner *[21-11-14]* : 280

Voix discordante *[18-20-13]* : 62

Voix enrouée *[18-20-4]* : 53

Voler *[19-21-9]* : 57 - *[1-4-5]* : 71 - *[17-20-8]* : 80 - *[3-7-12]* : 98 - *[9-20-17]* : 251 - *[3-14-2]* : 264 - *[16-6-17]* : 266 - *[4-1-5]* : 420 - *[9-6-21]* : 431

Voler (en avion) *[9-10-15]* : 29

Volet *[22-20-15]* : 456

Volontaire *[14-4-2]* : 275

Voltiger *[16-6-17]* : 266

Volutes (monter en) *[1-2-11]* : 33

Vomir *[19-1-5]* : 97 - *[19-10-1]* : 291

Vomissement *[19-1-5]* : 97

Voter *[18-2-16]* : 153

Vouer *[14-7-20]* : 337

Vouloir *[1-2-5]* : 27 - *[18-2-5]* : 142 - *[2-19-21]* : 394 - *[20-18-5]* : 448

Vous *[1-22-13]* : 475

Voûter *[3-2-16]* : 476

Voyager *[1-20-8]* : 426

Vulgaire *[3-15-15]* : 277

Vulve *[17-22-5]* : 121

Yeux *[16-18-5]* : 56

Zèle *[8-20-18]* : 275

Zéro *[1-17-15]* : 367

Zigzaguer *[11-12-2]* : 36

Zinc *[1-2-18]* : 40

Zinguer *[1-2-18]* : 40

Zona *[1-7-20]* : 152

DICTIONNAIRE DES 484 ROUES

Certaines descriptions de roues sont absentes, car les racines qui les forment sont inusitées, et n'ont pas de sens connus. En revanche, elle reste vocalisables.

2 : Avancer lentement *[4-4-5]* – Trottiner *[4-4-5]* – Financer *[13-13-14]* – Rapetisser *[14-14-15]*.

3 : Exciter *[21-21-1]* – Tenter *[21-21-1]* – Baguer (machine à) *[22-22-2]*.

4 : Pupille (poupée) *[2-2-5]*.

5 : Vin *[10-10-14]* – Susciter *[16-16-20]*.

7 : En six parts *[21-21-5]* – Sextupler *[21-21-5]*.

9 : Consistance *[13-13-21]* – Réaliser *[13-13-21]* – Réalité *[13-13-21]*.

10 : Pili *[18-18-5]*.

11 : Babel *[2-2-12]* – Gesticuler *[17-17-5]*.

13 : Boulonner (techniq.) *[12-12-2]*.

14 : Étoiler *[11-11-2]* – Vedette (de cinéma) *[11-11-2]*.

17 : Admettre *[14-14-8]* – Déposer *[14-14-8]* – Laisser *[14-14-8]* – Supposer *[14-14-8]*.

22 : Montrer *[2-2-1]* – Porte *[2-2-1]* – Refléter *[2-2-1]* – Pressoir (olives) *[13-13-12]*.

23 : Papa *[1-2-1]* – Père *[1-2-1]* – Constituer *[5-6-5]* – Créer *[5-6-5]* – Devenir *[5-6-5]* – Être *[5-6-5]* – Réaliser *[5-6-5]* – Rendre *[5-6-5]* – Boue *[9-10-9]* – Enduire *[9-10-9]* – Esquisser *[9-10-9]* – Limon *[9-10-9]* – Plâtrer *[9-10-9]* – Salir *[9-10-9]* – Vase *[9-10-9]*.

24 : Faire pousser *[1-2-2]* – Hautbois *[1-2-2]* – Pousser *[1-2-2]* – Produire *[1-2-2]* – Tube *[1-2-2]* – Résonner *[4-5-5]* – Retentir *[4-5-5]* – Arrogant *[7-8-8]* – Écarter *[7-8-8]* – Élever *[7-8-8]* – Euphorie *[7-8-8]* – Comédon *[8-9-9]* – Égratigner *[8-9-9]* – Étinceler *[8-9-9]* – Fouiller *[8-9-9]* – Gratter *[8-9-9]* – Couronner *[11-12-12]* – Fiancer *[11-12-12]* – Fondre *[11-12-12]* – Généraliser *[11-12-12]* – Inclure *[11-12-12]* – Marier *[11-12-12]* – Parer *[11-12-12]* – Perfectionner *[11-12-12]* – Sacrifier *[11-12-12]* – Unir *[11-12-12]* – Doser *[13-14-14]* – Rationner *[13-14-14]* – Agiter *[14-15-15]* – Consumer *[14-15-15]* – Élever *[14-15-15]* – Étinceler *[14-15-15]* – Miracle *[14-15-15]* – Bombarder *[17-18-18]* – Briser *[17-18-18]* – Échouer *[17-18-18]* – Exploser *[17-18-18]* – Frigidité *[19-20-20]* – Froid *[19-20-20]* – Refroidir *[19-20-20]* – Détruire *[20-21-21]* – Ruiner *[20-21-21]* – Écouler *[21-22-22]* – Établir *[21-22-22]* – Fonder *[21-22-22]* – Mettre *[21-22-22]* – Placer *[21-22-22]*.

25 : Trahir *[2-3-4]* – Tromper *[2-3-4]* – Vêtir de *[2-3-4]* – Emporter *[10-11-12]* – Pouvoir *[10-11-12]* – Honte *[11-12-13]* – Insulter *[11-12-13]* – Citron *[12-13-14]* – Couleur citron *[12-13-14]* – Arracher *[14-15-16]* – Partir *[14-15-16]* – Transporter *[14-15-16]* – Brancher *[15-16-17]* – Branches *[15-16-17]* – Bronchite *[15-16-17]* – Bronchite chronique *[15-16-17]* – Diverticulite *[15-16-17]* – Diverticulose *[15-16-17]* – Diviser *[15-16-17]* – Embrancher *[15-16-17]* – Ramifier *[15-16-17]* – Tanner *[16-17-18]* – Coagulation *[19-20-21]* – Cruor *[19-20-21]* – Figer *[19-20-21]* – Entrelacer *[20-21-22]* – Filet *[20-21-22]* – Grillager *[20-21-22]* – Quadriller *[20-21-22]* – Ourdir *[21-22-1]* – Abhorrer *[22-1-2]* – Anorexie *[22-1-2]* – Désirer *[22-1-2]* – Détester *[22-1-2]*.

26 : Faire périr *[1-2-4]* – Perdre *[1-2-4]* – Périr *[1-2-4]* – Se perdre *[1-2-4]* – Faire une excursion *[9-10-12]* – Se promener *[9-10-12]* – Abstenir *[13-14-16]* – Empêcher *[13-14-16]* – Motoriser *[13-14-16]* – Séparer *[13-14-16]* – Céder *[17-18-20]* – Entêter *[17-18-20]* – Insister *[17-18-20]* – Limer *[17-18-20]* – Refuser *[17-18-20]* – Autoriser *[20-21-1]* – Mandater *[20-21-1]*.

27 : Consentir *[1-2-5]* – Vouloir *[1-2-5]* – Boue (traîner dans la) *[16-17-20]* – Poussière *[16-17-20]* – Appeler *[19-20-1]* – Crier *[19-20-1]* – Étudier (la bible) *[19-20-1]* – Inviter *[19-20-1]* – Lire *[19-20-1]* – Nommer *[19-20-1]* – Survenir *[19-20-1]* – Trouver par hasard *[19-20-1]*.

28 : Couler lentement *[7-8-12]* – Courbettes *[7-8-12]* – Craindre *[7-8-12]* – Peur *[7-8-12]* – Ramper *[7-8-12]* – Traîner *[7-8-12]* – Nez - nasiller *[8-9-13]* – Glaise *[9-10-14]* – Limon *[9-10-14]* – Vase *[9-10-14]* – Dièse *[14-15-19]* – Monter *[14-15-19]* – S'élever *[14-15-19]* – Agité *[15-16-20]* – Agiter *[15-16-20]* – Aller à l'assaut *[15-16-20]* – Disperser *[15-16-20]* – Ému *[15-16-20]* – Être orageux *[15-16-20]* – Orageux *[15-16-20]* – Moisir *[16-17-21]* – Approcher *[19-20-2]* – Avancer *[19-20-2]* – Proche *[19-20-2]* – Sacrifier *[19-20-2]* – Viscéral *[19-20-2]* – Viscères *[19-20-2]* – Décrire *[22-1-5]* – Tracer *[22-1-5]*.

29 : Voler (en avion) *[9-10-15]* – Criard *[14-15-20]* – Scier *[14-15-20]* – Boire *[21-22-5]* – Ourdir *[21-22-5]* – Tisser *[21-22-5]*.

30 : Carnage *[1-2-8]* – Étinceler *[1-2-8]* – Tuer *[1-2-8]* – Capricorne *[3-4-10]* – Initiative *[6-7-13]* – Étriller *[19-20-4]* – Gratter *[19-20-4]* – Tartre *[19-20-4]* – Autoriser *[20-21-5]* – Habiliter *[20-21-5]* – Mandater *[20-21-5]*.

31 : Ballotter *[9-10-17]* – Secouer *[9-10-17]* – Exciter *[14-15-22]* – Séduire *[14-15-22]* – Corps calleux *[19-20-5]* – Désigner *[19-20-5]* – Éjaculer *[19-20-5]* – Rencontrer (par hasard) *[19-20-5]* – Survenir *[19-20-5]* – Toit *[19-20-5]*.

32 : Congestion *[3-4-12]* – Être grand *[3-4-12]* – Être magnifié *[3-4-12]* – Grandir *[3-4-12]* – Loué *[3-4-12]* – Tumeur *[3-4-12]* – Consterner *[4-5-13]* – Inquiéter *[4-5-13]* – Capitaliser *[5-6-14]* – L'audace de *[5-6-14]* – Oser *[5-6-14]* – Enlever *[8-9-17]* – Kidnapper *[8-9-17]* – Chlore (purifier au) *[11-12-20]*.

33 : Brouillard *[1-2-11]* – Brume *[1-2-11]* – Embrouiller *[1-2-11]* – Embrumer *[1-2-11]* – Opacité *[1-2-11]* – Volutes (monter en) *[1-2-11]* – Cirer *[4-5-14]* – Graisser *[4-5-14]* – Tic *[9-10-19]* – Abonner *[13-14-1]* – Séreux *[14-15-2]* – Sérum *[14-15-2]*.

34 : Désolé *[1-2-12]* – Désoler *[1-2-12]* – En deuil (le) *[1-2-12]* – Être en deuil *[1-2-12]* – Maïs *[1-2-12]* – Plaine *[1-2-12]* – Vallée *[1-2-12]* – Déplacer *[14-15-3]* – Empiéter *[14-15-3]* – Usurper *[14-15-3]* – Assister *[15-16-4]* – Manger. Aider *[15-16-4]* – Participer à un repas *[15-16-4]* – Blépharoptose *[16-17-5]* – Chalazion *[16-17-5]* – Fatigue *[16-17-5]* – Chauve *[19-20-8]* – Cheveux (arracher) *[19-20-8]* – Geler *[19-20-8]* – Glace *[19-20-8]* – Glacer *[19-20-8]*.

35 : Bossu *[8-9-20]* – Courber *[8-9-20]* – Cyphose *[8-9-20]* – Montrer *[8-9-20]* – Pointer *[8-9-20]* – Feutre (dessiner au) *[9-10-21]* – Arrêter *[11-12-1]* – Cesser *[11-12-1]* – Croiser *[11-12-1]* – Emprisonner *[11-12-1]* – Hybrider *[11-12-1]* – Corroder *[21-22-11]* – Rouiller *[21-22-11]* – Malédiction *[22-1-12]*.

36 : Calcul biliaire, pierre de bile *[1-2-14]* – Orgasme *[1-2-14]* – Pétrifier *[1-2-14]* – Pierre *[1-2-14]* – Chien *[11-12-2]* –faufiler *[11-12-2]* – Coudre *[11-12-2]* – Coudre (provis.) *[11-12-2]* – Faufiler *[11-12-2]* – Zigzaguer *[11-12-2]* – Epouser *[14-15-5]* – Éprouver *[14-15-5]* – Essayer *[14-15-5]* – L'expérience *[14-15-5]* – Tenter *[14-15-5]* – Bouche (ouvrir la) *[17-18-8]* – Casser *[17-18-8]* – Chant (entonner un) *[17-18-8]* – Ecraser *[17-18-8]* – Proclamer *[17-18-8]* – Prononcer *[17-18-8]* – Enraciner *[21-22-12]* – Greffer (médecine) *[21-22-12]* – Planter *[21-22-12]* – Adapter *[22-1-13]* – Apparier *[22-1-13]* – Convenir *[22-1-13]* – Ressembler *[22-1-13]*.

37 : Engraisser *[1-2-15]* – Gaver *[1-2-15]* – Mangeoire *[1-2-15]* – Porter *[6-7-20]* – Apprendre *[12-13-4]* – Apprivoiser *[12-13-4]* – Conclure *[12-13-4]* – Déduire *[12-13-4]* – Enseigner *[12-13-4]* – Étudier *[12-13-4]* – Exercer *[12-13-4]* – Habituer *[12-13-4]* – Instruire *[12-13-4]* – Apprendre *[12-13-4]* – Abonner *[13-14-5]* – Compter *[13-14-5]* – Convoquer *[13-14-5]* – Coopter *[13-14-5]* – Fixer *[13-14-5]* – Libido *[13-14-5]* – Nommer *[13-14-5]* – Organes génitaux *[13-14-5]* – Sexe *[13-14-5]* – Sexuel *[13-14-5]* – Affaiblir *[20-21-12]* – Faible *[20-21-12]* – Négligent *[20-21-12]* – Boucher *[21-22-13]* – Fermer *[21-22-13]* – Gémir *[22-1-14]* – Lamenter *[22-1-14]*.

38 : Désinfecter *[8-9-1]* – Péché *[8-9-1]* – Pécher *[8-9-1]* – Améliorer *[9-10-2]* – Amender (un sol) *[9-10-2]* – Pourquoi ? *[12-13-5]* – Astigmatisme *[20-21-13]* – Dessiner *[20-21-13]* – Impressionner *[20-21-13]* – Noter *[20-21-13]* – Diurèse *[21-22-14]* – Hématurie *[21-22-14]* – Pisser *[21-22-14]* – Urine *[21-22-14]* – Uriner *[21-22-14]*.

39 : Galoper *[4-5-20]* – Ruer *[4-5-20]* – Abattre *[8-9-2]* – Ciseler *[8-9-2]* – Couper *[8-9-2]* – Effacer *[8-9-2]* – Glorifier *[8-9-2]* – Louer *[8-9-2]* – Rayer *[8-9-2]* – Sculpter *[8-9-2]* – Achever *[11-12-5]* – Alcoolisme *[11-12-5]* – Anéantir *[11-12-5]* – Finir *[11-12-5]* – Glande surrénale *[11-12-5]* – Périr *[11-12-5]* – Arracher *[14-15-8]* – Formuler *[14-15-8]* – Rédiger *[14-15-8]* – Couverture *[19-20-13]* – Diphtérie *[19-20-13]* – Membrane *[19-20-13]* – Se couvrir de croûte *[19-20-13]* – Toile *[19-20-13]* – Idiopathique *[20-21-14]*.

40 : Zinc *[1-2-18]* – Zinguer *[1-2-18]* – Assaillir *[5-6-22]* – Élever *[9-10-4]* – Remuer *[14-15-9]* – Diviser *[17-18-12]* – Écorcer *[17-18-12]* – Fendre *[17-18-12]* – Peler *[17-18-12]* – Ramifier *[17-18-12]* – Corné *[19-20-14]* – Cornée *[19-20-14]* – Cornes *[19-20-14]* – Diffuser *[19-20-14]* – Kératose *[19-20-14]* – Projeter *[19-20-14]* – Rayonner *[19-20-14]* – Craindre *[21-22-16]* – Peur *[21-22-16]*.

41 : Enlever la poussière *[1-2-19]* – Polliniser *[1-2-19]* – Poussière *[1-2-19]* – Saupoudrer *[1-2-19]* – Adulte *[2-3-20]* – Mûr *[2-3-20]* – Mûrir *[2-3-20]* – Puberté *[2-3-20]* – Il *[5-6-1]* – Lui *[5-6-1]* – Escalader *[16-17-12]* – Fortifier *[16-17-12]* – Immigrer (clandestin) *[16-17-12]* – Briser *[17-18-13]* – Fendre *[17-18-13]* – Agrafer *[19-20-15]* – Aigre *[19-20-15]* – Courber *[19-20-15]* – Durcir *[19-20-15]* – Effondrer *[19-20-15]* – Soumettre *[19-20-15]* – Coupable *[20-21-16]* – Mal *[20-21-16]* – Associer *[21-22-17]*.

42 : Aile *[1-2-20]* – Cruauté (montrer de la) *[1-2-20]* – Endurcir *[1-2-20]* – Membre *[1-2-20]* – Organe *[1-2-20]* – Organe *[1-2-20]* – Son envolée *[1-2-20]* – Désinfection *[8-9-5]* – Fondre (du métal) *[14-15-11]* – Libation *[14-15-11]* – Oindre *[14-15-11]* – Roi *[14-15-11]* – Tisser *[14-15-11]* – Verser *[14-15-11]* – Arracher *[19-20-16]* – Déchirer *[19-20-16]* – Lacération *[19-20-16]* – Allumer *[20-21-17]* – Brûler *[20-21-17]* – Enflammer *[20-21-17]* – Étinceler *[20-21-17]* – Flamber *[20-21-17]*.

43 : Chance *[3-4-1]* – Pâlir *[4-5-2]* – Aphasie *[21-22-19]* – Imposer le silence *[21-22-19]* – Paralysie *[21-22-19]* – Parésie *[21-22-19]* – Se taire *[21-22-19]* – Décrire *[22-1-20]* – Délimiter *[22-1-20]* – Figurer *[22-1-20]* – Tracer *[22-1-20]*.

44 : Écho *[5-6-4]* – Gloire *[5-6-4]* – Répercuter *[5-6-4]* – Résonner *[5-6-4]* – Plâtrer *[9-10-8]* – Blesser *[17-18-16]* – Briser *[17-18-16]* – Fendre *[17-18-16]* – Jaillir *[17-18-16]* – Altérer *[19-20-18]* – Arracher *[19-20-18]* – Ciller *[19-20-18]* – Couper *[19-20-18]* – Modeler *[19-20-18]* – Pincer *[19-20-18]* – Éclater *[21-22-20]* – Irruption *[21-22-20]*.

45 : David - oncle *[4-6-4]* – Délire *[5-7-5]* – Délirer *[5-7-5]* – Visions *[5-7-5]*.

46 : Affliger *[4-6-5]* – Attrister *[4-6-5]* – Malade *[4-6-5]* – Souffrir *[4-6-5]* – Coudre *[8-10-9]* – Conspirer *[19-21-20]* – Contacter *[19-21-20]* – Lier *[19-21-20]* – Nodule *[19-21-20]* – Agénésie *[20-22-21]*.

47 : Être seul *[2-4-4]* – Isolé - solitude *[2-4-4]* – Isoler *[2-4-4]* – Gémir *[10-12-12]* – Hurler *[10-12-12]* – Dissoudre *[13-15-15]* – Fondre *[13-15-15]* – Fréquenter *[15-17-17]* – Visiter *[15-17-17]* – Boucher *[17-19-19]* – Déboucher *[17-19-19]* – Désarticuler *[17-19-19]* – Frissonner *[17-19-19]* – Thrombose *[17-19-19]* – Trembler *[17-19-19]* – À l'étroit *[18-20-20]* – Angoissé *[18-20-20]* – Cailler *[18-20-20]* – Dans la détresse *[18-20-20]* – Détester *[18-20-20]* – Empaqueter *[18-20-20]* – Ficeler *[18-20-20]* – Harceler *[18-20-20]* – Hostile *[18-20-20]* – Rétrécir *[18-20-20]* – Ramasser *[19-21-21]* – Rassembler *[19-21-21]* – Vieillir *[19-21-21]* – Trembler *[20-22-22]*.

48 : Associer *[1-3-4]* – Attaché *[1-3-4]* – Attacher *[1-3-4]* – Faisceau *[1-3-4]* – Lié *[1-3-4]* – Lier *[1-3-4]* – Fabriquer un mensonge *[2-4-5]* – Faux *[2-4-5]* – Imaginer *[2-4-5]* – Inventer *[2-4-5]* – Isoler *[2-4-5]* – Mensonge *[2-4-5]* – Séparer *[2-4-5]* – Rire *[8-10-11]* – Sourire *[8-10-11]* – Cacher *[11-13-14]* – Dissimuler *[11-13-14]* – Abandonner *[17-19-20]* – Affranchir *[17-19-20]* – Dérégler *[17-19-20]* –

Hérétique [17-19-20] – Insolent [17-19-20] – Prostituer [17-19-20] – Arquer [19-21-22] – Scorpion [19-21-22].

49 : Laver [4-6-8] – Rincer [4-6-8] – Attendre [8-10-12] – Créer [8-10-12] – Enfanter [8-10-12] – Espérer [8-10-12] – Réussir [8-10-12] – Souffrir [8-10-12] – Survenir [8-10-12] – Trembler [8-10-12] – Cacher [11-13-15] – Dissimuler [11-13-15] – Avec des punaises [14-16-18] – Enfoncer [14-16-18] – Battre [15-17-19] – Contenter [15-17-19] – Douter [15-17-19] – Fournir [15-17-19] – Frapper [15-17-19] – Lier [15-17-19] – Possible [15-17-19] – Procurer [15-17-19] – Raccorder [15-17-19] – Réussir [15-17-19] – Suffire [15-17-19] – Arrêter [16-18-20] – Attarder [16-18-20] – Constipation [16-18-20] – Constiper [16-18-20] – Empêcher [16-18-20] – Emprisonner [16-18-20] – Gouverner [16-18-20] – Pressurer [16-18-20] – Régner [16-18-20] – Durcir [19-21-1] – Rugir [21-1-3].

50 : Cheveux [15-17-20] – Compter [15-17-20] – Dire [15-17-20] – Parler [15-17-20] – Raconter [15-17-20] – Saphirs (enchâsser) [15-17-20] – Écouter [19-21-2].

51 : Divertir [2-4-8] – Attendre [6-8-12] – Espérer [6-8-12] – Arranger [9-11-15] – Célébrer [9-11-15] – Cueillir (olives) [13-15-19] – Braire [14-16-20] – Mugir [14-16-20] – Réveiller [14-16-20] – Rugir [14-16-20] – Secouer [14-16-20] – Brûler [18-20-2] – Brûlures d'estomac [18-20-2] – Corroder [18-20-2] – Diathermie [18-20-2] – Roussir [18-20-2] – Agiter [21-1-5] – Désert [21-1-5] – Désolé [21-1-5] – Dévaster [21-1-5] – En fureur [21-1-5] – Stupéfait [21-1-5] – Tumultueux [21-1-5].

52 : Broyer [4-6-11] – Piler [4-6-11] – Dévouer [13-15-20] – Livrer [13-15-20] – Remettre [13-15-20] – Transmettre [13-15-20] – Découper [15-17-22] – Trancher [15-17-22] – Bon œil (voir avec) [20-22-5] – Compatir [20-22-5] – Indulgent [20-22-5].

53 : Affliger [16-18-2] – Aplasie médullaire [16-18-2] – Attrister [16-18-2] – Concevoir [16-18-2] – Créer [16-18-2] – Élaborer [16-18-2] – Former [16-18-2] – Modeler [16-18-2] – Nerf [16-18-2] – Peiner [16-18-2] – Enrouement [18-20-4] – Enrouer [18-20-4] – Voix enrouée [18-20-4] – Difficile [19-21-5] – Difficultés [19-21-5] – Dur [19-21-5] – Durcir [19-21-5] – Erection [19-21-5] – Objecter [19-21-5] – Obstiner [19-21-5].

54 : Rattacher à (famille) [6-8-15] – Gratter [8-10-17] – Sauterelle [10-12-19] – Échauffer brûler [11-13-20] – Émouvoir [11-13-20] – Enfouir [11-13-20] – Filet [11-13-20] – Absent [17-19-4] – Nommer (à un poste) [17-19-4] – Ordonner [17-19-4] – Ordre [17-19-4] – Priver [17-19-4] – Punir [17-19-4] – Rappeler [17-19-4] – Recenser [17-19-4] – Visiter [17-19-4] – Coarctation [18-20-5] – Sténose [18-20-5].

55 : Bout [2-4-12] – Reste [2-4-12] – Se détacher [2-4-12] – Se séparer [2-4-12] – Séparer / différencier [2-4-12] – Demeurer [4-6-14] – Persévérer [4-6-14] – Séjourner [4-6-14] – Cloisonner [8-10-18] – Séparer [8-10-18] – Rétrécir [11-13-21] – Absorber (liquide) [15-17-3] – Essuyer [15-17-3] – Pénétrer [15-17-3] – Sécher [15-17-3] – Couper [16-18-4] – Trancher [16-18-4] – Bouillir [20-22-8] – En fureur [20-22-8] – Dédaigner [21-1-9] – Mépriser [21-1-9].

56 : Dégoutter [1-3-12] – Ruisseler [1-3-12] – Quantifier [11-13-22] – Se lamenter [15-17-4] – Bois (encadrer de) [16-18-5] – Lignifier [16-18-5] – Yeux [16-18-5] – Endiguer [1-3-13] – Connaître [4-6-16] – Conscience [4-6-16] – Punir [4-6-16] – Savoir [4-6-16] – Ajouter [15-17-5] – Anéantir [15-17-5] – Disparaître [15-17-5] – Joindre [15-17-5] – Périr [15-17-5] – Crier [18-20-8] – Hurler [18-20-8] – Roquer (échecs) [18-20-8] – Élancer [19-21-9] – Lancer [19-21-9] – Orner [19-21-9] – Parer [19-21-9] – Tirer [19-21-9] – Vérifier [19-21-9] – Voler [19-21-9] – Épicer [22-2-12].

58 : Rebords [1-3-14] – Diminuer [7-9-20] – Réduire [7-9-20] – Institutionnaliser [13-15-4] – Clairvoyant [17-19-8] – Déblayer [17-19-8] – Ouvrir [17-19-8] – Recouvrer (vue [17-19-8] – Surveiller [17-19-8] – Souder [20-22-11] – Congé [21-1-12] – Demander [21-1-12] – Emprunter [21-1-12] – Enquérir [21-1-12] – Interroger [21-1-12] – Métaphorique (un mot) [21-1-12] – Prêter [21-1-12].

59 : Poire *[1-3-15]* – Poirier *[1-3-15]* – Danser *[4-6-18]* – Égayer *[4-6-18]* – Réjouir *[4-6-18]* – Sauter *[4-6-18]* – Dissoudre *[13-15-5]* – Fondre *[13-15-5]* – Lyse *[13-15-5]* – Paille (mélanger à la) *[22-2-14]*.

60 : Lisser *[3-5-18]* – Réjouir *[3-5-18]* – Repasser (du linge) *[3-5-18]* – Exact *[4-6-19]* – Examiner *[4-6-19]* – Ressusciter *[8-10-1]* – Adjoindre *[15-17-8]* – Annexer *[15-17-8]* – Coopter *[15-17-8]* – Dartre *[15-17-8]* – Psoriasis *[15-17-8]* – Besoin *[18-20-11]* – Consommer *[18-20-11]* – Obliger *[18-20-11]* – Atteler *[20-22-13]* – Harnacher *[20-22-13]* – Tumulte *[21-1-14]*.

61 : Aile *[1-3-17]* – Boucher *[1-3-17]* – Contourner *[1-3-17]* – Obturer *[1-3-17]* – Éructer *[3-5-19]* – Roter *[3-5-19]* – Demeurer *[4-6-20]* – Génération *[4-6-20]* – Habiter *[4-6-20]* – Approuver *[8-10-2]* – Coupable *[8-10-2]* – Débiter *[8-10-2]* – Engager *[8-10-2]* – Imposer *[8-10-2]* – Obliger *[8-10-2]* – Accouchement *[10-12-4]* – Accoucher *[10-12-4]* – Délivrance *[10-12-4]* – Enfant *[10-12-4]* – Enfanter *[10-12-4]* – Mettre au monde *[10-12-4]* – Rattacher à (famille) *[10-12-4]* – Languir *[11-13-5]* – Soupirer *[11-13-5]* – Exiger *[22-2-16]* – Réclamer *[22-2-16]*.

62 : Brèche *[2-4-19]* – Examiner *[2-4-19]* – Vérifier - fissure *[2-4-19]* – Crier *[3-5-20]* – Gronder *[3-5-20]* – Pencher *[3-5-20]* – Proclamer *[3-5-20]* – Réprimander *[3-5-20]* – Piétiner *[4-6-21]* – Rabâcher *[4-6-21]* – Rebattre *[4-6-21]* – Composer un numéro *[8-10-3]* – Éplucher *[17-19-12]* – Peler *[17-19-12]* – Blesser *[18-20-13]* – Écorcher *[18-20-13]* – Voix discordante *[18-20-13]*.

63 : Distraire *[2-4-20]* – Divertir *[2-4-20]* – Éparpiller *[2-4-20]* – Paresseux *[16-18-12]* – Freiner *[17-19-13]* – Réfréner *[17-19-13]* – Virer de bord *[17-19-13]* – Formaliser *[18-20-14]* – Effrayer *[20-22-16]* – Reculer *[20-22-16]* – Aspirer *[21-1-17]* – Inhaler *[21-1-17]* – Inhaler *[21-1-17]* – Piétiner *[21-1-17]*.

64 : Accumuler *[1-3-20]* – Entasser *[1-3-20]* – Avouer *[4-6-1]* – Consentir *[4-6-1]* – Ranimer *[8-10-5]* – Ressusciter *[8-10-5]* – Vitalité *[8-10-5]* – Vivant *[8-10-5]* – Vivre *[8-10-5]* – Bol *[15-17-12]* – Coupe *[15-17-12]* – Tasse *[15-17-12]* – Broyer *[16-18-13]* – Efforcer *[16-18-13]* – Fermer *[16-18-13]* – Fort *[16-18-13]* – Fortifier *[16-18-13]* – Matérialiser *[16-18-13]* – Obstiner *[16-18-13]* – Ossifier *[16-18-13]* – Ostéite *[16-18-13]* – Renforcer *[16-18-13]* – Encaver *[20-22-17]*.

65 : Languir *[4-6-2]* – Souffrir *[4-6-2]* – Cacher *[13-15-11]* – Couverture *[13-15-11]* – Masquer *[13-15-11]* – Mélanger *[13-15-11]* – Verser (une boisson) *[13-15-11]* – Chausser (un soulier) *[14-16-12]* – Fermer à clé *[14-16-12]* – Mettre (des souliers) *[14-16-12]* – Filaments (agriculture) *[17-19-15]* – Orner *[17-19-15]* – Ouvrir de force *[17-19-15]* – Teindre *[17-19-15]* – Lèpre *[18-20-16]* – Lépreux *[18-20-16]*.

66 : Fabriquer un mensonge *[2-4-1]* – Imaginer *[2-4-1]* – Inventer *[2-4-1]* – Pêcher *[4-6-3]* – Agréable *[14-16-13]* – En musique *[14-16-13]* – Jouir *[14-16-13]* – Considérer *[15-17-14]* – Couvrir *[15-17-14]* – Dock (entrer au) *[15-17-14]* – Enfermer *[15-17-14]* – Estimer *[15-17-14]* – Abolir *[17-19-16]* – Cesser *[17-19-16]* – Crever *[17-19-16]* – Éclater *[17-19-16]* – Exproprier *[17-19-16]* – Rompre *[17-19-16]* – Affiner *[18-20-17]* – Ajouter *[18-20-17]* – Épurer *[18-20-17]* – Joindre *[18-20-17]* – Attacher *[20-22-19]* – Enchaîner *[20-22-19]* – Frapper *[20-22-19]* – Rompre *[20-22-19]* – Vagin *[20-22-19]* – Reste *[21-1-20]* – Rester *[21-1-20]*.

67 : Apophyse *[7-10-7]* – Proéminence *[7-10-7]* – Saillie *[7-10-7]* – Agrafer *[17-20-17]* – Boutonner *[17-20-17]* – Altérer *[21-2-21]* – Déformer *[21-2-21]* – Détériorer *[21-2-21]* – Tromper *[21-2-21]* – Troubler *[21-2-21]*.

68 : Aimer *[1-4-2]* – Attrister *[1-4-2]* – Fondre *[1-4-2]* – Attaquer *[3-6-4]* – Jeter sur *[3-6-4]* – Adresse *[13-16-14]* – Adresser (par poste) *[13-16-14]* – Demeure (loger quelqu'un) *[13-16-14]* – Destinataire *[13-16-14]* – Carder *[14-17-15]* – Peigner *[14-17-15]* – Contourner *[16-19-17]* – Doubler (une voiture) *[16-19-17]* – Fausser *[16-19-17]* – Jouer un tour à *[16-19-17]* – Serpenter *[16-19-17]* – Agrandir *[17-20-18]* – Briser *[17-20-18]* – Cambrioler *[17-20-18]* – Décharger *[17-20-18]* – Dévergonder *[17-20-18]* – Éclater *[17-20-18]* – Faire irruption *[17-20-18]* – Fracturer *[17-20-18]* – Irruption *[17-20-18]* – Répandre *[17-20-18]* – Révolter *[17-20-18]* – Supplier *[17-20-18]* – Abolir *[21-2-22]* – Cesser *[21-2-22]* – Grève *[21-2-22]* – Reposer *[21-2-22]* – Shabbat *[21-2-22]*.

69 : Infection de pou (phtiriase) *[11-14-13]* – Pouilleux *[11-14-13]* – Bouillie *[13-16-15]* – Insuffler *[14-17-16]* – Souffler *[14-17-16]* – Cueillir *[16-19-18]* – Piquer *[16-19-18]* – Prurit *[16-19-18]* – Vexer *[16-19-18]* – Arthrite *[17-20-19]* – Briser *[17-20-19]* – Déboîter *[17-20-19]* – Décharger *[17-20-19]* – Défaire *[17-20-19]* – Délivrer *[17-20-19]* – Démonter *[17-20-19]*.

70 : Consterner *[2-5-5]* – Embrouiller *[2-5-5]* – Troubler *[2-5-5]* – Frotter *[8-11-11]* – Gorge (racler la) *[8-11-11]* – Gratter *[8-11-11]* – Hésiter *[8-11-11]* – Intertrigo *[8-11-11]* – Abriter *[9-12-12]* – Ombrager *[9-12-12]* – Rosée (humecter) *[9-12-12]* – Jour *[10-13-13]* – Bander *[11-14-14]* – Enrouler *[11-14-14]* – Pointer (militaire) *[11-14-14]* – Tendre *[11-14-14]* – Détourner *[21-2-2]* – Dompter *[21-2-2]* – Éloigner *[21-2-2]* – Raboter *[21-2-2]*.

71 : Envoler *[1-4-5]* – Étuver *[1-4-5]* – Évaporer *[1-4-5]* – S'envoler *[1-4-5]* – Voler *[1-4-5]* – Chaos *[2-5-6]* – Confusion *[2-5-6]* – Désolation *[2-5-6]* – Disparaître *[3-6-7]* – Envoler *[3-6-7]* – Passer *[3-6-7]* – Convenir *[10-13-14]* – Droite *[10-13-14]* – Réussir *[10-13-14]* – Entrer *[11-14-15]* – Épouser *[11-14-15]* – Ramasser *[11-14-15]* – Rapporter *[11-14-15]* – Rassembler *[11-14-15]* – Briser *[14-17-18]* – Défaire *[14-17-18]* – Disperser *[14-17-18]* – Fracasser *[14-17-18]* – Arracher *[16-19-20]* – Bistournage *[16-19-20]* – Déplacer *[16-19-20]* – Extirpation *[16-19-20]* – Infertilité (stérilité) *[16-19-20]* – Stérile *[16-19-20]* – Stérile *[16-19-20]* – Stérilité masculine *[16-19-20]* – À part *[17-20-21]* – Disperser *[17-20-21]* – Éclaircir *[17-20-21]* – Éloigner *[17-20-21]* – Embarquer *[17-20-21]* – Excretion *[17-20-21]* – Expliquer *[17-20-21]* – Révéler *[17-20-21]* – Sécréter (médecine) *[17-20-21]* – Sécrétion *[17-20-21]* – Séparer *[17-20-21]*.

72 : Être sage *[8-11-13]* – Instruire intriguer *[8-11-13]* – Sage *[8-11-13]* – Soumettre *[11-14-16]* – Articuler *[14-17-19]* – Distribuer (milit.) *[14-17-19]* – En circulation *[14-17-19]* – Prononcer *[14-17-19]* – Entêter *[16-19-21]* – Obstiner *[16-19-21]* – Pervertir *[16-19-21]* – Tordre *[16-19-21]* – Élargir *[17-20-22]* – Entendre *[17-20-22]*.

73 : Aile (entourer des ses) *[11-14-17]* – Ailes (déployer ses) *[11-14-17]* – Blottir *[11-14-17]* – Cacher *[11-14-17]* – Embrasser *[11-14-17]* – Entourer *[11-14-17]* – Rassembler *[11-14-17]* – Réunir *[11-14-17]* – Stimuler *[11-14-17]* – Féconder *[17-20-1]* – Sauvage *[17-20-1]* – Faire prisonnier *[21-2-5]*.

74 : Armer *[7-10-14]* – Embellir *[7-10-14]* – Équiper *[7-10-14]* – Orner *[7-10-14]* – Parer *[7-10-14]* – Coup de bélier *[13-16-20]* – Âme *[14-17-21]* – Ranimer *[14-17-21]* – Reposer *[14-17-21]* – Respirer *[14-17-21]* – Champ visuel *[20-1-5]* – Choisir *[20-1-5]* – Jouir de sembler *[20-1-5]* – L'air *[20-1-5]* – Nerf optique *[20-1-5]* – Penser *[20-1-5]* – Témoin *[20-1-5]* – Voir *[20-1-5]*.

75 : Patte *[9-12-17]* – Piétiner *[9-12-17]* – Quatre pattes *[9-12-17]* – Calcaneus *[16-19-2]* – Détériorer *[17-20-3]* – Gâter *[17-20-3]* – Pavot *[17-20-3]* – Exhiber *[20-1-6]* – Voir *[20-1-6]*.

76 : Violon *[11-14-20]* – Ablation *[17-20-4]* – Décomposer (chimie) *[17-20-4]* – Diastasis *[17-20-4]* – Isoler *[17-20-4]* – Séparer *[17-20-4]* – Améliorer *[21-2-8]* – Apaiser *[21-2-8]* – Calmer *[21-2-8]* – Glorifier *[21-2-8]* – Louer *[21-2-8]*.

77 : Alerter *[2-5-12]* – Effrayer *[2-5-12]* – Hâter *[2-5-12]* – Inquiéter *[2-5-12]* – Falsifier *[7-10-17]* – Fausser *[7-10-17]* – Vanter *[10-13-20]* – Rassembler *[11-14-21]* – Réunir *[11-14-21]* – Mâchoire *[12-15-22]* – Mâchoires saillantes *[12-15-22]* – Lier *[16-19-4]* – Ligoter *[16-19-4]* – Croître *[17-20-5]* – Enfanter *[17-20-5]* – Fécondation *[17-20-5]* – Féconder *[17-20-5]* – Fécondité *[17-20-5]* – Fruits *[17-20-5]* – Battre *[21-2-9]* – Frapper *[21-2-9]* – Rameaux *[21-2-9]*.

78 : Animal *[2-5-13]* – Bestial *[2-5-13]* – Troupeau (conduire) *[2-5-13]* – Nuancer *[3-6-14]* – Varier *[3-6-14]* – Accabler *[16-19-5]* – Angor *[16-19-5]* – Oppresser *[16-19-5]*.

79 : Humain *[1-4-13]* – Rouge *[1-4-13]* – Rougir *[1-4-13]* – Pointe des pieds *[2-5-14]* – Pouce *[2-5-14]* – Pouces (remuer les) *[2-5-14]* – Casser *[3-6-15]* – Couper *[3-6-15]* – Remuer (à la cuiller) *[3-6-15]* – Affermir *[8-11-20]* – Ferme *[8-11-20]* – Démilitariser *[17-20-7]* – Exagérer *[17-20-7]*.

80 : Maître *[1-4-14]* – Piédestal *[1-4-14]* – Socle *[1-4-14]* – Expirer *[3-6-16]* – Mourir *[3-6-16]* – Glisser *[13-16-4]* – Trébucher *[13-16-4]* – Croître *[17-20-8]* – Exanthème *[17-20-8]* – Fleurir *[17-20-8]* –

Prospérer [17-20-8] – Voler [17-20-8] – Cheminer [21-2-12] – Conduire [21-2-12] – Épi [21-2-12] – Traîner [21-2-12].

81 : Boucher [3-6-17] – Corps [3-6-17] – Fermer [3-6-17] – Raccommoder [9-12-1] – Entérocolite [13-16-5] – Bramer [17-20-9] – Détailler [17-20-9] – Instrument à cordes [17-20-9] – Petite monnaie (changer) [17-20-9] – Séparer [17-20-9].

82 : Ratatiner [3-6-18] – Olivier [7-10-22] – Élevé [20-1-13] – Haut [20-1-13].

83 : Surnommer [11-14-5] – Attrister [14-17-8] – Emphysème [14-17-8] – Enfler [14-17-8] – Exagérer [14-17-8] – Gonfler [14-17-8] – Mépriser [14-17-8] – Souffler [14-17-8] – Convulsion [17-20-11] – Effriter [17-20-11] – Exténuer [17-20-11] – Réfuter [17-20-11] – Bandeau [21-2-15].

84 : Briller [2-5-19] – Luire [2-5-19] – Resplendir [2-5-19] – Scintiller [2-5-19] – Vitiligo [2-5-19] – Assaillir [3-6-20] – Attaquer [3-6-20] – Concentrer [3-6-20] – Craindre [3-6-20] – Débaucher [3-6-20] – Dévoyer [3-6-20] – Habiter [3-6-20] – Redouter [3-6-20] – Séjourner [3-6-20] – Fluor [7-10-2] – Lac [10-13-5] – Briser [14-17-9] – Carder [14-17-9] – Fracasser [14-17-9] – Peigner [14-17-9] – Pétrole (absorber dans du) [14-17-9] – Rassasier [21-2-16].

85 : Attacher [1-4-19] – Serrer [1-4-19] – Clarté [2-5-20] – Éclaircir [2-5-20] – Lumière [2-5-20] – Obscurcir [2-5-20] – Approcher [3-6-21] – Emmailler [7-10-3] – Bélier [9-12-5] – Raccommoder [9-12-5] – Amoindrir [13-16-9] – Diminuer [13-16-9] – Exclure [13-16-9] – Peu nombreux [13-16-9] – Confisquer [16-19-12] – Courber [16-19-12] – Saisir [16-19-12] – Serpenter [16-19-12] – Déchirer [17-20-13] – Défaire [17-20-13].

86 : Exalter [1-4-20] – Glorifier [1-4-20] – Renforcer [1-4-20] – Splendeur [1-4-20] – Attendre [8-11-5] – Intestin [13-16-10] – Intestin [13-16-10] – Courber [16-19-13] – Déformer [16-19-13] – Tordre [16-19-13] – Dot [17-20-14] – Supplément [17-20-14] – Apoplexie [21-2-18] – Attaque (médecine) [21-2-18] – Classer [21-2-18] – Enchâsser [21-2-18] – Insérer [21-2-18] – Quadriller [21-2-18].

87 : Apathie [1-4-21] – Indifférent [1-4-21] – Neutraliser (chimie) [1-4-21] – Rester indifférent [1-4-21] – Écraser [13-16-11] – Amoindrir [14-17-12] – Arriver [14-17-12] – Assaillir [14-17-12] – Avorter [14-17-12] – Echouer [14-17-12] – Enfoncer [14-17-12] – Inférieur [14-17-12] – Prosterner [14-17-12] – Survenir [14-17-12] – Tomber [14-17-12] – Couper en tranches [17-20-15] – Déployer [17-20-15] – Étaler [17-20-15] – Imminent [17-20-15] – Partager [17-20-15] – Sabots [17-20-15] – Trancher [17-20-15] – Abandonner [21-2-19] – Laisser [21-2-19] – Commerce [22-3-20] – Défier [22-3-20] – Marchander [22-3-20] – Provoquer [22-3-20].

88 : Réagir [3-6-2] – Répliquer [3-6-2] – Rayonnement [7-10-6] – Splendeur [7-10-6] – Abuser [13-16-12] – Frauder [13-16-12] – Acquitter [17-20-16] – Déchaîner [17-20-16] – Découvrir [17-20-16] – Déranger [17-20-16] – Dévoiler [17-20-16] – Écheveler [17-20-16] – Écheveler ; payer [17-20-16] – Émeutes [17-20-16] – Payer [17-20-16] – Punir [17-20-16] – Régler (une dette) [17-20-16] – Turbulent [17-20-16] – Venger [17-20-16] – Approvisionner [21-2-20] – Blé (acheter/vendre) [21-2-20] – Briser [21-2-20] – Briser (en éclats) [21-2-20] – Court (véhicule) [21-2-20] – Crise [21-2-20] – Fracture [21-2-20] – Réfracter (physique) [21-2-20] – Rompre [21-2-20].

89 : Rectum [8-12-8] – Bourgeonner [14-18-14] – Noueux [15-19-15] – Coasser [16-20-16] – Fureter [21-3-21] – Troubler [21-3-21].

90 : Aimer [1-5-2] – Tomber amoureux [1-5-2] – Pousser [4-8-5] – Repousser [4-8-5] – Brûler [8-12-9] – Confisquer [8-12-9] – Décider [8-12-9] – Exproprier [8-12-9] – Infusion [8-12-9] – Orion (constellation) [11-15-12] – Sot [11-15-12] – Couler [16-20-17] – Décapiter [16-20-17] – Démolir [16-20-17] – Dos [16-20-17] – Égorger [16-20-17] – Occiput [16-20-17] – Petite monnaie [16-20-17] – Ruisseler [16-20-17].

91 : Couper [3-7-5] – Retrancher [3-7-5] – Cheveux [11-15-13] – Tondre [11-15-13] – Absinthe [12-16-14] – Étaler [14-18-16] – Étoffe [14-18-16] – Proposer [14-18-16] – À partie [15-19-17] – Contourner [15-19-17] – Craindre [16-20-18] – Détruire [16-20-18] – Effrayer [16-20-18] – Vénérer [16-20-18] –

Déployer [17-21-19] – Écarquiller [17-21-19] – Épanouir [17-21-19] – Ouvrir (large) [17-21-19] – Croître [21-3-1] – Élever [21-3-1].

92 : Sympathique [1-5-4] – Gaver [12-16-15] – Mastiquer [12-16-15] – Rabâcher [12-16-15] – D'artères saillantes [16-20-19] – Déserter [16-20-19] – Enfuir [16-20-19] – Se sauver [16-20-19] – Concilier [17-21-20] – Expliquer [17-21-20] – Fondre (neige) [17-21-20] – Tiède [17-21-20] – Transiger [17-21-20] – Briser [21-3-2] – Effriter [21-3-2] – Élever [21-3-2] – Fort [21-3-2] – Fortifier [21-3-2] – Renforcer [21-3-2] – Rompre [21-3-2] – Sublime [21-3-2].

93 : Crier [1-5-5] – Hurler [1-5-5] – Couper [3-7-7] – Dermatomycose (teigne) [3-7-7] – Teigne [3-7-7] – Tondre [3-7-7] – Limpide [7-11-11] – Pur [7-11-11] – Purifier [7-11-11] – Jouer de la flûte - profaner [8-12-12] – Boucher [9-13-13] – Obstruer [9-13-13] – Ioniser (chimie) [10-14-14] – Compter [11-15-15] – Participer [11-15-15] – Ronger [11-15-15] – Avaler [12-16-16] – Allumer [14-18-18] – Bourgeonner [14-18-18] – Briller [14-18-18] – Étinceler [14-18-18] – Appel [16-20-20] – Objecter [16-20-20] – Stérile [16-20-20] – Allumer [18-22-22] – Graisse (tacher de) [20-2-2] – Multiplier (myriades) [20-2-2] – Nombreux [20-2-2] – Pleuvoir [20-2-2] – Tirer (des flèches) [20-2-2] – Par mégarde [21-3-3].

94 : Dédain [2-6-7] – Mépris [2-6-7] – Mépriser [2-6-7] – Bonne santé [8-12-13] – Guérir [8-12-13] – Rêver [8-12-13] – Revigorer [8-12-13] – Cacher [9-13-14] – Enfouir [9-13-14] – Enterrer [9-13-14] – Couler [14-18-19] – Fondre [14-18-19] – Placer [14-18-19] – Verser [14-18-19] – Ciller [15-19-20] – Décrire [15-19-20] – En rouge [15-19-20] – Examiner [15-19-20] – Reculer [15-19-20] – Regarder [15-19-20] – Sonder [15-19-20] – Tressaillir [15-19-20].

95 : Laïciser [8-12-14] – Argent (métal) [11-15-17] – Argenter [11-15-17] – Désirer [11-15-17] – Envie [11-15-17] – Honte / blanchir [11-15-17] – Languir [11-15-17] – Nostalgie [11-15-17] – Christianisme [14-18-20] – En position de sécurité (milit.) [14-18-20] – Préserver [14-18-20] – Collier (autour du cou) [20-2-4] – Déposer [20-2-4] – En couches [20-2-4] – Entendre [20-2-4] – Orner [20-2-4] – Plaque [20-2-4] – Stratifier [20-2-4] – Tapisser [20-2-4] – Croître [21-3-5] – Faillir [21-3-5] – Fourvoyer [21-3-5] – Grandir [21-3-5] – Livrer [21-3-5] – Pécher (par inadvert.) [21-3-5] – Tromper [21-3-5].

96 : Rire [4-8-11] – Sourire [4-8-11] – Absorber [9-13-16] – Découvrir [16-20-1] – Dénuder [16-20-1] – Ajouter [20-2-5] – Au pluriel [20-2-5] – Augmenter [20-2-5] – Élargir [20-2-5] – Élever (des petits) [20-2-5] – Inclure [20-2-5] – Multiplier [20-2-5].

97 : Craindre [4-8-12] – Allumer [14-18-22] – Agréable [16-20-2] – Baisser [16-20-2] – Décliner [16-20-2] – Échanger [16-20-2] – Engager [16-20-2] – Fondre [16-20-2] – Garant [16-20-2] – Garanti [16-20-2] – Intervenir [16-20-2] – Mélanger [16-20-2] – Obscurcir [16-20-2] – Parier [16-20-2] – Se porter garant [16-20-2] – Tramer (tissage) [16-20-2] – Troquer [16-20-2] – Vomir [19-1-5] – Vomissement [19-1-5].

98 : Perplexe [2-6-11] – Dérober [3-7-12] – Victime d'un vol [3-7-12] – Voler [3-7-12] – Disparaître [8-12-17] – Allaiter [10-14-19] – Imprégner [10-14-19] – Nourrir [10-14-19] – Sucer [10-14-19] – Envoler [14-18-1] – Blesser (frottement) [15-19-2] – Désirer [16-20-3] – En parterres [16-20-3] – Implorer [16-20-3] – Languir [16-20-3] – Supplier [16-20-3] – Apercevoir [21-3-8] – Considérer [21-3-8] – Regarder [21-3-8] – Surveiller [21-3-8] – Élaguer [3-7-13] – Exagérer [3-7-13] – Tailler [3-7-13] – Miliaire [4-8-14] – Dégagement [8-12-18] – Dégager [8-12-18] – Délivrer [8-12-18] – Enlever [8-12-18] – Ôter [8-12-18] – Sauver [8-12-18] – Debout [14-18-2] – Ériger [14-18-2] – Chasser [16-20-4] – Effriter [16-20-4] – Émietter [16-20-4] – Expulser [16-20-4] – Étendre [17-21-5] – Propager [17-21-5].

100 : Abriter [1-5-12] – Briller [1-5-12] – Éclairer [1-5-12] – Luire [1-5-12] – Tente [1-5-12] – Tentes (dresser des) [1-5-12] – Comprimer [4-8-15] – Presser [4-8-15] – Distribuer [8-12-19] – Diviser [8-12-19] – Partager [8-12-19] – Cacher [9-13-20] – Debout [14-18-3] – Exposer [14-18-3] – Placer [14-

18-3] – Représenter [14-18-3] – Tourmenter [15-19-4] – Apparaître [16-20-5] – Attacher [16-20-5] – Découvrir [16-20-5] – Dénuder [16-20-5] – Enraciner [16-20-5] – Intégrer [16-20-5] – Répandre [16-20-5] – Transfusion [16-20-5] – Unir [16-20-5] – Verser [16-20-5].

101 : Plonger [9-13-21] – Néoménie [11-15-1] – Injurier [12-16-2] – Offenser [12-16-2].

102 : Battre (l'ennemi) [2-6-15] – Écraser [2-6-15] – Patauger [2-6-15] – Piétiner [2-6-15] – Vautrer [2-6-15] – Enraciner [3-7-16] – Détrusor [4-8-17] – Hâter [4-8-17] – Pousser [4-8-17] – Presser [4-8-17] – Androgènes (hormones) [7-11-20] – Au masculin [7-11-20] – Mémoire [7-11-20] – Mentionner [7-11-20] – Rappeler [7-11-20] – Remémorer [7-11-20] – Se rappeler - mâle [7-11-20] – Se souvenir [7-11-20] – Virilisation [7-11-20] – Affaiblir [8-12-21] – Défaillir [8-12-21] – Dominer [8-12-21] – Évanouir [8-12-21] – Faible [8-12-21] – Tirer au sort [8-12-21] – Railler [12-16-3] – Attaquer [14-18-5] – Battre [14-18-5] – Dévaster [14-18-5] – Envoler [14-18-5] – Exciter [14-18-5] – Plumes [14-18-5] – Quereller [14-18-5] – Éclater [17-21-8] – Fendre [17-21-8] – Épaissir (un plat) [20-2-11] – Cohabiter [21-3-12] – Prostituer [21-3-12] – Violer [21-3-12].

103 : Réjouir [2-6-16] – Rendre impur [9-13-1] – Plan [13-17-5] – Abstrait [17-21-9] – Déshabiller [17-21-9] – Dilater [17-21-9] – Écorcher [17-21-9] – Envahir [17-21-9] – Étendre [17-21-9] – Lisse [17-21-9] – Ôter [17-21-9] – Redresser [17-21-9] – Répandre [17-21-9] – Simplifier [17-21-9] – Emboîter (techn.) [21-3-13].

104 : Pousser [4-8-19] – Presser [4-8-19] – Ténesme [4-8-19] – Malade [8-12-1] – Rouiller [8-12-1] – Tomber malade [8-12-1] – Pharynx [12-16-5].

105 : Lin fin [2-6-18] – Ablactation [8-12-2] – Angine de poitrine [8-12-2] – Cardiaque [8-12-2] – Cholestéatome [8-12-2] – Cœur [8-12-2] – Galactorrhée [8-12-2] – Glande sébacée [8-12-2] – Lactation [8-12-2] – Lait - graisse [8-12-2] – Sébum [8-12-2] – Traire [8-12-2] – Cacher [11-15-5] – Couvrir [11-15-5] – Battre [14-18-8] – Débattre [14-18-8] – Diriger [14-18-8] – Discuter [14-18-8] – Exalter [14-18-8] – Vaincre [14-18-8] – Victoire (sefirah) [14-18-8] – Rabbin [20-2-14].

106 : Couper [3-7-20] – Décréter [3-7-20] – Accabler [10-14-5] – Opprimer [10-14-5] – Calomnier [12-16-7] – Langue [12-16-7] – Médire [12-16-7] – Comparer [16-20-11] – Disposer [16-20-11] – Estimer [16-20-11] – Évaluer [16-20-11] – Ranger [16-20-11] – Accrocher [17-21-12] – Rabattre [17-21-12] – Retrousser [17-21-12] – Affoler [21-3-16] – Fou [21-3-16] – Raffoler [21-3-16].

107 : Citerne [2-6-20] – En friche [2-6-20] – Fosse [2-6-20] – Ornière [2-6-20] – Ankyloser [8-12-4] – Creuser [8-12-4] – Enfoncer (un couteau) [8-12-4] – Fouiller [8-12-4] – Rouiller [8-12-4] – Impur [9-13-5] – Empoisonner [16-20-12] – Intact [16-20-12] – Obtus [16-20-12] – Prépuce [16-20-12] – Accoupler [20-2-16] – Au carré [20-2-16] – Carré [20-2-16] – Féconder [20-2-16] – Fertiliser [20-2-16] – Quadrupler [20-2-16] – Quatre fois [20-2-16].

108 : Déçu [2-6-21] – Honte [2-6-21] – Honteux [2-6-21] – Tarder [2-6-21] – Tomber malade [8-12-5] – Couper [11-15-8] – Faucher [11-15-8] – Abreuver [12-16-9] – Avaler [12-16-9] – Gaver [12-16-9] – Épierrer [15-19-12] – Lapider [15-19-12] – Dépouiller [16-20-13] – Déshabiller [16-20-13] – Entasser [16-20-13] – Ruser [16-20-13] – Sagace [16-20-13].

109 : Acquitter [7-11-5] – Favoriser [7-11-5] – Gagner [7-11-5] – Mériter [7-11-5] – Purifier [7-11-5] – Être sauvé [14-18-12] – Exploiter [14-18-12] – Profiter [14-18-12] – Rescapé [14-18-12] – Hirsutisme [16-20-14] – Asperger [20-2-18] – Coucher (devoir) [20-2-18] – Enfoncer [20-2-18] – Propager [20-2-18] – Rosser [20-2-18] – Fréquemment [22-4-20]

110 : Amener [2-6-1] – Apporter [2-6-1] – Arriver [2-6-1] – Entrer [2-6-1] – Survenir [2-6-1] – Venir [2-6-1] – Compact [16-20-15] – Détremper [16-20-15] – En espaliers [16-20-15] – Mélanger [16-20-15] – Fouler [17-21-16] – Marcher [17-21-16] – Engraisser [20-2-19] – Envoyer [21-3-20] – Habituel [21-3-20] – Habituer [21-3-20] – Rhumatisme [21-3-20] – Roder [21-3-20].

111 : Constituer *[5-10-5]* – Créer *[5-10-5]* – Détériorer *[5-10-5]* – Devenir *[5-10-5]* – Être *[5-10-5]* – Réaliser *[5-10-5]* – Rendre *[5-10-5]* – Arrondir (gâteau) *[11-16-11]* – Toussoter *[11-16-11]* – Arracher *[15-20-15]* – Castrer *[15-20-15]* – Déformer *[15-20-15]*.

112 : Nécromancie *[1-6-2]* – Arroser *[7-12-8]* – Asperger *[7-12-8]* – Lézard *[8-13-9]* – Tomber *[8-13-9]* – Trébucher *[8-13-9]* – Enduire *[10-15-11]* – Oindre *[10-15-11]* – Enterrer *[19-2-20]* – Agiter *[20-3-21]* – Allergie *[20-3-21]* – Anaphylactique (choc) *[20-3-21]* – Apercevoir / sentir *[20-3-21]* – Bruit *[20-3-21]* – Ébranler *[20-3-21]* – Émouvoir *[20-3-21]* – Précipiter *[20-3-21]* – Doutes *[22-5-1]* – Stupéfier *[22-5-1]*

113 : Extraire *[3-8-5]* – Incliner *[3-8-5]* – Pencher *[3-8-5]* – Retirer *[3-8-5]* – Affronter *[6-11-8]* – Apercevoir *[6-11-8]* – Blâmer *[6-11-8]* – Démontrer *[6-11-8]* – Désarticuler *[14-19-16]* – Détacher *[14-19-16]* – Dislocation (entorse) *[14-19-16]* – Entorse *[14-19-16]* – Luxation *[14-19-16]* – Luxer *[14-19-16]* – Diaphragme *[15-20-17]* – Urticaire *[15-20-17]* – Déboucher *[17-22-19]* – Sur fiches *[17-22-19]* – Carotide *[18-1-20]*.

114 : Mépriser *[2-7-5]* – Outrager *[2-7-5]* – Aveugle *[10-15-13]* – Au milieu *[13-18-16]* – Diviser *[13-18-16]* – Étendre *[13-18-16]* – Médiateur entre *[13-18-16]* – Moyenne de *[13-18-16]* – Traverser *[13-18-16]* – Abattre *[14-19-17]* – Contenir *[14-19-17]* – Crédit (vendre à) *[14-19-17]* – Entourer *[14-19-17]* – Heurter *[14-19-17]* – Rapprocher *[14-19-17]* – Tour *[14-19-17]* – Affaire *[16-21-19]* – Disputer *[16-21-19]* – Interpréter *[17-22-20]* – Résoudre *[17-22-20]*.

115 : Convoiter *[1-6-5]* – Désirer *[1-6-5]* – Avoir pitié *[8-13-12]* – Épargner *[8-13-12]* – En colère *[11-16-15]* – En rouge *[15-20-19]* – Étriller *[15-20-19]* – Fouiller *[15-20-19]* – Peigner *[15-20-19]* – Enrichir *[16-21-20]* – Richesse (étaler sa) *[16-21-20]* – Mottes *[20-3-2]* – Résonner *[22-5-4]*.

116 : Piller *[2-7-7]* – Dévorer *[7-12-12]* – Ébranler *[7-12-12]* – Mépriser *[7-12-12]* – Chauffer *[8-13-13]* – Envaser *[9-14-14]* – Humecter *[9-14-14]* – Mouiller *[9-14-14]* – Envelopper *[12-17-17]* – Lécher (les lèvres) *[13-18-18]* – Sucer *[13-18-18]* – Crevasser *[14-19-19]* – Raviner *[14-19-19]* – Indocile *[15-20-20]* – Rebelle *[15-20-20]* – Affaiblir *[16-21-21]* – Dépérir *[16-21-21]* – User *[16-21-21]* – Abriter *[19-2-2]* – Couvrir *[19-2-2]* – Exécrer *[19-2-2]* – Maudire *[19-2-2]* – Perforer *[19-2-2]* – Languir *[20-3-3]* – Détruire *[21-4-4]* – Piller *[21-4-4]* – Saccager *[21-4-4]* – Doutes *[22-5-5]* – Stupéfier *[22-5-5]*.

117 : Oie *[1-6-7]* – Emporter *[6-11-12]* – Pouvoir *[6-11-12]* – Obélisque *[8-13-14]* – Couler *[13-18-19]* – Solidifier *[13-18-19]* – Verser *[13-18-19]* – Crever (les yeux) *[14-19-20]* – Discuter *[14-19-20]* – Enucléation *[14-19-20]* – Picoter *[14-19-20]* – Piquer *[14-19-20]* – Purger (la viande) *[14-19-20]* – Engraisser *[16-21-22]* – Raviser *[16-21-22]* – Réfléchir *[16-21-22]*.

118 : Abîmer *[8-13-15]* – Blesser *[8-13-15]* – Dépouiller *[8-13-15]* – Force *[8-13-15]* – Ajouter *[10-15-17]* – Continuer à *[10-15-17]* – Délimiter *[13-18-20]* – Tracer *[13-18-20]* – Comparer *[14-19-21]* – Comploter *[14-19-21]* – Heurter *[14-19-21]* – Intriguer *[14-19-21]* – Piéger *[14-19-21]*.

119 : Ricaner *[3-8-11]* – Ridicule *[3-8-11]* – Rire *[3-8-11]* – Bruit *[5-10-13]* – Émouvoir *[5-10-13]* – Gémir *[5-10-13]* – Troubler *[5-10-13]* – Salir *[9-14-17]* – Souiller *[9-14-17]* – Désherber *[16-21-2]* – D'herbe *[16-21-2]* – Sarcler *[16-21-2]* – Béquilles (appuyer) *[19-2-5]*.

120 : Anthrax *[3-8-12]* – Briller *[3-8-12]* – Brûler / embraser *[3-8-12]* – Carboniser *[3-8-12]* – Avaler sans mâcher *[7-12-16]* – Laid *[11-16-20]* – Persister *[15-20-2]* – Refuser *[15-20-2]* – Féces *[18-1-5]* – Salir *[18-1-5]* – Souiller *[18-1-5]* – Fâcher *[20-3-7]* – Irriter *[20-3-7]* – Trembler *[20-3-7]*.

121 : Entêter *[3-8-13]* – Obstiner *[3-8-13]* – Asperger *[7-12-17]* – Couler *[7-12-17]* – Infiltrer *[7-12-17]* – Acidose *[8-13-18]* – Oxyder (chimie) *[8-13-18]* – Pâte levée (vinaigre) *[8-13-18]* – Châtier *[10-15-20]* – Punir *[10-15-20]* – Tourmenter *[10-15-20]* – Assaisonner *[12-17-22]* – Associer *[12-17-22]* – Attacher *[12-17-22]* – Enlacer *[12-17-22]* – Saisir *[12-17-22]* – Atteindre *[13-18-1]* – Exister *[13-18-1]* – Inventer *[13-18-1]* – Orienter *[13-18-1]* – Remettre *[13-18-1]* – Trouver *[13-18-1]* – Au féminin (gram.) *[14-19-2]* – Désigner *[14-19-2]* – Maudire *[14-19-2]* – Paracentèse *[14-19-2]* – Trouer *[14-19-*

2] – Tricoter [15-20-3] – Élargir [17-22-5] – Imprudent [17-22-5] – Naïf [17-22-5] – Ouvrir [17-22-5] – Persuader [17-22-5] – Séduire [17-22-5] – Vulve [17-22-5].

122 : Courber [3-8-14] – Pelotonner [3-8-14] – Dérober [8-13-19] – Cyclothymie [13-18-2] – En reste [15-20-4] – Lacer [15-20-4] – Tresser [15-20-4] – Agir [16-21-5] – Considérer comme [16-21-5] – Devenir [16-21-5] – Faire [16-21-5] – Presser [16-21-5] – Produire [16-21-5] – Serrer [16-21-5].

123 : Amasser [8-13-20] – Animal [8-13-20] – Bouillonner [8-13-20] – Brûler [8-13-20] – Entasser [8-13-20] – Goudron [8-13-20] – Grave / aggraver [8-13-20] – Diplocoque [14-19-4] – Élever (du bétail) [14-19-4] – Percer [14-19-4] – Poindre [14-19-4] – Ponctuer [14-19-4] – Arranger un mariage [21-4-11] – Calmer [21-4-11] – En rapport [21-4-11] – Fiancer [21-4-11] – Mariage [21-4-11].

124 : Tristesse [1-6-14] – Armer [8-13-21] – Équiper [8-13-21] – Dépouiller [14-19-5] – Disculper [14-19-5] – Nettoyer [14-19-5] – Pur [14-19-5] – Purifier [14-19-5] – Développer [17-22-8] – Ouvrir [17-22-8] – Efforcer [21-4-12] – Exhorter [21-4-12] – Persuader [21-4-12] – Tenter [21-4-12] – Abîme (ouvrir un) [22-5-13] – Béant [22-5-13] – Sombrer [22-5-13].

125 : Déchirer [2-7-16] – Dispute [13-18-5] – Épuiser [13-18-5] – Pain azyme - querelle [13-18-5] – Pressurer (fruit) [13-18-5] – Sucer [13-18-5] – Calomnier [20-3-12] – Diffamer [20-3-12] – Diriger [20-3-12] – Espionner [20-3-12] – Guider [20-3-12] – Habituer [20-3-12] – Maladie de Gilles de la Tourette [20-3-12].

126 : Beurre (amollir) [8-13-1] – Flatter [8-13-1] – Fibrose [12-17-5] – Drainer [14-19-7] – Saigner [14-19-7] – Blesser [15-20-8] – Égratigner [15-20-8] – Étaler [15-20-8] – Étendre [15-20-8] – Pécher [15-20-8] – Puer [15-20-8] – Putréfier [15-20-8] – Trahir [15-20-8] – Accepter [19-2-12] – En parallèle [19-2-12] –Plaindre [19-2-12] – Recevoir [19-2-12] – Lapider [20-3-13] – Pilonner (milit.) [20-3-13] – Purpura [20-3-13].

127 : Abasie [10-15-4] – Établir [10-15-4] – Fonder [10-15-4] – Cancer [15-20-9] – Égratigner [15-20-9] – Érafler [15-20-9] – Filmer [15-20-9] – Mélanger [17-22-11] – Plaindre [20-3-14] – Récriminer [20-3-14].

128 : Accélérer [1-6-18] – Hâter [1-6-18] – Inciter [1-6-18] – Presser [1-6-18] – Se hâter [1-6-18] – Briller [2-7-19] – Disperser [2-7-19] – Éclair [2-7-19] – Infiltrer [2-7-19] – Jaillir (lumière) [2-7-19] – Mitrailleuse (attaquer à la) [2-7-19] – Répandre [2-7-19] – Allumer [12-17-7] – Briller [12-17-7] – Brûler [12-17-7] – Scintiller [12-17-7] – Nausée [14-19-9] – Prendre [14-19-9] – Ramasser [14-19-9] – Recueillir [14-19-9] – Saisir [14-19-9] – Débattre [17-22-12] – Entrelacer [17-22-12] – Épithélium [17-22-12] – Lutter [17-22-12] – Pervers [17-22-12] – Tordre [17-22-12] – Tortiller [17-22-12] – Tortueux [17-22-12] – Tresser [17-22-12] – Mendier [19-2-14].

129 : Disperser [2-7-20] – Éparpiller [2-7-20] – Couler [7-12-3] – Filtrer [7-12-3] – Infiltrer [7-12-3] – Désirer [8-13-4] – Engelure [12-17-8] – Adhérer [15-20-11] – Coller [15-20-11] – Disposer [15-20-11] – Ranger [15-20-11] – Traîner [15-20-11] – Nausée [19-2-15] – Agiter [20-3-16] – Apaiser [20-3-16] – Calme [20-3-16] – Calmer [20-3-16] – Ébranler [20-3-16] – Repos [20-3-16] – Rétrécir [20-3-16] – Dessécher [21-4-17].

130 : Allumer [1-6-20] – Éclairer [1-6-20] – Luire [1-6-20] – Lumière [1-6-20] – Réjouir [1-6-20] – Accès [8-13-5] – Colère [8-13-5] – Fièvre [8-13-5] – Fureur [8-13-5] – Soleil [8-13-5] – Soleil - colère [8-13-5] – Dépouiller [19-2-16] – Désigner [19-2-16] – Enraciner [19-2-16] – Fixer [19-2-16] – Fixer solidement [19-2-16] – Insérer [19-2-16].

131 : Bruire [1-6-21] – Chuchoter [1-6-21] – Murmurer [1-6-21] – Enfumer [16-21-14] – Fumée (emplir) [16-21-14] – Fumer [16-21-14] – Fumiger [16-21-14].

132 : Consentir [1-6-22] – Convenir [1-6-22] – Jouir de [1-6-22] – Lettre [1-6-22] – Signaler [1-6-22] – Signe [1-6-22] – Symptôme [1-6-22] – Couper [2-7-1] – Diviser [2-7-1] – Punir [14-19-13] – Venger [14-19-13] – Alterner [15-20-14] – Entrelacer [15-20-14] – Tresser [15-20-14] – Tricoter [15-20-14] –

Surprendre *[17-22-16]* – En conjonction (astron.) *[19-2-18]* – entasser *[19-2-18]* – Plisser *[19-2-18]* – Rassembler *[19-2-18]* – Diffuser *[21-4-20]* – Efforcer *[21-4-20]* – Émettre *[21-4-20]* – Envoyer *[21-4-20]* – Tenter *[21-4-20]*.

133 : Placer *[13-19-13]* – Situer *[13-19-13]*.

134 : Mousse *[1-7-2]* – Embaumer *[8-14-9]* – Momification *[8-14-9]* – Mûrir *[8-14-9]* – Multiplier (math.) *[11-17-12]* – Plier *[11-17-12]* – Redoubler *[11-17-12]* – Replier *[11-17-12]* – Tracer *[22-6-1]*.

135 : Encre *[4-10-6]* – Transpiration *[4-10-6]* – Améliorer *[10-16-12]* – Accumuler *[18-2-20]* – Amasser *[18-2-20]*.

136 : Éduquer *[8-14-11]* – Élever *[8-14-11]* – Gencive *[8-14-11]* – Inaugurer *[8-14-11]* – Affamer *[11-17-14]* – Faim *[11-17-14]* – Incliner *[11-17-14]* – Pencher *[11-17-14]* – Aiguiller (un train) *[16-22-19]* – Arracher *[16-22-19]* – Copier *[16-22-19]* – Déplacer *[16-22-19]* – Élever *[16-22-19]* – Éloigner *[16-22-19]* – Prospérer *[16-22-19]* – Retirer *[16-22-19]* – Séparer *[16-22-19]* – Traduire *[16-22-19]* – Beau *[17-1-20]* – Fier *[17-1-20]* – Louer *[17-1-20]* – Olives (glaner des) *[17-1-20]* – Parer *[17-1-20]* – Vanter *[17-1-20]*.

137 : Abondant *[16-22-20]* – Accumuler *[16-22-20]* – Exaucer *[16-22-20]* – Prier *[16-22-20]* – Requête *[16-22-20]* – Supplier *[16-22-20]* – Arracher *[18-2-22]* – Labourer *[18-2-22]* – Serrer *[18-2-22]*.

138 : Aller *[6-12-11]* – Conduire *[6-12-11]* – Emmener *[6-12-11]* – S'en aller *[6-12-11]* – Papillotes *[17-1-22]* – Assiéger *[18-2-1]* – Commander *[18-2-1]* – Enrpler *[18-2-1]* – Rassembler *[18-2-1]* – Servir dans *[18-2-1]* – Témoigner *[21-5-4]* – Dessiner *[22-6-5]* – Esquisser *[22-6-5]* – Étonner *[22-6-5]* – Surprendre *[22-6-5]* – Tracer *[22-6-5]*.

139 : Préméditer *[7-13-13]* – Accorder *[8-14-14]* – Aimer *[8-14-14]* – Amnistier *[8-14-14]* – Favoriser *[8-14-14]* – Gracier *[8-14-14]* – Implorer *[8-14-14]* – Supplier *[8-14-14]* – Contraindre *[11-17-17]* – Courber *[11-17-17]* – flexion, inflexion *[11-17-17]* – Forcer *[11-17-17]* – Ganter *[11-17-17]* – Pencher *[11-17-17]* – Soumettre *[11-17-17]* – Plaisanter *[12-18-18]* – Dépérir *[13-19-19]* – Pourrir *[13-19-19]* – Putréfier *[13-19-19]* – Chronométrer *[16-22-22]* – Aplatir *[20-4-4]* – Écraser *[20-4-4]* – Piétiner *[20-4-4]* – Attarder *[21-5-5]* – Différer *[21-5-5]* – Retarder *[21-5-5]*.

140 : Arranger *[7-13-14]* – Commander *[7-13-14]* – Convoquer *[7-13-14]* – Inviter *[7-13-14]* – Offrir *[7-13-14]* – Préparer *[7-13-14]* – Rencontrer *[7-13-14]* – Temps - offrir *[7-13-14]* – Fatigué *[10-16-17]* – Las *[10-16-17]* – Original *[13-19-20]* – Dominer *[20-4-5]* – Extraire *[20-4-5]* – Punir *[20-4-5]* – Retirer *[20-4-5]* – Soumettre *[20-4-5]* – Vaincre *[20-4-5]*.

141 : Rideau *[6-12-14]* – Conseiller *[10-16-18]* – Consulter *[10-16-18]* – Délibérer *[10-16-18]* – Miner (milit.) *[13-19-21]*.

142 : Flatter *[8-14-17]* – Profaner *[8-14-17]* – Trahir *[8-14-17]* – Absoudre *[11-17-20]* – Apaiser *[11-17-20]* – Goudron *[11-17-20]* – Mensonge *[11-17-20]* – Pardonner *[11-17-20]* – Renier *[11-17-20]* – Réfuter *[11-17-20]* – Désirer *[18-2-5]* – Engonfler *[18-2-5]* – Rougeole *[18-2-5]* – Vouloir *[18-2-5]*.

143 : En avoir assez *[2-8-12]* – Nausées *[2-8-12]* – Discuter *[4-10-14]* – Juger *[4-10-14]* – Justice *[4-10-14]* – Boiser *[10-16-20]* – Destiner *[16-22-4]* – Aphte *[17-1-5]* – Détourner *[17-1-5]* – Disperser *[17-1-5]* – Papillotes *[17-1-5]*.

144 : Aller *[1-7-12]* – Partir *[1-7-12]* – Compact *[4-10-15]* – Épais *[4-10-15]* – Étrangler *[8-14-19]* – Suffoquer *[8-14-19]* – Entraver *[11-17-22]* – Lier *[11-17-22]* – Médiateur *[22-6-11]* – Servir d'intermédiaire *[22-6-11]*.

145 : Discerner *[2-8-14]* – Examiner *[2-8-14]* – Indécis *[2-8-14]* – Rechercher *[2-8-14]* – Connaître *[4-10-16]* – Déterminer (gramm.) *[4-10-16]* – Savoir *[4-10-16]*.

146 : Ausculter (médecine) *[1-7-14]* – Écouter *[1-7-14]* – Équilibrer *[1-7-14]* – Oreille *[1-7-14]* – Calomnier *[4-10-17]* – Dénigrer *[4-10-17]* – Élaguer *[7-13-20]* – Tailler *[7-13-20]* – Concentrer *[13-19-4]* – Converger *[13-19-4]* – Contracter *[18-2-9]* – Doigts (avec les) *[18-2-9]* – Pincer *[18-2-9]* – Serrer *[18-2-9]*.

147 : Daim *[7-13-21]* – Gangrène *[13-19-5]* – D'onyx *[21-5-13]*.

148 : Être précis *[4-10-19]* – Préciser *[4-10-19]* – Bafouer *[5-11-20]* – Railler *[5-11-20]* – Anesthésier (médeci.) *[20-4-13]* – Disperser *[20-4-13]* – Dormir *[20-4-13]* – Léthargie *[20-4-13]* – Somnolent *[20-4-13]*.

149 : Installer *[4-10-20]* – Loger *[4-10-20]* – Bêler *[8-14-2]* – Désigner *[10-16-4]* – Destiner *[10-16-4]* – Compulsion *[11-17-5]* – Épilepsie *[11-17-5]* – Épileptique *[11-17-5]* – Forcer *[11-17-5]* – Imposer *[11-17-5]* – Paume de la main *[11-17-5]* – Renverser *[11-17-5]*.

150 : Écraser *[4-10-21]* – Piétiner *[4-10-21]* – Danser *[8-14-3]* – Gambader *[8-14-3]* – Balayer *[10-16-5]* – Ramasser *[10-16-5]* – Marchander *[13-19-8]*.

151 : Fers (enchaîner aux) *[1-7-19]* – Choisir *[2-8-20]* – Élire *[2-8-20]* – Encrer *[4-10-22]* – Retoucher *[4-10-22]* – Transsuder *[4-10-22]* – Transsudat *[4-10-22]* – Fâcher *[13-19-9]* – Irriter *[13-19-9]*.

152 : Armer *[1-7-20]* – Ceindre *[1-7-20]* – Fortifier *[1-7-20]* – Zona *[1-7-20]* – Agiter *[2-8-21]* – Remuer *[2-8-21]* – Anne *[8-14-5]* – Camper *[8-14-5]* – Stationner *[8-14-5]* – Obscurcir *[16-22-13]* – Persécuter *[20-4-17]* – Poursuivre *[20-4-17]*.

153 : Enfanter *[6-12-4]* – Naître *[6-12-4]* – Produire *[6-12-4]* – Dessein (malveillant) *[7-13-5]* – Intrigue *[7-13-5]* – Achromatopsie *[18-2-16]* – Doigts (avec les) *[18-2-16]* – Peindre *[18-2-16]* – Pigment *[18-2-16]* – Pigmentation *[18-2-16]* – Voter *[18-2-16]* – Hoquet *[21-5-19]* – Hoquet, hoquet *[21-5-19]* – Hoqueter *[21-5-19]* – Explorer *[22-6-20]* – Parcourir *[22-6-20]*.

154 : Pêcher *[4-10-3]* – Malade *[6-12-5]* – Couvrir *[10-16-9]* – Envelopper *[10-16-9]* – Plexus *[13-19-12]* – Achille (tendon d') *[3-10-4]*.

156 : Tendon *[3-10-4]* – Affliger *[4-11-5]* – Déprimer *[4-11-5]* – Humilier *[4-11-5]* – Abandonner *[7-14-8]* – Négliger *[7-14-8]* – Attrister *[19-4-20]* – Creuser *[19-4-20]* – Découper *[19-4-20]* – Obscurcir *[19-4-20]*.

157 : Abcès *[13-20-15]* – Abcès *[13-20-15]* – Mélanger *[13-20-15]* – Purulent *[13-20-15]* – Remuer (un liquide) *[13-20-15]* – Consacrer *[19-4-21]* – Dédier *[19-4-21]* – Interdit *[19-4-21]* – Sanctification *[19-4-21]* – Sanctifier *[19-4-21]* – Comparer *[21-6-1]*.

158 : Assembler *[1-8-4]* – Un *[1-8-4]* – Unique *[1-8-4]* – Unir *[1-8-4]* – Proférer *[2-9-5]* – Prononcer *[2-9-5]* – Économiser *[8-15-11]* – Exhaler *[14-21-17]* – Expiration *[14-21-17]* – Haleter *[14-21-17]* – Insuffler *[14-21-17]* – Obscurcir *[14-21-17]* – Souffler *[14-21-17]* – Annuler *[21-6-2]* – Détourner *[21-6-2]* – Rendre *[21-6-2]* – Repentir *[21-6-2]* – Répondre *[21-6-2]* – Revenir *[21-6-2]* – Turbulent *[21-6-2]*.

159 : Raccommoder *[1-8-5]* – Refermer (blessure) *[1-8-5]* – Gazéifier (chimie) *[3-10-7]* – Dissoudre *[8-15-12]* – Liquide *[8-15-12]* – Liquider *[8-15-12]* – Terminer *[8-15-12]* – Goûter *[9-16-13]* – Arrogant *[20-5-2]* – Craindre *[20-5-2]* – Éblouir *[20-5-2]* – Enhardir *[20-5-2]* – Étonner *[20-5-2]* – Oser *[20-5-2]* – Peur *[20-5-2]* – Vanter *[20-5-2]*.

160 : Bondir *[3-10-8]* – Déverser *[3-10-8]* – Barrer *[8-15-13]* – Fermer *[8-15-13]* – Inscrire (math.) *[8-15-13]* – Museler *[8-15-13]* – Occlusion(occulision) *[8-15-13]* – Tremper (l'acier) *[8-15-13]* – Assigner en justice *[9-16-14]* – Atteindre *[9-16-14]* – Charger *[9-16-14]* – Frapper *[9-16-14]* – Malade percer *[9-16-14]* – Plaider *[9-16-14]* – Prétendre *[9-16-14]* – Inciter *[13-20-18]* – Vigoureux *[13-20-18]* – Baiser *[14-21-19]* – Embraser *[14-21-19]* – Embrasser *[14-21-19]* – Cacher *[15-22-20]* – Contredire *[15-22-20]* – Démolir *[15-22-20]* – Déranger *[15-22-20]* – Dépouiller *[21-6-4]* – Piller *[21-6-4]*.

161 : Établir (en un lieu) *[1-8-7]* – Saisir *[1-8-7]* – Assurer *[2-9-8]* – Confiance *[2-9-8]* – Fortifier *[2-9-8]* – Promettre *[2-9-8]* – Sûr *[2-9-8]* – Aller *[5-12-11]* – Promener *[5-12-11]* – S'en aller *[5-12-11]* – Frotter *[13-20-19]* – Nettoyer *[13-20-19]* – Parfumer *[13-20-19]* – Polir *[13-20-19]* – Purger *[13-20-19]* – Abandonner *[14-21-20]* – Cheveux) *[14-21-20]* – Tomber (feuilles) *[14-21-20]* – Aplanir *[21-6-5]*

- Comparer *[21-6-5]* – Compromis *[21-6-5]* – Conférer *[21-6-5]* – Égal *[21-6-5]* – Égaler *[21-6-5]* – Imaginer *[21-6-5]*.

162 : Accabler *[4-11-11]* – Opprimer *[4-11-11]* – Briller *[5-12-12]* – Éclairer *[5-12-12]* – Fou *[5-12-12]* – Glorifier *[5-12-12]* – Louer *[5-12-12]* – Adultère *[7-14-14]* – Débauche *[7-14-14]* – Laper *[12-19-19]* – Lécher *[12-19-19]* – Aigri *[13-20-20]* – Amer *[13-20-20]* – Amèrement (pleurer) *[13-20-20]* – Amertume *[13-20-20]* – Barioler *[13-20-20]* – Tacheter *[13-20-20]* – Tailler des pierres *[15-22-22]* – Aléser *[19-4-4]* – Courber *[19-4-4]* – Forer *[19-4-4]* – Incliner *[19-4-4]* – Apeurer *[20-5-5]* – Hésiter *[20-5-5]* – Intimider *[20-5-5]* – Peur *[20-5-5]* – Couper *[22-7-7]* – En rafale *[22-7-7]* – Trancher *[22-7-7]*.

163 : Ajuster *[5-12-13]* – Ajuster (vêtement) *[5-12-13]* – Convenir *[5-12-13]* – Frapper *[5-12-13]* – Interpréter (un texte) *[5-12-13]* – Dessécher *[14-21-22]* – Incliner *[19-4-5]* – Vertex *[19-4-5]*.

164 : Jubiler *[3-10-12]* – Réjouir *[3-10-12]* – Découvrir *[8-15-17]* – Dévoiler *[8-15-17]* – Tardivement (cueillir) *[12-19-21]* – Accorder *[14-21-1]* – Allumer (un signal) *[14-21-1]* – Compter *[14-21-1]* – Elever *[14-21-1]* – Épouser *[14-21-1]* – Glorifier *[14-21-1]* – Marier *[14-21-1]* – Pardonner *[14-21-1]* – Porter *[14-21-1]* – Recevoir *[14-21-1]* – Trans *[14-21-1]* – Abattre *[21-6-8]* – Baisser *[21-6-8]* – Courber *[21-6-8]* – Pencher *[21-6-8]*.

165 : Abolir *[2-9-12]* – Annuler *[2-9-12]* – Cesser *[2-9-12]* – Chômer *[2-9-12]* – Nul *[2-9-12]* – Oisif *[2-9-12]* – Accablement *[4-11-14]* – Incliner (vers le bas) *[4-11-14]* – Décoller / envoler *[13-20-1]* – Engraisser *[13-20-1]* – Gaver *[13-20-1]* – Maître *[13-20-1]* – Spéculum *[13-20-1]* – Chasser *[14-21-2]* – Éventer *[14-21-2]* – Souffler *[14-21-2]* – Vent (agiter au) *[14-21-2]* – Dédaigner *[21-6-9]* – Errer *[21-6-9]* – Mépriser *[21-6-9]* – Nager *[21-6-9]* – Naviguer *[21-6-9]* – Roder *[21-6-9]*.

166 : Souhaiter *[1-8-12]* – Flageller *[12-19-1]* – Fustiger *[12-19-1]* – Maximiser (math.) *[13-20-2]* – Atteindre *[14-21-3]* – Concevoir *[14-21-3]* – Contester *[14-21-3]* – Trouver *[14-21-3]* – Abîmer *[19-4-8]* – Allumer *[19-4-8]* – Brûler *[19-4-8]* – Fièvre *[19-4-8]* – Forer *[19-4-8]* – Percer *[19-4-8]* – Accélérer *[20-5-9]* – Aisé *[20-5-9]* – Chevrons (du toit) *[20-5-9]* – Courir *[20-5-9]* – Meubler *[20-5-9]*.

167 : Abdomen *[2-9-14]* –Bétonner *[2-9-14]* – Doubler (vêtement) *[2-9-14]* – Émerger *[2-9-14]* – Engrosser *[2-9-14]* – Ventre *[2-9-14]* – Enrôler *[3-10-15]* – Recruter *[3-10-15]* – Bondir *[7-14-19]* – Envoyer *[7-14-19]* – Jaillir *[7-14-19]* – Manquer *[8-15-20]* – Soustraire *[8-15-20]* – Herser *[13-20-3]*.

168 : Se révolter *[13-20-4]* – Créancier *[14-21-5]* – Déplacer *[14-21-5]* – Féminiser *[14-21-5]* – Oublier *[14-21-5]* – Paiement (exiger un) *[14-21-5]* – Automnal *[15-22-6]* – Détacher *[21-6-12]* – Tomber *[21-6-12]*.

169 : Embrasser *[3-10-17]* – Tromper *[9-16-1]* – Bile *[13-20-5]* – Cholagogue *[13-20-5]* – Désobéir *[13-20-5]* – Engraisser *[13-20-5]* – Fiel *[13-20-5]* – Gaver *[13-20-5]* – Rebeller *[13-20-5]* – Vésicule biliaire *[13-20-5]* – Évaluer *[21-6-13]* – Taxer *[21-6-13]*.

170 : Fraiser *[3-10-18]* – Pépier *[3-10-18]* – Siffler *[3-10-18]* – Battre *[12-19-5]* – Être atteint de *[12-19-5]* – Frapper *[12-19-5]*.

171 : Anticiper *[19-4-13]* – Avancer *[19-4-13]* – Devancer *[19-4-13]* – Hâter *[19-4-13]* – Précéder *[19-4-13]* – Progresser *[19-4-13]* – Recevoir *[19-4-13]* – Engager en garantie *[20-5-14]*.

172 : Convertir *[3-10-20]* – Allonger *[7-14-2]* – Arrières (rogner les) *[7-14-2]* – Étirer *[7-14-2]* – Queue *[7-14-2]* – Améliorer *[10-17-5]* – Beau embellir *[10-17-5]* – Aplanir *[13-20-8]* – Étaler *[13-20-8]* – Étendre *[13-20-8]* – Graisser *[13-20-8]* – Graisser la patte *[13-20-8]* – Crier *[21-6-16]* – Implorer *[21-6-16]*.

173 : Blocs (solidifier en) *[3-10-21]* – Écarter *[5-12-1]* – Repousser *[5-12-1]* – Clémence *[8-15-4]* – Miséricorde *[8-15-4]* – Se tromper *[9-16-5]* – Forceps *[12-19-8]* – Prendre *[12-19-8]* – Aiguiser *[13-20-9]* – Arracher *[13-20-9]* – Dégarnir *[13-20-9]* – Polir *[13-20-9]* – Broyer *[21-6-17]* – Écraser *[21-6-17]*.

174 : Accoupler *[1-8-20]* – Après *[1-8-20]* – Attarder *[1-8-20]* – Autisme *[1-8-20]* – Autre *[1-8-20]* – En rut *[1-8-20]* – Retard *[1-8-20]* – Tarder *[1-8-20]* – Broyer *[2-9-21]* – Damer *[2-9-21]* – Écraser *[2-9-21]* – Fouler *[2-9-21]* – Ruer *[2-9-21]* – Opprimer *[4-11-1]* – Réprimer *[4-11-1]* – Abriter *[8-15-5]* – Confidentiel *[8-15-5]* – Fier *[8-15-5]* – Habiter *[8-15-5]* – Ramasser *[12-19-9]* – Rassembler *[12-19-9]* – Répandre (graines) *[12-19-9]* – Réunir *[12-19-9]* – Coller *[14-21-11]* – Mordre *[14-21-11]* – Usure (prêter à) *[14-21-11]* – Frimer *[21-6-18]*.

175 : Prostituer *[7-14-5]* – Affaiblir *[13-20-11]* – Amollir *[13-20-11]* – Chasser *[14-21-12]* – Dépouiller *[14-21-12]* – Détacher *[14-21-12]* – Expulser *[14-21-12]* – Retirer *[14-21-12]* – Tomber *[14-21-12]* – Boucher *[15-22-13]* – Fermer *[15-22-13]* – Plomber *[15-22-13]* – Valve *[15-22-13]* – Abreuver *[21-6-19]* – Couler *[21-6-19]*.

176 : Exprimer *[2-9-1]* – Prononcer *[2-9-1]* – Apnée *[14-21-13]* – Consterner *[14-21-13]* – Détruire *[14-21-13]* – Effrayer *[14-21-13]* – Respiration *[14-21-13]* – Cesser *[21-6-20]* – Chef (choisir) *[21-6-20]* – Détourner *[21-6-20]* – Embrouiller *[21-6-20]* – Enlever *[21-6-20]* – Lutter *[21-6-20]* – Scier *[21-6-20]* – Taureau *[21-6-20]*.

177 : Canalisation *[2-10-2]* – Agiter *[5-13-5]* – Attarder *[5-13-5]* – Bourdonner *[5-13-5]* – Bruire *[5-13-5]* – Hésiter *[5-13-5]* – Ralentir *[5-13-5]* – Retarder *[5-13-5]* – Donner *[14-22-14]* – Être donné *[14-22-14]* – Coasser *[19-5-19]*.

178 : Puiser *[4-12-5]* – Détruire *[14-22-15]* – Acquitter *[18-4-19]* – Gagner un procès *[18-4-19]* – Jupiter *[18-4-19]* – Juste *[18-4-19]* – Justifier *[18-4-19]* – Raison *[18-4-19]*.

179 : Arracher *[14-22-16]* – Briser *[14-22-16]* – Enfoncer *[22-8-2]*.

180 : Ronces *[1-9-4]* – Parasite *[9-17-12]* – Prendre soin de *[9-17-12]* – S'occuper *[9-17-12]* – Attarder *[17-3-20]* – Crever *[17-3-20]* – Exterminer *[17-3-20]* – Mort *[17-3-20]* – Retarder *[17-3-20]* – Tuer *[17-3-20]* – Sauver *[21-7-2]*.

181 : Ralentir *[1-9-5]* – Salir *[4-12-8]* – Souiller *[4-12-8]* – Démolir *[14-22-18]* – Agrandir *[16-2-20]* – Conception *[16-2-20]* – Déformer *[16-2-20]* – Déménager *[16-2-20]* – Dépasser *[16-2-20]* – Devancer *[16-2-20]* – Embolismique *[16-2-20]* – embryotomie *[16-2-20]* – En colère *[16-2-20]* – Enceinte *[16-2-20]* – Enlever *[16-2-20]* – Faute *[16-2-20]* – Féconder *[16-2-20]* – Fœtal *[16-2-20]* – Fœtus *[16-2-20]* – Hébraïser *[16-2-20]* – Ombilic *[16-2-20]* – Passer *[16-2-20]* – Passer (temps) *[16-2-20]* – Transférer *[16-2-20]* – Traverser *[16-2-20]* – Rencontrer *[17-3-21]*.

182 : Couper *[14-22-19]* – D'escarre *[14-22-19]* – Écarter *[14-22-19]* – Gale *[14-22-19]* – Interrompre *[14-22-19]* – Sécréter *[14-22-19]* – Séparer *[14-22-19]* – Moisir *[16-2-21]* – Combat de gladiateur *[18-4-1]*.

183 : Verseau *[4-12-10]* – Gravir *[9-17-15]* – Grimper *[9-17-15]* – Polycopier *[9-17-15]* – Étoffe *[10-18-16]* – Assembler *[13-21-19]* – Joindre *[13-21-19]* – Bondir *[14-22-20]* – Défaire *[14-22-20]* – Délier *[14-22-20]* – Libérer *[14-22-20]* – Permettre *[14-22-20]* – Résoudre *[14-22-20]* – Sautiller *[14-22-20]* – Tressaillir *[14-22-20]* – Déformer *[16-2-22]* – Embrouiller *[16-2-22]* – Lier *[16-2-22]* – Descendre *[20-6-4]*.

184 : Perplexe *[10-18-17]* – Troubler *[10-18-17]* – Arracher *[14-22-21]* – Abreuver *[20-6-5]*.

185 : Ralentir *[1-9-9]* – Affaiblir *[4-12-12]* – Appauvrir *[4-12-12]* – Clairsemé (agricult.) *[4-12-12]* – Diluer *[4-12-12]* – Élever *[4-12-12]* – Raréfier *[4-12-12]* – Agiter *[5-13-13]* – Effrayer *[5-13-13]* – Troubler *[5-13-13]* – Sautiller *[9-17-17]* – Palper *[13-21-21]* – Tâter *[13-21-21]* – Toucher *[13-21-21]* – Épaissir *[16-2-2]* – Nuages *[16-2-2]* – Abduction *[18-4-4]* – Détourner *[18-4-4]* – Parti pour *[18-4-4]* – Abîmer *[19-5-5]* – Émousser *[19-5-5]* – Odieux à *[19-5-5]* – S'endormir *[19-5-5]* – Effriter *[22-8-8]*.

186 : Effrontément *[5-13-14]* – Couler *[10-18-19]* – Fondre *[10-18-19]* – Placer *[10-18-19]* – Verser *[10-18-19]* – Altérer *[15-1-2]* – Gâter *[15-1-2]* – Salir *[15-1-2]* – Souiller *[15-1-2]* – Attenter à *[18-4-5]* – Conspirer *[18-4-5]* – Désert *[18-4-5]* – Désoler *[18-4-5]* – Ravager *[18-4-5]*.

187 : Affranchir *[2-10-12]* – Apposer un timbre *[2-10-12]* – Antigène *[10-18-20]* – Créer *[10-18-20]* – Endogène *[10-18-20]* – Produire *[10-18-20]* – Acheminer *[14-22-2]* – Orienter *[14-22-2]* – Adapter *[16-2-4]* – Adorer *[16-2-4]* – Apprêter *[16-2-4]* – Asservir *[16-2-4]* – Façonner *[16-2-4]* – Servir *[16-2-4]* – Tanner *[16-2-4]* – Travailler *[16-2-4]* – À l'aise *[20-6-8]* – Air *[20-6-8]* – Élargir *[20-6-8]* – Esprit *[20-6-8]* – Gagner *[20-6-8]* – Répandre *[20-6-8]* – Souffle *[20-6-8]* – Soulager *[20-6-8]*.

188 : Mettre en scène *[2-10-13]* – Monter *[2-10-13]* – Ongles (armer d') *[9-17-20]* – Condenser *[16-2-5]* – Épaissir *[16-2-5]*.

189 : Abrutir *[1-9-13]* – Caecum *[1-9-13]* – Imperméable *[1-9-13]* – Insensible *[1-9-13]* – Comprendre *[2-10-14]* – Contempler *[2-10-14]* – Raisonnable *[2-10-14]* – Surveiller *[2-10-14]* – Épaissir *[9-17-21]* – Gras *[9-17-21]* – Stupide *[9-17-21]* – Brûler *[10-18-22]* – Conceptualiser *[13-21-3]* – Bombarder (artillerie) *[17-3-7]* – Amorcer (une fusée) *[22-8-12]* – Commencer *[22-8-12]*.

190 : Dégoutter *[4-12-17]* – Filtrer *[4-12-17]* – Languir *[4-12-17]* – Exporter *[10-18-1]* – Sortir *[10-18-1]* – Délimiter *[22-8-13]*.

191 : Fixer *[10-18-2]* – Lever *[10-18-2]* – Présenter *[10-18-2]* – Stabiliser *[10-18-2]* – Massage *[13-21-5]* – Moïse - tirer de l'eau *[13-21-5]* – Tirer (de l'eau) *[13-21-5]*.

192 : Brûler *[4-12-19]* – Inflammation *[4-12-19]* – Poursuivre *[4-12-19]* – Gager *[5-13-20]* – Parier *[5-13-20]* – Montrer *[10-18-3]* – Présenter *[10-18-3]* – Représenter *[10-18-3]* – Articuler (un son) *[14-22-7]* – Projeter *[14-22-7]* – Défigurer *[16-2-9]* – Déformer *[16-2-9]* – Emprunter (gage) *[16-2-9]* – Prêter (sur gage) *[16-2-9]* – Rassembler *[19-5-12]* – Édifier *[20-6-13]* – Élever *[20-6-13]* – Éloigner *[20-6-13]* – Exalter *[20-6-13]* – Relever *[20-6-13]* – Œufs (épaissir avec) *[2-10-18]* – Analyser *[14-22-8]* – Découper *[14-22-8]* – Disséquer *[14-22-8]* – Morceaux *[14-22-8]* – Opérer (médecine) *[14-22-8]*.

194 : Escroquer *[6-14-1]* – Frauder *[6-14-1]* – Enduire *[13-21-8]* – Mesurer *[13-21-8]* – Mesures (d'après les) *[13-21-8]* – Oindre *[13-21-8]* – Gâter *[17-3-12]* – Souiller *[17-3-12]*.

195 : En friche *[2-10-20]* – Porte *[4-12-22]* – Varice *[4-12-22]* – Altérer *[17-3-13]* – Détériorer *[17-3-13]* – Ébrécher *[17-3-13]* – Cris *[20-6-16]* – Jubiler *[20-6-16]* – Trompette *[20-6-16]* – Bronzer *[21-7-17]* – Brunir *[21-7-17]* – Regarder *[21-7-17]* – Voir *[21-7-17]*.

196 : Aubépine *[1-9-20]* – Enfermer *[1-9-20]* – Ronce *[1-9-20]* – Faire honte *[2-10-21]* – Soie *[13-21-10]* – Déverser n *[14-22-11]* – Fondre (du métal) *[14-22-11]* – Manifester *[17-3-14]* – Présenter *[17-3-14]* – Entretenir *[22-8-19]* – Renforcer *[22-8-19]*.

197 : Domestiquer *[2-10-22]* – Maison *[2-10-22]* – Platane *[4-12-2]* – Sauter *[9-17-7]* – Sautiller *[9-17-7]* – Continuer *[13-21-11]* – Durer *[13-21-11]* – Étirer *[13-21-11]* – Possession *[13-21-11]* – Prolonger *[13-21-11]* – Retirer *[13-21-11]* – Sédatif *[13-21-11]* – Saluer militairement *[18-4-16]* – Courir *[20-6-18]* – Démener *[20-6-18]* – Rivaliser *[22-8-20]*.

198 : Enjamber *[4-12-3]* – Omettre *[4-12-3]* – Sautiller *[4-12-3]* – Exploiter (quelqu'un) *[6-14-5]* – Déployer *[9-17-8]* – Étendre *[9-17-8]* – Frapper *[9-17-8]* – Humecter *[9-17-8]* – Humide *[9-17-8]* – Mouiller *[9-17-8]* – Taper *[9-17-8]* – Allégoriser *[13-21-12]* – Comparer *[13-21-12]* – Deltoïde *[13-21-12]* – Maître de *[13-21-12]* – Régner *[13-21-12]* – Agiter *[15-1-14]* – Tumulte *[15-1-14]* – Atteindre *[17-3-16]* – Rencontrer *[17-3-16]* – Supplier *[17-3-16]* – Vexer *[17-3-16]* – Désolé *[20-6-19]* – Vide *[20-6-19]* – Entrelacer *[21-7-20]* – Insérer *[21-7-20]* – Tresser *[21-7-20]*.

199 : Babiller *[3-12-3]* – Bavarder *[3-12-3]* – Jouir *[5-14-5]* – Profiter *[5-14-5]* – Attacher *[11-20-11]* – Enrouler *[11-20-11]* – Envelopper *[11-20-11]* – Joindre *[11-20-11]* – Lier *[11-20-11]* – Relier *[11-20-11]* – Relier (un livre) *[11-20-11]* – Réunir *[11-20-11]*.

200 : Détester *[1-10-2]* – Haïr *[1-10-2]* – Cicatriser *[3-12-4]* – Coaguler *[3-12-4]* – Épiderme *[3-12-4]* – Escarre *[3-12-4]* – Figer geler *[3-12-4]* – Gliadine *[3-12-4]* – Peau *[3-12-4]* – Anémie *[4-13-5]* – Choroïde *[4-13-5]* – Comparer *[4-13-5]* – Erythème *[4-13-5]* – haemostasie *[4-13-5]* – Ressembler *[4-13-5]* – Sang *[4-13-5]* – Opale *[12-21-13]* – Dégénératif *[13-22-14]* – Diurétique *[13-22-14]* –

Lumbago *[13-22-14]* – Modérer *[13-22-14]* – Prudent *[13-22-14]* – Ralentir attendre *[13-22-14]* – Creuser *[19-6-20]* – Jaillir *[19-6-20]* – Abîmer *[21-8-22]* – Dépraver *[21-8-22]* – Détruire *[21-8-22]*.

201 : Crâne *[3-12-5]* – Découvrir *[3-12-5]* – Dévoiler *[3-12-5]* – Émigrer - ouvrir *[3-12-5]* – Nerf crânien *[3-12-5]* – Phalange *[3-12-5]* – S'exiler *[3-12-5]* – Empiler *[11-20-13]* – Entasser *[11-20-13]* – Vigne *[11-20-13]* – Vigneron *[11-20-13]* – Vignoble *[11-20-13]* – Bavarder *[12-21-14]* – Calomnier *[12-21-14]* – Dénoncer *[12-21-14]* – Nerf lingual *[12-21-14]* – Papoter *[12-21-14]* – Au soleil (agricult.) *[18-5-20]* – Briller *[18-5-20]* – Culminer (astronom.) *[18-5-20]* – Déclarer *[18-5-20]* – Éclaircir *[18-5-20]* – Éclairer *[18-5-20]* – Pressurer (olives) *[18-5-20]* – Piège *[19-6-21]*.

202 : Désastre *[1-10-4]* – Évaporer *[1-10-4]* – Malheur *[1-10-4]* – En larmes *[2-11-5]* – Pleurer *[2-11-5]* – Adultère *[14-1-17]* – Prostituer *[14-1-17]* – Épiploon *[17-4-20]* – Poudrer *[17-4-20]* – Maigrir *[20-7-1]*.

203 : Vautour *[1-10-5]* – Anéantir *[7-16-11]* – Éteindre *[7-16-11]* – Ventre *[11-20-15]* – Ventre (étaler son) *[11-20-15]* – Ventru *[11-20-15]* – Bramer *[16-3-20]* – Crier *[16-3-20]* – Rassembler *[19-6-1]*.

204 : Raser *[3-12-8]* – Tondre *[3-12-8]* – Affaisser *[11-20-16]* – Décider *[11-20-16]* – Écrouler *[11-20-16]* – Fléchir (le genou) *[11-20-16]* – Pencher (balance) *[11-20-16]* – Soumettre *[11-20-16]* – Gémir *[14-1-19]* – Hurler *[14-1-19]* – Commenter *[15-2-20]* – Expliquer *[15-2-20]* – Penser *[15-2-20]* – Corrompre *[21-8-4]* – Séduire *[21-8-4]* – Soudoyer *[21-8-4]*.

205 : Être en colère *[7-16-13]* – S'indigner *[7-16-13]* – Désarticuler *[10-19-16]* – Luxer *[10-19-16]* – Concerter *[13-22-19]* – Doux *[13-22-19]* – Sucrer *[13-22-19]* – Briller *[18-5-2]* – Corps jaune *[18-5-2]* – Dorer *[18-5-2]* – Haïr *[18-5-2]* – Jaune *[18-5-2]* – Jaunisse, ictère *[18-5-2]* – Réprimander *[18-5-2]* – Resplendir *[18-5-2]* – Ager *[21-8-5]*.

206 : Dormir *[4-13-11]* – Empaqueter *[8-17-15]* – Ascaris *[11-20-18]* – Chorde *[13-22-20]* – Chiffrer *[19-6-4]* – Coder *[19-6-4]* – Affaiblir *[20-7-5]* – Maigrir *[20-7-5]* – Réduire *[20-7-5]* – Prosterner *[21-8-6]*.

207 : Ralentir *[1-10-9]* – Réveiller *[10-19-18]* – Boire avec excès *[15-2-1]* – Aimer à la passion *[16-3-2]* – Amoureux *[16-3-2]* – L'orgue *[16-3-2]* – Raffoler *[16-3-2]* – Syphilis *[16-3-2]* – Attendre *[19-6-5]* – Espérer *[19-6-5]* – Rassembler *[19-6-5]* – Affûter *[21-8-7]* – Aiguiser *[21-8-7]* – Lisser *[21-8-7]* – Polir *[21-8-7]*.

208 : Dérouler *[3-12-12]* – Enrouler *[3-12-12]* – Vautrer *[3-12-12]* – Arrêter *[4-13-13]* – Calmer *[4-13-13]* – Détruire *[4-13-13]* – Saigner *[4-13-13]* – Taire *[4-13-13]* – Couvrir *[8-17-17]* – Se laver la tête - coïncider *[8-17-17]* – Don *[13-22-22]* – Attabler *[15-2-2]* – Causer *[15-2-2]* – Changer *[15-2-2]* – Circuler *[15-2-2]* – Découler *[15-2-2]* – En rond *[15-2-2]* – Endosser (finance) *[15-2-2]* – Entourer *[15-2-2]* – Grouper *[15-2-2]* – Suivre *[15-2-2]* – Tourner *[15-2-2]* – Transférer *[15-2-2]* – Abaisser *[21-8-8]* – Baisser *[21-8-8]*.

209 : Qualité (attribuer une) *[1-10-11]* – Corps brut *[3-12-13]* – Duper *[3-12-13]* – Envelopper *[3-12-13]* – Golem - masse informe *[3-12-13]* – Incarner *[3-12-13]* – Plier *[3-12-13]* – Serrer *[3-12-13]* – Fumer (une terre) *[4-13-14]* – Démontée (mer) *[7-16-17]* – Invectiver contre *[7-16-17]* – Irriter *[7-16-17]* – Orage *[7-16-17]* – Tempête *[7-16-17]* – Affection *[8-17-18]* – Désirer *[8-17-18]* – Remuer *[8-17-18]* – Enchérir *[10-19-20]* – Estimer *[10-19-20]* – Glorifier *[10-19-20]* – Lourd *[10-19-20]* – Délivrer *[17-4-5]* – Libérer *[17-4-5]* – Racheter *[17-4-5]* – Sauver *[17-4-5]* – Bâfrer *[20-7-8]* – Banqueter *[20-7-8]* – Abattre (bête) *[21-8-9]* – Égorger *[21-8-9]*.

210 : Bélier *[1-10-12]* – Fortifier *[1-10-12]* – Renforcer *[1-10-12]* – Ajouter *[6-15-17]* – Mines *[10-19-21]* – Piège *[10-19-21]* – Amputer *[11-20-22]* – Conclure (une alliance) *[11-20-22]* – Coronaire *[11-20-22]* – Couper *[11-20-22]* – Excision *[11-20-22]* – Prendre *[19-6-8]*.

211 : Apeuré *[1-10-13]* – Menacer *[1-10-13]* – Terrible *[1-10-13]* – Larmes *[4-13-16]* – Mélanger *[4-13-16]* – Mouiller *[4-13-16]* – Alerter *[7-16-19]* – Crier *[7-16-19]* – Proclamer *[7-16-19]* – Creuser *[8-17-20]*

- Bacille *[13-22-3]* – Courant *[13-22-3]* – Freiner *[13-22-3]* – Mors *[13-22-3]* – Dégoûter *[19-6-9]* – Discorde (semer la) *[19-6-9]* – Disputer *[19-6-9]* – Écœurer *[19-6-9]*.

212 : Néant *[1-10-14]* – Nier *[1-10-14]* – Rien *[1-10-14]* – Déclarer *[3-12-16]* – Découvrir *[3-12-16]* – Rapetisser *[7-16-20]* – Chercher *[8-17-21]* – Chérubinisme *[11-20-2]* – Labourer *[11-20-2]* – Beau *[14-1-5]* – Convenir *[14-1-5]* – Embellir *[14-1-5]* – Orner *[14-1-5]* – Enfiler *[21-8-12]* – Faufiler *[21-8-12]* – Glisser *[21-8-12]* – Mélanger *[21-8-12]* – Ovaire *[21-8-12]* – Rugir *[21-8-12]*.

213 : Graver *[3-12-17]* – Corriger *[6-15-20]* – Punir *[6-15-20]* – Replier *[8-17-22]* – Pressoir à vin *[10-19-2]* – Sève (revigorer) *[12-21-4]* – Suc *[12-21-4]* – Vigoureux *[12-21-4]* – Brunir *[21-8-13]* – Cirrhose *[21-8-13]*.

214 : Calomnier *[8-17-1]* – Ciller *[20-7-13]* – Cligner (œil) *[20-7-13]* – Aride *[21-8-14]* – Chaud *[21-8-14]* – Echauffer *[21-8-14]*.

215 : Contrôler *[6-15-22]* – Ménorrhée (menstruation) *[6-15-22]* – Menstruations *[6-15-22]* – Régler *[6-15-22]* – Régulariser *[6-15-22]* – Brûler *[10-19-4]* – Acheter *[11-20-5]* – Acquérir *[11-20-5]* – Apprêter (festin) *[11-20-5]* – Conscience *[11-20-5]* – Creuser *[11-20-5]* – Exulter *[18-5-12]* – Hennir *[18-5-12]* – Jubiler *[18-5-12]* – Rayonner *[18-5-12]* – Réjouir *[18-5-12]* – Créer *[19-6-13]* – Ériger *[19-6-13]* – Établir *[19-6-13]* – Exister *[19-6-13]* – Lever *[19-6-13]* – Produire *[19-6-13]* – Résister *[19-6-13]* – Restaurer *[19-6-13]* – Soulever *[19-6-13]*.

216 : Effrayer *[7-16-2]* – Entorse *[13-22-8]* – Jouer un tour *[13-22-8]* – Tendre *[13-22-8]*.

217 : Accoucher d'un premier né *[2-11-20]* – Mûrir précocement *[2-11-20]* – Préférer *[2-11-20]* – Déborder *[3-12-21]* – Glisser *[3-12-21]* – Patiner *[3-12-21]* – Planer *[3-12-21]* – Skier *[3-12-21]* – Proclamer *[11-20-7]* – Compliquer *[15-2-11]* – Empêtrer *[15-2-11]* – Impliquer *[15-2-11]* – Arrondir *[16-3-12]* – Décrire de cercles *[16-3-12]* – Amaigrir *[21-8-17]* – Tuberculose *[21-8-17]*.

218 : Illustrer (des livres) *[1-10-20]* – Anhidrose *[7-16-5]* – Blêmir *[8-17-5]* – Couvrir *[8-17-5]* – Envelopper *[8-17-5]* – Honte *[8-17-5]* – Forcer *[11-20-8]* – Obliger *[11-20-8]* – Matthieu *[13-22-10]* – Accabler *[15-2-12]* – Appesantir *[15-2-12]* – Charger *[15-2-12]* – Souffrir *[15-2-12]* – Supporter *[15-2-12]* – Tolérance *[15-2-12]* – Tolérer *[15-2-12]* – Affliger *[16-3-13]* – Attrister *[16-3-13]* – Triste *[16-3-13]* – Arrogant vanter *[21-8-18]* – Enorgueillir *[21-8-18]* – Fièrement (dresser) *[21-8-18]*.

219 : Homme *[1-10-21]* – Individualiser *[1-10-21]* – Nommer (à un poste) *[1-10-21]* – Position (milit.) *[1-10-21]* – Concerter *[6-15-4]* – Métalliser *[13-22-11]* – Ancrer *[16-3-14]* – Délaisser *[16-3-14]* – L'ancre (jeter) *[16-3-14]* – Mouiller *[16-3-14]* – Crédit (vendre) *[19-6-17]* – Amuser *[21-8-19]* – En dérision *[21-8-19]* – Jouer *[21-8-19]* – Moquer *[21-8-19]* – Rire *[21-8-19]*.

220 : Épeler *[1-10-22]* – Choc, commotion *[7-16-7]* – Dire *[14-1-13]* – Discours *[14-1-13]* – Parler *[14-1-13]* – Savonner *[15-2-14]* – Blesser *[17-4-16]* – Racheter *[17-4-16]* – Sauver *[17-4-16]* – Écraser *[19-6-18]* – Épines (semer des) *[19-6-18]* – Rétrécir *[19-6-18]* – Sarcler *[19-6-18]* – Honte à *[21-8-20]* – Mélaena *[21-8-20]* – Noir *[21-8-20]* – Noircir *[21-8-20]* – Rechercher *[21-8-20]* – Rendre visite *[21-8-20]* – Solliciter *[21-8-20]* – Tôt (lever) *[21-8-20]*.

221 : Se taire *[5-15-5]* – Gazouiller *[18-6-18]*.

222 : Serein *[2-12-3]* – Rapetisser *[3-13-4]* – Réduire *[3-13-4]* – Oser *[6-16-7]* – Cuisse *[10-20-11]* – Échouer *[11-21-12]* – Trébucher *[11-21-12]* – Tromper *[11-21-12]* – Refuser *[13-1-14]* – En excédent *[16-4-17]* – Plus *[16-4-17]* – Préférer *[16-4-17]* – Trop *[16-4-17]* – Harceler *[18-6-19]* – Répandre *[18-6-19]* – Tourmenter *[18-6-19]* – Verser *[18-6-19]* – Agiter *[20-8-21]* – Éprouver *[20-8-21]* – Exprimer *[20-8-21]* – Grouiller *[20-8-21]* – Murmurer *[20-8-21]* – Survenir *[20-8-21]*.

223 : Dédaigner *[13-1-15]* – Détester *[13-1-15]* – Fondre *[13-1-15]* – Odieux *[13-1-15]* – Repousser *[13-1-15]* – Bouillonner *[14-2-16]* – Couler *[14-2-16]* – Découler de *[14-2-16]* – Exprimer *[14-2-16]* – Jaillir *[14-2-16]* – Mortifier *[15-3-17]* – Bâillement *[17-5-19]* – Bailler *[17-5-19]* – Ennuyer *[17-5-19]* – Assiéger *[18-6-20]* – Détester *[18-6-20]* – Emballer *[18-6-20]* – Hostile *[18-6-20]* – Serrer *[18-6-20]* – Railler *[21-9-1]* – Ridiculiser *[21-9-1]*.

224 : Effrayer *[2-12-5]* – Troubler *[2-12-5]* – Fioritures *[22-10-3]*.

225 : Critiquer *[3-13-7]* – Élaguer *[3-13-7]* – Émonder *[3-13-7]* – Tuer *[3-13-7]* – En relief *[12-22-16]* – Souligner *[12-22-16]* – Absent *[16-4-20]* – Amoindrir *[16-4-20]* – Bêcher *[16-4-20]* – Cesser *[16-4-20]* – Omettre *[16-4-20]* – Sarcler *[16-4-20]* – Grouper *[18-6-22]* – Joindre *[18-6-22]* – À l'aise *[20-8-2]* – Au large *[20-8-2]* – Élargir *[20-8-2]*.

226 : En quarantaine *[15-3-20]* – Enfermer *[15-3-20]* – Entre parenthèses *[15-3-20]* – Extrader (droit) *[15-3-20]* – Livrer *[15-3-20]* – Refermer *[15-3-20]* – Lenticulaire *[16-4-21]*.

227 : Vaciller *[2-12-8]* – Dominer *[6-16-12]* – Maître *[6-16-12]* – Mari / maître *[6-16-12]* – Profit *[6-16-12]* – Utile *[6-16-12]* – Extérioriser *[8-18-14]* – Disposer *[9-19-15]* – Organiser *[9-19-15]* – Craindre *[10-20-16]* – Trembler *[10-20-16]* – Ensorceler *[11-21-17]* – Fouiller *[14-2-20]* – Fureter *[14-2-20]* – Bafouer *[21-9-5]* – Fou *[21-9-5]* – Railler *[21-9-5]* – Ridiculiser *[21-9-5]*.

228 : Distinguer *[2-12-9]* – Émerger *[2-12-9]* – En relief *[2-12-9]* – Glande *[2-12-9]* – Souligner *[2-12-9]* – Nuire *[13-1-20]* – Piquant *[13-1-20]* – Avertir *[16-4-1]* – Témoigner *[16-4-1]* – Debout *[18-6-3]* – Fétidité *[20-8-5]*.

229 : Capturer *[18-6-4]* – Phlébotomie *[19-7-5]*.

230 : Chameau *[3-13-12]* – Compensation *[3-13-12]* – Désintoxiquer *[3-13-12]* – Mûrir *[3-13-12]* – Récompenser *[3-13-12]* – Rémunérer - déshabituer *[3-13-12]* – Sevrage *[3-13-12]* – Sevrer *[3-13-12]* – Insolent *[8-18-17]* – Cracher *[10-20-19]* – Vert *[10-20-19]* – Adapter *[11-21-20]* – Apte *[11-21-20]* – Cachère (religi.) *[11-21-20]* – Préparer *[11-21-20]* – Prophétiser *[14-2-1]* – Fortifier *[15-3-2]* – Léguer *[18-6-5]* – Nommer *[18-6-5]* – Ordonner *[18-6-5]* – Ordres *[18-6-5]*.

231 : Assimiler (une population) *[2-12-12]* – Mélanger *[2-12-12]* – Couper *[3-13-13]* – Dépouiller *[3-13-13]* – Élaguer *[3-13-13]* – Priver *[3-13-13]* – Hésiter *[5-15-15]* – Goudronner *[7-17-17]* – Casser *[8-18-18]* – Diaphragme vaginal *[8-18-18]* – Éclater *[8-18-18]* – Laid *[8-18-18]* – Lithiase *[8-18-18]* – Mépriser *[8-18-18]* – Séparer *[8-18-18]* – Malter *[12-22-22]* – Creuser *[14-2-2]* – Fleurir *[14-2-2]* – Produire *[14-2-2]* – Désœuvré *[17-5-5]* – Compenser *[19-7-7]* – Retrancher (une somme) *[19-7-7]*.

232 : Consumer *[1-11-12]* – Manger *[1-11-12]* – Nourriture *[1-11-12]* – Boucher *[2-12-13]* – Fermer *[2-12-13]* – Freiner *[2-12-13]* – Fatiguer *[6-16-17]* – Emparer *[10-20-21]* – Hériter *[10-20-21]* – Duveté *[11-21-22]* – Poilu *[11-21-22]* – Se prosterner *[15-3-4]* – S'incliner *[15-3-4]* – Enlever *[16-4-5]* – Franchir *[16-4-5]* – Orner *[16-4-5]* – Ôter *[16-4-5]* – Parer *[16-4-5]* – Passer *[16-4-5]* – Retirer *[16-4-5]* –

233 : Noir foncé *[1-11-13]* – Noircir *[1-11-13]* – Sombre *[1-11-13]* – Consulter *[6-16-18]* – Délibérer *[6-16-18]* – Goitre (maladie de Basedow) *[7-17-19]* – Trompette *[8-18-20]* – Croître *[15-3-5]* – Grandir *[15-3-5]* – Attester *[16-4-6]* – Avertir *[16-4-6]* – En garde *[16-4-6]* – Encourager *[16-4-6]* – Enhardir *[16-4-6]* – Stimuler *[16-4-6]* – Témoigner *[16-4-6]* – Battre *[18-6-8]* – Crier *[18-6-8]* – Vaincre *[18-6-8]* – Fils de fer (poser des) *[22-10-12]*.

234 : Localiser *[1-11-14]* – Repérer *[1-11-14]* – Entailles *[2-12-15]* – Inciser *[2-12-15]* – Avaler *[3-13-16]* – Gober *[3-13-16]* – Craindre *[10-20-1]* – Vénérer *[10-20-1]* – Agrandir *[13-1-4]* – Augmenter *[13-1-4]* – Pouvoir *[13-1-4]* – Très beaucoup *[13-1-4]*.

235 : Absorber *[2-12-16]* – Aérophagie *[2-12-16]* – Assimiler (gram.) *[2-12-16]* – Avaler *[2-12-16]* – Couvrir *[2-12-16]* – Détruire *[2-12-16]* – Engloutir *[2-12-16]* – Glisser *[2-12-16]* – Insinuer *[2-12-16]* – Intégrer *[2-12-16]* – Chauffer *[5-15-19]* – Cent *[13-1-5]* – Centupler *[13-1-5]* – Haïr *[21-9-13]*.

236 : Bluffer *[2-12-17]* – En imposer *[2-12-17]* – Abîmer *[7-17-22]* – Goudronner *[7-17-22]* – Poisser *[7-17-22]* – Partager *[8-18-1]* – Traverser *[8-18-1]* – Infâme *[14-2-7]* – Obscénités *[14-2-7]* – Vil *[14-2-7]* – Aimer *[20-8-13]* – Apitoyer *[20-8-13]* – Corps utérin *[20-8-13]* – Utérin *[20-8-13]* – Utérus *[20-8-13]* – Accuser *[21-9-14]* – Diabolique *[21-9-14]* – Haïr *[21-9-14]*.

237 : Imposer *[1-11-17]* – Seller *[1-11-17]* – Graver *[8-18-2]* – Puiser *[8-18-2]* – Tailler *[8-18-2]* – Tailler en pièces *[8-18-2]* – Baisser *[10-20-4]* – Cataracte *[10-20-4]* – Descendre *[10-20-4]* – Engraisser *[11-21-5]* – Lanugo *[11-21-5]* – Aboyer *[14-2-8]* – Spiritualiser *[20-8-14]*.

238 : Démolir *[2-12-19]* – Trancher *[2-12-19]* – Achever *[3-13-20]* – Déduire *[3-13-20]* – D'odeur *[3-13-20]* – Étudier *[3-13-20]* – Exterminer *[3-13-20]* – Parfums (brûler des) *[3-13-20]* – Terminer *[3-13-20]* – Jeter *[10-20-5]* – Lancer *[10-20-5]* – Tirer *[10-20-5]* – Symphyse *[13-1-8]* – Apparaître *[14-2-9]* – Germer *[14-2-9]* – Microbe (germe) *[14-2-9]* – Regarder *[14-2-9]* – Voir *[14-2-9]* – Jeûner *[18-6-13]*.

239 : Assouplir *[3-13-21]* – Garder intact *[6-16-2]* – Pur *[6-16-2]* – Moissonner *[8-18-4]* – Refroidir *[18-6-14]* – Couler *[21-9-17]* – Douche *[21-9-17]* – Galoper *[21-9-17]* – Inonder *[21-9-17]* – Laver *[21-9-17]* – Rincer *[21-9-17]* – Submerger *[21-9-17]*.

240 : Paysan *[1-11-20]* – Chercher *[2-12-21]* – Enquêter sur *[2-12-21]* – Filer en cachette *[2-12-21]* – Fouiller *[2-12-21]* – Verrue *[2-12-21]* – Couper *[8-18-5]* – Écarter *[8-18-5]* – Partager *[8-18-5]* – Séparer *[8-18-5]* – Adapter *[15-3-12]* – Choisir *[15-3-12]* – Thésauriser *[15-3-12]* – Trésor *[15-3-12]* – Violet *[15-3-12]* – Frémir *[20-8-17]* – Planer *[20-8-17]* – Trembler *[20-8-17]* – Classer (dossiers) *[22-10-19]*.

241 : Avaler *[3-13-1]* – Boire *[3-13-1]* – Boire à petit traits *[3-13-1]* – Gober *[3-13-1]* – Siroter *[3-13-1]* – Convoquer *[6-16-4]* – Fixer *[6-16-4]* – Rencontrer *[6-16-4]* – Réunir *[6-16-4]* – Lune - mois *[10-20-8]* – Humilier *[13-1-11]* – Affaiblir *[14-2-12]* – Avilir *[14-2-12]* – Contrairement aux rites (abattre) *[14-2-12]* – Épuiser *[14-2-12]* – Faner *[14-2-12]* – Flétrir *[14-2-12]* – Stupidement *[14-2-12]* – Délices (vivre dans) *[16-4-14]* – Fin *[16-4-14]* – Raffiner *[16-4-14]* – Laver *[20-8-18]* – Tourisme *[22-10-20]*.

242 : Cirer *[4-14-3]* – Poisser *[4-14-3]* – Dévier *[10-20-9]* – Flotter *[18-6-17]* – Inonder *[18-6-17]* – Écarter *[20-8-19]* – Éloigner *[20-8-19]* – Loin *[20-8-19]* – Punir *[21-9-20]* – Régner *[21-9-20]*.

243 : Chanter *[14-3-14]* – Musique (en) *[14-3-14]* – Réjouir *[21-10-21]*.

244 : Mur *[11-22-12]* – Paroi *[11-22-12]* – National *[12-1-13]* – Nationaliser *[12-1-13]* – Avec les dents *[14-3-15]* – Mordre à belles dents *[14-3-15]* – Dire *[17-6-18]* – Disperser *[17-6-18]* – Parler *[17-6-18]* – Propager *[17-6-18]* – Répandre *[17-6-18]* – Briser *[20-9-21]* – Broyer *[20-9-21]* – Débattre *[20-9-21]* – Écraser *[20-9-21]* – Retoucher (photo) *[20-9-21]* – Mettre *[21-10-22]* – Placer *[21-10-22]*.

245 : Blâmer *[3-14-5]* – Compromettre *[3-14-5]* – Déshonorer *[3-14-5]* – Doré *[11-22-13]* – Entacher *[11-22-13]* – Orange *[11-22-13]* – Salir *[11-22-13]* – Approcher *[14-3-16]* – Arriver *[14-3-16]* – Atteindre *[14-3-16]* – Battre *[14-3-16]* – Concerner *[14-3-16]* – Contaminer *[14-3-16]* – Frapper *[14-3-16]* – Lèpre *[14-3-16]* – Lésion *[14-3-16]* – Toucher *[14-3-16]* – Démolir *[17-6-19]* – Détruire *[17-6-19]* – Trébucher *[17-6-19]*.

246 : Colline *[2-13-5]* – Hauteur *[2-13-5]* – Haut-lieu *[2-13-5]* – Appliquer *[10-21-13]* – Battre *[14-3-17]* – Défaire *[14-3-17]* – Heurter *[14-3-17]* – Virus *[14-3-17]* – Rompre (engagement) *[17-6-20]* – Blanchir (cheveux) *[21-10-2]* – Cheveux blancs *[21-10-2]*.

247 : Dieu *[1-12-5]* – Diviniser *[1-12-5]* – Pied bot *[1-12-5]* – Amasser *[3-14-7]* – Cacher *[3-14-7]* – Classer (sans suites) thésauriser *[3-14-7]* – Anticiper *[9-20-13]* – Désuet *[10-21-14]* – Vieux *[10-21-14]* – Fêler *[15-4-19]* – Fendre *[15-4-19]* – Disperser *[17-6-21]* – Étendre *[17-6-21]* – Grossir *[17-6-21]* – Reposer *[17-6-21]* – Énurésie *[20-9-2]* – Mouiller fleurir *[20-9-2]*.

248 : Geindre *[3-14-8]* – Arranger *[15-4-20]* – Ranger *[15-4-20]* – Badigeonner *[21-10-4]* – Chauler *[21-10-4]* – Soumettre *[22-11-5]* – Vaincre *[22-11-5]*.

249 : Bêton *[3-14-9]* – Lavement *[8-19-14]* – Lavement *[8-19-14]* – Broder d'or *[9-20-15]* – D'argent *[9-20-15]* – Salut *[10-21-16]* – Appuyer *[11-22-17]* – Épaule *[11-22-17]* – Sur l'épaule *[11-22-17]* – Écouler *[14-3-20]* – Menuiserie *[14-3-20]*.

250 : Infecter [1-12-8] – Jaspe (enchâsser de) [10-21-17] – Approcher [14-3-21] – En conflit [14-3-21] – Heurter [14-3-21] – Offrir [14-3-21] – Rencontrer [14-3-21] – Servir [14-3-21] – Emplâtre [20-9-5] – Panser [20-9-5] – Précipiter [20-9-5] – Tomber [20-9-5] – Tordre (un linge) [20-9-5].

251 : Aplatir [9-20-17] – Arracher [9-20-17] – Déchirer [9-20-17] – Impropre [9-20-17] – Lisser [9-20-17] – Mélanger [9-20-17] – Nourrir [9-20-17] – Ravir [9-20-17] – Remuer [9-20-17] – Secouer [9-20-17] – Troubler [9-20-17] – Voler [9-20-17] – Atténuer [17-6-3] – Cesser [17-6-3] – Évanouir [17-6-3] – Passer (temps) [17-6-3].

252 : Couronne (sefirah) [11-22-20] – Couronner [11-22-20] – Encercler (milit.) [11-22-20] – Entourer [11-22-20] – Titre à attendre [11-22-20] – Dire [21-10-8] – Entretenir [21-10-8] – Parler [21-10-8].

253 : Apparaître [6-17-16] – Avec bruit [9-20-19] – Mélanger [9-20-19] – Sténographier [9-20-19] – Aller droit [10-21-20] – Droit [10-21-20] – Être droit [10-21-20] – Battre [11-22-21] – Broyer [11-22-21] – Nerf alvéolaire [11-22-21] – Piler [11-22-21] – Essuyer [14-3-2] – Sec [14-3-2] – Vers le sud [14-3-2] – Errer [21-10-9] – Roder [21-10-9] – Bec de perroquet [22-11-10].

254 : Idolâtrer [1-12-12] – Pister [1-12-12] – Scruter [1-12-12] – Défendre [3-14-14] – En jardin [3-14-14] – Protéger [3-14-14] – Creuser [8-19-19] – Graver [8-19-19] – Inscrire [8-19-19] – Légiférer [8-19-19] – Âgé [10-21-21] – Vieillir [10-21-21] – Vieux [10-21-21] – Briser [11-22-22] – Broyer [11-22-22] – Écraser [11-22-22] – Clonus [20-9-9] – Trembler [20-9-9].

255 : Engerber [1-12-13] – Javeler [1-12-13] – Muet [1-12-13] – Mutisme [1-12-13] –Taire [1-12-13] – Examiner [8-19-20] – Interroger [8-19-20] – Artériosclérose [9-20-21] – Rocailleux [9-20-21] – Sclérose [9-20-21] – Anticorps [14-3-4] – Battre [14-3-4] – Dire [14-3-4] – Frapper [14-3-4] – Immuniser, vacciner [14-3-4] – Opposer [14-3-4] – Raconter [14-3-4] – Régner [14-3-4] – Résister [14-3-4] – Soulever [14-3-4] – Appartenir [21-10-11] – Attribuer [21-10-11] – Imputer [21-10-11] – Partie [21-10-11] – Bleu clair [22-11-12].

256 : Dicter [11-22-2] – Écrire [11-22-2] – Inscrire [11-22-2] – Briller [14-3-5] – Clarté [14-3-5] – Corriger (épreuves) [14-3-5] – Luire [14-3-5] – Vénus - lueur [14-3-5] – Disperser [17-6-8] – Éparpiller [17-6-8] – Insuffler [17-6-8] – Répandre [17-6-8] – Souffler [17-6-8].

257 : Asseoir [10-21-2] – Calmer [10-21-2] – Installer [10-21-2] – Peupler [10-21-2] – Régler (un conflit) [10-21-2] – Dédaigner [17-6-9] – Outrager [17-6-9] – Coma [19-13-1] – Évaluer [21-10-13] – Taxer [21-10-13] – Convenir [22-11-14] – Planifier [22-11-14] – Pouvoir [22-11-14] – Projeter [22-11-14].

258 : Moissonner [4-15-19] – Fatiguer [12-1-5] – Lasser [12-1-5] – Renoncer à [12-1-5].

259 : Étudier [1-12-17] – Instruire [1-12-17] – Mille fois (augment.) [1-12-17] – Objet sur lequel on crache [6-17-22] – Attaquer [14-3-8] – Battre [14-3-8] – Cornes [14-3-8] – Disputer [14-3-8] – Heurter [14-3-8] – Grogner [20-9-14].

260 : Forcer [1-12-18] – Obliger [1-12-18] – Chasser [9-20-4] – Écarter [9-20-4] – Importuner [9-20-4] – Occuper [9-20-4] – Coudre ensemble [22-11-17] – Fréquent [22-11-17] – Succéder [22-11-17].

261 : Frais [9-20-5] – Lancer [9-20-5] – Revigorer [9-20-5] – Jésus [10-21-6] – Frotter [21-10-17] – Limer [21-10-17] – Lisser [21-10-17] – Contraction [22-11-18].

262 : Imiter [8-19-5] – Loi [8-19-5] – Règle [8-19-5] – Chuchoter [12-1-9] – Couvrir [12-1-9] – Murmurer ralentir [12-1-9] – Voiler [12-1-9] – Atermoyer [17-6-14] – Hésiter [17-6-14].

263 : Avec un coin [9-20-7].

264 : Dérober [3-14-2] – Infiltrer [3-14-2] – Insinuer [3-14-2] – Voler [3-14-2] – Se donner de la peine [9-20-8] – Calcium [15-4-14] – Ranimer [17-6-16] – Respirer [17-6-16] – Chanter [21-10-20] – Poèmes [21-10-20] – Reste [21-10-20] – Rester [21-10-20].

265 : Maman [1-13-1] – Agiter [16-6-16] – Troubler [16-6-16] – Baver [20-10-20] – Dégoutter [20-10-20] – Mucoviscidose [20-10-20] – Mucus [20-10-20] – Trianguler [22-12-22].

266 : Graver [8-20-9] – Raviser [8-20-9] – Repentir [8-20-9] – Tourner (technique) [8-20-9] – Tracer [8-20-9] – Bouclier de protection [13-3-14] – Envoler [16-6-17] – Obscurcir [16-6-17] – Voler [16-6-17]

- Voltiger [16-6-17] – Amuser [18-8-19] – Buccinateur [18-8-19] – Moquer [18-8-19] – Rire [18-8-19] – Sourire [18-8-19] – Brûler (religion) [19-9-20] – Encens (brûler de l') [19-9-20] – Fermer [19-9-20] – Fumer [19-9-20] – Lier [19-9-20] – Râler [19-9-20] – Rouspéter [19-9-20] – Tubercule [19-9-20] – Appauvrir [20-10-21] – Pauvre [20-10-21].

267 : Épaissir [3-15-5] – Éructer [3-15-5] – Grossier [3-15-5] – Rot [3-15-5] – Roter [3-15-5] – Blanc [12-2-14] – Blanchir [12-2-14] – Briques [12-2-14] – Éclaircir [12-2-14] – Conseiller [16-6-18] – Blanc [18-8-20] – Blancheur (éclater) [18-8-20].

268 : Enrichir [1-13-4] – Évaluer [1-13-4] – Riche [1-13-4] – Bâtir [2-14-5] – Construire [2-14-5] – Reconstruire [2-14-5] – Roussir [8-20-11] – Orphelin [10-22-13] – Patauger [12-2-15] – Piétiner [12-2-15] – Dissiper [14-4-17] – Éparpiller [14-4-17] – Esquiver [14-4-17] – Évaporer [14-4-17] – Exhaler [14-4-17] – Accabler [16-6-19] – Oppresser [16-6-19] – Disperser [17-7-20] – Distrait [17-7-20] – Éparpiller [17-7-20] – Coucher [21-11-2] – Dormir [21-11-2] – En couches [21-11-2] – Être couché [21-11-2] – Reposer [21-11-2] – Se coucher [21-11-2] – Violer [21-11-2].

269 : Avant-bras [1-13-5] – Coudée [1-13-5] – Mère [1-13-5] – Nation [1-13-5] – Servante [1-13-5] – Couvert de ronces [8-20-12] – Botter [13-3-17] – Épidémie [13-3-17] – À nu [16-6-20] – Aveugle [16-6-20] – Dermographisme [16-6-20] – Dresser [16-6-20] – Lever [16-6-20] – Réveiller [16-6-20] – Stimuler [16-6-20] – Susciter [16-6-20] – Vider [16-6-20] – Quereller [20-10-2].

270 : Assécher [8-20-13] – Boycotter [8-20-13] – Confisquer [8-20-13] – Consacrer [8-20-13] – Exterminer [8-20-13] – Filet [8-20-13] – Interdire [8-20-13] – Lunaire [15-5-20] – Somnambule [15-5-20] – Somnambulisme [15-5-20] – Agir [16-6-21] – Faire [16-6-21] – Produire [16-6-21] – Anéantir [19-9-2] – Détruire [19-9-2] – Polariser [19-9-2] – Accrocher [22-12-5] – Différer [22-12-5] – En suspens [22-12-5] – Imputer [22-12-5] – Pendre [22-12-5] – Sursis [22-12-5] – Suspendre [22-12-5].

271 : Creuser [5-17-11] – Démolir [5-17-11] – Tourner [5-17-11] – Embraser [8-20-14] – Irriter [8-20-14] – Faire un vœu promettre [14-4-20] – Altérer [16-6-22] – Déformer [16-6-22] – Fausser [16-6-22] – Spasme [16-6-22] – Crier [20-10-4] – Plaindre [20-10-4].

272 : Anéantir [4-16-11] – Écraser [4-16-11] – Éteindre [4-16-11] – Évanouir [4-16-11] – Piétiner [4-16-11] – Âgé - vieillesse [7-19-14] – Barbe - être vieux [7-19-14] – Vieillir [7-19-14] – Herpès [12-2-19] – Abattre [13-3-20] – Délice [13-3-20] – Douceur [13-3-20].

273 : Assombrir [16-6-2] – Nuages [16-6-2].

274 : Destiner [8-20-17] – Exacerbation [8-20-17] – Hivernal [8-20-17] – Hiverner [8-20-17] – Injurier / aggraver [8-20-17] – Insulter [8-20-17] – Laid [11-1-20] – Salir [11-1-20] – Habiller [12-2-21] – Revêtir [12-2-21] – Vêtir [12-2-21] – Cercle [16-6-3] – Gâteau (cuire au four) [16-6-3] – Tourbillonner [16-6-3] – Amnésie [21-11-8] – Oublier [21-11-8].

275 : Redresser [7-19-17] – Aiguiser [8-20-18] – Anéantir [8-20-18] – Appliquer [8-20-18] – Décider [8-20-18] – Empresser [8-20-18] – Entailler [8-20-18] – Hâter [8-20-18] – Inciser [8-20-18] – Zèle [8-20-18] – Ajouter [10-22-20] – Superflu [10-22-20] – Donner [14-4-2] – Volontaire [14-4-2] – Cétose [19-9-7] – Cataire [20-10-8] – Embaumer [20-10-8] – Flairer [20-10-8] – Inspirer [20-10-8] – Pressentir [20-10-8].

276 : Affiler [8-20-19] – Aiguiser [8-20-19] – Bruxisme [8-20-19] – Frotter [8-20-19] – Grincer {8-20-19] – Lion [12-2-1] – Attester [15-5-4] – Témoigner [15-5-4] – Altérer [16-6-5] – Déformer [16-6-5] – Faute [16-6-5].

277 : Agoniser [3-15-15] – Grossier [3-15-15] – Hardi [3-15-15] – Hautain [3-15-15] – Insolent [3-15-15] – Vulgaire [3-15-15] – Affiner [7-19-19] – Besoin [7-19-19] – Épurer [7-19-19] – Exaucer [7-19-19] – Follicule [7-19-19] – Joindre [7-19-19] – Lier [7-19-19] – Obliger [7-19-19] – Purifier [7-19-19] – Recourir à [7-19-19] – Unir [7-19-19] – Vésicule folliculaire [7-19-19] – Affranchir [8-20-20] – Brûlant [8-20-20] – Dessécher [8-20-20] – Enrouer [8-20-20] – Libérer [8-20-20] – Percer [8-20-20] –

Ronfler [8-20-20] – Trouer [8-20-20] – Attiser [12-2-2] – Beignets [12-2-2] – Enchanter [12-2-2] – Enflammer [12-2-2] – Sensé [12-2-2] – Défendre [13-3-3] – Livrer [13-3-3] – Pressurer [13-3-3] – Protéger [13-3-3] – Soumettre [13-3-3] – Insommie [14-4-4] – Agile [17-7-7] – Briller (or) [17-7-7] – Danser [17-7-7] – Dorer [17-7-7] – Étourdi [17-7-7] – Hâter [17-7-7] – Sautiller [17-7-7] – Tinter [17-7-7] – Pur [18-8-8] – Couvrir [21-11-11] – Dresser [22-12-12] – Élever [22-12-12] – Entasser [22-12-12] – Moquer [22-12-12].

278 : Affirmer [1-13-14] – Amen [1-13-14] – Confiance [1-13-14] – Confiance (à un poste de) [1-13-14] – Éduquer [1-13-14] – Élever [1-13-14] – Entraîner [1-13-14] – Exercer [1-13-14] – Foi [1-13-14] – Vérifier [1-13-14] – Verser [6-18-19] – Dresser [7-19-20] – Élancer [7-19-20] – Lancer [7-19-20] – Pointer [7-19-20] – Chuchoter [8-20-21] – Fabriquer [8-20-21] – Forger [8-20-21] – Labourer [8-20-21] – Sourd [8-20-21] – Surdité [8-20-21] – Taire [8-20-21] – Détruire [11-1-2] – Douloureux [11-1-2] – Souffrir [11-1-2] – Délicieux [13-3-4] – Doux [13-3-4] – Jouir [13-3-4] – Profiter [13-3-4] – En sûreté [16-6-7] – Réfugier [16-6-7] – Considérer [21-11-12] – Intelligent [21-11-12] – Intervertir [21-11-12] – Prudent [21-11-12] – Réussir / cultivé [21-11-12].

279 : Créer [6-18-20] – Produire [6-18-20] – Graver [8-20-22] – Coller [12-2-4] – Exceptionnel [12-2-4] – Seul [12-2-4] – Lever tôt [21-11-13] – Omoplate [21-11-13].

280 : Chier [8-20-1] – Feu (attiser le) [12-2-5] – Feu flamber [12-2-5] – Pancréas [12-2-5] – Pancréatite [12-2-5] – Couper [19-9-12] – Massacrer [19-9-12] – Tuer [19-9-12] – Établir [21-11-14] – Habiter [21-11-14] – Installer / habiter [21-11-14] – Voisiner [21-11-14].

281 : Échouer [8-20-2] – Épée [8-20-2] – Gâcher [8-20-2] – Glaive [8-20-2] – Jalonner [10-22-4] – Piqueter [10-22-4] – Affliger [11-1-5] – Désoler [11-1-5] – Brandir (une arme) [14-4-8] – Congédier [14-4-8] – Écarter [14-4-8] – Égarer [14-4-8] – Expulser [14-4-8] – Repousser [14-4-8] – Séduire [14-4-8] – Cendres [19-9-13] – Couper [19-9-13] – Grossesse [20-10-14] – Bourgeonner [22-12-16] – En rouge [22-12-16] – Germer [22-12-16] – Vers (enlever les) [22-12-16].

282 : Adopter (un enfant) [1-13-18] – Courageux [1-13-18] – Efforcer [1-13-18] – Effort [1-13-18] – Fermer [1-13-18] – Fort [1-13-18] – Fortifier [1-13-18] – Gris [1-13-18] – Dépenser [6-18-1] – Extraire (une racine) [6-18-1] – Partir [6-18-1] – Produire [6-18-1] – Publier [6-18-1] – Quitter [6-18-1] – Sortir [6-18-1] – Transitif (verbe) [6-18-1] – Écarter [8-20-3] – Grossesse extra utérine [8-20-3] – Sortir [8-20-3] – Coup de corne [13-3-8] – Louche [17-7-12] – Loucher [17-7-12] – Oblique [17-7-12] – Strabisme [17-7-12] – Amoindrir [19-9-14] – Petit [19-9-14] – Rapetisser [19-9-14] – Cils [20-10-15].

283 : Connaissance [4-16-22] – Effrayer [8-20-4] – Hâter [8-20-4] – Inquiéter [8-20-4] – Trembler [8-20-4] – Injustices [16-6-12] – Tort [16-6-12] – Fredonner [17-7-13] – Empester [18-8-14] – Empuantir [18-8-14] – Puer [18-8-14].

284 : Annoncer [1-13-20] – Dire [1-13-20] – Engraisser [1-13-20] – Fort de [1-13-20] – Gaver [1-13-20] – Langage [1-13-20] – Parole [1-13-20] – Préférer monter [1-13-20] – Vanter [1-13-20] – Envier [8-20-5] – Irriter [8-20-5] – Rivaliser avec [8-20-5] – Stimuler [8-20-5] – Agiter [12-2-9] – Débattre [12-2-9] – Fatiguer [12-2-9] – Tourmenter [12-2-9] – Broyer [14-4-11] – Piler [14-4-11] – Amputer [19-9-16] – Couper [19-9-16] – Interrompre [19-9-16] – Jaillir [19-9-16].

285 : Obscurcir [1-13-21] – Obscurité [1-13-21] – Ténèbres [1-13-21] – Scolopendre [14-4-12] – Arracher [19-9-17] – Assaisonner [19-9-17] – Cueillir [19-9-17] – Epicer [19-9-17] – Pétrir [19-9-17].

286 : Confirmer [1-13-22] – Vérifier [1-13-22] – Vérité [1-13-22] – Arranger [8-20-7] – Enfiler [8-20-7] – Rimer [8-20-7] – Empyème [13-3-12] – Pus [13-3-12] – Pyohémie [13-3-12] – Suppurer [13-3-12] – Vider [20-10-19] – Embaucher [21-11-20] – Enivrer [21-11-20] – Gagner [21-11-20] – Ivre [21-11-20] – Louer [21-11-20] – Profiter [21-11-20] – Soûler [21-11-20] – Arracher [22-12-21] – Couper [22-12-21].

287 : Accélérer [7-20-7] – Exciter [7-20-7] – Hâter [7-20-7] – Stimuler [7-20-7] – Coucou (oiseau) [19-10-19] – Diarrhée [21-12-21] – En trois [21-12-21] – Pour la è fois [21-12-21] – Tripler [21-12-21].

288 : Apparaître *[7-20-8]* – Brillant *[7-20-8]* – Briller *[7-20-8]* – Éclairer *[7-20-8]* – Éclater *[7-20-8]* – Luire *[7-20-8]* – Empêcher *[11-2-12]* – Enchaîner *[11-2-12]* – Entraver *[11-2-12]* – Lier *[11-2-12]* – Déguster *[12-3-13]* – Siroter *[12-3-13]* – Civilisé *[13-4-14]* – Courtois *[13-4-14]* – Acquérir *[20-11-21]*.

289 : Beugler *[3-16-5]* – Meugler *[3-16-5]* – Déguster *[12-3-14]* – Gorge - siroter *[12-3-14]* – Anéantir *[15-6-17]* – Disparaître *[15-6-17]* – Périr *[15-6-17]* – Comparer *[19-10-21]*.

290 : Écraser *[2-15-5]* – Patauger *[2-15-5]* – Souiller *[2-15-5]* – Cesser *[8-21-11]* – Épargner *[8-21-11]* – Obscurité *[8-21-11]* – Refuser *[8-21-11]* – Ténèbres *[8-21-11]* – Agrafer *[11-2-14]* – Épingler *[11-2-14]* – Savant *[13-4-16]* – Scientifique *[13-4-16]* – Bêcher *[16-7-19]* – Rattacher *[16-7-19]* – Saisir *[16-7-19]* – Sarcler *[16-7-19]* – Cuire (poterie) *[17-8-20]* – Combiner *[21-12-2]* – Croiser *[21-12-2]* – Enlacer *[21-12-2]* – Introduire *[21-12-2]* – Joindre *[21-12-2]*.

291 : Causer *[1-14-5]* – Chercher prétexte *[1-14-5]* – En deuil *[1-14-5]* – Escroquer *[1-14-5]* – Occasionner *[1-14-5]* – Tromper *[1-14-5]* – Affaiblir *[8-21-12]* – Agiter *[8-21-12]* – Déferler (vagues) *[8-21-12]* – Tremper (métal) *[8-21-12]* – Laver *[11-2-15]* – Lessiver *[11-2-15]* – Sur des rayons *[13-4-17]* – Allumer *[15-6-19]* – Aider *[16-7-20]* – Assister *[16-7-20]* – Recours *[16-7-20]* – Vomir *[19-10-1]* – Chevaucher *[20-11-2]* – Combiner *[20-11-2]* – Composer (chimie) *[20-11-2]* – Greffer (agriculture) *[20-11-2]* – Unir *[20-11-2]* – Vacciner (médecine) *[20-11-2]* – Neige *[21-12-3]* – Constamment *[22-13-4]* – Délayer *[22-13-4]* – Perpétuer *[22-13-4]* – Persévérer *[22-13-4]* – Tremper *[22-13-4]*.

292 : Braire *[14-5-19]* – Gémir *[14-5-19]* – Cesser *[15-6-20]* – Détourner *[15-6-20]* – Embrouiller *[15-6-20]* – Enlever *[15-6-20]* – Abîmer *[17-8-22]* – Creuser *[17-8-22]* – Diminuer *[17-8-22]* – Soustraire *[17-8-22]* – Maigrir *[21-12-4]* – Squelette *[21-12-4]* – Doutes *[22-13-5]* – Étonner *[22-13-5]* – Stupéfier *[22-13-5]* – Surprendre *[22-13-5]*.

293 : Affluer *[7-20-13]* – Couler *[7-20-13]* – Entraîner *[7-20-13]* – Inonder *[7-20-13]* – Pectoral *[8-21-14]* – Affluer *[14-5-20]* – Briller *[14-5-20]* – Couler *[14-5-20]* – Éclairer *[14-5-20]* – Fleuve *[14-5-20]* – Illuminer *[14-5-20]* – Rivière - luire *[14-5-20]* – Abuser *[21-12-5]* – En paix (vivre) *[21-12-5]* – Extraire *[21-12-5]* – Insouciant *[21-12-5]* – Leurrer *[21-12-5]* – Placenta *[21-12-5]* – Retirer *[21-12-5]* – Tranquille *[21-12-5]*.

294 : Soupirer *[1-14-8]* – En pente *[13-4-20]* – Incliner *[13-4-20]* – Exciter *[15-6-22]* – Séduire *[15-6-22]* – Rachitisme *[20-11-5]* – Apaiser *[21-12-6]* – Calme *[21-12-6]* – Calmer *[21-12-6]* – En paix *[21-12-6]*.

295 : Camoufler *[15-6-1]* – Abandonner *[16-7-2]* – Aider *[16-7-2]* – Dégager *[16-7-2]* – Épargner *[16-7-2]* – Fortifier *[16-7-2]* – Laisser *[16-7-2]* – Quitter *[16-7-2]*.

296 : Je *[1-14-10]* – Moi *[1-14-10]* – Dédaigner *[3-16-12]* – Dégoûter *[3-16-12]* – Détester *[3-16-12]* – Échauder *[3-16-12]* – Purifier *[3-16-12]* – Salir *[3-16-12]* – Souiller *[3-16-12]* – Aspermie *[7-20-16]* – Disperser *[7-20-16]* – Germer *[7-20-16]* – Semer *[7-20-16]* – Spermatozoïdes *[7-20-16]* – Sperme *[7-20-16]* – Dévoiler *[8-21-17]* – Érosion *[8-21-17]* – Mettre à nu *[8-21-17]* – Accumuler *[11-2-20]* – Entasser *[11-2-20]* – Tamiser *[11-2-20]* – Craindre *[17-8-4]* – Effrayer *[17-8-4]* – Peur *[17-8-4]* – Concentrer *[20-11-7]* – Condensé *[20-11-7]* – Coordonner ; être concentré *[20-11-7]* – Abandonner *[21-12-8]* – Envoyer *[21-12-8]* – Lancer (une fusée) *[21-12-8]* – Raccompagner *[21-12-8]* – Relâcher *[21-12-8]* – Tendre *[21-12-8]* – Venir *[21-12-8]*.

297 : Dresser verticalement *[1-14-11]* – Onyx *[1-14-11]* – Acculer *[4-17-14]* – Étayer *[4-17-14]* – Au pilori *[6-19-16]* – Blâmer *[6-19-16]* – Crucifier *[6-19-16]* – Luxer *[6-19-16]* – Conquérir *[11-2-21]* – En conserves *[11-2-21]* – Enfouir *[11-2-21]* – Fouler *[11-2-21]* – Réfréner *[11-2-21]* – Tasser *[11-2-21]* – Assortir *[15-6-3]* – Classer *[15-6-3]* – Dominer *[21-12-9]* – Gouverner *[21-12-9]* – Incontinence *[21-12-9]* – Maître de *[21-12-9]* – Plaque indicatrice *[21-12-9]* – Régner *[21-12-9]*.

298 : Agréable *[2-15-13]* – Content *[2-15-13]* – Enivrer *[2-15-13]* – Parfumer *[2-15-13]* – Imprimer *[4-17-15]* – Aimer *[8-21-19]* – Désirer *[8-21-19]* – Envie *[8-21-19]* – Serrer *[8-21-19]* – Désespérer *[10-1-21]*

– Renoncer *[10-1-21]* – Conduire *[14-5-3]* – Diriger *[14-5-3]* – Gémir *[14-5-3]* – Habituer *[14-5-3]* – Lamenter *[14-5-3]* – Usage (introduire un) *[14-5-3]* – Chauler *[15-6-4]* – Aider *[22-13-11]* – Appuyer *[22-13-11]* – Pris *[22-13-11]* – Soutenir *[22-13-11]* – Subvention *[22-13-11]* – Tenu *[22-13-11]*.

299 : Injecter *[7-20-19]* – Jeter *[7-20-19]* – Lancer *[7-20-19]* – Répandre *[7-20-19]* – Condenser *[8-21-20]* – Couler *[8-21-20]* – Ruisseler *[8-21-20]* – Serrer *[8-21-20]* – Verser *[8-21-20]* – Cacher *[15-6-5]* – Camoufler *[15-6-5]* – Dissimuler *[15-6-5]* – Glorifier *[17-8-7]* – Hâter *[17-8-7]* – Imprudent *[17-8-7]* – L'été *[19-10-9]* – Rejeter *[21-12-11]*.

300 : En deuil *[1-14-14]* – Lamenter *[1-14-14]* – Masturbation *[1-14-14]* – Plaindre *[1-14-14]* – Consolider *[2-15-15]* – Fonder *[2-15-15]* – Paginer *[4-17-17]* – Craindre *[8-21-21]* – Souffrir *[8-21-21]* – Viande (griller de la) *[11-2-2]* – Mesurer *[13-4-4]* – Entraîner *[14-5-5]* – Gémir *[14-5-5]* – Lamenter *[14-5-5]* – Languir *[14-5-5]* – Courageux *[16-7-7]* – Fort *[16-7-7]* – Fortifier *[16-7-7]* – Intensifier (couleur) *[16-7-7]* – Oser *[16-7-7]* – Au piège *[17-8-8]* – Déshabiller *[17-8-8]* – Citer *[18-9-9]* – Adoucir *[20-11-11]* – Amollir *[20-11-11]* – Mou *[20-11-11]* – Coudre *[21-12-12]* – Déchaîner *[21-12-12]* – Diminuer *[21-12-12]* – Emballer (cheval) *[21-12-12]* – Faufiler *[21-12-12]* – Nier *[21-12-12]* – Piller *[21-12-12]* – Refuser *[21-12-12]* – Saccager retirer *[21-12-12]* – Achever *[22-13-13]* – Anéantir *[22-13-13]* – Honnête *[22-13-13]* – Innocent *[22-13-13]*.

301 : Contraindre *[1-14-15]* – Violer *[1-14-15]* – Apprécier *[6-19-20]* – Cher *[6-19-20]* – Estimer *[6-19-20]* – Rare *[6-19-20]* – Désirer *[10-1-2]* – Souhaiter *[10-1-2]* – Mesure *[13-4-5]* – Colportage *[20-11-12]* – Médire *[20-11-12]* – Potiner *[20-11-12]* – Achever *[21-12-13]* – Complet *[21-12-13]* – Confier *[21-12-13]* – Fidèle *[21-12-13]* – Intact *[21-12-13]* – Livrer *[21-12-13]* – Paix *[21-12-13]* – Payer *[21-12-13]* – Perfectionner *[21-12-13]* – Réconcilier *[21-12-13]* – Rentable *[21-12-13]* – Dessiner *[22-13-14]* – Octupler *[22-13-14]* – Peindre *[22-13-14]*.

302 : Battre (cœur) *[4-17-19]* – Frapper *[4-17-19]* – Hâter *[4-17-19]* – Pouls *[4-17-19]* – Presser *[4-17-19]* – Miner *[6-19-21]* – Piéger *[6-19-21]* – Auriculaire *[7-20-22]* – Empan (mesurer à) *[7-20-22]* – Petit doigt *[7-20-22]* – Aggraver *[11-2-4]* – Alourdir *[11-2-4]* – Balayer *[11-2-4]* – Difficile *[11-2-4]* – Dur *[11-2-4]* – Foie *[11-2-4]* – Foie - lourd *[11-2-4]* – Hépatomégalie *[11-2-4]* – Honneur *[11-2-4]* – Lourd *[11-2-4]* – Peser *[11-2-4]* – Régaler *[11-2-4]* – Servir *[11-2-4]* – En colère *[1-14-17]* – Mousser *[1-14-17]* – Punir *[1-14-17]* – Calculer *[8-21-2]* – Penser *[8-21-2]* – Sentir les douleurs de l'accouchement *[8-21-2]* – Éteindre *[11-2-5]* – S'éteindre *[11-2-5]* – Bouger *[15-6-9]* – Écarter *[15-6-9]* – Remuer *[15-6-9]* – Authentifier *[19-10-13]* – Confirmer *[19-10-13]* – Exister *[19-10-13]* – Expliquer *[19-10-13]* – Lieu *[19-10-13]* – Maintenir en vie *[19-10-13]* – Réaliser *[19-10-13]* – Incliner *[20-11-14]*.

304 : En colère *[3-16-20]* – Irriter *[3-16-20]* – Réprimander *[3-16-20]* – Écouler *[7-20-2]* – Beau *[10-1-5]* – Convenir *[10-1-5]* – Bifurquer *[12-3-7]* – En meule *[12-3-7]* – Lamenter *[19-10-14]* – Agrafer *[20-11-15]* – Boutonner *[20-11-15]* – Fouler *[20-11-15]* – Perdre *[20-11-15]* – Piétiner *[20-11-15]* – Relier *[20-11-15]*.

305 : Gémir *[1-14-19]* – Mépriser *[2-15-20]* – Agiter *[3-16-21]* – Éruption *[3-16-21]* – Secouer *[3-16-21]* – Soupçonner *[8-21-4]* – Enduire *[15-6-11]* – Oindre *[15-6-11]* – Bronzer *[17-8-13]* – Carboniser *[17-8-13]* – Décarburer *[17-8-13]* – Noircir *[17-8-13]* – Coryza aigu, rhume de cerveau *[18-9-14]* – Arracher *[21-12-17]* – Bulles *[21-12-17]* – Gonfler *[21-12-17]* – Retirer *[21-12-17]*.

306 : Échalasser *[7-20-4]* – Élaguer *[7-20-4]* – Hurler *[7-20-4]* – Rugir *[7-20-4]* – Abstenir *[8-21-5]* – Passif *[8-21-5]* – Taire *[8-21-5]*.

307 : Aggraver *[1-14-21]* – Empirer *[1-14-21]* – Gravement malade *[1-14-21]* – Homme *[1-14-21]* – Personnifier *[1-14-21]* – Allumer *[6-19-4]* – Brûler *[6-19-4]* – Enflammer *[6-19-4]* – Disperser *[7-20-5]* – Empan (mesurer à) *[7-20-5]* – Filet *[7-20-5]* – Stress *[7-20-5]* – Vanner (agri.) *[7-20-5]* – Administrer *[14-5-12]* – Cheminer *[14-5-12]* – Conduire *[14-5-12]* – Diriger *[14-5-12]* – Mener *[14-*

5-12] – Aveugle [15-6-13] – Décubitus [17-8-15] – Écraser [17-8-15] – Bouillir [21-12-19] – Lisser (rugosité [21-12-19] – Changer [22-13-20] – Dresser [22-13-20] – Élever [22-13-20] – Lever [22-13-20] – Manœuvrer [22-13-20] – Monter [22-13-20] – Permuter (math.) [22-13-20] – Remplacer [22-13-20] – Substituer [22-13-20].

308 : Gémir [14-5-13] – Mugir [14-5-13] – Roucouler [14-5-13] – Rugir [14-5-13] – Estival [19-10-18] – L'été [19-10-18].

309 : Balayer [9-1-9] – Durer [14-6-14] – Se perpétuer [14-6-14] – Spondylite [14-6-14] – Gazouiller [18-10-18] – Officier [21-13-21] – Servir [21-13-21] – Soleil [21-13-21] – User [21-13-21] – Utiliser [21-13-21].

310 : En fuite [14-6-15] – En sûreté [14-6-15] – Enfuir [14-6-15] – Réfugier [14-6-15] – Retirer [14-6-15] – Sauver [14-6-15] – D'anathème [21-13-22] – Conditionner [22-14-1] – Enseigner (tradition) [22-14-1].

311 : Callosités [10-2-12] – Jubilé (fêter le) [10-2-12] – Sarcler [10-2-12] – Agir [14-6-16] – Agiter [14-6-16] – Démarrer [14-6-16] – Errer [14-6-16] – Expectorer [14-6-16] – Remuer [14-6-16] – Décrire [18-10-20] – Déguiser [18-10-20] – Dessiner [18-10-20] – Croître [22-14-2] – Pousser [22-14-2].

312 : Ampoules [2-16-5] – Bouillonner [2-16-5] – Bubon [2-16-5] – Bulle [2-16-5] – Cloque [2-16-5] – Découvrir [2-16-5] – Demander [2-16-5] – Interroger [2-16-5] – Môle (grain de beauté) [2-16-5] – Couper [8-22-11] – Épouser sa belle-sœur [10-2-13] – Son beau-frère [10-2-13] – Agiter [14-6-17] – Asperger [14-6-17] – Élever [14-6-17] – Répandre [14-6-17] – Conclure [17-9-20] – Congé [17-9-20] – Congédier [17-9-20] – Décéder [17-9-20] – Exempter [17-9-20] – Libérer [17-9-20] – Mycose [17-9-20] – Terminer [17-9-20].

313 : Langer [8-22-12] – Obéir [18-10-22] – Obéissant [18-10-22].

314 : Booz (colonne de gauche du temple) [2-16-7] – S'abonner [8-22-13] – Signer [8-22-13] – Christianisme [21-13-4] – Exterminer [21-13-4] – Conditionner [22-14-5] – Pleurer [22-14-5] – Raconter [22-14-5] – Stipuler [22-14-5].

315 : Marier [8-22-14] – Feu [14-6-20].

316 : Donner des coups de pieds [2-16-9] – Avancer (montrer) [13-5-20] – Épouser (une femme) [13-5-20] – Hâter [13-5-20] – Gravement malade [14-6-21].

317 : Munir [18-10-4] – Pourvoir [18-10-4] – Arrêter [22-14-8] – Au repos [22-14-8].

318 : Courir [3-17-12] – Presser [3-17-12] – Arracher [8-22-17] – Dérober [8-22-17] – Détourner [14-6-1] – Empêcher [14-6-1] – Content [21-13-8] – Égayer [21-13-8] – Réjouir [21-13-8].

319 : Dominer [2-16-12] – Épouser [2-16-12] – Posséder [2-16-12] – Aggraver [6-20-16] – Détériorer [6-20-16] – Croître [14-6-2] – Exprimer [14-6-2] – Fleurir [14-6-2] – Parler [14-6-2] – Produire [14-6-2] – Abandonner [21-13-9] – Chanceler [21-13-9] – Dérober [21-13-9] – Écarter [21-13-9] – Échapper [21-13-9] – Lâcher [21-13-9] – Omettre [21-13-9] – Prolapsus (ptose) [21-13-9] – Rejeter [21-13-9] – Remettre (dette) [21-13-9] – Tomber [21-13-9].

320 : Islam [1-15-12] – Vigne [3-17-14] – Dessécher [10-2-21] – Sec [10-2-21].

321 : Plâtrer [3-17-15] – Aspirer [8-22-20] – Creuser [8-22-20] – Diabète [8-22-20] – Intriguer [8-22-20] – Nager (vers un but) [8-22-20] – Ramer [8-22-20] – Balancer [14-6-4] – Écarter [14-6-4] – Éloigner [14-6-4] – Errer [14-6-4] – Hocher la tête [14-6-4] – Plaindre [14-6-4].

322 : Cracher [6-20-19] – Importer [10-2-1] – Beau [14-6-5] – Demeurer [14-6-5] – Embellir [14-6-5] – Habiter [14-6-5] – Orner [14-6-5] – Parer [14-6-5] – Gauche [21-13-12] – Gaucher [21-13-12].

323 : Embrasser [3-17-17] – Verrouiller [3-17-17] – Briser [8-22-22] – Consterner [8-22-22] – Démolir [8-22-22] – Lamenter [10-2-2] – Détériorer [13-5-5] – User [13-5-5] – Bavarder [17-9-9] – Papoter [17-9-9] – Consterner [21-13-13] – Dévaster [21-13-13] – Effrayer [21-13-13] – Étonner [21-13-13] – Stupéfier [21-13-13].

324 : Déposséder *[6-20-21]* – Emparer *[6-20-21]* – Hériter *[6-20-21]* – Léguer *[6-20-21]* – Dystocie *[12-4-5]* – Dystocie *[12-4-5]* – Estimer *[21-13-14]* – Évaluer *[21-13-14]* – Graisse *[21-13-14]* – Graisser *[21-13-14]* – Graisseux *[21-13-14]* – Gras *[21-13-14]*.

325 : Arrière-garde (militaire) *[1-15-17]* – Cesser *[1-15-17]* – Disparaître *[1-15-17]* – Ramasser *[1-15-17]* – Rassembler *[1-15-17]* – Recueillir *[1-15-17]* – Réguler (technique) *[2-16-18]* – Calmer *[14-6-8]* – Déposer *[14-6-8]* – Reposer *[14-6-8]* – Repos *[14-6-8]* – En marche *[22-14-16]*.

326 : Pin ou cyprès *[3-17-20]* – Soufrer *[3-17-20]* – Craint *[6-20-1]* – Redouter *[6-20-1]* – Piloter *[14-6-9]* – Acouphène *[21-13-16]* – Comprendre *[21-13-16]* – Écouter *[21-13-16]* – Entendre *[21-13-16]* – Exaucer *[21-13-16]* – Interpréter *[21-13-16]* – Nerf auditif *[21-13-16]* – Obéir *[21-13-16]* – Proclamer *[21-13-16]* – Publier *[21-13-16]*.

327 : Allumer *[2-16-20]* – Brouter *[2-16-20]* – Brûler *[2-16-20]* – Consumer *[2-16-20]* – Éliminer *[2-16-20]* – Enflammer *[2-16-20]* – Ignorant *[2-16-20]* – Ravager *[2-16-20]* – Bourrer *[17-9-13]* – Engraisser *[17-9-13]* – Épicer *[17-9-13]* – Mamelon *[17-9-13]* – Caractériser *[18-10-14]* – Noter *[18-10-14]* – Signaler *[18-10-14]*.

328 : Enchaîner *[1-15-20]* – Interdire *[1-15-20]* – Lier *[1-15-20]* – Abhorrer *[8-22-5]* – Découper *[8-22-5]* – Dégoûter *[8-22-5]* – Ramasser *[8-22-5]* – Râteler *[8-22-5]* – Trancher *[8-22-5]* – Calomnier *[21-13-18]* – Réputation (perdre sa) *[21-13-18]*.

329 : Effrayer *[2-16-22]* – ovulation *[2-16-22]* – Ovule *[2-16-22]* – Angiome *[6-20-4]* – Rose *[6-20-4]* – Veine *[6-20-4]* – Laid *[14-6-12]*.

330 : Décider *[6-20-5]* – Enseigner *[6-20-5]* – Montrer *[6-20-5]* – Ordonner *[6-20-5]* – Circoncire *[13-5-12]* – Diluer *[13-5-12]* – Maladie - pardonner *[13-5-12]* – Mélanger *[13-5-12]* – Dire *[14-6-13]* – Dormir *[14-6-13]* – Parler *[14-6-13]* – Sommeiller *[14-6-13]* – Ourdir (tissage) *[18-10-17]* – Attendre *[21-13-20]* – Conserver *[21-13-20]* – En cave *[21-13-20]* – En conserves *[21-13-20]* – Filtrer *[21-13-20]* – Garder *[21-13-20]* – Levure (pter) *[21-13-20]* – Surveiller *[21-13-20]*.

331 : Concevoir *[5-20-5]* – Enceinte *[5-20-5]* – Engendrer *[5-20-5]* – Défaut *[13-6-13]* – Difformité *[13-6-13]* – Infirmité *[13-6-13]* – Mutiler *[13-6-13]* – Franger *[17-10-17]* – Compliquer *[19-12-19]* – Raréfier *[19-12-19]*.

332 : Heurter *[12-5-13]* – Affaiblir *[16-9-17]* – Chorion *[16-9-17]* – Couvrir *[16-9-17]* – Défaillir *[16-9-17]* – Dépérir *[16-9-17]* – Languir *[16-9-17]* – Pulluler *[20-13-21]* – Graduer (instrument) *[21-14-22]*.

333 : Transpirer *[14-7-16]* – Charrier *[15-8-17]* – Embole *[15-8-17]* – Embolie pulmonaire *[15-8-17]* – Entraîner *[15-8-17]* – Submerger *[15-8-17]* – Démolir *[17-10-19]* – Détruire *[17-10-19]* – Trébucher *[17-10-19]* – Atténuer *[19-12-21]* – Délayer *[19-12-21]* – Diluer *[19-12-21]* – Raréfier *[19-12-21]* – Détester *[21-14-1]* – Haïr *[21-14-1]* – Odieux *[21-14-1]*.

334 : Œsophage *[6-21-9]* – Offrir *[6-21-9]* – Tendre *[6-21-9]* – Baptiser *[9-2-12]* – Dîme *[9-2-12]* – Plonger *[9-2-12]* – Tremper *[9-2-12]* – Attacher *[11-4-14]* – Atteler *[11-4-14]* – Baïonnette *[11-4-14]* – Blâmer *[14-7-17]*.

335 : Mettre au large *[6-21-10]* – Affliger *[10-3-14]* – Attrister *[10-3-14]* – Couronner *[16-9-20]* – Orner *[16-9-20]* – Parer *[16-9-20]*.

336 : Endommager *[14-7-19]* – Nuire *[14-7-19]* – Tort *[14-7-19]* – Circuler *[15-8-20]* – Commerce *[15-8-20]* – Faire du commerce *[15-8-20]* – Parcourir *[15-8-20]* – Vertige *[15-8-20]* – Éternuements (à répétition) *[16-9-21]* – Éternuer *[16-9-21]* – Ajouter *[19-12-2]* – Joindre *[19-12-2]*.

337 : Épuiser *[10-3-16]* – Travailler *[10-3-16]* – Moquer *[13-6-19]* – Railler *[13-6-19]* – Abstenir *[14-7-20]* – Écarter *[14-7-20]* – Embellir *[14-7-20]* – Orner *[14-7-20]* – Vouer *[14-7-20]* – Apprendre *[21-14-5]* – Changer *[21-14-5]* – Dentition *[21-14-5]* – Différencier *[21-14-5]* – Enseigner *[21-14-5]* – Étudier *[21-14-5]* – Modifier *[21-14-5]* – Nerf dentaire *[21-14-5]* – Rabâcher *[21-14-5]* – Répéter *[21-14-5]* – Transformer *[21-14-5]*.

338 : Annulus fibrosus *[9-2-16]* – Anus *[9-2-16]* – Façonner *[9-2-16]* – Nature - former *[9-2-16]* – Se noyer *[9-2-16]* – Rassembler *[12-5-19]* – Échanger (contre) *[13-6-20]* – Touche *[19-12-4]* – Hypothalamus *[20-13-5]* – Jeter *[20-13-5]* – Lancer *[20-13-5]* – Perfide *[20-13-5]* – Tromper *[20-13-5]*.

339 : Désuet *[6-21-14]* – Vieillir *[6-21-14]* – Affaibli *[13-6-21]* – Cesser *[13-6-21]* – Écarter *[13-6-21]* – Traînard *[13-6-21]* – Apaiser *[17-10-3]* – Détendre *[17-10-3]* – Avilir *[19-12-5]* – Brûler *[19-12-5]* – Griller *[19-12-5]* – Torréfier *[19-12-5]*.

340 : Eclampsie *[5-20-14]* – éjaculation *[7-22-16]* – Dérouler *[11-4-20]* – En boule rouler *[11-4-20]* – Rond *[11-4-20]* – À mort *[13-6-22]* – Mort *[13-6-22]* – Mourir *[13-6-22]* – Pousser *[15-8-2]* – Tirer *[15-8-2]* – Traîner *[15-8-2]* – Allusion *[20-13-7]* – Signe *[20-13-7]* – Suggérer *[20-13-7]*.

341 : Démolir *[5-20-15]* – Détruire *[5-20-15]* – Irruption *[5-20-15]* – Sauver *[6-21-16]* – Tabac (salir avec du) *[9-2-19]* – Craindre *[10-3-20]*.

342 : Couvrir *[16-9-5]* – Couler à flots *[19-12-8]* – Déverser *[19-12-8]* – Doucher *[19-12-8]* – Jaillir *[19-12-8]*.

343 : Brûler *[12-5-2]* – Enflammer *[12-5-2]* – Dissoudre *[13-6-3]* – Fondre *[13-6-3]* – Balayer *[15-8-5]* – Absorber *[19-12-9]* – Enraciner (botan.) *[19-12-9]* – Enregistrer *[19-12-9]* – Recueillir *[19-12-9]*.

344 : Bavarder *[12-5-3]* – Énoncer *[12-5-3]* – Arroser *[14-7-5]* – Asperger *[14-7-5]* – Jaillir *[14-7-5]* – Trembler *[14-7-5]* – Suie *[17-10-8]*.

345 : Poème *[17-10-9]* – Poétiser *[17-10-9]*.

346 : Étinceler *[3-18-18]* – Affiner *[4-19-19]* – Broyer *[4-19-19]* – Arrondir *[11-4-4]* – Épuiser *[12-5-5]* – Exténuer *[12-5-5]* – Chanceler *[14-7-7]* – Vaciller *[14-7-7]* – Agile *[19-12-12]* – Alléger *[19-12-12]* – Avilir *[19-12-12]* – Dédaigner *[19-12-12]* – Facile *[19-12-12]* – Léger *[19-12-12]* – Maudire *[19-12-12]* – Mépriser *[19-12-12]* – Rapide *[19-12-12]* – Soulager *[19-12-12]* – Pulluler *[20-13-13]* – Aiguiser *[21-14-14]* – Apprendre *[21-14-14]* – Blesser *[21-14-14]* – Denté *[21-14-14]* – Navrer *[21-14-14]* – Répéter *[21-14-14]* – Urée *[21-14-14]* – Fermenter *[22-15-15]* – Pétiller *[22-15-15]*.

347 : Transpercer *[4-19-20]* – Dessécher *[15-8-9]* – Épuiser *[15-8-9]* – Extorquer *[15-8-9]* – Pressurer *[15-8-9]* – Farder *[17-10-11]* – Ceindre *[21-14-15]*.

348 : Thymus *[5-20-22]* – Affliger *[10-3-5]* – Attrister *[10-3-5]* – Amollir *[13-6-8]* – Attendrir *[13-6-8]* – Encéphalite *[13-6-8]* – Encéphalocèle *[13-6-8]* – Élephantiasis *[17-10-12]* – Écraser *[20-13-15]* – Piétiner *[20-13-15]* – Manœuvrer *[21-14-16]* – Appendice *[22-15-17]*.

349 : Asseoir *[6-21-2]* – Assis *[6-21-2]* – Habiter *[6-21-2]* – Installer *[6-21-2]* – Nommer *[6-21-2]* – Siéger *[6-21-2]* – Trouver *[6-21-2]* – Sphincter *[9-2-5]* – Écrouler *[13-6-9]* – Tomber *[13-6-9]* – Vaciller *[13-6-9]* – Glorifier *[19-12-15]* – Moquer *[19-12-15]* – Railler *[19-12-15]* – Taper du pied (deuil) *[19-12-15]*.

350 : Réanimation *[8-1-5]* – Brûler *[12-5-9]* – Enflammer *[12-5-9]* – Lancer *[19-12-16]* – Natter *[19-12-16]* – Tirer *[19-12-16]* – Tresser *[19-12-16]* – Trouver par hasard *[19-12-16]* – Lacer *[21-14-18]* – Ligature *[21-14-18]* – Serrer *[21-14-18]*.

351 : Massacrer *[5-20-3]* – Tuer *[5-20-3]* – Abaisser *[13-6-11]* – Décliner *[13-6-11]* – Humilier *[13-6-11]* – Écouler *[14-7-12]* – Enrhumer *[14-7-12]* – Liquéfier *[14-7-12]* – Verser *[14-7-12]* – Pressurer (olives) *[16-9-14]* – Apaiser *[17-10-15]* – Concilier *[17-10-15]* – Réconforter *[17-10-15]* – Peler *[19-12-17]* – Cendre (rôtir dans la) *[20-13-18]* – Étrangler *[21-14-19]*.

352 : Abattre (animal) *[9-2-8]* – Massacrer *[9-2-8]* – Tuer *[9-2-8]* – Circoncire *[13-6-12]* – Couper *[13-6-12]* – Retrancher *[13-6-12]* – Anneau *[14-7-13]* – Bague *[14-7-13]*.

354 : Battre *[8-2-9]* – Débattre *[8-2-9]* – Frapper *[8-2-9]* – Tordre *[8-2-9]* – Vautrer *[8-2-9]* – Alcooliser *[11-5-12]* – Emmagasiner *[14-8-15]* – Fortifier *[14-8-15]* – Immuniser (médecine) *[14-8-15]* – Infarctus *[14-8-15]* – Recevoir *[14-8-15]* – Fatiguer *[16-10-17]* – Balafrer *[18-12-19]* – Cicatrice *[18-*

12-19] – Cicatrices [18-12-19] – Cicatrisation [18-12-19] – Cicatriser [18-12-19] – Convexité [19-13-20] – Courber [19-13-20].

355 : Abri (chercher un) [12-6-14] – Ajourner [12-6-14] – Habiter [12-6-14] – Nuit [12-6-14] – Éclater [15-9-17] – Éclater (fruit mûr) [15-9-17] – Scarifier [15-9-17] – Ronces [19-13-21].

356 : Ceindre [1-17-4] – Couronner [1-17-4] – Revêtir [1-17-4] – Nommer (à un poste) [11-5-14] – Prêtre [11-5-14] – Abattre [17-11-20] – Briser [17-11-20].

357 : Cuire (au four) [1-17-5] – Cuire au four [1-17-5] – Douleur [8-2-12] – Endommager [8-2-12] – Saboter [8-2-12] – Souffrance [8-2-12] – Accentuer [14-8-18] – Hâter [14-8-18] – Presser [14-8-18] – Urbaniser [16-10-20] – Documenter [22-16-4].

358 : Frire [9-3-14] – Gifler [15-9-20] – Égarer [22-16-5] – Errer [22-16-5] – Erreur (arriver par) [22-16-5].

359 : Sautiller [1-17-7] – Connaître [10-4-16] – Savoir [10-4-16] – En ridicule [12-6-18] – Plaisanter [12-6-18] – Railler [12-6-18] – Recommander [12-6-18] – Traduire [12-6-18] – Égorger [14-8-20] – Renifler [14-8-20] – Ronchus [14-8-20] – Ronfler [14-8-20] – Croiser [18-12-2] – Crucifier [18-12-2] – Métisser [18-12-2] – Signe de croix [18-12-2] – Exciter [21-15-5] – Inciter [21-15-5] – Piller [21-15-5].

360 : Chemin [4-20-11] – Cheminer [4-20-11] – Conduire [4-20-11] – Instruire [4-20-11] – Marcher [4-20-11] – Piétiner [4-20-11] – Tendre [4-20-11] – Voie [4-20-11] – Broyer [8-2-15] – Écraser [8-2-15] – Constellation [13-7-20] – Mûrir [13-7-20] – Pourrir (œuf) [13-7-20] – Tisser [13-7-20] – Cuivrer [14-8-21] – Deviner [14-8-21] – Présage - devin [14-8-21] – Présages (interpréter les) [14-8-21] – Serpent - divination [14-8-21] – Serpenter [14-8-21] – Résonner [20-14-5] – Retentir [20-14-5].

361 : Abattre [14-8-22] – Atterrir [14-8-22] – Baisser [14-8-22] – Bémoliser (musique) [14-8-22] – Débarquer [14-8-22] – Descendre [14-8-22] – Enfoncer [14-8-22] – Inférieur (sentir) [14-8-22] – Laisser [16-10-2].

362 : Vers le sud [4-20-13] – Pétrir [12-6-21] – Rôtir [18-12-5].

363 : Croître [2-18-12] – Pousser d'oignon [2-18-12] – Cadeau [4-20-14] – Bouillonner [8-2-18] – Crème (baratter la) [8-2-18] – Couler [17-11-5] – Jaillir [17-11-5] – Contracter [19-13-7] – Rétrécir [19-13-7].

364 : Mûrir en retard [1-17-12] – Obscur [1-17-12] – Obscurité [1-17-12] – Sclérose tubéreuse de Bourneville [1-17-12] – Ténèbres [1-17-12] – Écraser [4-20-15] – Étreindre [8-2-19] – Prêter [12-6-1] – Enfariner [19-13-8].

365 : Additionner [8-2-20] – Associer [8-2-20] – Comparer [8-2-20] – Composer [8-2-20] – Joindre [8-2-20] – Magie [8-2-20] – Amalgamer [13-7-3] – Mélanger [13-7-3] – Verser [13-7-3] – Dévoyer [15-9-5] – Écarter [15-9-5] – Migraine [18-12-8] – Réussir [18-12-8] – Traverser [18-12-8] – Plisser [19-13-9] – Rider [19-13-9] – Canaliser [22-16-12] – Guérir [22-16-12].

366 : Rouer [1-17-14] – Ancien [6-22-19] – Expérimenté [6-22-19] – Fortifier [6-22-19] – Glorifier [6-22-19] – Coiffer (un chapeau) [8-2-21] – Panser [8-2-21] – Jaune foncé [11-5-2] – Jaunir [11-5-2] – Conduire [14-8-5] – Diriger [14-8-5] – Désillusionner [17-11-8] – Dessoûler [17-11-8].

367 : Anéantir [1-17-15] – Au point zéro [1-17-15] – Cesser [1-17-15] – Disparaître [1-17-15] – Néant [1-17-15] – Zéro [1-17-15] – Convoiter - réaliser [2-18-16] – Rompre (le pain) [2-18-16] – Trancher [2-18-16] – Abdiquer [6-22-20] – Concessions à [6-22-20] – Renoncer [6-22-20] – Rester [6-22-20] – Superflu [6-22-20] – Omelette (frire une) [8-2-22] – Affaiblir [13-7-5].

368 : Cacher [8-2-1] – Cachette [8-2-1] – Accompagner [12-6-5] – Emprunter [12-6-5] – Joindre [12-6-5] – Prêter [12-6-5] – Foncer [16-10-9] – Injurier [16-10-9] – Dépérir [19-13-12] – Dessécher [19-13-12] – Faner [19-13-12] – Se flétrir [19-13-12].

369 : Entourer [1-17-17] – Boue [2-18-18] – Émerger [2-18-18] – Marécageux [2-18-18] – Sécréter [2-18-18] – Affranchir [4-20-20] – Libérer [4-20-20] – Aimer [8-2-2] – Chérir [8-2-2] – Lier d'amitié [10-4-4] – Affaiblir [11-5-5] – Assombrir [11-5-5] – Cracher [11-5-5] – Gronder [11-5-5] – Réprimander [11-5-5] – Toussoter [11-5-5] – Dissoudre [13-7-7] – Fondre [13-7-7] – Embaumer [14-8-8] –

Parfum (exhaler un) *[14-8-8]* – Clarifier *[18-12-12]* – En musique *[18-12-12]* – Ombrager *[18-12-12]* – Piquer (avion) *[18-12-12]* – Plonger *[18-12-12]* – Résonner *[18-12-12]* – Sombrer *[18-12-12]* – Tinter *[18-12-12]* – Calomnier *[20-14-14]* – Chanter *[20-14-14]* – Cris de joie *[20-14-14]* – Implorer *[20-14-14]* – Jubiler *[20-14-14]* – Réjouir *[20-14-14]* – Supplier *[20-14-14]* – Piller *[21-15-15]*.

370 : Ajuster *[1-17-18]* – Serrer *[1-17-18]* – Enfler *[2-18-19]* – Gonfler *[2-18-19]* – Exiger *[4-20-21]* – Interprétation figurée *[4-20-21]* – Bête de proie *[7-1-2]* – Loup *[7-1-2]* – Canal carpien *[10-4-5]* – Jeter *[10-4-5]* – Lancer *[10-4-5]* – Calomnier *[12-6-7]* – Coudrier *[12-6-7]* – Détourner *[12-6-7]* – Écarter *[12-6-7]* – Noisetier *[12-6-7]* – Pervertir *[12-6-7]* – Ceindre *[13-7-8]* – Figure *[18-12-13]* – Forme *[18-12-13]* – Image *[18-12-13]* – Bifidité *[21-15-16]* – Fendre *[21-15-16]* – Interrompre *[21-15-16]*.

371 : Horizontalement *[1-17-19]* – Réfréner *[1-17-19]* – Retenir *[1-17-19]* – Cueillir *[2-18-20]* – Vendanger *[2-18-20]* – En planches *[12-6-8]* – En tables *[12-6-8]* – Introduire *[16-10-12]* – Gommer *[19-13-15]* – Fendre *[21-15-17]*.

372 : Auricule *[1-17-20]* – Cendre *[1-17-20]* – Cendres *[1-17-20]* – Gris *[1-17-20]* – Maquiller *[1-17-20]* – Dédaigner *[4-20-1]* – Mépriser *[4-20-1]* – Cacher *[8-2-5]* – Cacher *[12-6-9]* – Couvrir *[12-6-9]* – Attacher *[19-13-16]* – Lier *[19-13-16]*.

373 : Associer *[10-4-8]* – Unir *[10-4-8]* – En propriété *[14-8-12]* – Essaimer *[14-8-12]* – Hériter *[14-8-12]* – Obtenir *[14-8-12]* – Posséder *[14-8-12]* – Ruisseau - hériter *[14-8-12]* – Torrent *[14-8-12]* – Détester *[16-10-14]* – Équilibrer *[16-10-14]* – Etudier *[16-10-14]* – Hostile *[16-10-14]* – Intéresser *[16-10-14]* – Mauvais œil (voir le) *[16-10-14]* – Boiteux *[18-12-16]* – Boitiller *[18-12-16]* – Claudication *[18-12-16]* – Clocher *[18-12-16]* – Lignes (limiter par des) *[18-12-16]*.

374 : En terrasse *[4-20-3]* – Graduer *[4-20-3]* – Chanceux *[13-7-12]* – Constellation *[13-7-12]* – Propice *[13-7-12]* – Signe du zodiaque *[13-7-12]* – Consoler *[14-8-13]* – Raviser *[14-8-13]* – Sa revanche *[14-8-13]* – Accuser *[15-9-14]* – Persécuter *[15-9-14]* – Asperger *[18-12-17]* – Canarder *[18-12-17]* – Flageller *[18-12-17]* – Collabé *[19-13-18]* – Épargner *[19-13-18]* – Fermer *[19-13-18]* – Pincée *[19-13-18]* – Réduire *[19-13-18]* – Industrialiser *[22-16-21]*.

375 : Chevaux (conduire) *[15-10-15]* – Chorionique *[15-10-15]* – Villosité *[15-10-15]*.

376 : Dessécher *[3-20-4]* – Gale *[3-20-4]* – Gratter *[3-20-4]* – Tisser *[3-20-4]* – Sacrifice *[7-2-8]* – Sacrifier *[7-2-8]* – Tuer *[7-2-8]* – Contenir *[11-6-12]* – Mesurer *[11-6-12]* – Supporter *[11-6-12]* – Esprit vif *[13-8-14]* – Homme intelligent *[13-8-14]* – Aider *[15-10-16]* – Soutenir *[15-10-16]* – Effrayer *[17-12-18]* – Épouvanter *[17-12-18]* – Trembler *[17-12-18]* – Contracter *[18-13-19]* – Dessécher *[18-13-19]* – Ratatiner *[18-13-19]*.

377 : Exciter *[3-20-5]* – Provoquer *[3-20-5]* – Planter *[14-9-16]* – Anéantir *[15-10-17]* – Disparaître *[15-10-17]* – Escrimer *[15-10-17]* – Exterminer *[15-10-17]* – L'escrime *[15-10-17]* – Dresser *[18-13-20]* – Élever *[18-13-20]* – Frémir *[18-13-20]* – Laine *[18-13-20]*.

378 : Connaisseur *[2-19-5]* – Moustique *[2-19-5]* – Œstrum *[10-5-13]* – Affermir *[11-6-14]* – Appuyer *[11-6-14]* – Diriger *[11-6-14]* – Établir *[11-6-14]* – Fonder *[11-6-14]* – Fort *[11-6-14]* – Instituer *[11-6-14]* – Préparer *[11-6-14]* – Prêt *[11-6-14]* – Régler *[11-6-14]* – Couler *[14-9-17]* – Dégoutter *[14-9-17]* – Prêcher *[14-9-17]* – Fluorer *[17-12-20]*.

379 : Couper *[3-20-7]* – Entailler *[3-20-7]* – Oindre *[3-20-7]* – Attrister *[16-11-20]* – Ternir *[16-11-20]* – Troubler *[16-11-20]* – Envahir *[17-12-21]* – Pénétrer percer *[17-12-21]* – Pétrir *[17-12-21]* – Rouler *[17-12-21]* – Vautrer *[17-12-21]* – À perpétuité (assujettir) *[18-13-22]* – Anéantir *[18-13-22]* – Consumer *[18-13-22]* – Contracter *[18-13-22]* – Mariner *[18-13-22]* – Serrer *[18-13-22]* – Tourmenter *[18-13-22]* – Envier / être plein de zèle *[19-14-1]* – Être jaloux *[19-14-1]*.

380 : Demeurer *[7-2-12]* – Engraisser *[7-2-12]* – Fumer (une terre) *[7-2-12]* – Habiter *[7-2-12]* – Écraser *[13-8-18]* – Frapper *[13-8-18]* – Explorer *[15-10-20]* – Parcourir *[15-10-20]* – Avoir soif *[18-13-1]* – Nettoyer (légumes) *[19-14-2]*.

381 : Au rebut *[3-20-9]* – Ferrailler *[3-20-9]* – Fondre *[5-22-11]* – Convenir *[6-1-12]* – Insensé *[6-1-12]* – Écraser *[13-8-19]* – Effacer *[13-8-19]* – Gratter *[13-8-19]* – Niveler (une mesure) *[13-8-19]* – Rayer *[13-8-19]* – Garder *[14-9-20]* – Rancune *[14-9-20]* – Distinguer *[17-12-1]* – Étonner *[17-12-1]* – Inaccessible *[17-12-1]* – Merveilleux *[17-12-1]* – Prodiges *[17-12-1]* – Vœu *[17-12-1]* – Alarmer *[21-16-5]* – Cérumen (bouchon de) *[21-16-5]* – Occuper de entretenir *[21-16-5]* – Suspendre (quelqu'un) *[21-16-5]* – Tourner *[21-16-5]*.

382 : Moquer de *[5-22-12]* – Railler *[5-22-12]* – Acheter *[7-2-14]* – Vendre *[7-2-14]* – Ankylose *[11-6-18]* – Contracter *[11-6-18]* – Demain *[13-8-20]* – Abandonner *[14-9-21]* – Étendre *[14-9-21]* – Répandre *[14-9-21]* – Adhésif *[18-13-3]* – Caoutchouté *[18-13-3]* – Gluant *[18-13-3]* – Viscosité *[18-13-3]*.

383 : Concrétiser *[13-8-21]* – Attarder *[16-11-2]* – Empêcher *[16-11-2]* – Retarder *[16-11-2]* – Retenir *[16-11-2]* – Différer *[17-12-3]* – Écarter *[17-12-3]* – Embarquer *[17-12-3]* – Exagérer *[17-12-3]* – Opposer *[17-12-3]* – Partager *[17-12-3]* – Accoupler *[18-13-4]* – Embrayer *[18-13-4]* – Rattacher *[18-13-4]* – Acheter *[19-14-5]* – Acquérir *[19-14-5]* – Captatif *[19-14-5]* – Trachée *[19-14-5]* – Enfler *[22-17-8]* – Gonfler *[22-17-8]*.

384 : Tirer au sort *[3-20-12]* – Détourner *[14-9-1]* – Incliner *[14-9-1]* – Acier (tremper l') *[17-12-4]*.

385 : Dévier *[3-20-13]* – Occasionner *[3-20-13]* – Osseux *[3-20-13]* – Ossification *[3-20-13]* – Ossifier *[3-20-13]* – Ronger (un os) *[3-20-13]* – Fertiliser *[4-21-14]* – Arrogant *[10-5-20]* – Battre *[13-8-1]* – Frapper *[13-8-1]* – Clôturer *[15-10-3]* – Enclore *[15-10-3]* – Réserves sur *[15-10-3]* – Distinguer *[17-12-5]* – Épouiller *[17-12-5]* – Favisme *[17-12-5]* – En route *[21-16-9]* – Marcher *[21-16-9]* – Piétiner *[21-16-9]*.

386 : Anoblir *[1-18-12]* – Émaner *[1-18-12]* – Ennoblir *[1-18-12]* – Prélever *[1-18-12]* – Refuser *[1-18-12]* – Répandre *[1-18-12]* – À plein gosier *[3-20-14]* – Angine *[3-20-14]* – Engranger *[3-20-14]* – Larynx *[3-20-14]* – Chauler *[15-10-4]* – Scléroser *[15-10-4]* – Essuyer *[19-14-8]* – Nettoyer *[19-14-8]*.

387 : Broyer *[3-20-15]* – Casser *[3-20-15]* – Écraser *[3-20-15]* – Étudier *[3-20-15]* – Formuler *[3-20-15]* – Mâcher *[3-20-15]* – Penser *[3-20-15]* – Rédiger *[3-20-15]* – Ceindre *[8-3-20]* – Éclore *[18-13-8]* – Pousser *[18-13-8]* – Surgir *[18-13-8]* – Fâcher *[19-14-9]* – Irriter *[19-14-9]* – Vexer *[19-14-9]* – Calomnier *[22-17-12]* – Dessaler (eau) *[22-17-12]* – Enduire *[22-17-12]* – Fade *[22-17-12]* – Impertinent *[22-17-12]*.

388 : Anéantir *[3-20-16]* – Diminuer *[3-20-16]* – Inférieur *[3-20-16]* – Léser *[3-20-16]* – Mauvais *[3-20-16]* – Sécréter *[3-20-16]* – Détériorer *[7-2-20]* – Biais (psycho.) *[14-9-5]* – Conjuguer (gramm.) *[14-9-5]* – Décliner *[14-9-5]* – Diathése *[14-9-5]* – Dresser *[14-9-5]* – Enclin *[14-9-5]* – Incliner *[14-9-5]* – Trémousser *[16-11-7]* – Adorer (religion) *[17-12-8]* – Bas *[17-12-8]* – Fendre *[17-12-8]* – Glisser *[17-12-8]* – Insinuer *[17-12-8]* – Labourer *[17-12-8]* – Tousser *[21-16-12]*.

389 : Battre en brèche *[2-19-16]* – Déchirer *[2-19-16]* – Éclater *[2-19-16]* – Éclore *[2-19-16]* – Fendre *[2-19-16]* – Hernie *[2-19-16]* – Passage *[2-19-16]* – Percer *[2-19-16]* – Rhagades *[2-19-16]* – Amasser *[3-20-17]* – Ratisser *[3-20-17]* – Amollir *[13-8-5]* – Anéantir *[13-8-5]* – Assigner (une somme) *[13-8-5]* – Compétent *[13-8-5]* – Délayer *[13-8-5]* – Dissoudre *[13-8-5]* – Effacer *[13-8-5]* – Encéphale - rayer *[13-8-5]* – Glande pituitaire *[13-8-5]* – Protester *[13-8-5]* – Rayer *[13-8-5]* – Rencontrer *[13-8-5]* – Spécialiser *[13-8-5]* – Tirer (un chèque) *[13-8-5]* – Accoucher *[17-12-9]* – Délivrer *[17-12-9]* – Échapper *[17-12-9]* – Enfanter *[17-12-9]* – Exsudation *[17-12-9]* – Sauver *[17-12-9]*.

390 : Désespérer *[6-1-21]* – Dire *[15-10-8]* – Raconter *[15-10-8]* – Appuyer *[21-16-14]* – Fier *[21-16-14]* – Limitrophe *[21-16-14]* – Adonner *[22-17-15]* – Attraper *[22-17-15]* – Comprendre *[22-17-15]* – Saisir *[22-17-15]* – Tenir *[22-17-15]* – Valable (droit) *[22-17-15]*.

391 : Judaïser *[10-5-4]* – Juif *[10-5-4]* – Brûler *[11-6-5]* – Cautériser *[11-6-5]* – Scène (adapter à la) *[13-8-7]* – Cauchemar *[15-10-9]* – Mûrir *[18-13-12]* – Freiner *[20-15-14]* – Retenir *[20-15-14]*.

392 : Presser *[1-18-18]* – Serrer *[1-18-18]* – Dévaster *[2-19-19]* – Vider *[2-19-19]* – Broyer *[3-20-20]* – Entraîner *[3-20-20]* – Métastase *[3-20-20]* – Râper *[3-20-20]* – Remorquer *[3-20-20]* – Tirer *[3-20-20]* – Traîner *[3-20-20]* – Écraser *[4-21-21]* – Patauger *[4-21-21]* – Mouches (grouiller de) *[7-2-2]* – Moucheter *[7-2-2]* – Célébrer *[8-3-3]* – Danser *[8-3-3]* – Fêter *[8-3-3]* – Tournoyer *[8-3-3]* – Incriminer *[17-12-12]* – Juger *[17-12-12]* – Prévoir *[17-12-12]* – Prier *[17-12-12]* – Réduire *[18-13-13]* – Établir *[19-14-14]* – Habiter *[19-14-14]* – Nicher *[19-14-14]* – Son nid *[19-14-14]* – Asperger *[20-15-15]* – Broyer *[20-15-15]* – Concasser *[20-15-15]* – Éparpiller *[20-15-15]* – Russifier *[20-15-15]* – Boucher *[21-16-16]* – Lisser *[21-16-16]* – Obturer *[21-16-16]* – Tambouriner *[22-17-17]*.

393 : Contrôler *[2-19-20]* – Critiquer *[2-19-20]* – Gros bétail - matin *[2-19-20]* – Visiter *[2-19-20]* – Chasser *[3-20-21]* – Divorcer *[3-20-21]* – Rejeter *[3-20-21]* – Étendu *[6-1-2]* – Être large *[6-1-2]* – Vaste *[6-1-2]* – Avorter *[13-8-9]* – Nettoyer *[13-8-9]* – Brûler *[16-11-12]* – Consumer *[16-11-12]* – Digérer *[16-11-12]* – Humecter *[17-12-13]* – Mouiller *[17-12-13]* – Plumes *[17-12-13]* – Condamner *[19-14-15]* – Condamner à une amende *[19-14-15]* – Punir *[19-14-15]*.

394 : Amasser *[1-18-20]* – Chercher *[2-19-21]* – Demander *[2-19-21]* – Implorer *[2-19-21]* – Solliciter *[2-19-21]* – Vouloir *[2-19-21]* – D'herbe *[4-21-1]* – Gazon *[4-21-1]* – Herbe *[4-21-1]* – Baratter *[7-2-4]* – Cadeau *[7-2-4]* – Don *[7-2-4]* – Doter *[7-2-4]* – Gratifier *[7-2-4]* – Cérébral *[13-8-10]* – Fonctionner *[22-17-19]*.

395 : Blennorragie *[7-2-5]* – Gonocoque *[7-2-5]* – Hémorragie *[7-2-5]* – Lochies *[7-2-5]* – Élever *[14-9-12]* – Imposer *[14-9-12]* – Lever *[14-9-12]* – Mettre *[14-9-12]* – Porter *[14-9-12]* – Prendre *[14-9-12]* – Soulever *[14-9-12]* – Finir *[15-10-13]* – Terminer *[15-10-13]* – Enlacer *[16-11-14]* – Enrouler *[16-11-14]* – Aplanir *[17-12-15]* – Égaliser *[17-12-15]* – Aux oreilles rabougris *[18-13-16]* – Coudre *[22-17-20]*.

396 : Connaisseur *[2-19-1]* – Cruche *[3-20-2]* – Eczéma *[3-20-2]* – Annuler *[13-8-12]* – Chorée *[13-8-12]* – Pardonner *[13-8-12]* – Renoncer *[13-8-12]* – Cliqueter *[16-11-15]* – Tinter *[16-11-15]* – Briser *[20-15-19]* – Broyer *[20-15-19]* – Écraser *[20-15-19]* – Effriter *[20-15-19]* – Agoraphobie *[21-16-20]* – Canitie *[21-16-20]* – Concierge *[21-16-20]* – Estimer *[21-16-20]* – Évaluer *[21-16-20]* – Imaginer *[21-16-20]* – Portier *[21-16-20]* – Supposer *[21-16-20]* – Adonner *[22-17-21]* – Attraper *[22-17-21]* – Comprendre *[22-17-21]* – Saisir *[22-17-21]* – Tenir *[22-17-21]* – Valable (droit) *[22-17-21]*.

397 : Durer *[14-10-14]* – Perpétuer *[14-10-14]* – Avaler *[16-12-16]* – Gorger *[16-12-16]* – Plumes *[16-12-16]* – Pellicules *[19-15-19]* – Mauvais état *[21-17-21]*.

398 : Dévisser *[2-20-3]* – Visser *[2-20-3]* – Combattre *[12-8-13]* – Conjonctivite *[12-8-13]* – Affaiblir *[16-12-17]* – Défaillir *[16-12-17]* – Envelopper *[16-12-17]* – Évanouissement (syncope) *[16-12-17]* – Languir *[16-12-17]* – Empereur *[19-15-20]* – Agiter *[20-16-21]* – Bombarder (milit.) *[20-16-21]* – Bruit *[20-16-21]* – Ébranler *[20-16-21]* – Émouvoir *[20-16-21]* – Secoué *[20-16-21]* – Trembler *[20-16-21]* – Mettre le feu *[21-17-22]*.

399 : Grêle *[2-20-4]* – Grêler *[2-20-4]* – Neutraliser *[8-4-10]* – Chantonner *[12-8-14]* – En musique *[12-8-14]* – En mouvement *[14-10-16]* – Affaiblir *[15-11-17]* – Affliger *[15-11-17]* – Maltraiter *[15-11-17]* – Mortifier *[15-11-17]* – Exulter *[16-12-18]* – Réjouir *[16-12-18]* – Triompher *[16-12-18]* – Canaliser *[18-14-20]* – Drainer *[18-14-20]*.

400 : Choisir *[2-20-5]* – Manger *[2-20-5]* – Nourrir *[2-20-5]* – Jour *[10-6-13]* – Allumer *[16-12-19]* – Brûler *[16-12-19]* – Sucer *[16-12-19]*.

401 : Cesser *[8-4-12]* – Disparaître *[8-4-12]* – Helléniser *[10-6-14]* – Avoir faim *[20-16-2]*.

402 : Robinet (fonctionner) *[2-20-7]* – Allaiter *[14-10-19]* – Nourrir *[14-10-19]* – Assiéger *[15-11-20]* – Boucher *[15-11-20]* – Embaucher *[15-11-20]* – Enfermer *[15-11-20]* – Fermer *[15-11-20]* – Gagner *[15-11-20]* – Louer *[15-11-20]* – Sucrer *[15-11-20]* – Affiler *[21-17-4]* – Embrocher *[21-17-4]* – Transpercer *[21-17-4]*.

403 : En contrebande *[2-20-8]* – Enfuir *[2-20-8]* – Fermer *[2-20-8]* – Fuir *[2-20-8]* – Rassembler *[2-20-8]* – Relier *[2-20-8]* – Verrouiller *[2-20-8]* – Conduire *[6-2-12]* – Mener (sport) *[6-2-12]* – Transporter *[6-2-12]* – Opprimer *[12-8-18]* – Pesanteur pelvienne, poussée *[12-8-18]* – Presser *[12-8-18]* – Serrer *[12-8-18]* – Labourer *[14-10-20]* – Frissonnement du nouveau né *[20-16-4]* – Trembler *[20-16-4]* – Calmer guérir *[21-17-5]* – Incliner *[21-17-5]* – Indemniser *[21-17-5]* – Inspiration (aspiration) *[21-17-5]* – Lisse *[21-17-5]* – Maigrir *[21-17-5]* – Raboter *[21-17-5]* – Saillant *[21-17-5]*.

404 : Au but *[13-9-20]* – Pluie *[13-9-20]* – Attention *[15-11-22]* – Écouter *[15-11-22]* – Taire *[15-11-22]* – Élever *[16-12-1]* – Casquer *[19-15-4]* – Briser *[20-16-5]* – Brouter *[20-16-5]* – Conduire *[20-16-5]* – Fracasser *[20-16-5]* – Gouverner *[20-16-5]* – Lier d'amitié *[20-16-5]* – Paître *[20-16-5]*.

405 : Offenser *[16-12-2]*.

406 : Agenouiller *[2-20-11]* – Barakat *[2-20-11]* – Bénir *[2-20-11]* – Féliciter *[2-20-11]* – Genou *[2-20-11]* – Genou - s'agenouiller *[2-20-11]* – Marcotter (agriculture) *[2-20-11]* – Chuchoter *[12-8-21]* – Ensorceler *[12-8-21]* – Fasciner *[12-8-21]* – Rumeurs (répandre) *[12-8-21]* – Souffler (théâtre) *[12-8-21]* – Bégayer *[16-12-3]* – Bègue *[16-12-3]* – Troubles du langage (dysarthrie) *[16-12-3]* – Goutte *[18-14-5]* – Adjoindre *[21-17-8]* – Dartre *[21-17-8]*.

407 : Incarner *[3-21-13]* – L'embonpoint *[3-21-13]* – Pleuvoir *[3-21-13]* – Pluie *[3-21-13]* – Réaliser *[3-21-13]* – Courber *[12-8-22]* – Haleter *[12-8-22]* – Droit *[21-17-9]* – Gouverner *[21-17-9]* – Juger *[21-17-9]* – Procès (condamner) *[21-17-9]*.

408 : Ataxie *[3-21-14]* – Bactérie *[8-4-19]* – Enfoncer *[8-4-19]* – Percer *[8-4-19]* – Piquer *[8-4-19]* – Éclaircir *[9-5-20]* – Épurer *[9-5-20]* – Pur *[9-5-20]* – Purifier *[9-5-20]* – Optimiser (math.) *[13-9-2]* – Coûter *[16-12-5]* – Élever *[16-12-5]* – Éloigner *[16-12-5]* – Exalter *[16-12-5]* – Glorifier *[16-12-5]* – Immigrer *[16-12-5]* – Monter *[16-12-5]* – Nerf zygomatique *[16-12-5]* – Surpasser *[16-12-5]*.

409 : Entrer *[8-4-20]* – Pénétrer *[8-4-20]* – Chasser *[14-10-4]* – Éloigner *[14-10-4]* – Enfuir *[14-10-4]* – Fluctuer, déambuler *[14-10-4]* – Remuer *[14-10-4]* – Secouer *[14-10-4]* – Contempler *[15-11-5]* – Regarder *[15-11-5]* – Feuilles *[16-12-6]* – Descendre (en parachute) *[18-14-8]* – Parachuter *[18-14-8]* – Ptose *[18-14-8]* – Tomber *[18-14-8]* – Épancher *[21-17-11]* – Respirer lourdement *[21-17-11]* – Urètre *[21-17-11]* – Verser *[21-17-11]*.

410 : Braire *[2-20-15]* – Tanner *[2-20-15]* – Innover *[8-4-21]* – Neuf *[8-4-21]* – Nouveau *[8-4-21]* – Produire *[8-4-21]* – Recommencer *[8-4-21]* – Renouveler *[8-4-21]* – Survenir *[8-4-21]* – Décevoir *[11-7-2]* – Mensonge *[11-7-2]* – Mentir *[11-7-2]* – Tromper *[11-7-2]* – Joyeux *[16-12-7]* – Abaisser *[21-17-12]* – Humilier *[21-17-12]* – Soumettre *[21-17-12]*.

411 : En friche *[6-2-20]* – Au lit *[13-9-5]* – Branche *[13-9-5]* – En bas - bâton *[13-9-5]* – En bas (tomber) *[13-9-5]* – Botulisme *[20-16-12]* – Empoisonner *[20-16-12]* – Intoxication *[20-16-12]* – Moustache *[21-17-13]*.

412 : Assécher *[6-2-21]* – Glande buccale *[12-8-5]* – Humidité *[12-8-5]* – Obscurcir *[16-12-9]* – Agiter *[20-16-13]* – Fâcher *[20-16-13]* – Irriter *[20-16-13]* – Secouer *[20-16-13]* – Tonner *[20-16-13]*.

413 : Déborder *[2-20-18]* – Immobiliser *[14-10-8]* – Charmer *[19-15-13]* – Enchanter *[19-15-13]* – Ensorceler *[19-15-13]* – Sorcellerie *[19-15-13]*.

414 : Allumer *[2-20-19]* – Astiquer *[2-20-19]* – Briller *[2-20-19]* – Ébloui *[2-20-19]* – Éclair *[2-20-19]* – Foudre *[2-20-19]* – Glaucome *[2-20-19]* – Polir *[2-20-19]* – Télégraphier *[2-20-19]* – Établir un pont (contact) *[3-21-20]* – Relier *[3-21-20]* – Apporter *[6-2-1]* – Dessécher *[18-14-13]* – Durcir *[18-14-13]* – Rétrécir *[18-14-13]* – Abonder *[21-17-16]* – Émaner *[21-17-16]* – Influencer *[21-17-16]* – Regorger *[21-17-16]* – Répandre *[21-17-16]*.

415 : Choisir *[2-20-20]* – Éclaircir *[2-20-20]* – Polir *[2-20-20]* – Pur *[2-20-20]* – Purifier *[2-20-20]* – Échouer *[3-21-21]* – Effleurer *[3-21-21]* – Lutter corps à corps *[3-21-21]* – Tâter *[3-21-21]* – Toucher *[3-21-21]* – Vitrer *[7-3-3]* – Vitres *[7-3-3]* – Vitreux *[7-3-3]* – Aiguiser *[8-4-4]* – Humidifier *[12-8-8]* – Rafraîchir *[12-8-8]* – Abriter *[15-11-11]* – Chaumer *[15-11-11]* – Agir *[16-12-12]* – Anéantir *[16-12-*

12] – Calomnier [16-12-12] – Exécuter [16-12-12] – Grappiller [16-12-12] – Maltraiter [16-12-12] – Salir [16-12-12] – Souiller [16-12-12] – Froid [18-14-14] – Refroidir [18-14-14] – Aigre [19-15-15] – Rogner [19-15-15] – Ronger [19-15-15] – Ami (accueillir) [20-16-16] – Briser [20-16-16] – Ébranler [20-16-16] – Lier d'amitié [20-16-16] – Mal [20-16-16] – Mauvais [20-16-16] – Nuire [20-16-16] – Accroupir [21-17-17] – Respirer lourdement [21-17-17].

416 : Brosser [2-20-21] – Égayer [8-4-5] – Réjouir [8-4-5] – Considérer [15-11-12] – Échouer [15-11-12] – Regarder [15-11-12] – Sot [15-11-12] – Cacher [16-12-13] – Disparaître [16-12-13] – Couler [20-16-17] – Déverser [20-16-17] – Répandre [20-16-17] – Ruisseler [20-16-17] – Tuiles [20-16-17] – Remettre à neuf [21-17-18] – Rénover [21-17-18].

417 : Réjouir [8-4-6] – Joue [12-8-10] – Mâchoire [12-8-10] – Additionner [15-11-13] – Consentir [15-11-13] – Résumer [15-11-13] – Totaliser [15-11-13] – Cacher [18-14-16] – Modeste [18-14-16] – Briser [20-16-18] – Abonder [21-17-19] – Battre [21-17-19] – Contenter [21-17-19] – Frapper [21-17-19] – Riche [21-17-19] – Suffire [21-17-19].

418 : Créer [2-20-1] – Déboiser [2-20-1] – Défricher [2-20-1] – Gaver [2-20-1] – Grossir [2-20-1] – Guérir [2-20-1] – Revigorer [2-20-1] – Brouter [12-8-11] – Lécher [12-8-11] – Raser (un édifice) [12-8-11] – Somnolent [14-10-13] – Mettre en danger [15-11-14] – Amuser [16-12-15] – Joyeux [16-12-15] – Réjouir [16-12-15] – Éloigner [18-14-17] – Enrouler [18-14-17] – Entourer [18-14-17] – Hennir [18-14-17] – Recroqueviller [18-14-17] – Améliorer [21-17-20] – Beau [21-17-20] – Embellir [21-17-20] – Parer [21-17-20] – Plaire [21-17-20].

419 : Aqueux [13-10-13] – Diluer [13-10-13] – Eau [13-10-13] – Agiter [17-14-17] – Éventer [17-14-17] – Fibrillation [20-17-20].

420 : Embusquer [1-20-2] – Guet [1-20-2] – Planer [4-1-5] – Voler [4-1-5] – Bleu [11-8-12] – Cyanose [11-8-12] – Cyanotique [11-8-12] – Farder [11-8-12] – Hypocrite [11-8-12] – Chromatine sexuelle [13-10-14] – Classer [13-10-14] – Gonade [13-10-14] – Trier [13-10-14] – Abattre [14-11-15] – Acquérir [14-11-15] – Immoler [14-11-15] – Pétrifier [15-12-16] – Creuser [19-16-20] – Incurver [19-16-20] – Boueux [20-17-21] – Polluer [20-17-21] – Souiller [20-17-21].

421 : Tisser [1-20-3] – Sinus nasal [3-22-5] – Sinusite [3-22-5] – Déformer [15-12-17] – Fausser [15-12-17] – Faux (chanter) [15-12-17] – Fermer [16-13-18] – Dorloter [17-14-19] – Gâter [17-14-19].

422 : Bronze [1-20-4] – Jeter [9-6-12] – Pondre [9-6-12] – Entreprendre [10-7-13] – Prendre l'initiative [10-7-13] – Expectorant [11-8-14] – Approfondir [16-13-19] – Profond [16-13-19] – Affaiblir [20-17-1] – Guérir [20-17-1] – Réparer [20-17-1] – Restaurer [20-17-1] – Traitement [20-17-1].

423 : Cueillir [1-20-5] – Récolter [1-20-5] – Boucher [9-6-13] – Fermer [9-6-13] – Bien nourrir [10-7-14] – Gras [10-7-14] – Cacher (des armes) [15-12-19] – Décéder [15-12-19] – Éloigner [15-12-19] – Enlever [15-12-19] – Monter [15-12-19] – Payer [15-12-19] – Renoncer [15-12-19] – En gerbes [16-13-20] – Maltraiter [16-13-20].

424 : Caresser [12-9-17] – Charger (fardeaux) [16-13-21].

425 : Cèdre [1-20-7] – Emballer [1-20-7] – Diététique [4-1-9] – Régime [4-1-9] – Paon [9-6-15] – Paon (barioler) [9-6-15] – Sueur [10-7-16] – Déguiser [14-11-20] – Désintéresser [14-11-20] – Indifférent [14-11-20] – Livrer [14-11-20] – Méconnaître [14-11-20] – Reconnaître [14-11-20] – Comparer [16-13-22] – Confronter [16-13-22] – Joindre [16-13-22] – Réunir [16-13-22] – Tourner [17-14-1] – Entendre [20-17-4] – Étaler [20-17-4] – Tapisser [20-17-4].

426 : Cheminer [1-20-8] – Hôte [1-20-8] – Voyager [1-20-8] – Abuser [5-2-12] – Buée [5-2-12] – Étuver [5-2-12] – Inconsistant [5-2-12] – Vain [5-2-12] – Vapeur [5-2-12] – Frapper [14-11-21] – Heurter [14-11-21] – Piquer (serpent) [14-11-21] – Sarcler [14-11-21] – Choisir [15-12-22] – Tamiser [15-12-22] – Affaiblir [20-17-5] – Détremper (l'acier) [20-17-5] – Guérir [20-17-5] – Lâcher [20-17-5] – Relâcher [20-17-5] – Relaxation [20-17-5] – Spirant [20-17-5].

427 : Flotter *[9-6-17]* – Affaibli *[13-10-21]* – Cesser *[13-10-21]* – Écarter *[13-10-21]* – Traînard *[13-10-21]* – Mordre frapper *[14-11-22]* – Compenser *[15-12-1]* – Pencher (balance) *[15-12-1]* – Peser *[15-12-1]* – Dorloter *[17-14-3]* – Gâter *[17-14-3]*.

428 : Lion *[1-20-10]* – Affiler *[12-9-21]* – Affûter *[12-9-21]* – Aiguiser *[12-9-21]* – Poli *[12-9-21]* – Battre *[14-11-1]* – Chasser *[14-11-1]* – Frapper *[14-11-1]* – Repousser *[14-11-1]*.

429 : Attarder *[1-20-11]* – Différer *[1-20-11]* – Long *[1-20-11]* – Prolonger *[1-20-11]* – Cuire *[2-21-12]* – Mûrir *[2-21-12]* – Inquiéter *[4-1-14]* – Occuper de *[4-1-14]* – Fatiguer *[6-3-16]* – Lasser *[6-3-16]* – Décevoir *[11-8-21]* – Démentir *[11-8-21]* – Dénier *[11-8-21]* – Épuiser *[11-8-21]* – Flatter *[11-8-21]* – Maigrir *[11-8-21]* – Mentir *[11-8-21]* – Renier *[11-8-21]* – Renoncer *[11-8-21]* – Trahir *[11-8-21]* – Aider *[16-13-4]* – Apprêter à *[16-13-4]* – Arrêter *[16-13-4]* – Atteindre *[16-13-4]* – Blâmer *[16-13-4]* – Cailler *[16-13-4]* – Comprendre *[16-13-4]* – Debout *[16-13-4]* – Estimer *[16-13-4]* – Évaluer *[16-13-4]* – Fixer *[16-13-4]* – Lever *[16-13-4]* – Orthostatique *[16-13-4]* – Poster *[16-13-4]* – Résister *[16-13-4]* – Stase *[16-13-4]* – Trouver *[16-13-4]* – Adresser *[17-14-5]* – Éloigner *[17-14-5]* – Évacuer *[17-14-5]* – face *[17-14-5]* – Libérer *[17-14-5]* – Libre *[17-14-5]* – Nerf facial *[17-14-5]* – Retirer *[17-14-5]* – Tourner *[17-14-5]* – Vider *[17-14-5]*.

430 : Agréable *[2-21-13]* – Content *[2-21-13]* – Enivrer *[2-21-13]* – Parfumer *[2-21-13]* – Ligne *[9-6-20]* – Rangée *[9-6-20]* – Exalter *[15-12-4]* – Nausée à *[15-12-4]* – Reculer *[15-12-4]* – Affaiblir *[16-13-5]* – Assombrir *[16-13-5]* – Friper *[20-17-9]* – User *[20-17-9]*.

431 : Foncer *[9-6-21]* – Voler *[9-6-21]* – Peser *[15-12-5]* – Rejeter *[15-12-5]* – Soumettre *[15-12-5]* – Rencontrer *[22-19-12]* – Trébucher *[22-19-12]*.

432 : Bec de lièvre *[1-20-14]* – Pin *[1-20-14]* – Écraser *[2-21-15]* – Œdème *[2-21-15]* – Piétiner *[2-21-15]*.

433 : Affermer *[1-20-15]* – Fiancer *[1-20-15]* – Pour fiancée *[1-20-15]* – Corriger *[22-19-14]* – Orner *[22-19-14]* – Préparer *[22-19-14]* – Prescrire *[22-19-14]* – Redresser *[22-19-14]* – Réparer *[22-19-14]*.

434 : Survenir *[1-20-16]* – Prononcer *[5-2-20]* – Bien *[9-6-2]* – Bon *[9-6-2]* – Bon - abondance *[9-6-2]* – Richesse *[9-6-2]* – Pardonner *[15-12-8]*.

435 : Crachat *[11-8-5]* – Cracher *[11-8-5]* – Toussoter *[11-8-5]* – Être présent *[14-11-8]* – Hypotonie (adynamie) *[20-17-14]* – Enfoncer *[22-19-16]* – Gifler *[22-19-16]* – Planter *[22-19-16]* – Sonner (musique) *[22-19-16]*.

436 : Terre *[1-20-18]* – Gras *[13-10-8]* – Mœlleux *[13-10-8]* – Boueux *[20-17-15]* – Faible *[20-17-15]* – Flasque *[20-17-15]* – Mou *[20-17-15]* – Obséquieux *[20-17-15]* – Piétiner *[20-17-15]* – Rouler (dans la poussière) *[20-17-15]* – Souiller *[20-17-15]* – Attaquer *[22-19-17]* – Élever *[22-19-17]* – Exalter *[22-19-17]* – Fortifier *[22-19-17]* – Objecter *[22-19-17]*.

437 : Terre (électricité) *[1-20-19]* – Annoncer une nouvelle *[2-21-20]* – Filer *[9-6-5]* – Exercer *[16-13-12]* – Masser *[16-13-12]* – Peiner *[16-13-12]* – Glandes endocrines *[17-14-13]* – Intérioriser *[17-14-13]* – Jaillir *[21-18-17]* – Submerger *[21-18-17]*.

438 : Maudire *[1-20-20]* – Réprouver *[1-20-20]* – Arrogant *[15-12-12]* – Élever *[15-12-12]* – Embobiner *[15-12-12]* – Enrouler *[15-12-12]* – Exalter *[15-12-12]* – Frotter *[15-12-12]* – Guider *[15-12-12]* – Niveler *[15-12-12]* – Paver *[15-12-12]* – Piétiner *[15-12-12]* – Remblayer *[15-12-12]* – Assombrir *[16-13-13]* – Assourdir *[16-13-13]* – Opaque *[16-13-13]* – Terne *[16-13-13]* – Ternir *[16-13-13]* – Étinceler *[17-14-14]* – Scintiller *[17-14-14]* – Affaiblir *[20-17-17]* – Faible *[20-17-17]* – Fluide *[20-17-17]* – Mou *[20-17-17]* – Rapidement *[20-17-17]* – Vaciller *[20-17-17]*.

439 : Fiancer *[1-20-21]* – Pour fiancée *[1-20-21]* – Affliger *[4-1-2]* – Tristesse *[4-1-2]* – Comploter *[14-11-12]* – Escalader *[15-12-13]* – Moduler (musique) *[15-12-13]* – Meurtrir *[17-14-15]* – En panne *[22-19-20]* – Toit *[22-19-20]*.

440 : S'inquiéter *[4-1-3]* – Affliger *[6-3-5]* – Attrister *[6-3-5]* – Évaluer la distance *[9-6-8]* – Projeter (un liquide) *[15-12-14]* – Accabler *[16-13-15]* – Charger *[16-13-15]* – Accouder *[20-17-19]* – Languir *[20-17-19]*.

441 : Penser *[5-3-5]* – Prononcer *[5-3-5]* – Ressentir *[5-3-5]* – Roucouler *[5-3-5]* – Rugir *[5-3-5]* – Ronces *[8-6-8]* – Nuit *[12-10-12]* – Récriminer *[14-12-14]*.

442 : Ficelle *[8-6-9]* – Fil *[8-6-9]* – Mécaniser *[13-11-14]* – Ramifier *[16-14-17]* – Ses branches *[16-14-17]* – Alerter *[18-16-19]* – Crier *[18-16-19]* – Cris *[18-16-19]* – Écrier *[18-16-19]* – Implorer *[18-16-19]* – Plaindre *[18-16-19]* – Réprimander *[18-16-19]* – Avertir *[22-20-1]* – En garde *[22-20-1]*.

443 : Croître *[3-1-5]* – Exalter *[3-1-5]* – Glorifier *[3-1-5]* – Monter *[3-1-5]* – Attendre *[10-8-12]* – Espérer *[10-8-12]* – Abri (chercher un) *[12-10-14]* – Ajourner *[12-10-14]* – Habiter *[12-10-14]* – Nuit *[12-10-14]* – Douane (payer droits) *[13-11-15]* – Cesser *[17-15-19]* – Couper *[17-15-19]* – Décider *[17-15-19]* – Espacer *[17-15-19]* – Ponctuer *[17-15-19]* – Séparer *[17-15-19]* – Trancher *[17-15-19]* – Verset (réciter un) *[17-15-19]* – Attrister *[18-16-20]* – Diminuer *[18-16-20]* – Fâcher *[18-16-20]* – Petit rajeunir *[18-16-20]* – Peu nombreux *[18-16-20]* – Emparer de *[19-17-21]* – Saisir *[19-17-21]* – Abreuver *[21-19-1]*.

444 : Déverser *[1-21-4]* – Écouler *[1-21-4]* – En rut *[10-8-13]* – Accorder *[16-14-19]* – Attribuer *[16-14-19]* – Cou (autour du) *[16-14-19]* – Gigantesque *[16-14-19]* – Gigantisme *[16-14-19]* – Bonne volonté *[20-18-1]* – Conférence *[20-18-1]* – En jaune *[22-20-3]*.

445 : Femme *[1-21-5]* – Pupille *[1-21-5]* – Sacrifice *[1-21-5]* – Apaiser *[8-6-12]* – Appliquer à *[8-6-12]* – Calmer *[8-6-12]* – Danser *[8-6-12]* – Sable - phénix - danser *[8-6-12]* – Survenir *[8-6-12]* – Rougir *[15-13-19]* – Coaguler *[19-17-1]* – Congeler *[19-17-1]* – Figer *[19-17-1]* – Geler *[19-17-1]* – Rigidité cadavérique *[19-17-1]*.

446 : Bruit *[8-6-13]* – Brun *[8-6-13]* – Émouvoir *[8-6-13]* – Gémir *[8-6-13]* – Troubler *[8-6-13]* – Attribuer *[10-8-15]* – Origines *[10-8-15]* – Rapporter *[10-8-15]* – Rattacher à (famille) *[10-8-15]* – Fibre *[12-10-17]* – Fibreux *[12-10-17]* – Clouer *[15-13-20]* – Dresser *[15-13-20]* – Effrayer *[15-13-20]* – Raidir *[15-13-20]* – Punir *[16-14-21]* – Amande *[21-19-4]* – Amygdale *[21-19-4]* – Amygdalectomie *[21-19-4]* – Amygdalite *[21-19-4]* – Amygdalotripsie *[21-19-4]* – Appliquer *[21-19-4]* – Assidu *[21-19-4]* – Avertir *[22-20-5]* – En garde *[22-20-5]*.

447 : Infecter *[7-5-13]* – Infection *[7-5-13]* – Souiller *[7-5-13]* – Affût (à l'affût de) *[20-18-4]* – Danser *[20-18-4]* – Abreuver *[21-19-5]* – Arroser *[21-19-5]* – Boire *[21-19-5]*.

448 : En rangées *[4-2-11]* – Épargner *[8-6-15]* – Ménager *[8-6-15]* – Déchausser *[10-8-17]* – Livrer *[13-11-20]* – Vendre *[13-11-20]* – Rétrécir *[19-17-4]* – Sévère *[19-17-4]* – Trancher *[19-17-4]* – Agréer *[20-18-5]* – Aimer *[20-18-5]* – Conciliant *[20-18-5]* – Concilier *[20-18-5]* – Consentir *[20-18-5]* – Détailler *[20-18-5]* – Disserter *[20-18-5]* – Payer *[20-18-5]* – Vouloir *[20-18-5]* – Consterner *[22-20-7]* – Déverser *[22-20-7]* – Diarrhée (méde.) *[22-20-7]* – Impertinent *[22-20-7]* – Jeter *[22-20-7]*.

449 : Aveugle *[15-13-1]* – Éblouir *[15-13-1]* – Boucler *[16-14-2]* – Luette *[16-14-2]* – Nouer *[16-14-2]* – Chemin (frayer un) *[17-15-3]* – Cotylédon *[17-15-3]* – Découper *[17-15-3]* – Élaguer *[17-15-3]* – Élever *[17-15-3]* – Fendre *[17-15-3]* – Fractionner *[17-15-3]* – Grimper *[17-15-3]* – Aller et venir *[18-16-4]* – Marcher *[18-16-4]* – Progresser *[18-16-4]* – Écrémer *[19-17-5]* – Figer *[19-17-5]*.

450 : Hymen *[2-22-12]* – Délivrer *[3-1-12]* – Racheter *[3-1-12]* – Convenir *[5-3-14]* – Frotter *[8-6-17]* – Lion *[12-10-21]* – Choyer *[16-14-3]* – Faire plaisir *[16-14-3]* – Détériorer *[17-15-4]* – Gâter *[17-15-4]* – Perdre *[17-15-4]* – Avancer *[18-16-5]* – Déporter *[18-16-5]* – Marcher *[18-16-5]* – Transporter *[18-16-5]*.

451 : Allemand *[1-21-11]* – Ashkénaze *[1-21-11]* – Cryptorchidie *[1-21-11]* – Testicule *[1-21-11]* – Testicule *[1-21-11]* – Dehors *[8-6-18]* – Extérieur *[8-6-18]* – Sortir *[8-6-18]* – Il n'y à pas *[12-10-22]* – Attacher *[16-14-4]* – Fixer *[16-14-4]* – Étendre *[17-15-5]* – Répandre *[17-15-5]* – Bondir *[19-17-7]* – Sauter *[19-17-7]* – Assassiner *[20-18-8]* – Massacrer *[20-18-8]* – Suicider *[20-18-8]* – Calme *[21-19-9]* – Calmer *[21-19-9]* – En repos *[21-19-9]*.

452 : Attacher par cordes *[1-21-12]* – Rattacher à (famille) *[10-8-21]* – Dysménorrhée *[13-11-2]* – Chanter *[16-14-5]* – Exaucer *[16-14-5]* – Humilier *[16-14-5]* – Intéresser à *[16-14-5]* – Jeûner *[16-14-*

5] – Mortifier *[16-14-5]* – Répondre *[16-14-5]* – Souffrir *[16-14-5]* – Témoigner *[16-14-5]* – Tourmenter *[16-14-5]* – Battre *[19-17-8]* – Frapper *[19-17-8]* – Frustrer *[19-17-8]* – Léser *[19-17-8]* – Priver *[19-17-8]* – Vaincre / ruiner *[19-17-8]*.

453 : Accuser *[1-21-13]* – Coupable *[1-21-13]* – Fautif *[1-21-13]* – Tanner *[4-2-16]* – Blanc *[8-6-20]* – Blanchir *[8-6-20]* – Clair *[8-6-20]* – Éclaircir *[8-6-20]* – Pâlir *[8-6-20]* – Aveugler *[15-13-5]* – Éblouir *[15-13-5]* – Modeste *[16-14-6]*.

454 : Avertir *[7-5-20]* – Briller *[7-5-20]* – Éclairer *[7-5-20]* – Éclat *[7-5-20]* – Ordonner *[7-5-20]* – Prudent *[7-5-20]* – Resplendir *[7-5-20]* – Splendeur *[7-5-20]* – Accélérer *[8-6-21]* – Hâter *[8-6-21]* – Inquiet *[8-6-21]* – Ressentir *[8-6-21]* – Soucieux *[8-6-21]* – Souffrir *[8-6-21]* – Boiteux *[17-15-8]* – Bondir *[17-15-8]* – Enjamber *[17-15-8]* – Pâque *[17-15-8]* – Considérer *[21-19-12]* – Équilibrer *[21-19-12]* – Lourd *[21-19-12]* – Payer *[21-19-12]* – Peser *[21-19-12]* – Poids *[21-19-12]* – Prendre *[21-19-12]* – Sicle *[21-19-12]* – Offrir (un don) *[22-20-13]* – Souscrire *[22-20-13]* – Vider *[22-20-13]*.

455 : Dédaigner *[8-6-22]* – Mépriser *[8-6-22]* – Reconstituer *[21-19-13]* – Anosmie *[22-20-14]* – Mâts *[22-20-14]*.

456 : Attacher *[4-2-19]* – Atteindre *[4-2-19]* – Coller *[4-2-19]* – Contagieux *[4-2-19]* – Contaminer (médec.) *[4-2-19]* – Rejoindre *[4-2-19]* – Émigrer *[5-3-20]* – Contenir *[19-17-12]* – Écailler *[19-17-12]* – Gratter *[19-17-12]* – Plier *[19-17-12]* – Racler *[19-17-12]* – Replier *[19-17-12]* – Aplatir *[20-18-13]* – Écraser *[20-18-13]* – Basedow (maladie de) *[22-20-15]* – Protester *[22-20-15]* – Volet *[22-20-15]*.

457 : Enchanteur *[1-21-17]* – Sorcier *[1-21-17]* – Anéantir *[4-2-20]* – Concerter *[4-2-20]* – Entendre *[4-2-20]* – Négocier *[4-2-20]* – Parler *[4-2-20]* – Parole *[4-2-20]* – Vaincre *[4-2-20]* – Dette (transférer à) *[8-6-2]* – Devoir *[8-6-2]* – Obliger *[8-6-2]* – Assigner *[10-8-4]* – Espérer *[10-8-4]* – Ébullition (furoncle) *[15-13-9]* – Furoncle *[15-13-9]* – Furonculose *[15-13-9]* – Pauvre *[16-14-10]* – Grave *[20-18-14]* – Sérieux *[20-18-14]* – Applaudir *[22-20-16]* – Protester *[22-20-16]* – Trompetter *[22-20-16]*.

458 : Fendre *[2-22-19]* – Aigrir *[4-2-21]* – Bossu *[4-2-21]* – Doux *[4-2-21]* – Emmieller *[4-2-21]* – Miel *[4-2-21]* – Constater *[6-4-1]* – Vérifier *[6-4-1]* – Dorer *[7-5-2]* – Or *[7-5-2]* – Cercle *[8-6-3]* – Planer *[8-6-3]* – Dédaigner *[17-15-12]* – Disqualifier *[17-15-12]* – Rejeter *[17-15-12]* – Sculpter *[17-15-12]* – Consacrer en oubli *[21-19-16]* – Enfoncer *[21-19-16]* – Installer *[21-19-16]* – Noyer *[21-19-16]* – Sombrer *[21-19-16]* – Affaiblir *[22-20-17]* – Guérir *[22-20-17]* – Ramollir *[22-20-17]* – Remède *[22-20-17]*.

459 : Découper *[2-22-20]* – Accoler *[15-13-11]* – Approcher *[15-13-11]* – Appuyer *[15-13-11]* – Autoriser *[15-13-11]* – Dense *[15-13-11]* – Épais *[15-13-11]* – Fier *[15-13-11]* – Rabbin *[15-13-11]* – Réconforter *[15-13-11]* – Soutenir *[15-13-11]* – Déplacer *[18-16-14]* – Errer *[18-16-14]* – En lanières *[20-18-16]* – Fouetter *[20-18-16]* – Ligament *[20-18-16]* – Percer *[20-18-16]* – Perforer *[20-18-16]* – Raies *[20-18-16]* – Attendre *[21-19-17]* – Frapper *[21-19-17]* – Imminent *[21-19-17]* – Paraître *[21-19-17]* – Radiographier *[21-19-17]* – Refléter *[21-19-17]* – Regarder *[21-19-17]* – Serrer *[21-19-17]* – Transparence (voir) *[21-19-17]* – Voir *[21-19-17]* – Justifier *[22-20-18]* – Résoudre *[22-20-18]*.

460 : Acclamer *[1-21-20]* – Confirmer *[1-21-20]* – Éloge *[1-21-20]* – Guider *[1-21-20]* – Heureux *[1-21-20]* – Marcher *[1-21-20]* – Abonder *[4-2-1]* – Cruel *[4-2-1]* – Regorger *[4-2-1]* – Déclarer *[8-6-5]* – Ève *[8-6-5]* – Montrer *[8-6-5]* – Vivre (un événement) *[8-6-5]* – Coter *[15-13-12]* – Marquer *[15-13-12]* – Symbole (exprimer par) *[15-13-12]* – Symboliser *[15-13-12]* – Broyer *[20-18-17]* – Daller *[20-18-17]* – Écraser *[20-18-17]* – Paver *[20-18-17]* – Succéder *[20-18-17]* – En horreur *[21-19-18]* – Pulluler *[21-19-18]* – Souiller *[21-19-18]*.

461 : Fortifier *[1-21-21]* – Renforcer *[1-21-21]* – Rétablir *[1-21-21]* – Chuchoter *[4-2-2]* – Couler *[4-2-2]* – Interviewer *[4-2-2]* – Murmurer *[4-2-2]* – Parler *[4-2-2]* – Ruisseler *[4-2-2]* – Identifier *[7-5-5]* – Humilier *[13-11-11]* – Rabaisser *[13-11-11]* – Droguer *[15-13-13]* – Intoxiquer *[15-13-13]* – Nuages *[16-14-14]* – Présages (consulter) *[16-14-14]* – Cesser *[17-15-15]* – Éparpiller *[17-15-15]* – Vanner *[17-15-15]* – Briser *[20-18-18]* – Démener *[20-18-18]* – Opprimer *[20-18-18]* – Agiter *[21-19-19]* –

Avide *[21-19-19]* – Convoiter *[21-19-19]* – Désirer *[21-19-19]* – Grogner (ours) *[21-19-19]* – Grouiller *[21-19-19]*.

462 : Avouer *[6-4-5]* – Remercier *[6-4-5]* – Conteneur *[13-11-12]* – Dessiner *[15-13-14]* – Esquisser *[15-13-14]* – Signe *[15-13-14]* – Franchir *[17-15-16]* – Marcher *[17-15-16]* – Pas à pas *[17-15-16]* – Voiler *[18-16-17]* – Bondir *[19-17-18]* – Fermer *[19-17-18]* – Hacher *[19-17-18]* – Saut *[19-17-18]* – Sauter *[19-17-18]* – Sautiller *[19-17-18]* – Sursauter *[19-17-18]* – Trancher *[19-17-18]* – Mensonge *[21-19-20]* – Mentir *[21-19-20]* – Trahir *[21-19-20]*.

463 : Main *[5-4-5]* – Bouger *[7-6-7]* – Déplacer *[7-6-7]* – Remuer *[7-6-7]* – Déraciner *[21-20-21]* – Enraciner *[21-20-21]* – Extirper *[21-20-21]*.

464 : Proliférer *[4-3-5]* – Écarter *[7-6-8]* – Éloigner *[7-6-8]* – Calibrer *[11-10-12]* – Généraliser *[11-10-12]* – Graduer *[11-10-12]* – Mesurer *[11-10-12]* – Civilisé *[14-13-15]* – Poli *[14-13-15]* – Péritoine *[18-17-19]* – Péritonite *[18-17-19]* – Asthme *[19-18-20]* – Bref *[19-18-20]* – Court *[19-18-20]* – Court-circuit *[19-18-20]* – Moissonner *[19-18-20]* – Raccourcir *[19-18-20]* – Servir *[21-20-22]*.

465 : Altitude *[3-2-5]* – Dorsal *[3-2-5]* – Dos *[3-2-5]* – Élever *[3-2-5]* – Glorifier *[3-2-5]* – Haut *[3-2-5]* – Hauteur *[3-2-5]* – Mal de dos *[3-2-5]* – Sourcil *[3-2-5]* – Adjoindre *[15-14-17]* – Affilier *[15-14-17]* – Annexer *[15-14-17]* – Hurler *[18-17-20]* – Hurler (sirène) *[18-17-20]* – Klaxonner *[18-17-20]* – Siffler *[18-17-20]* – Tôt (se lever *[18-17-20]* – Induction (électric.) *[21-20-1]* – Inspirer *[21-20-1]* – Pressentir *[21-20-1]*.

466 : Rate *[9-8-12]* – Détourner *[12-11-15]* – Obliquement de côté *[12-11-15]* – Disputer *[16-15-19]* – Flirter *[16-15-19]* – Occuper *[16-15-19]* – Ouvrir largement (la bouche) *[17-16-20]* – Brûler *[21-20-2]* – Chaleur (accabler de) *[21-20-2]* – Embraser *[21-20-2]*.

467 : Arriver *[1-22-5]* – Toi *[1-22-5]* – Tu *[1-22-5]* – Tutoyer *[1-22-5]* – Venir *[1-22-5]* – Poches (vider les) *[11-10-15]* – Sous cloche (agriculture) *[11-10-15]* – Claquer (des doigts) *[15-14-19]* – Pousser *[15-14-19]* – Refouler *[15-14-19]* – Allouer *[19-18-1]* – Réserver *[19-18-1]* – Pourrir *[20-19-2]* – Enlacer *[21-20-3]*.

468 : Chauve *[3-2-8]* – Bon marché *[7-6-12]* – Gaspiller *[7-6-12]* – Vider *[7-6-12]* – Couper *[8-7-13]* – Tailler *[8-7-13]* – Molaire *[9-8-14]* – Moudre *[9-8-14]* – Agréable *[13-12-18]* – Recommander *[13-12-18]* – Sentencieux (style) *[13-12-18]* – Justifier *[14-13-19]* – Motiver *[14-13-19]* – Nécrose *[14-13-19]* – Tablier *[15-14-20]* – Couper *[19-18-2]* – Fixer *[19-18-2]* – Rationner *[19-18-2]* – Rythme *[19-18-2]* – Après soi *[21-20-4]* – Reste *[21-20-4]* – Rester *[21-20-4]* – Survivre *[21-20-4]*.

469 : Écraser *[5-4-11]* – Refouler *[5-4-11]* – Chantre *[8-7-14]* – Liturgie (chanter) *[8-7-14]* – Amuser *[11-10-17]* – Incliner *[11-10-17]* – Soumettre *[11-10-17]* – Arracher *[13-12-19]* – Déchirer *[13-12-19]* – Tordre le cou (oiseau) *[13-12-19]* – Barioler *[14-13-20]* – Tacheter *[14-13-20]* – Ballisme *[20-19-4]* – Bondir *[20-19-4]* – Danser *[20-19-4]* – Sasser *[20-19-4]* – Sauter *[20-19-4]* – Délier *[21-20-5]* – Délivrer *[21-20-5]* – Demeurer *[21-20-5]* – Établir *[21-20-5]* – Induction (électric.) *[21-20-5]* – Installer *[21-20-5]* – Macérer rouir *[21-20-5]* – Nourrir *[21-20-5]* – Résider *[21-20-5]* – Tremper *[21-20-5]*.

470 : Nourrir *[7-6-14]* – Tacheter *[14-13-21]* – Glande salivaire *[20-19-5]* – Salive *[20-19-5]*.

471 : Lever le drapeau - avoir pour credo *[4-3-12]* – Couper *[5-4-13]* – Découper *[5-4-13]* – Contracter *[18-17-4]* – Dessécher *[18-17-4]* – Ratatiner *[18-17-4]* – Scorbut *[18-17-4]* – Tétanos *[18-17-4]* – Allouer *[19-18-5]* – Couper *[19-18-5]* – Gratter *[19-18-5]* – Limiter *[19-18-5]*.

472 : Délimiter *[3-2-12]* – Fixer *[3-2-12]* – Limitrophe *[3-2-12]* – Malaxer *[3-2-12]* – Pétrir *[3-2-12]* – Restreindre *[3-2-12]* – Exemple (illustrer par) *[4-3-13]* – Standardiser *[4-3-13]* – Horrifier *[7-6-16]* – Modeler *[11-10-20]* – Attendre *[18-17-5]* – Couvrir *[18-17-5]* – Espérer *[18-17-5]* – Montrer *[18-17-5]* – Observer *[18-17-5]* – Prévoir *[18-17-5]* – Regarder *[18-17-5]* – Revêtir *[18-17-5]*.

473 : Blé *[4-3-14]* – Céréales *[4-3-14]* – Engranger *[4-3-14]* – Pied (gratter du) *[5-4-15]* – Sautiller *[5-4-15]* – Tituber *[5-4-15]* – Réaliser *[13-12-1]* – Remplir *[13-12-1]* – Bêler *[17-16-5]* – Beugler *[17-16-5]* –

Crier [17-16-5] – Assaisonner [20-19-8] – Confiture [20-19-8] – Élaborer [20-19-8] – Parfumer [20-19-8] – Parfums (mélanger) [20-19-8] – Graver [21-20-9] – Griffer [21-20-9] – Rayer [21-20-9].

474 : Bossu [3-2-14] – Caséifier [3-2-14] – Fortifier [8-7-19] – Renforcer [8-7-19] – Constipé [9-8-20] – D'hémorroïdes [9-8-20] – Hémorroïdes [9-8-20] – Massage [16-15-5] – Masser (médecine) [16-15-5] – Pétrir [16-15-5] – Pressurer [16-15-5] – Fusée [20-19-9] – Missile [20-19-9] – Assurer [21-20-10] – Blinder [21-20-10] – Cuirasser [21-20-10] – Garantir [21-20-10].

475 : Vous [1-22-13] – Plâtrer [3-2-15] – Pousser [5-4-17] – Endommager [7-6-19] – Faire la cour [8-7-20] – Oreillons [8-7-20] – Revenir [8-7-20] – Ébouillanter [13-12-3] – En usufruit [13-12-3] – Entortiller [21-20-11] – Lacer (des souliers) [21-20-11] – Traîner [21-20-11].

476 : Guérir [1-22-14] – Arrondir [3-2-16] – Chapeau [3-2-16] – En relief [3-2-16] – Pédicule [3-2-16] – Saillie [3-2-16] – Voûter [3-2-16] – Loucher [7-6-20] – Tordre [7-6-20] – Mal [11-10-2] – Souffrir [11-10-2] – Ulcère [11-10-2] – Ulcère [11-10-2] – Congénital [13-12-4] – Stomatite gangréneuse (noma) [14-13-5].

477 : Serrer [5-4-19] – Bien [10-9-2] – Bon [10-9-2] – Prendre [12-11-4] – Rassembler [12-11-4] – Saisir [12-11-4] – Unir [12-11-4] – Circoncision [13-12-5] – Amoindrir [17-16-9].

478 : Beau [5-4-20] – Beauté [5-4-20] – Éclat [5-4-20] – Embellir [5-4-20] – Honorer [5-4-20] – Orner [5-4-20] – Rééditer [5-4-20] – Retourner [5-4-20] – Revenir [5-4-20] – Vanter [5-4-20] – Anguleux [7-6-22] – Détourner [7-6-22] – Humide [9-8-2] – Laquer [12-11-5] – Broder [20-19-13].

479 : Couver [4-3-20] – Railler [15-14-9] – Ricaner [15-14-9] – Vider [20-19-14] – Neuf (multiplier par) [22-21-16].

480 : Croître [3-2-20] – Forces [3-2-20] – Fort [3-2-20] – Renforcer [3-2-20] – Vaincre [3-2-20] – Daguésh (signe orthographique) [4-3-21] – Daguesh l'accent [4-3-21] – En relief [4-3-21] – Écouler [7-6-2] – Effacer [13-12-8] – Embrouiller [13-12-8] – Évanouir [13-12-8] – Saler [13-12-8] – Sel [13-12-8] – Accomplir [17-16-12] – Agir [17-16-12] – Émouvoir [17-16-12] – En œuvre [17-16-12] – Faire [17-16-12] – Chef [19-18-14] – Officier [19-18-14] – Acromégalie [21-20-16] – Allonger [21-20-16] – Étendre [21-20-16].

481 : Commenter [2-1-20] – Expliquer [2-1-20] – Puit (expliquer) [2-1-20] – Consolider [3-2-21] – Cristalliser [3-2-21] – Empierrer [3-2-21] – Maçonner [3-2-21] – Donner [6-5-2] – Accoupler [7-6-3] – Accoupler - paire [7-6-3] – Apparier [7-6-3] – Assembler [7-6-3] – Embrayer [7-6-3] – Unir [7-6-3] – Jeter [9-8-5] – Repousser [9-8-5] – Au monde [13-12-9] – Bas [13-12-9] – Cimenter [13-12-9] – Échapper (un mot) [13-12-9] – Sauver [13-12-9] – Battre [17-16-13] – Exciter [17-16-13] – Aplatir [20-19-16] – Étendre [20-19-16] – Piétiner [20-19-16] – Plaquer [20-19-16] – Trépigner [20-19-16] – Avaler [21-20-17] – Brûler [21-20-17] – Gober [21-20-17] – Résine [21-20-17] – Sucer [21-20-17].

482 : Localiser [1-22-20] – Mûrir / gâter [2-1-21] – Odieux à [2-1-21] – Puer (pourri) [2-1-21] – Bouillir [7-6-4] – Comploter [7-6-4] – Insolemment [7-6-4] – Préméditer [7-6-4] – Prédire [8-7-5] – Prévoir [8-7-5] – Regarder - poitrine [8-7-5] – Thoracique [8-7-5] – Thorax [8-7-5] – Voir [8-7-5] – Cracher [11-10-8] – Crachoter [11-10-8] – Baisser [14-13-11] – Rapetisser [14-13-11] – Assigner [19-18-16] – Couper [19-18-16] – Gratter [19-18-16] – Raboter [19-18-16] – Multiplier [21-20-18] – Pulluler [21-20-18].

483 : Angle [7-6-5] – Briller [7-6-5] – Éclairer [7-6-5] – Consulter [13-12-11] – Délibérer [13-12-11] – Réfléchir [13-12-11] – Régner [13-12-11] – Roi [13-12-11] – Roi - régner [13-12-11] – Paresthésie [14-13-12] – En colère [19-18-17] – Irriter [19-18-17] – Mousser [19-18-17] – Briller [21-20-19] – En rouge [21-20-19] – Flamboyer [21-20-19] – Cadeau [22-21-20].

484 : Coït [1-22-22] – Transmettre (signal) [1-22-22] – Amasser [3-2-2] – Résonner [5-4-4] – Acné [8-7-7] – Couperose [8-7-7] – Éclair (jaillir) [8-7-7] – Éclairs [8-7-7] – Jaillir (éclair) [8-7-7] – Boucher [9-8-8] – Broyer frotter [13-12-12] – Effriter [13-12-12] – Entretenir [13-12-12] – Étioler [13-12-12] – Faner [13-12-12] – Ourler [13-12-12] – Parler [13-12-12] – Remuer (liquide) [13-12-12] – Filtrer [15-

14-14] – Passer *[15-14-14]* – Pétrir *[16-15-15]* – Pressurer *[16-15-15]* – Savoureux *[16-15-15]* – Dense *[18-17-17]* – Entasser *[18-17-17]* – Presser *[18-17-17]* – Resserrer *[18-17-17]* – Serrer *[18-17-17]* – Acanthocytose *[19-18-18]* – Amputer *[19-18-18]* – Couper *[19-18-18]* – Fixer *[19-18-18]* – Hacher *[19-18-18]* – Réduire *[19-18-18]* – Broyer *[20-19-19]* – Crachoter *[20-19-19]* – En poudre *[20-19-19]* – Ratifier *[21-20-20]* – Valider *[21-20-20]* – Affaiblir *[22-21-21]* – Asthénie *[22-21-21]*.

LES 484 ROTATIONS SONORES

Avertissement : Les roues sonores de la bioherméneutique ont pour but unique de favoriser une introspection, aidant à la prise de conscience et à la compréhension des événements, ou des ressentis, à l'origine d'un mal-être ou d'une pathologie. Elles ne peuvent, en aucun, se substituer à un traitement médical et à l'avis d'un professionnel de santé. Utiliser les concepts de la bioherméneutique au détriment d'un traitement médical, serait une grave erreur. En revanche, ces concepts, et techniques, constituent un bon accompagnement aux traitements, mis à part les pathologies relevant de la compétence de la psychiatrie, pour lesquelles l'utilisation des roues sonores est à exclure complètement.

Roue 1 : *a,a,a - bé,bé,bé - gui, gui, gui - da, da, da - hé, hé, hé - va, va, va - za, za, za - ħéh, ħéh, ħéh - té, té, té - yo, yo, yo - ka, ka, ka - la, la, la - mé, mé, mé - nou, nou, nou - sa, sa, sa - âa, âa, âa - pé, pé, pé - tša, tša, tša - qo, qo, qo - ré, ré, ré - shi, shi, shi - ta, ta, ta.*

Roue 2 : *a,a,bé - bé,bé,gui - gui, gui, da - da, da, hé - hé, hé, va - va, va, za - za, za, ħéh - ħéh, ħéh, té - té, té, yo - yo, yo, ka - ka, ka, la - la, la, mé - mé, mé, nou - nou, nou, sa - sa, sa, âa - âa, âa, pé - pé, pé, tša - tša, tša, qo - qo, qo, ré - ré, ré, shi - shi, shi, ta - ta, ta, a.*

Roue 3 : *a,a,gui - bé,bé,da - gui, gui, hé - da, da, va - hé, hé, za - va, va, ħéh - za, za, té - ħéh, ħéh, yo - té, té, ka - yo, yo, la - ka, ka, mé - la, la, nou - mé, mé, sa - nou, nou, âa - sa, sa, pé - âa, âa, tša - pé, pé, qo - tša, tša, ré - qo, qo, shi - ré, ré, ta - shi, shi, a - ta, ta, bé.*

Roue 4 : *a,a,da - bé,bé,hé - gui, gui, va - da, da, za - hé, hé, ħéh - va, va, té - za, za, yo - ħéh, ħéh, ka - té, té, la - yo, yo, mé - ka, ka, nou - la, la, sa - mé, mé, âa - nou, nou, pé - sa, sa, tša - âa, âa, qo - pé, pé, ré - tša, tša, shi - qo, qo, ta - ré, ré, a - shi, shi, bé - ta, ta, gui.*

Roue 5 : *a,a,hé - bé,bé,va - gui, gui, za - da, da, ħéh - hé, hé, té - va, va, yo - za, za, ka - ħéh, ħéh, la - té, té, mé - yo, yo, nou - ka, ka, sa - la, la, âa - mé, mé, pé - nou, nou, tša - sa, sa, qo - âa, âa, ré - pé, pé, shi - tša, tša, ta - qo, qo, a - ré, ré, bé - shi, shi, gui - ta, ta, da.*

Roue 6 : *a,a,va - bé,bé,za - gui, gui, ħéh - da, da, té - hé, hé, yo - va, va, ka - za, za, la - ħéh, ħéh, mé - té, té, nou - yo, yo, sa - ka, ka, âa - la, la, pé - mé, mé, tša - nou, nou, qo - sa, sa, ré - âa, âa, shi - pé, pé, ta - tša, tša, a - qo, qo, bé - ré, ré, gui - shi, shi, da - ta, ta, hé.*

Roue 7 : *a,a,za - bé,bé,ħéh - gui, gui, té - da, da, yo - hé, hé, ka - va, va, la - za, za, mé - ħéh, ħéh, nou - té, té, sa - yo, yo, âa - ka, ka, pé - la, la, tša - mé, mé, qo - nou, nou, ré - sa, sa, shi - âa, âa, ta - pé, pé, a - tša, tša, bé - qo, qo, gui - ré, ré, da - shi, shi, hé - ta, ta, va.*

Roue 8 : *a,a,ħéh - bé,bé,té - gui, gui, yo - da, da, ka - hé, hé, la - va, va, mé - za, za, nou - ħéh, ħéh, sa - té, té, âa - yo, yo, pé - ka, ka, tša - la, la, qo - mé, mé, ré - nou, nou, shi - sa, sa, ta - âa, âa, a - pé, pé, bé - tša, tša, gui - qo, qo, da - ré, ré, hé - shi, shi, va - ta, ta, za.*

Roue 9 : *a,a,té - bé,bé,yo - gui, gui, ka - da, da, la - hé, hé, mé - va, va, nou - za, za, sa - ħéh, ħéh, âa - té, té, pé - yo, yo, tša - ka, ka, qo - la, la, ré - mé, mé, shi - nou, nou, ta - sa, sa, a - âa, âa, bé - pé, pé, gui - tša, tša, da - qo, qo, hé - ré, ré, va - shi, shi, za - ta, ta, ħéh.*

Roue 10 : *a,a,yo - bé,bé,ka - gui, gui, la - da, da, mé - hé, hé, nou - va, va, sa - za, za, âa - ħéh, ħéh, pé - té, té, tša - yo, yo, qo - ka, ka, ré - la, la, shi - mé, mé, ta - nou, nou, a - sa, sa, bé - âa, âa, gui - pé, pé, da - tša, tša, hé - qo, qo, va - ré, ré, za - shi, shi, ħéh - ta, ta, té.*

Roue 11 : *a,a,ka - bé,bé,la - gui, gui, mé - da, da, nou - hé, hé, sa - va, va, âa - za, za, pé - ħéh, ħéh, tša - té, té, qo - yo, yo, ré - ka, ka, shi - la, la, ta - mé, mé, a - nou, nou, bé - sa, sa, gui - âa, âa, da - pé, pé, hé - tša, tša, va - qo, qo, za - ré, ré, ħéh - shi, shi, té - ta, ta, yo.*

Roue 12 : *a,a,la - bé,bé,mé - gui, gui, nou - da, da, sa - hé, hé, âa - va, va, pé - za, za, tša - ħéh, ħéh, qo - té, té, ré - yo, yo, shi - ka, ka, ta - la, la, a - mé, mé, bé - nou, nou, gui - sa, sa, da - âa, âa, hé - pé, pé, va - tša, tša, za - qo, qo, ħéh - ré, ré, té - shi, shi, yo - ta, ta, ka.*

Roue 13 : *a,a,mé - bé,bé,nou - gui, gui, sa - da, da, âa - hé, hé, pé - va, va, tša - za, za, qo - ħéh, ħéh, ré - té, té, shi - yo, yo, ta - ka, ka, a - la, la, bé - mé, mé, gui - nou, nou, da - sa, sa, hé - âa, âa, va - pé, pé, za - tša, tša, ħéh - qo, qo, té - ré, ré, yo - shi, shi, ka - ta, ta, la.*

Roue 14 : *a,a,nou - bé,bé,sa - gui, gui, âa - da, da, pé - hé, hé, tša - va, va, qo - za, za, ré - ħéh, ħéh, shi - té, té, ta - yo, yo, a - ka, ka, bé - la, la, gui - mé, mé, da - nou, nou, hé - sa, sa, va - âa, âa, za - pé, pé, ħéh - tša, tša, té - qo, qo, yo - ré, ré, ka - shi, shi, la - ta, ta, mé.*

Roue 15 : *a,a,sa - bé,bé,âa - gui, gui, pé - da, da, tša - hé, hé, qo - va, va, ré - za, za, shi - ħéh, ħéh, ta - té, té, a - yo, yo, bé - ka, ka, gui - la, la, da - mé, mé, hé - nou, nou, va - sa, sa, za - âa, âa, ħéh - pé, pé, té - tša, tša, yo - qo, qo, ka - ré, ré, la - shi, shi, mé - ta, ta, nou.*

Roue 16 : *a,a,âa - bé,bé,pé - gui, gui, tša - da, da, qo - hé, hé, ré - va, va, shi - za, za, ta - ħéh, ħéh, a - té, té, bé - yo, yo, gui - ka, ka, da - la, la, hé - mé, mé, va - nou, nou, za - sa, sa, ħéh - âa, âa, té - pé, pé, yo - tša, tša, ka - qo, qo, la - ré, ré, mé - shi, shi, nou - ta, ta, sa.*

Roue 17 : *a,a,pé - bé,bé,tša - gui, gui, qo - da, da, ré - hé, hé, shi - va, va, ta - za, za, a - ħéh, ħéh, bé - té, té, gui - yo, yo, da - ka, ka, hé - la, la, va - mé, mé, za - nou, nou, ħéh - sa, sa, té - âa, âa, yo - pé, pé, ka - tša, tša, la - qo, qo, mé - ré, ré, nou - shi, shi, sa - ta, ta, âa.*

Roue 18 : *a,a,tša - bé,bé,qo - gui, gui, ré - da, da, shi - hé, hé, ta - va, va, a - za, za, bé - ħéh, ħéh, gui - té, té, da - yo, yo, hé - ka, ka, va - la, la, za - mé, mé, ħéh - nou, nou, té - sa, sa, yo - âa, âa, ka - pé, pé, la - tša, tša, mé - qo, qo, nou - ré, ré, sa - shi, shi, âa - ta, ta, pé.*

Roue 19 : *a,a,qo - bé,bé,ré - gui, gui, shi - da, da, ta - hé, hé, a - va, va, bé - za, za, gui - ħéh, ħéh, da - té, té, hé - yo, yo, va - ka, ka, za - la, la, ħéh - mé, mé, té - nou, nou, yo - sa, sa, ka - âa, âa, la - pé, pé, mé - tša, tša, nou - qo, qo, sa - ré, ré, âa - shi, shi, pé - ta, ta, tša.*

Roue 20 : *a,a,ré - bé,bé,shi - gui, gui, ta - da, da, a - hé, hé, bé - va, va, gui - za, za, da - ħéh, ħéh, hé - té, té, va - yo, yo, za - ka, ka, ħéh - la, la, té - mé, mé, yo - nou, nou, ka - sa, sa, la - âa, âa, mé - pé, pé, nou - tša, tša, sa - qo, qo, âa - ré, ré, pé - shi, shi, tša - ta, ta, qo.*

Roue 21 : *a,a,shi - bé,bé,ta - gui, gui, a - da, da, bé - hé, hé, gui - va, va, da - za, za, hé - ħéh, ħéh, va - té, té, za - yo, yo, ħéh - ka, ka, té - la, la, yo - mé, mé, ka - nou, nou, la - sa, sa, mé - âa, âa, nou - pé, pé, sa - tša, tša, âa - qo, qo, pé - ré, ré, tša - shi, shi, qo - ta, ta, ré.*

Roue 22 : *a,a,ta - bé,bé,a - gui, gui, bé - da, da, gui - hé, hé, da - va, va, hé - za, za, va - ħéh, ħéh, za - té, té, ħéh - yo, yo, té - ka, ka, yo - la, la, ka - mé, mé, la - nou, nou, mé - sa, sa, nou - âa, âa, sa - pé, pé, âa - tša, tša, pé - qo, qo, tša - ré, ré, qo - shi, shi, ré - ta, ta, shi.*

Roue 23 : *a,bé,a - bé,bé,bé - gui, gui, gui - da, da, da - hé, hé, hé - va, va, va - za, za, za - ħéh, ħéh, ħéh - té, té, té - yo, yo, yo - ka, ka, ka - la, la, la - mé, mé, mé - nou, nou, nou - sa, sa, sa - âa, âa, âa - pé, pé, pé - tša, tša, tša - qo, qo, qo - ré, ré, ré - shi, shi, shi - ta, ta, ta.*

Roue 24 : *a,bé,bé - bé,gui,gui - gui, da, da - da, hé, hé - hé, va, va - va, za, za - za, ħéh, ħéh - ħéh, té, té - té, yo, yo - yo, ka, ka - ka, la, la - la, mé, mé - mé, nou, nou - nou, sa, sa - sa, âa, âa - âa, pé, pé - pé, tša, tša - tša, qo, qo - qo, ré, ré - ré, shi, shi - shi, ta, ta - ta, a, a.*

Roue 25 : *a,bé,gui - bé,gui,da - gui, da, hé - da, hé, va - hé, va, za - va, za, ħéh - za, ħéh, té - ħéh, té, yo - té, yo, ka - yo, ka, la - ka, la, mé - la, mé, nou - mé, nou, sa - nou, sa, âa - sa, âa, pé - âa, pé, tša - pé, tša, qo - tša, qo, ré - qo, ré, shi - ré, shi, ta - shi, ta, a - ta, a, bé.*

Roue 26 : *a,bé,da - bé,gui,hé - gui, da, va - da, hé, za - hé, va, ħéh - va, za, té - za, ħéh, yo - ħéh, té, ka - té, yo, la - yo, ka, mé - ka, la, nou - la, mé, sa - mé, nou, âa - nou, sa, pé - sa, âa, tša - âa, pé, qo - pé, tša, ré - tša, qo, shi - qo, ré, ta - ré, shi, a - shi, ta, bé - ta, a, gui.*

Roue 27 : *a,bé,hé - bé,gui,va - gui, da, za - da, hé, ħéh - hé, va, té - va, za, yo - za, ħéh, ka - ħéh, té, la - té, yo, mé - yo, ka, nou - ka, la, sa - la, mé, âa - mé, nou, pé - nou, sa, tša - sa, âa, qo - âa, pé, ré - pé, tša, shi - tša, qo, ta - qo, ré, a - ré, shi, bé - shi, ta, gui - ta, a, da.*

Roue 28 : *a,bé,va - bé,gui,za - gui, da, ħéh - da, hé, té - hé, va, yo - va, za, ka - za, ħéh, la - ħéh, té, mé - té, yo, nou - yo, ka, sa - ka, la, âa - la, mé, pé - mé, nou, tša - nou, sa, qo - sa, âa, ré - âa, pé, shi - pé, tša, ta - tša, qo, a - qo, ré, bé - ré, shi, gui - shi, ta, da - ta, a, hé.*

Roue 29 : *a,bé,za - bé,gui,ħéh - gui, da, té - da, hé, yo - hé, va, ka - va, za, la - za, ħéh, mé - ħéh, té, nou - té, yo, sa - yo, ka, âa - ka, la, pé - la, mé, tša - mé, nou, qo - nou, sa, ré - sa, âa, shi - âa, pé, ta - pé, tša, a - tša, qo, bé - qo, ré, gui - ré, shi, da - shi, ta, hé - ta, a, va.*

Roue 30 : *a,bé,ħéh - bé,gui,té - gui, da, yo - da, hé, ka - hé, va, la - va, za, mé - za, ħéh, nou - ħéh, té, sa - té, yo, âa - yo, ka, pé - ka, la, tša - la, mé, qo - mé, nou, ré - nou, sa, shi - sa, âa, ta - âa, pé, a - pé, tša, bé - tša, qo, gui - qo, ré, da - ré, shi, hé - shi, ta, va - ta, a, za.*

Roue 31 : *a,bé,té - bé,gui,yo - gui, da, ka - da, hé, la - hé, va, mé - va, za, nou - za, ħéh, sa - ħéh, té, âa - té, yo, pé - yo, ka, tša - ka, la, qo - la, mé, ré - mé, nou, shi - nou, sa, ta - sa, âa, a - âa, pé, bé - pé, tša, gui - tša, qo, da - qo, ré, hé - ré, shi, va - shi, ta, za - ta, a, ħéh.*

Roue 32 : *a,bé,yo - bé,gui,ka - gui, da, la - da, hé, mé - hé, va, nou - va, za, sa - za, ħéh, âa - ħéh, té, pé - té, yo, tša - yo, ka, qo - ka, la, ré - la, mé, shi - mé, nou, ta - nou, sa, a - sa, âa, bé - âa, pé, gui - pé, tša, da - tša, qo, hé - qo, ré, va - ré, shi, za - shi, ta, ħéh - ta, a, té.*

Roue 33 : *a,bé,ka - bé,gui,la - gui, da, mé - da, hé, nou - hé, va, sa - va, za, âa - za, ħéh, pé - ħéh, té, tša - té, yo, qo - yo, ka, ré - ka, la, shi - la, mé, ta - mé, nou, a - nou, sa, bé - sa, âa, gui - âa, pé, da - pé, tša, hé - tša, qo, va - qo, ré, za - ré, shi, ħéh - shi, ta, té - ta, a, yo.*

Roue 34 : *a,bé,la - bé,gui,mé - gui, da, nou - da, hé, sa - hé, va, âa - va, za, pé - za, ħéh, tša - ħéh, té, qo - té, yo, ré - yo, ka, shi - ka, la, ta - la, mé, a - mé, nou, bé - nou, sa, gui - sa, âa, da - âa, pé, hé - pé, tša, va - tša, qo, za - qo, ré, ħéh - ré, shi, té - shi, ta, yo - ta, a, ka.*

Roue 35 : *a,bé,mé - bé,gui,nou - gui, da, sa - da, hé, âa - hé, va, pé - va, za, tša - za, ħéh, qo - ħéh, té, ré - té, yo, shi - yo, ka, ta - ka, la, a - la, mé, bé - mé, nou, gui - nou, sa, da - sa, âa, hé - âa, pé, va - pé, tša, za - tša, qo, ħéh - qo, ré, té - ré, shi, yo - shi, ta, ka - ta, a, la.*

Roue 36 : *a,bé,nou - bé,gui,sa - gui, da, âa - da, hé, pé - hé, va, tša - va, za, qo - za, ħéh, ré - ħéh, té, shi - té, yo, ta - yo, ka, a - ka, la, bé - la, mé, gui - mé, nou, da - nou, sa, hé - sa, âa, va - âa, pé, za - pé, tša, ħéh - tša, qo, té - qo, ré, yo - ré, shi, ka - shi, ta, la - ta, a, mé.*

Roue 37 : *a,bé,sa - bé,gui,âa - gui, da, pé - da, hé, tša - hé, va, qo - va, za, ré - za, ħéh, shi - ħéh, té, ta - té, yo, a - yo, ka, bé - ka, la, gui - la, mé, da - mé, nou, hé - nou, sa, va - sa, âa, za - âa, pé, ħéh - pé, tša, té - tša, qo, yo - qo, ré, ka - ré, shi, la - shi, ta, mé - ta, a, nou.*

Roue 38 : *a,bé,âa - bé,gui,pé - gui, da, tša - da, hé, qo - hé, va, ré - va, za, shi - za, ħéh, ta - ħéh, té, a - té, yo, bé - yo, ka, gui - ka, la, da - la, mé, hé - mé, nou, va - nou, sa, za - sa, âa, ħéh - âa, pé, té - pé, tša, yo - tša, qo, ka - qo, ré, la - ré, shi, mé - shi, ta, nou - ta, a, sa.*

Roue 39 : *a,bé,pé - bé,gui,tša - gui, da, qo - da, hé, ré - hé, va, shi - va, za, ta - za, ħéh, a - ħéh, té, bé - té, yo, gui - yo, ka, da - ka, la, hé - la, mé, va - mé, nou, za - nou, sa, ħéh - sa, âa, té - âa, pé, yo - pé, tša, ka - tša, qo, la - qo, ré, mé - ré, shi, nou - shi, ta, sa - ta, a, âa.*

Roue 40 : *a,bé,tša - bé,gui,qo - gui, da, ré - da, hé, shi - hé, va, ta - va, za, a - za, ħéh, bé - ħéh, té, gui - té, yo, da - yo, ka, hé - ka, la, va - la, mé, za - mé, nou, ħéh - nou, sa, té - sa, âa, yo - âa, pé, ka - pé, tša, la - tša, qo, mé - qo, ré, nou - ré, shi, sa - shi, ta, âa - ta, a, pé.*

Roue 41 : *a,bé,qo - bé,gui,ré - gui, da, shi - da, hé, ta - hé, va, a - va, za, bé - za, ħéh, gui - ħéh, té, da - té, yo, hé - yo, ka, va - ka, la, za - la, mé, ħéh - mé, nou, té - nou, sa, yo - sa, âa, ka - âa, pé, la - pé, tša, mé - tša, qo, nou - qo, ré, sa - ré, shi, âa - shi, ta, pé - ta, a, tša.*

Roue 42 : *a,bé,ré - bé,gui,shi - gui, da, ta - da, hé, a - hé, va, bé - va, za, gui - za, ħéh, da - ħéh, té, hé - té, yo, va - yo, ka, za - ka, la, ħéh - la, mé, té - mé, nou, yo - nou, sa, ka - sa, âa, la - âa, pé, mé - pé, tša, nou - tša, qo, sa - qo, ré, âa - ré, shi, pé - shi, ta, tša - ta, a, qo.*

Roue 43 : *a,bé,shi - bé,gui,ta - gui, da, a - da, hé, bé - hé, va, gui - va, za, da - za, ħéh, hé - ħéh, té, va - té, yo, za - yo, ka, ħéh - ka, la, té - la, mé, yo - mé, nou, ka - nou, sa, la - sa, âa, mé - âa, pé, nou - pé, tša, sa - tša, qo, âa - qo, ré, pé - ré, shi, tša - shi, ta, qo - ta, a, ré.*

Roue 44 : *a,bé,ta - bé,gui,a - gui, da, bé - da, hé, gui - hé, va, da - va, za, hé - za, ħéh, va - ħéh, té, za - té, yo, ħéh - yo, ka, té - ka, la, yo - la, mé, ka - mé, nou, la - nou, sa, mé - sa, âa, nou - âa, pé, sa - pé, tša, âa - tša, qo, pé - qo, ré, tša - ré, shi, qo - shi, ta, ré - ta, a, shi.*

Roue 45 : *a,gui,a - bé,da,bé - gui, hé, gui - da, va, da - hé, za, hé - va, ħéh, va - za, té, za - ħéh, yo, ħéh - té, ka, té - yo, la, yo - ka, mé, ka - la, nou, la - mé, sa, mé - nou, âa, nou - sa, pé, sa - âa, tša, âa - pé, qo, pé - tša, ré, tša - qo, shi, qo - ré, ta, ré - shi, a, shi - ta, bé, ta.*

Roue 46 : *a,gui,bé - bé,da,gui - gui, hé, da - da, va, hé - hé, za, va - va, ħéh, za - za, té, ħéh - ħéh, yo, té - té, ka, yo - yo, la, ka - ka, mé, la - la, nou, mé - mé, sa, nou - nou, âa, sa - sa, pé, âa - âa, tša, pé - pé, qo, tša - tša, ré, qo - qo, shi, ré - ré, ta, shi - shi, a, ta - ta, bé, a.*

Roue 47 : *a,gui,gui - bé,da,da - gui, hé, hé - da, va, va - hé, za, za - va, ħéh, ħéh - za, té, té - ħéh, yo, yo - té, ka, ka - yo, la, la - ka, mé, mé - la, nou, nou - mé, sa, sa - nou, âa, âa - sa, pé, pé - âa, tša, tša - pé, qo, qo - tša, ré, ré - qo, shi, shi - ré, ta, ta - shi, a, a - ta, bé, bé.*

Roue 48 : *a,gui,da - bé,da,hé - gui, hé, va - da, va, za - hé, za, ħéh - va, ħéh, té - za, té, yo - ħéh, yo, ka - té, ka, la - yo, la, mé - ka, mé, nou - la, nou, sa - mé, sa, âa - nou, âa, pé - sa, pé, tša - âa, tša, qo - pé, qo, ré - tša, ré, shi - qo, shi, ta - ré, ta, a - shi, a, bé - ta, bé, gui.*

Roue 49 : *a,gui,hé - bé,da,va - gui, hé, za - da, va, ħéh - hé, za, té - va, ħéh, yo - za, té, ka - ħéh, yo, la - té, ka, mé - yo, la, nou - ka, mé, sa - la, nou, âa - mé, sa, pé - nou, âa, tša - sa, pé, qo - âa, tša, ré - pé, qo, shi - tša, ré, ta - qo, shi, a - ré, ta, bé - shi, a, gui - ta, bé, da.*

Roue 50 : *a,gui,va - bé,da,za - gui, hé, ħéh - da, va, té - hé, za, yo - va, ħéh, ka - za, té, la - ħéh, yo, mé - té, ka, nou - yo, la, sa - ka, mé, âa - la, nou, pé - mé, sa, tša - nou, âa, qo - sa, pé, ré - âa, tša, shi - pé, qo, ta - tša, ré, a - qo, shi, bé - ré, ta, gui - shi, a, da - ta, bé, hé.*

Roue 51 : *a,gui,za - bé,da,ħéh - gui, hé, té - da, va, yo - hé, za, ka - va, ħéh, la - za, té, mé - ħéh, yo, nou - té, ka, sa - yo, la, âa - ka, mé, pé - la, nou, tša - mé, sa, qo - nou, âa, ré - sa, pé, shi - âa, tša, ta - pé, qo, a - tša, ré, bé - qo, shi, gui - ré, ta, da - shi, a, hé - ta, bé, va.*

Roue 52 : *a,gui,ħéh - bé,da,té - gui, hé, yo - da, va, ka - hé, za, la - va, ħéh, mé - za, té, nou - ħéh, yo, sa - té, ka, âa - yo, la, pé - ka, mé, tša - la, nou, qo - mé, sa, ré - nou, âa, shi - sa, pé, ta - âa, tša, a - pé, qo, bé - tša, ré, gui - qo, shi, da - ré, ta, hé - shi, a, va - ta, bé, za.*

Roue 53 : *a,gui,té - bé,da,yo - gui, hé, ka - da, va, la - hé, za, mé - va, ħéh, nou - za, té, sa - ħéh, yo, âa - té, ka, pé - yo, la, tša - ka, mé, qo - la, nou, ré - mé, sa, shi - nou, âa, ta - sa, pé, a - âa, tša, bé - pé, qo, gui - tša, ré, da - qo, shi, hé - ré, ta, va - shi, a, za - ta, bé, ħéh.*

Roue 54 : *a,gui,yo - bé,da,ka - gui, hé, la - da, va, mé - hé, za, nou - va, ħéh, sa - za, té, âa - ħéh, yo, pé - té, ka, tša - yo, la, qo - ka, mé, ré - la, nou, shi - mé, sa, ta - nou, âa, a - sa, pé, bé - âa, tša, gui - pé, qo, da - tša, ré, hé - qo, shi, va - ré, ta, za - shi, a, ħéh - ta, bé, té.*

Roue 55 : *a,gui,ka - bé,da,la - gui, hé, mé - da, va, nou - hé, za, sa - va, ħéh, âa - za, té, pé - ħéh, yo, tša - té, ka, qo - yo, la, ré - ka, mé, shi - la, nou, ta - mé, sa, a - nou, âa, bé - sa, pé, gui - âa, tša, da - pé, qo, hé - tša, ré, va - qo, shi, za - ré, ta, ħéh - shi, a, té - ta, bé, yo.*

Roue 56 : *a,gui,la - bé,da,mé - gui, hé, nou - da, va, sa - hé, za, âa - va, ħéh, pé - za, té, tša - ħéh, yo, qo - té, ka, ré - yo, la, shi - ka, mé, ta - la, nou, a - mé, sa, bé - nou, âa, gui - sa, pé, da - âa, tša, hé - pé, qo, va - tša, ré, za - qo, shi, ħéh - ré, ta, té - shi, a, yo - ta, bé, ka.*

Roue 57 : *a,gui,mé - bé,da,nou - gui, hé, sa - da, va, âa - hé, za, pé - va, ħéh, tša - za, té, qo - ħéh, yo, ré - té, ka, shi - yo, la, ta - ka, mé, a - la, nou, bé - mé, sa, gui - nou, âa, da - sa, pé, hé - âa, tša, va - pé, qo, za - tša, ré, ħéh - qo, shi, té - ré, ta, yo - shi, a, ka - ta, bé, la.*

Roue 58 : *a,gui,nou - bé,da,sa - gui, hé, âa - da, va, pé - hé, za, tša - va, ħéh, qo - za, té, ré - ħéh, yo, shi - té, ka, ta - yo, la, a - ka, mé, bé - la, nou, gui - mé, sa, da - nou, âa, hé - sa, pé, va - âa, tša, za - pé, qo, ħéh - tša, ré, té - qo, shi, yo - ré, ta, ka - shi, a, la - ta, bé, mé.*

Roue 59 : *a,gui,sa - bé,da,âa - gui, hé, pé - da, va, tša - hé, za, qo - va, ħéh, ré - za, té, shi - ħéh, yo, ta - té, ka, a - yo, la, bé - ka, mé, gui - la, nou, da - mé, sa, hé - nou, âa, va - sa, pé, za - âa, tša, ħéh - pé, qo, té - tša, ré, yo - qo, shi, ka - ré, ta, la - shi, a, mé - ta, bé, nou.*

Roue 60 : *a,gui,âa - bé,da,pé - gùi, hé, tša - da, va, qo - hé, za, ré - va, ħéh, shi - za, té, ta - ħéh, yo, a - té, ka, bé - yo, la, gui - ka, mé, da - la, nou, hé - mé, sa, va - nou, âa, za - sa, pé, ħéh - âa, tša, té - pé, qo, yo - tša, ré, ka - qo, shi, la - ré, ta, mé - shi, a, nou - ta, bé, sa.*

Roue 61 : *a,gui,pé - bé,da,tša - gui, hé, qo - da, va, ré - hé, za, shi - va, ħéh, ta - za, té, a - ħéh, yo, bé - té, ka, gui - yo, la, da - ka, mé, hé - la, nou, va - mé, sa, za - nou, âa, ħéh - sa, pé, té - âa, tša, yo - pé, qo, ka - tša, ré, la - qo, shi, mé - ré, ta, nou - shi, a, sa - ta, bé, âa.*

Roue 62 : *a,gui,tša - bé,da,qo - gui, hé, ré - da, va, shi - hé, za, ta - va, ħéh, a - za, té, bé - ħéh, yo, gui - té, ka, da - yo, la, hé - ka, mé, va - la, nou, za - mé, sa, ħéh - nou, âa, té - sa, pé, yo - âa, tša, ka - pé, qo, la - tša, ré, mé - qo, shi, nou - ré, ta, sa - shi, a, âa - ta, bé, pé.*

Roue 63 : *a,gui,qo - bé,da,ré - gui, hé, shi - da, va, ta - hé, za, a - va, ħéh, bé - za, té, gui - ħéh, yo, da - té, ka, hé - yo, la, va - ka, mé, za - la, nou, ħéh - mé, sa, té - nou, âa, yo - sa, pé, ka - âa, tša, la - pé, qo, mé - tša, ré, nou - qo, shi, sa - ré, ta, âa - shi, a, pé - ta, bé, tša.*

Roue 64 : *a,gui,ré - bé,da,shi - gui, hé, ta - da, va, a - hé, za, bé - va, ħéh, gui - za, té, da - ħéh, yo, hé - té, ka, va - yo, la, za - ka, mé, ħéh - la, nou, té - mé, sa, yo - nou, âa, ka - sa, pé, la - âa, tša, mé - pé, qo, nou - tša, ré, sa - qo, shi, âa - ré, ta, pé - shi, a, tša - ta, bé, qo.*

Roue 65 : *a,gui,shi - bé,da,ta - gui, hé, a - da, va, bé - hé, za, gui - va, ħéh, da - za, té, hé - ħéh, yo, va - té, ka, za - yo, la, ħéh - ka, mé, té - la, nou, yo - mé, sa, ka - nou, âa, la - sa, pé, mé - âa, tša, nou - pé, qo, sa - tša, ré, âa - qo, shi, pé - ré, ta, tša - shi, a, qo - ta, bé, ré.*

Roue 66 : *a,gui,ta - bé,da,a - gui, hé, bé - da, va, gui - hé, za, da - va, ħéh, hé - za, té, va - ħéh, yo, za - té, ka, ħéh - yo, la, té - ka, mé, yo - la, nou, ka - mé, sa, la - nou, âa, mé - sa, pé, nou - âa, tša, sa - pé, qo, âa - tša, ré, pé - qo, shi, tša - ré, ta, qo - shi, a, ré - ta, bé, shi.*

Roue 67 : *a,da,a - bé,hé,bé - gui, va, gui - da, za, da - hé, ħéh, hé - va, té, va - za, yo, za - ħéh, ka, ħéh - té, la, té - yo, mé, yo - ka, nou, ka - la, sa, la - mé, âa, mé - nou, pé, nou - sa, tša, sa - âa, qo, âa - pé, ré, pé - tša, shi, tša - qo, ta, qo - ré, a, ré - shi, bé, shi - ta, gui, ta.*

Roue 68 : *a,da,bé - bé,hé,gui - gui, va, da - da, za, hé - hé, ħéh, va - va, té, za - za, yo, ħéh - ħéh, ka, té - té, la, yo - yo, mé, ka - ka, nou, la - la, sa, mé - mé, âa, nou - nou, pé, sa - sa, tša, âa - âa, qo, pé - pé, ré, tša - tša, shi, qo - qo, ta, ré - ré, a, shi - shi, bé, ta - ta, gui, a.*

Roue 69 : *a,da,gui - bé,hé,da - gui, va, hé - da, za, va - hé, ħéh, za - va, té, ħéh - za, yo, té - ħéh, ka, yo - té, la, ka - yo, mé, la - ka, nou, mé - la, sa, nou - mé, âa, sa - nou, pé, âa - sa, tša, pé - âa, qo, tša - pé, ré, qo - tša, shi, ré - qo, ta, shi - ré, a, ta - shi, bé, a - ta, gui, bé.*

Roue 70 : *a,da,da - bé,hé,hé - gui, va, va - da, za, za - hé, ħéh, ħéh - va, té, té - za, yo, yo - ħéh, ka, ka - té, la, la - yo, mé, mé - ka, nou, nou - la, sa, sa - mé, âa, âa - nou, pé, pé - sa, tša, tša - âa, qo, qo - pé, ré, ré - tša, shi, shi - qo, ta, ta - ré, a, a - shi, bé, bé - ta, gui, gui.*

Roue 71 : *a,da,hé - bé,hé,va - gui, va, za - da, za, ħéh - hé, ħéh, té - va, té, yo - za, yo, ka - ħéh, ka, la - té, la, mé - yo, mé, nou - ka, nou, sa - la, sa, âa - mé, âa, pé - nou, pé, tša - sa, tša, qo - âa, qo, ré - pé, ré, shi - tša, shi, ta - qo, ta, a - ré, a, bé - shi, bé, gui - ta, gui, da.*

Roue 72 : *a,da,va - bé,hé,za - gui, va, ħéh - da, za, té - hé, ħéh, yo - va, té, ka - za, yo, la - ħéh, ka, mé - té, la, nou - yo, mé, sa - ka, nou, âa - la, sa, pé - mé, âa, tša - nou, pé, qo - sa, tša, ré - âa, qo, shi - pé, ré, ta - tša, shi, a - qo, ta, bé - ré, a, gui - shi, bé, da - ta, gui, hé.*

Roue 73 : *a,da,za - bé,hé,ħéh - gui, va, té - da, za, yo - hé, ħéh, ka - va, té, la - za, yo, mé - ħéh, ka, nou - té, la, sa - yo, mé, âa - ka, nou, pé - la, sa, tša - mé, âa, qo - nou, pé, ré - sa, tša, shi - âa, qo, ta - pé, ré, a - tša, shi, bé - qo, ta, gui - ré, a, da - shi, bé, hé - ta, gui, va.*

Roue 74 : *a,da,ħéh - bé,hé,té - gui, va, yo - da, za, ka - hé, ħéh, la - va, té, mé - za, yo, nou - ħéh, ka, sa - té, la, âa - yo, mé, pé - ka, nou, tša - la, sa, qo - mé, âa, ré - nou, pé, shi - sa, tša, ta - âa, qo, a - pé, ré, bé - tša, shi, gui - qo, ta, da - ré, a, hé - shi, bé, va - ta, gui, za.*

Roue 75 : *a,da,té - bé,hé,yo - gui, va, ka - da, za, la - hé, ħéh, mé - va, té, nou - za, yo, sa - ħéh, ka, âa - té, la, pé - yo, mé, tša - ka, nou, qo - la, sa, ré - mé, âa, shi - nou, pé, ta - sa, tša, a - âa, qo, bé - pé, ré, gui - tša, shi, da - qo, ta, hé - ré, a, va - shi, bé, za - ta, gui, ħéh.*

Roue 76 : *a,da,yo - bé,hé,ka - gui, va, la - da, za, mé - hé, ħéh, nou - va, té, sa - za, yo, âa - ħéh, ka, pé - té, la, tša - yo, mé, qo - ka, nou, ré - la, sa, shi - mé, âa, ta - nou, pé, a - sa, tša, bé - âa, qo, gui - pé, ré, da - tša, shi, hé - qo, ta, va - ré, a, za - shi, bé, ħéh - ta, gui, té.*

Roue 77 : *a,da,ka - bé,hé,la - gui, va, mé - da, za, nou - hé, ħéh, sa - va, té, âa - za, yo, pé - ħéh, ka, tša - té, la, qo - yo, mé, ré - ka, nou, shi - la, sa, ta - mé, âa, a - nou, pé, bé - sa, tša, gui - âa, qo, da - pé, ré, hé - tša, shi, va - qo, ta, za - ré, a, ħéh - shi, bé, té - ta, gui, yo.*

Roue 78 : *a,da,la - bé,hé,mé - gui, va, nou - da, za, sa - hé, ħéh, âa - va, té, pé - za, yo, tša - ħéh, ka, qo - té, la, ré - yo, mé, shi - ka, nou, ta - la, sa, a - mé, âa, bé - nou, pé, gui - sa, tša, da - âa, qo, hé - pé, ré, va - tša, shi, za - qo, ta, ħéh - ré, a, té - shi, bé, yo - ta, gui, ka.*

Roue 79 : *a,da,mé - bé,hé,nou - gui, va, sa - da, za, âa - hé, ħéh, pé - va, té, tša - za, yo, qo - ħéh, ka, ré - té, la, shi - yo, mé, ta - ka, nou, a - la, sa, bé - mé, âa, gui - nou, pé, da - sa, tša, hé - âa, qo, va - pé, ré, za - tša, shi, ħéh - qo, ta, té - ré, a, yo - shi, bé, ka - ta, gui, la.*

Roue 80 : *a,da,nou - bé,hé,sa - gui, va, âa - da, za, pé - hé, ħéh, tša - va, té, qo - za, yo, ré - ħéh, ka, shi - té, la, ta - yo, mé, a - ka, nou, bé - la, sa, gui - mé, âa, da - nou, pé, hé - sa, tša, va - âa, qo, za - pé, ré, ħéh - tša, shi, té - qo, ta, yo - ré, a, ka - shi, bé, la - ta, gui, mé.*

Roue 81 : *a,da,sa - bé,hé,âa - gui, va, pé - da, za, tša - hé, ħéh, qo - va, té, ré - za, yo, shi - ħéh, ka, ta - té, la, a - yo, mé, bé - ka, nou, gui - la, sa, da - mé, âa, hé - nou, pé, va - sa, tša, za - âa, qo, ħéh - pé, ré, té - tša, shi, yo - qo, ta, ka - ré, a, la - shi, bé, mé - ta, gui, nou.*

Roue 82 : *a,da,âa - bé,hé,pé - gui, va, tša - da, za, qo - hé, ħéh, ré - va, té, shi - za, yo, ta - ħéh, ka, a - té, la, bé - yo, mé, gui - ka, nou, da - la, sa, hé - mé, âa, va - nou, pé, za - sa, tša, ħéh - âa, qo, té - pé, ré, yo - tša, shi, ka - qo, ta, la - ré, a, mé - shi, bé, nou - ta, gui, sa.*

Roue 83 : *a,da,pé - bé,hé,tša - gui, va, qo - da, za, ré - hé, ħéh, shi - va, té, ta - za, yo, a - ħéh, ka, bé - té, la, gui - yo, mé, da - ka, nou, hé - la, sa, va - mé, âa, za - nou, pé, ħéh - sa, tša, té - âa, qo, yo - pé, ré, ka - tša, shi, la - qo, ta, mé - ré, a, nou - shi, bé, sa - ta, gui, âa.*

Roue 84 : *a,da,tša - bé,hé,qo - gui, va, ré - da, za, shi - hé, ħéh, ta - va, té, a - za, yo, bé - ħéh, ka, gui - té, la, da - yo, mé, hé - ka, nou, va - la, sa, za - mé, âa, ħéh - nou, pé, té - sa, tša, yo - âa, qo, ka - pé, ré, la - tša, shi, mé - qo, ta, nou - ré, a, sa - shi, bé, âa - ta, gui, pé.*

Roue 85 : *a,da,qo - bé,hé,ré - gui, va, shi - da, za, ta - hé, ħéh, a - va, té, bé - za, yo, gui - ħéh, ka, da - té, la, hé - yo, mé, va - ka, nou, za - la, sa, ħéh - mé, âa, té - nou, pé, yo - sa, tša, ka - âa, qo, la - pé, ré, mé - tša, shi, nou - qo, ta, sa - ré, a, âa - shi, bé, pé - ta, gui, tša.*

Roue 86 : *a,da,ré - bé,hé,shi - gui, va, ta - da, za, a - hé, ħéh, bé - va, té, gui - za, yo, da - ħéh, ka, hé - té, la, va - yo, mé, za - ka, nou, ħéh - la, sa, té - mé, âa, yo - nou, pé, ka - sa, tša, la - âa, qo, mé - pé, ré, nou - tša, shi, sa - qo, ta, âa - ré, a, pé - shi, bé, tša - ta, gui, qo.*

Roue 87 : *a,da,shi - bé,hé,ta - gui, va, a - da, za, bé - hé, ħéh, gui - va, té, da - za, yo, hé - ħéh, ka, va - té, la, za - yo, mé, ħéh - ka, nou, té - la, sa, yo - mé, âa, ka - nou, pé, la - sa, tša, mé - âa, qo, nou - pé, ré, sa - tša, shi, âa - qo, ta, pé - ré, a, tša - shi, bé, qo - ta, gui, ré.*

Roue 88 : *a,da,ta - bé,hé,a - gui, va, bé - da, za, gui - hé, ħéh, da - va, té, hé - za, yo, va - ħéh, ka, za - té, la, ħéh - yo, mé, té - ka, nou, yo - la, sa, ka - mé, âa, la - nou, pé, mé - sa, tša, nou - âa, qo, sa - pé, ré, âa - tša, shi, pé - qo, ta, tša - ré, a, qo - shi, bé, ré - ta, gui, shi.*

Roue 89 : *a,hé,a - bé,va,bé - gui, za, gui - da, ħéh, da - hé, té, hé - va, yo, va - za, ka, za - ħéh, la, ħéh - té, mé, té - yo, nou, yo - ka, sa, ka - la, âa, la - mé, pé, mé - nou, tša, nou - sa, qo, sa - âa, ré, âa - pé, shi, pé - tša, ta, tša - qo, a, qo - ré, bé, ré - shi, gui, shi - ta, da, ta.*

Roue 90 : *a,hé,bé - bé,va,gui - gui, za, da - da, ħéh, hé - hé, té, va - va, yo, za - za, ka, ħéh - ħéh, la, té - té, mé, yo - yo, nou, ka - ka, sa, la - la, âa, mé - mé, pé, nou - nou, tša, sa - sa, qo, âa - âa, ré, pé - pé, shi, tša - tša, ta, qo - qo, a, ré - ré, bé, shi - shi, gui, ta - ta, da, a.*

Roue 91 : *a,hé,gui - bé,va,da - gui, za, hé - da, ħéh, va - hé, té, za - va, yo, ħéh - za, ka, té - ħéh, la, yo - té, mé, ka - yo, nou, la - ka, sa, mé - la, âa, nou - mé, pé, sa - nou, tša, âa - sa, qo, pé - âa, ré, tša - pé, shi, qo - tša, ta, ré - qo, a, shi - ré, bé, ta - shi, gui, a - ta, da, bé.*

Roue 92 : *a,hé,da - bé,va,hé - gui, za, va - da, ħéh, za - hé, té, ħéh - va, yo, té - za, ka, yo - ħéh, la, ka - té, mé, la - yo, nou, mé - ka, sa, nou - la, âa, sa - mé, pé, âa - nou, tša, pé - sa, qo, tša - âa, ré, qo - pé, shi, ré - tša, ta, shi - qo, a, ta - ré, bé, a - shi, gui, bé - ta, da, gui.*

Roue 93 : *a,hé,hé - bé,va,va - gui, za, za - da, ħéh, ħéh - hé, té, té - va, yo, yo - za, ka, ka - ħéh, la, la - té, mé, mé - yo, nou, nou - ka, sa, sa - la, âa, âa - mé, pé, pé - nou, tša, tša - sa, qo, qo - âa, ré, ré - pé, shi, shi - tša, ta, ta - qo, a, a - ré, bé, bé - shi, gui, gui - ta, da, da.*

Roue 94 : *a,hé,va - bé,va,za - gui, za, ħéh - da, ħéh, té - hé, té, yo - va, yo, ka - za, ka, la - ħéh, la, mé - té, mé, nou - yo, nou, sa - ka, sa, âa - la, âa, pé - mé, pé, tša - nou, tša, qo - sa, qo, ré - âa, ré, shi - pé, shi, ta - tša, ta, a - qo, a, bé - ré, bé, gui - shi, gui, da - ta, da, hé.*

Roue 95 : *a,hé,za - bé,va,ħéh - gui, za, té - da, ħéh, yo - hé, té, ka - va, yo, la - za, ka, mé - ħéh, la, nou - té, mé, sa - yo, nou, âa - ka, sa, pé - la, âa, tša - mé, pé, qo - nou, tša, ré - sa, qo, shi - âa, ré, ta - pé, shi, a - tša, ta, bé - qo, a, gui - ré, bé, da - shi, gui, hé - ta, da, va.*

Roue 96 : *a,hé,ħéh - bé,va,té - gui, za, yo - da, ħéh, ka - hé, té, la - va, yo, mé - za, ka, nou - ħéh, la, sa - té, mé, âa - yo, nou, pé - ka, sa, tša - la, âa, qo - mé, pé, ré - nou, tša, shi - sa, qo, ta - âa, ré, a - pé, shi, bé - tša, ta, gui - qo, a, da - ré, bé, hé - shi, gui, va - ta, da, za.*

Roue 97 : *a,hé,té - bé,va,yo - gui, za, ka - da, ħéh, la - hé, té, mé - va, yo, nou - za, ka, sa - ħéh, la, âa - té, mé, pé - yo, nou, tša - ka, sa, qo - la, âa, ré - mé, pé, shi - nou, tša, ta - sa, qo, a - âa, ré, bé - pé, shi, gui - tša, ta, da - qo, a, hé - ré, bé, va - shi, gui, za - ta, da, ħéh.*

Roue 98 : *a,hé,yo - bé,va,ka - gui, za, la - da, ħéh, mé - hé, té, nou - va, yo, sa - za, ka, âa - ħéh, la, pé - té, mé, tša - yo, nou, qo - ka, sa, ré - la, âa, shi - mé, pé, ta - nou, tša, a - sa, qo, bé - âa, ré, gui - pé, shi, da - tša, ta, hé - qo, a, va - ré, bé, za - shi, gui, ħéh - ta, da, té.*

Roue 99 : *a,hé,ka - bé,va,la - gui, za, mé - da, ħéh, nou - hé, té, sa - va, yo, âa - za, ka, pé - ħéh, la, tša - té, mé, qo - yo, nou, ré - ka, sa, shi - la, âa, ta - mé, pé, a - nou, tša, bé - sa, qo, gui - âa, ré, da - pé, shi, hé - tša, ta, va - qo, a, za - ré, bé, ħéh - shi, gui, té - ta, da, yo.*

Roue 100 : *a,hé,la - bé,va,mé - gui, za, nou - da, ħéh, sa - hé, té, âa - va, yo, pé - za, ka, tša - ħéh, la, qo - té, mé, ré - yo, nou, shi - ka, sa, ta - la, âa, a - mé, pé, bé - nou, tša, gui - sa, qo, da - âa, ré, hé - pé, shi, va - tša, ta, za - qo, a, ħéh - ré, bé, té - shi, gui, yo - ta, da, ka.*

Roue 101 : *a,hé,mé - bé,va,nou - gui, za, sa - da, ħéh, âa - hé, té, pé - va, yo, tša - za, ka, qo - ħéh, la, ré - té, mé, shi - yo, nou, ta - ka, sa, a - la, âa, bé - mé, pé, gui - nou, tša, da - sa, qo, hé - âa, ré, va - pé, shi, za - tša, ta, ħéh - qo, a, té - ré, bé, yo - shi, gui, ka - ta, da, la.*

Roue 102 : *a,hé,nou - bé,va,sa - gui, za, âa - da, ħéh, pé - hé, té, tša - va, yo, qo - za, ka, ré - ħéh, la, shi - té, mé, ta - yo, nou, a - ka, sa, bé - la, âa, gui - mé, pé, da - nou, tša, hé - sa, qo, va - âa, ré, za - pé, shi, ħéh - tša, ta, té - qo, a, yo - ré, bé, ka - shi, gui, la - ta, da, mé.*

Roue 103 : *a,hé,sa - bé,va,âa - gui, za, pé - da, ħéh, tša - hé, té, qo - va, yo, ré - za, ka, shi - ħéh, la, ta - té, mé, a - yo, nou, bé - ka, sa, gui - la, âa, da - mé, pé, hé - nou, tša, va - sa, qo, za - âa, ré, ħéh - pé, shi, té - tša, ta, yo - qo, a, ka - ré, bé, la - shi, gui, mé - ta, da, nou.*

Roue 104 : *a,hé,âa - bé,va,pé - gui, za, tša - da, ħéh, qo - hé, té, ré - va, yo, shi - za, ka, ta - ħéh, la, a - té, mé, bé - yo, nou, gui - ka, sa, da - la, âa, hé - mé, pé, va - nou, tša, za - sa, qo, ħéh - âa, ré, té - pé, shi, yo - tša, ta, ka - qo, a, la - ré, bé, mé - shi, gui, nou - ta, da, sa.*

Roue 105 : *a,hé,pé - bé,va,tša - gui, za, qo - da, ħéh, ré - hé, té, shi - va, yo, ta - za, ka, a - ħéh, la, bé - té, mé, gui - yo, nou, da - ka, sa, hé - la, âa, va - mé, pé, za - nou, tša, ħéh - sa, qo, té - âa, ré, yo - pé, shi, ka - tša, ta, la - qo, a, mé - ré, bé, nou - shi, gui, sa - ta, da, âa.*

Roue 106 : *a,hé,tša - bé,va,qo - gui, za, ré - da, ħéh, shi - hé, té, ta - va, yo, a - za, ka, bé - ħéh, la, gui - té, mé, da - yo, nou, hé - ka, sa, va - la, âa, za - mé, pé, ħéh - nou, tša, té - sa, qo, yo - âa, ré, ka - pé, shi, la - tša, ta, mé - qo, a, nou - ré, bé, sa - shi, gui, âa - ta, da, pé.*

Roue 107 : *a,hé,qo - bé,va,ré - gui, za, shi - da, ħéh, ta - hé, té, a - va, yo, bé - za, ka, gui - ħéh, la, da - té, mé, hé - yo, nou, va - ka, sa, za - la, âa, ħéh - mé, pé, té - nou, tša, yo - sa, qo, ka - âa, ré, la - pé, shi, mé - tša, ta, nou - qo, a, sa - ré, bé, âa - shi, gui, pé - ta, da, tša.*

Roue 108 : *a,hé,ré - bé,va,shi - gui, za, ta - da, ħéh, a - hé, té, bé - va, yo, gui - za, ka, da - ħéh, la, hé - té, mé, va - yo, nou, za - ka, sa, ħéh - la, âa, té - mé, pé, yo - nou, tša, ka - sa, qo, la - âa, ré, mé - pé, shi, nou - tša, ta, sa - qo, a, âa - ré, bé, pé - shi, gui, tša - ta, da, qo.*

Roue 109 : *a,hé,shi - bé,va,ta - gui, za, a - da, ħéh, bé - hé, té, gui - va, yo, da - za, ka, hé - ħéh, la, va - té, mé, za - yo, nou, ħéh - ka, sa, té - la, âa, yo - mé, pé, ka - nou, tša, la - sa, qo, mé - âa, ré, nou - pé, shi, sa - tša, ta, âa - qo, a, pé - ré, bé, tša - shi, gui, qo - ta, da, ré.*

Roue 110 : *a,hé,ta - bé,va,a - gui, za, bé - da, ħéh, gui - hé, té, da - va, yo, hé - za, ka, va - ħéh, la, za - té, mé, ħéh - yo, nou, té - ka, sa, yo - la, âa, ka - mé, pé, la - nou, tša, mé - sa, qo, nou - âa, ré, sa - pé, shi, âa - tša, ta, pé - qo, a, tša - ré, bé, qo - shi, gui, ré - ta, da, shi.*

Roue 111 : *a,va,a - bé,za,bé - gui, ħéh, gui - da, té, da - hé, yo, hé - va, ka, va - za, la, za - ħéh, mé, ħéh - té, nou, té - yo, sa, yo - ka, âa, ka - la, pé, la - mé, tša, mé - nou, qo, nou - sa, ré, sa - âa, shi, âa - pé, ta, pé - tša, a, tša - qo, bé, qo - ré, gui, ré - shi, da, shi - ta, hé, ta.*

Roue 112 : *a,va,bé - bé,za,gui - gui, ħéh, da - da, té, hé - hé, yo, va - va, ka, za - za, la, ħéh - ħéh, mé, té - té, nou, yo - yo, sa, ka - ka, âa, la - la, pé, mé - mé, tša, nou - nou, qo, sa - sa, ré, âa - âa, shi, pé - pé, ta, tša - tša, a, qo - qo, bé, ré - ré, gui, shi - shi, da, ta - ta, hé, a.*

Roue 113 : *a,va,gui - bé,za,da - gui, ħéh, hé - da, té, va - hé, yo, za - va, ka, ħéh - za, la, té - ħéh, mé, yo - té, nou, ka - yo, sa, la - ka, âa, mé - la, pé, nou - mé, tša, sa - nou, qo, âa - sa, ré, pé - âa, shi, tša - pé, ta, qo - tša, a, ré - qo, bé, shi - ré, gui, ta - shi, da, a - ta, hé, bé.*

Roue 114 : *a,va,da - bé,za,hé - gui, ħéh, va - da, té, za - hé, yo, ħéh - va, ka, té - za, la, yo - ħéh, mé, ka - té, nou, la - yo, sa, mé - ka, âa, nou - la, pé, sa - mé, tša, âa - nou, qo, pé - sa, ré, tša - âa, shi, qo - pé, ta, ré - tša, a, shi - qo, bé, ta - ré, gui, a - shi, da, bé - ta, hé, gui.*

Roue 115 : *a,va,hé - bé,za,va - gui, ħéh, za - da, té, ħéh - hé, yo, té - va, ka, yo - za, la, ka - ħéh, mé, la - té, nou, mé - yo, sa, nou - ka, âa, sa - la, pé, âa - mé, tša, pé - nou, qo, tša - sa, ré, qo - âa, shi, ré - pé, ta, shi - tša, a, ta - qo, bé, a - ré, gui, bé - shi, da, gui - ta, hé, da.*

Roue 116 : *a,va,va - bé,za,za - gui, ħéh, ħéh - da, té, té - hé, yo, yo - va, ka, ka - za, la, la - ħéh, mé, mé - té, nou, nou - yo, sa, sa - ka, âa, âa - la, pé, pé - mé, tša, tša - nou, qo, qo - sa, ré, ré - âa, shi, shi - pé, ta, ta - tša, a, a - qo, bé, bé - ré, gui, gui - shi, da, da - ta, hé, hé.*

Roue 117 : *a,va,za - bé,za,ħéh - gui, ħéh, té - da, té, yo - hé, yo, ka - va, ka, la - za, la, mé - ħéh, mé, nou - té, nou, sa - yo, sa, âa - ka, âa, pé - la, pé, tša - mé, tša, qo - nou, qo, ré - sa, ré, shi - âa, shi, ta - pé, ta, a - tša, a, bé - qo, bé, gui - ré, gui, da - shi, da, hé - ta, hé, va.*

Roue 118 : *a,va,ħéh - bé,za,té - gui, ħéh, yo - da, té, ka - hé, yo, la - va, ka, mé - za, la, nou - ħéh, mé, sa - té, nou, âa - yo, sa, pé - ka, âa, tša - la, pé, qo - mé, tša, ré - nou, qo, shi - sa, ré, ta - âa, shi, a - pé, ta, bé - tša, a, gui - qo, bé, da - ré, gui, hé - shi, da, va - ta, hé, za.*

Roue 119 : *a,va,té - bé,za,yo - gui, ħéh, ka - da, té, la - hé, yo, mé - va, ka, nou - za, la, sa - ħéh, mé, âa - té, nou, pé - yo, sa, tša - ka, âa, qo - la, pé, ré - mé, tša, shi - nou, qo, ta - sa, ré, a - âa, shi, bé - pé, ta, gui - tša, a, da - qo, bé, hé - ré, gui, va - shi, da, za - ta, hé, ħéh.*

Roue 120 : *a,va,yo - bé,za,ka - gui, ħéh, la - da, té, mé - hé, yo, nou - va, ka, sa - za, la, âa - ħéh, mé, pé - té, nou, tša - yo, sa, qo - ka, âa, ré - la, pé, shi - mé, tša, ta - nou, qo, a - sa, ré, bé - âa, shi, gui - pé, ta, da - tša, a, hé - qo, bé, va - ré, gui, za - shi, da, ħéh - ta, hé, té.*

Roue 121 : *a,va,ka - bé,za,la - gui, ħéh, mé - da, té, nou - hé, yo, sa - va, ka, âa - za, la, pé - ħéh, mé, tša - té, nou, qo - yo, sa, ré - ka, âa, shi - la, pé, ta - mé, tša, a - nou, qo, bé - sa, ré, gui - âa, shi, da - pé, ta, hé - tša, a, va - qo, bé, za - ré, gui, ħéh - shi, da, té - ta, hé, yo.*

Roue 122 : *a,va,la - bé,za,mé - gui, ħéh, nou - da, té, sa - hé, yo, âa - va, ka, pé - za, la, tša - ħéh, mé, qo - té, nou, ré - yo, sa, shi - ka, âa, ta - la, pé, a - mé, tša, bé - nou, qo, gui - sa, ré, da - âa, shi, hé - pé, ta, va - tša, a, za - qo, bé, ħéh - ré, gui, té - shi, da, yo - ta, hé, ka.*

Roue 123 : *a,va,mé - bé,bé,la - gui, gui, mé - da, da, nou - hé, hé, sa - va, va, âa - za, za, pé - ħéh, ħéh, tša - té, té, qo - yo, yo, ré - ka, ka, shi - la, la, ta - mé, mé, a - nou, nou, bé - sa, sa, gui - âa, âa, da - pé, pé, hé - tša, tša, va - qo, qo, za - ré, ré, ħéh - shi, shi, té - ta, ta, yo.*

Roue 124 : *a,va,nou - bé,za,sa - gui, ħéh, âa - da, té, pé - hé, yo, tša - va, ka, qo - za, la, ré - ħéh, mé, shi - té, nou, ta - yo, sa, a - ka, âa, bé - la, pé, gui - mé, tša, da - nou, qo, hé - sa, ré, va - âa, shi, za - pé, ta, ħéh - tša, a, té - qo, bé, yo - ré, gui, ka - shi, da, la - ta, hé, mé.*

Roue 125 : *a,va,sa - bé,za,âa - gui, ħéh, pé - da, té, tša - hé, yo, qo - va, ka, ré - za, la, shi - ħéh, mé, ta - té, nou, a - yo, sa, bé - ka, âa, gui - la, pé, da - mé, tša, hé - nou, qo, va - sa, ré, za - âa, shi, ħéh - pé, ta, té - tša, a, yo - qo, bé, ka - ré, gui, la - shi, da, mé - ta, hé, nou.*

Roue 126 : *a,va,âa - bé,za,pé - gui, ħéh, tša - da, té, qo - hé, yo, ré - va, ka, shi - za, la, ta - ħéh, mé, a - té, nou, bé - yo, sa, gui - ka, âa, da - la, pé, hé - mé, tša, va - nou, qo, za - sa, ré, ħéh - âa, shi, té - pé, ta, yo - tša, a, ka - qo, bé, la - ré, gui, mé - shi, da, nou - ta, hé, sa.*

Roue 127 : *a,va,pé - bé,za,tša - gui, ħéh, qo - da, té, ré - hé, yo, shi - va, ka, ta - za, la, a - ħéh, mé, bé - té, nou, gui - yo, sa, da - ka, âa, hé - la, pé, va - mé, tša, za - nou, qo, ħéh - sa, ré, té - âa, shi, yo - pé, ta, ka - tša, a, la - qo, bé, mé - ré, gui, nou - shi, da, sa - ta, hé, âa.*

Roue 128 : *a,va,tša - bé,za,qo - gui, ħéh, ré - da, té, shi - hé, yo, ta - va, ka, a - za, la, bé - ħéh, mé, gui - té, nou, da - yo, sa, hé - ka, âa, va - la, pé, za - mé, tša, ħéh - nou, qo, té - sa, ré, yo - âa, shi, ka - pé, ta, la - tša, a, mé - qo, bé, nou - ré, gui, sa - shi, da, âa - ta, hé, pé.*

Roue 129 : *a,va,qo - bé,za,ré - gui, ħéh, shi - da, té, ta - hé, yo, a - va, ka, bé - za, la, gui - ħéh, mé, da - té, nou, hé - yo, sa, va - ka, âa, za - la, pé, ħéh - mé, tša, té - nou, qo, yo - sa, ré, ka - âa, shi, la - pé, ta, mé - tša, a, nou - qo, bé, sa - ré, gui, âa - shi, da, pé - ta, hé, tša.*

Roue 130 : *a,va,ré - bé,za,shi - gui, ħéh, ta - da, té, a - hé, yo, bé - va, ka, gui - za, la, da - ħéh, mé, hé - té, nou, va - yo, sa, za - ka, âa, ħéh - la, pé, té - mé, tša, yo - nou, qo, ka - sa, ré, la - âa, shi, mé - pé, ta, nou - tša, a, sa - qo, bé, âa - ré, gui, pé - shi, da, tša - ta, hé, qo.*

Roue 131 : *a,va,shi - bé,za,ta - gui, ħéh, a - da, té, bé - hé, yo, gui - va, ka, da - za, la, hé - ħéh, mé, va - té, nou, za - yo, sa, ħéh - ka, âa, té - la, pé, yo - mé, tša, ka - nou, qo, la - sa, ré, mé - âa, shi, nou - pé, ta, sa - tša, a, âa - qo, bé, pé - ré, gui, tša - shi, da, qo - ta, hé, ré.*

Roue 132 : *a,va,ta - bé,za,a - gui, ħéh, bé - da, té, gui - hé, yo, da - va, ka, hé - za, la, va - ħéh, mé, za - té, nou, ħéh - yo, sa, té - ka, âa, yo - la, pé, ka - mé, tša, la - nou, qo, mé - sa, ré, nou - âa, shi, sa - pé, ta, âa - tša, a, pé - qo, bé, tša - ré, gui, qo - shi, da, ré - ta, hé, shi.*

Roue 133 : *a,za,a - bé,ħéh,bé - gui, té, gui - da, yo, da - hé, ka, hé - va, la, va - za, mé, za - ħéh, nou, ħéh - té, sa, té - yo, âa, yo - ka, pé, ka - la, tša, la - mé, qo, mé - nou, ré, nou - sa, shi, sa - âa, ta, âa - pé, a, pé - tša, bé, tša - qo, gui, qo - ré, da, ré - shi, hé, shi - ta, va, ta.*

Roue 134 : *a,za,bé - bé,ħéh,gui - gui, té, da - da, yo, hé - hé, ka, va - va, la, za - za, mé, ħéh - ħéh, nou, té - té, sa, yo - yo, âa, ka - ka, pé, la - la, tša, mé - mé, qo, nou - nou, ré, sa - sa, shi, âa - âa, ta, pé - pé, a, tša - tša, bé, qo - qo, gui, ré - ré, da, shi - shi, hé, ta - ta, va, a.*

Roue 135 : *a,za,gui - bé,ħéh,da - gui, té, hé - da, yo, va - hé, ka, za - va, la, ħéh - za, mé, té - ħéh, nou, yo - té, sa, ka - yo, âa, la - ka, pé, mé - la, tša, nou - mé, qo, sa - nou, ré, âa - sa, shi, pé - âa, ta, tša - pé, a, qo - tša, bé, ré - qo, gui, shi - ré, da, ta - shi, hé, a - ta, va, bé.*

Roue 136 : *a,za,da - bé,ħéh,hé - gui, té, va - da, yo, za - hé, ka, ħéh - va, la, té - za, mé, yo - ħéh, nou, ka - té, sa, la - yo, âa, mé - ka, pé, nou - la, tša, sa - mé, qo, âa - nou, ré, pé - sa, shi, tša - âa, ta, qo - pé, a, ré - tša, bé, shi - qo, gui, ta - ré, da, a - shi, hé, bé - ta, va, gui.*

Roue 137 : *a,za,hé - bé,ħéh,va - gui, té, za - da, yo, ħéh - hé, ka, té - va, la, yo - za, mé, ka - ħéh, nou, la - té, sa, mé - yo, âa, nou - ka, pé, sa - la, tša, âa - mé, qo, pé - nou, ré, tša - sa, shi, qo - âa, ta, ré - pé, a, shi - tša, bé, ta - qo, gui, a - ré, da, bé - shi, hé, gui - ta, va, da.*

Roue 138 : *a,za,va - bé,ħéh,za - gui, té, ħéh - da, yo, té - hé, ka, yo - va, la, ka - za, mé, la - ħéh, nou, mé - té, sa, nou - yo, âa, sa - ka, pé, âa - la, tša, pé - mé, qo, tša - nou, ré, qo - sa, shi, ré - âa, ta, shi - pé, a, ta - tša, bé, a - qo, gui, bé - ré, da, gui - shi, hé, da - ta, va, hé.*

Roue 139 : *a,za,za - bé,ħéh,ħéh - gui, té, té - da, yo, yo - hé, ka, ka - va, la, la - za, mé, mé - ħéh, nou, nou - té, sa, sa - yo, âa, âa - ka, pé, pé - la, tša, tša - mé, qo, qo - nou, ré, ré - sa, shi, shi - âa, ta, ta - pé, a, a - tša, bé, bé - qo, gui, gui - ré, da, da - shi, hé, hé - ta, va, va.*

Roue 140 : *a,za,ħéh - bé,ħéh,té - gui, té, yo - da, yo, ka - hé, ka, la - va, la, mé - za, mé, nou - ħéh, nou, sa - té, sa, âa - yo, âa, pé - ka, pé, tša - la, tša, qo - mé, qo, ré - nou, ré, shi - sa, shi, ta - âa, ta, a - pé, a, bé - tša, bé, gui - qo, gui, da - ré, da, hé - shi, hé, va - ta, va, za.*

Roue 141 : *a,za,té - bé,ħéh,yo - gui, té, ka - da, yo, la - hé, ka, mé - va, la, nou - za, mé, sa - ħéh, nou, âa - té, sa, pé - yo, âa, tša - ka, pé, qo - la, tša, ré - mé, qo, shi - nou, ré, ta - sa, shi, a - âa, ta, bé - pé, a, gui - tša, bé, da - qo, gui, hé - ré, da, va - shi, hé, za - ta, va, ħéh.*

Roue 142 : *a,za,yo - bé,ħéh,ka - gui, té, la - da, yo, mé - hé, ka, nou - va, la, sa - za, mé, âa - ħéh, nou, pé - té, sa, tša - yo, âa, qo - ka, pé, ré - la, tša, shi - mé, qo, ta - nou, ré, a - sa, shi, bé - âa, ta, gui - pé, a, da - tša, bé, hé - qo, gui, va - ré, da, za - shi, hé, ħéh - ta, va, té.*

Roue 143 : *a,za,ka - bé,ħéh,la - gui, té, mé - da, yo, nou - hé, ka, sa - va, la, âa - za, mé, pé - ħéh, nou, tša - té, sa, qo - yo, âa, ré - ka, pé, shi - la, tša, ta - mé, qo, a - nou, ré, bé - sa, shi, gui - âa, ta, da - pé, a, hé - tša, bé, va - qo, gui, za - ré, da, ħéh - shi, hé, té - ta, va, yo.*

Roue 144 : *a,za,la - bé,ħéh,mé - gui, té, nou - da, yo, sa - hé, ka, âa - va, la, pé - za, mé, tša - ħéh, nou, qo - té, sa, ré - yo, âa, shi - ka, pé, ta - la, tša, a - mé, qo, bé - nou, ré, gui - sa, shi, da - âa, ta, hé - pé, a, va - tša, bé, za - qo, gui, ħéh - ré, da, té - shi, hé, yo - ta, va, ka.*

Roue 145 : *a,za,mé - bé,ħéh,nou - gui, té, sa - da, yo, âa - hé, ka, pé - va, la, tša - za, mé, qo - ħéh, nou, ré - té, sa, shi - yo, âa, ta - ka, pé, a - la, tša, bé - mé, qo, gui - nou, ré, da - sa, shi, hé - âa, ta, va - pé, a, za - tša, bé, ħéh - qo, gui, té - ré, da, yo - shi, hé, ka - ta, va, la.*

Roue 146 : *a,za,nou - bé,ħéh,sa - gui, té, âa - da, yo, pé - hé, ka, tša - va, la, qo - za, mé, ré - ħéh, nou, shi - té, sa, ta - yo, âa, a - ka, pé, bé - la, tša, gui - mé, qo, da - nou, ré, hé - sa, shi, va - âa, ta, za - pé, a, ħéh - tša, bé, té - qo, gui, yo - ré, da, ka - shi, hé, la - ta, va, mé.*

Roue 147 : *a,za,sa - bé,ħéh,âa - gui, té, pé - da, yo, tša - hé, ka, qo - va, la, ré - za, mé, shi - ħéh, nou, ta - té, sa, a - yo, âa, bé - ka, pé, gui - la, tša, da - mé, qo, hé - nou, ré, va - sa, shi, za - âa, ta, ħéh - pé, a, té - tša, bé, yo - qo, gui, ka - ré, da, la - shi, hé, mé - ta, va, nou.*

Roue 148 : *a,za,âa - bé,ħéh,pé - gui, té, tša - da, yo, qo - hé, ka, ré - va, la, shi - za, mé, ta - ħéh, nou, a - té, sa, bé - yo, âa, gui - ka, pé, da - la, tša, hé - mé, qo, va - nou, ré, za - sa, shi, ħéh - âa, ta, té - pé, a, yo - tša, bé, ka - qo, gui, la - ré, da, mé - shi, hé, nou - ta, va, sa.*

Roue 149 : *a,za,pé - bé,ħéh,tša - gui, té, qo - da, yo, ré - hé, ka, shi - va, la, ta - za, mé, a - ħéh, nou, bé - té, sa, gui - yo, âa, da - ka, pé, hé - la, tša, va - mé, qo, za - nou, ré, ħéh - sa, shi, té - âa, ta, yo - pé, a, ka - tša, bé, la - qo, gui, mé - ré, da, nou - shi, hé, sa - ta, va, âa.*

Roue 150 : *a,za,tša - bé,ħéh,qo - gui, té, ré - da, yo, shi - hé, ka, ta - va, la, a - za, mé, bé - ħéh, nou, gui - té, sa, da - yo, âa, hé - ka, pé, va - la, tša, za - mé, qo, ħéh - nou, ré, té - sa, shi, yo - âa, ta, ka - pé, a, la - tša, bé, mé - qo, gui, nou - ré, da, sa - shi, hé, âa - ta, va, pé.*

Roue 151 : *a,za,qo - bé,ħéh,ré - gui, té, shi - da, yo, ta - hé, ka, a - va, la, bé - za, mé, gui - ħéh, nou, da - té, sa, hé - yo, âa, va - ka, pé, za - la, tša, ħéh - mé, qo, té - nou, ré, yo - sa, shi, ka - âa, ta, la - pé, a, mé - tša, bé, nou - qo, gui, sa - ré, da, âa - shi, hé, pé - ta, va, tša.*

Roue 152 : *a,za,ré - bé,ħéh,shi - gui, té, ta - da, yo, a - hé, ka, bé - va, la, gui - za, mé, da - ħéh, nou, hé - té, sa, va - yo, âa, za - ka, pé, ħéh - la, tša, té - mé, qo, yo - nou, ré, ka - sa, shi, la - âa, ta, mé - pé, a, nou - tša, bé, sa - qo, gui, âa - ré, da, pé - shi, hé, tša - ta, va, qo.*

Roue 153 : a,za,shi - bé,ħéh,ta - gui, té, a - da, yo, bé - hé, ka, gui - va, la, da - za, mé, hé - ħéh, nou, va - té, sa, za - yo, âa, ħéh - ka, pé, té - la, tša, yo - mé, qo, ka - nou, ré, la - sa, shi, mé - âa, ta, nou - pé, a, sa - tša, bé, âa - qo, gui, pé - ré, da, tša - shi, hé, qo - ta, va, ré.

Roue 154 : a,za,ta - bé,ħéh,a - gui, té, bé - da, yo, gui - hé, ka, da - va, la, hé - za, mé, va - ħéh, nou, za - té, sa, ħéh - yo, âa, té - ka, pé, yo - la, tša, ka - mé, qo, la - nou, ré, mé - sa, shi, nou - âa, ta, sa - pé, a, âa - tša, bé, pé - qo, gui, tša - ré, da, qo - shi, hé, ré - ta, va, shi.

Roue 155 : a,ħéh,a - bé,té,bé - gui, yo, gui - da, ka, da - hé, la, hé - va, mé, va - za, nou, za - ħéh, sa, ħéh - té, âa, té - yo, pé, yo - ka, tša, ka - la, qo, la - mé, ré, mé - nou, shi, nou - sa, ta, sa - âa, a, âa - pé, bé, pé - tša, gui, tša - qo, da, qo - ré, hé, ré - shi, va, shi - ta, za, ta.

Roue 156 : a,ħéh,bé - bé,té,gui - gui, yo, da - da, ka, hé - hé, la, va - va, mé, za - za, nou, ħéh - ħéh, sa, té - té, âa, yo - yo, pé, ka - ka, tša, la - la, qo, mé - mé, ré, nou - nou, shi, sa - sa, ta, âa - âa, a, pé - pé, bé, tša - tša, gui, qo - qo, da, ré - ré, hé, shi - shi, va, ta - ta, za, a.

Roue 157 : a,ħéh,gui - bé,té,da - gui, yo, hé - da, ka, va - hé, la, za - va, mé, ħéh - za, nou, té - ħéh, sa, yo - té, âa, ka - yo, pé, la - ka, tša, mé - la, qo, nou - mé, ré, sa - nou, shi, âa - sa, ta, pé - âa, a, tša - pé, bé, qo - tša, gui, ré - qo, da, shi - ré, hé, ta - shi, va, a - ta, za, bé.

Roue 158 : a,ħéh,da - bé,té,hé - gui, yo, va - da, ka, za - hé, la, ħéh - va, mé, té - za, nou, yo - ħéh, sa, ka - té, âa, la - yo, pé, mé - ka, tša, nou - la, qo, sa - mé, ré, âa - nou, shi, pé - sa, ta, tša - âa, a, qo - pé, bé, ré - tša, gui, shi - qo, da, ta - ré, hé, a - shi, va, bé - ta, za, gui.

Roue 159 : a,ħéh,hé - bé,té,va - gui, yo, za - da, ka, ħéh - hé, la, té - va, mé, yo - za, nou, ka - ħéh, sa, la - té, âa, mé - yo, pé, nou - ka, tša, sa - la, qo, âa - mé, ré, pé - nou, shi, tša - sa, ta, qo - âa, a, ré - pé, bé, shi - tša, gui, ta - qo, da, a - ré, hé, bé - shi, va, gui - ta, za, da.

Roue 160 : a,ħéh,va - bé,té,za - gui, yo, ħéh - da, ka, té - hé, la, yo - va, mé, ka - za, nou, la - ħéh, sa, mé - té, âa, nou - yo, pé, sa - ka, tša, âa - la, qo, pé - mé, ré, tša - nou, shi, qo - sa, ta, ré - âa, a, shi - pé, bé, ta - tša, gui, a - qo, da, bé - ré, hé, gui - shi, va, da - ta, za, hé.

Roue 161 : a,ħéh,za - bé,té,ħéh - gui, yo, té - da, ka, yo - hé, la, ka - va, mé, la - za, nou, mé - ħéh, sa, nou - té, âa, sa - yo, pé, âa - ka, tša, pé - la, qo, tša - mé, ré, qo - nou, shi, ré - sa, ta, shi - âa, a, ta - pé, bé, a - tša, gui, bé - qo, da, gui - ré, hé, da - shi, va, hé - ta, za, va.

Roue 162 : a,ħéh,ħéh - bé,té,té - gui, yo, yo - da, ka, ka - hé, la, la - va, mé, mé - za, nou, nou - ħéh, sa, sa - té, âa, âa - yo, pé, pé - ka, tša, tša - la, qo, qo - mé, ré, ré - nou, shi, shi - sa, ta, ta - âa, a, a - pé, bé, bé - tša, gui, gui - qo, da, da - ré, hé, hé - shi, va, va - ta, za, za.

Roue 163 : a,ħéh,té - bé,té,yo - gui, yo, ka - da, ka, la - hé, la, mé - va, mé, nou - za, nou, sa - ħéh, sa, âa - té, âa, pé - yo, pé, tša - ka, tša, qo - la, qo, ré - mé, ré, shi - nou, shi, ta - sa, ta, a - âa, a, bé - pé, bé, gui - tša, gui, da - qo, da, hé - ré, hé, va - shi, va, za - ta, za, ħéh.

Roue 164 : a,ħéh,yo - bé,té,ka - gui, yo, la - da, ka, mé - hé, la, nou - va, mé, sa - za, nou, âa - ħéh, sa, pé - té, âa, tša - yo, pé, qo - ka, tša, ré - la, qo, shi - mé, ré, ta - nou, shi, a - sa, ta, bé - âa, a, gui - pé, bé, da - tša, gui, hé - qo, da, va - ré, hé, za - shi, va, ħéh - ta, za, té.

Roue 165 : a,ħéh,ka - bé,té,la - gui, yo, mé - da, ka, nou - hé, la, sa - va, mé, âa - za, nou, pé - ħéh, sa, tša - té, âa, qo - yo, pé, ré - ka, tša, shi - la, qo, ta - mé, ré, a - nou, shi, bé - sa, ta, gui - âa, a, da - pé, bé, hé - tša, gui, va - qo, da, za - ré, hé, ħéh - shi, va, té - ta, za, yo.

Roue 166 : a,ħéh,la - bé,té,mé - gui, yo, nou - da, ka, sa - hé, la, âa - va, mé, pé - za, nou, tša - ħéh, sa, qo - té, âa, ré - yo, pé, shi - ka, tša, ta - la, qo, a - mé, ré, bé - nou, shi, gui - sa, ta, da - âa, a, hé - pé, bé, va - tša, gui, za - qo, da, ħéh - ré, hé, té - shi, va, yo - ta, za, ka.

Roue 167 : a,ħéh,mé - bé,té,nou - gui, yo, sa - da, ka, âa - hé, la, pé - va, mé, tša - za, nou, qo - ħéh, sa, ré - té, âa, shi - yo, pé, ta - ka, tša, a - la, qo, bé - mé, ré, gui - nou, shi, da - sa, ta, hé - âa, a, va - pé, bé, za - tša, gui, ħéh - qo, da, té - ré, hé, yo - shi, va, ka - ta, za, la.

Roue 168 : a,ħéh,nou - bé,té,sa - gui, yo, âa - da, ka, pé - hé, la, tša - va, mé, qo - za, nou, ré - ħéh, sa, shi - té, âa, ta - yo, pé, a - ka, tša, bé - la, qo, gui - mé, ré, da - nou, shi, hé - sa, ta, va - âa, a, za - pé, bé, ħéh - tša, gui, té - qo, da, yo - ré, hé, ka - shi, va, la - ta, za, mé.

Roue 169 : *a,ḥéh,sa - bé,té,âa - gui, yo, pé - da, ka, tša - hé, la, qo - va, mé, ré - za, nou, shi - ḥéh, sa, ta - té, âa, a - yo, pé, bé - ka, tša, gui - la, qo, da - mé, ré, hé - nou, shi, va - sa, ta, za - âa, a, ḥéh - pé, bé, té - tša, gui, yo - qo, da, ka - ré, hé, la - shi, va, mé - ta, za, nou.*

Roue 170 : *a,ḥéh,âa - bé,té,pé - gui, yo, tša - da, ka, qo - hé, la, ré - va, mé, shi - za, nou, ta - ḥéh, sa, a - té, âa, bé - yo, pé, gui - ka, tša, da - la, qo, hé - mé, ré, va - nou, shi, za - sa, ta, ḥéh - âa, a, té - pé, bé, yo - tša, gui, ka - qo, da, la - ré, hé, mé - shi, va, nou - ta, za, sa.*

Roue 171 : *a,ḥéh,pé - bé,té,tša - gui, yo, qo - da, ka, ré - hé, la, shi - va, mé, ta - za, nou, a - ḥéh, sa, bé - té, âa, gui - yo, pé, da - ka, tša, hé - la, qo, va - mé, ré, za - nou, shi, ḥéh - sa, ta, té - âa, a, yo - pé, bé, ka - tša, gui, la - qo, da, mé - ré, hé, nou - shi, va, sa - ta, za, âa.*

Roue 172 : *a,ḥéh,tša - bé,té,qo - gui, yo, ré - da, ka, shi - hé, la, ta - va, mé, a - za, nou, bé - ḥéh, sa, gui - té, âa, da - yo, pé, hé - ka, tša, va - la, qo, za - mé, ré, ḥéh - nou, shi, té - sa, ta, yo - âa, a, ka - pé, bé, la - tša, gui, mé - qo, da, nou - ré, hé, sa - shi, va, âa - ta, za, pé.*

Roue 173 : *a,ḥéh,qo - bé,té,ré - gui, yo, shi - da, ka, ta - hé, la, a - va, mé, bé - za, nou, gui - ḥéh, sa, da - té, âa, hé - yo, pé, va - ka, tša, za - la, qo, ḥéh - mé, ré, té - nou, shi, yo - sa, ta, ka - âa, a, la - pé, bé, mé - tša, gui, nou - qo, da, sa - ré, hé, âa - shi, va, pé - ta, za, tša.*

Roue 174 : *a,ḥéh,ré - bé,té,shi - gui, yo, ta - da, ka, a - hé, la, bé - va, mé, gui - za, nou, da - ḥéh, sa, hé - té, âa, va - yo, pé, za - ka, tša, ḥéh - la, qo, té - mé, ré, yo - nou, shi, ka - sa, ta, la - âa, a, mé - pé, bé, nou - tša, gui, sa - qo, da, âa - ré, hé, pé - shi, va, tša - ta, za, qo.*

Roue 175 : *a,ḥéh,shi - bé,té,ta - gui, yo, a - da, ka, bé - hé, la, gui - va, mé, da - za, nou, hé - ḥéh, sa, va - té, âa, za - yo, pé, ḥéh - ka, tša, té - la, qo, yo - mé, ré, ka - nou, shi, la - sa, ta, mé - âa, a, nou - pé, bé, sa - tša, gui, âa - qo, da, pé - ré, hé, tša - shi, va, qo - ta, za, ré.*

Roue 176 : *a,ḥéh,ta - bé,té,a - gui, yo, bé - da, ka, gui - hé, la, da - va, mé, hé - za, nou, va - ḥéh, sa, za - té, âa, ḥéh - yo, pé, té - ka, tša, yo - la, qo, ka - mé, ré, la - nou, shi, mé - sa, ta, nou - âa, a, sa - pé, bé, âa - tša, gui, pé - qo, da, tša - ré, hé, qo - shi, va, ré - ta, za, shi.*

Roue 177 : *a,té,a - bé,yo,bé - gui, ka, gui - da, la, da - hé, mé, hé - va, nou, va - za, sa, za - ḥéh, âa, ḥéh - té, pé, té - yo, tša, yo - ka, qo, ka - la, ré, la - mé, shi, mé - nou, ta, nou - sa, a, sa - âa, bé, âa - pé, gui, pé - tša, da, tša - qo, hé, qo - ré, va, ré - shi, za, shi - ta, ḥéh, ta.*

Roue 178 : *a,té,bé - bé,yo,gui - gui, ka, da - da, la, hé - hé, mé, va - va, nou, za - za, sa, ḥéh - ḥéh, âa, té - té, pé, yo - yo, tša, ka - ka, qo, la - la, ré, mé - mé, shi, nou - nou, ta, sa - sa, a, âa - âa, bé, pé - pé, gui, tša - tša, da, qo - qo, hé, ré - ré, va, shi - shi, za, ta - ta, ḥéh, a.*

Roue 179 : *a,té,gui - bé,yo,da - gui, ka, hé - da, la, va - hé, mé, za - va, nou, ḥéh - za, sa, té - ḥéh, âa, yo - té, pé, ka - yo, tša, la - ka, qo, mé - la, ré, nou - mé, shi, sa - nou, ta, âa - sa, a, pé - âa, bé, tša - pé, gui, qo - tša, da, ré - qo, hé, shi - ré, va, ta - shi, za, a - ta, ḥéh, bé.*

Roue 180 : *a,té,da - bé,yo,hé - gui, ka, va - da, la, za - hé, mé, ḥéh - va, nou, té - za, sa, yo - ḥéh, âa, ka - té, pé, la - yo, tša, mé - ka, qo, nou - la, ré, sa - mé, shi, âa - nou, ta, pé - sa, a, tša - âa, bé, qo - pé, gui, ré - tša, da, shi - qo, hé, ta - ré, va, a - shi, za, bé - ta, ḥéh, gui.*

Roue 181 : *a,té,hé - bé,yo,va - gui, ka, za - da, la, ḥéh - hé, mé, té - va, nou, yo - za, sa, ka - ḥéh, âa, la - té, pé, mé - yo, tša, nou - ka, qo, sa - la, ré, âa - mé, shi, pé - nou, ta, tša - sa, a, qo - âa, bé, ré - pé, gui, shi - tša, da, ta - qo, hé, a - ré, va, bé - shi, za, gui - ta, ḥéh, da.*

Roue 182 : *a,té,va - bé,yo,za - gui, ka, ḥéh - da, la, té - hé, mé, yo - va, nou, ka - za, sa, la - ḥéh, âa, mé - té, pé, nou - yo, tša, sa - ka, qo, âa - la, ré, pé - mé, shi, tša - nou, ta, qo - sa, a, ré - âa, bé, shi - pé, gui, ta - tša, da, a - qo, hé, bé - ré, va, gui - shi, za, da - ta, ḥéh, hé.*

Roue 183 : *a,té,za - bé,yo,ḥéh - gui, ka, té - da, la, yo - hé, mé, ka - va, nou, la - za, sa, mé - ḥéh, âa, nou - té, pé, sa - yo, tša, âa - ka, qo, pé - la, ré, tša - mé, shi, qo - nou, ta, ré - sa, a, shi - âa, bé, ta - pé, gui, a - tša, da, bé - qo, hé, gui - ré, va, da - shi, za, hé - ta, ḥéh, va.*

Roue 184 : *a,té,ḥéh - bé,yo,té - gui, ka, yo - da, la, ka - hé, mé, la - va, nou, mé - za, sa, nou - ḥéh, âa, sa - té, pé, âa - yo, tša, pé - ka, qo, tša - la, ré, qo - mé, shi, ré - nou, ta, shi - sa, a, ta - âa, bé, a - pé, gui, bé - tša, da, gui - qo, hé, da - ré, va, hé - shi, za, va - ta, ḥéh, za.*

Roue 185 : *a,té,té - bé,yo,yo - gui, ka, ka - da, la, la - hé, mé, mé - va, nou, nou - za, sa, sa - ħéh, âa, âa - té, pé, pé - yo, tša, tša - ka, qo, qo - la, ré, ré - mé, shi, shi - nou, ta, ta - sa, a, a - âa, bé, bé - pé, gui, gui - tša, da, da - qo, hé, hé - ré, va, va - shi, za, za - ta, ħéh, ħéh.*

Roue 186 : *a,té,yo - bé,yo,ka - gui, ka, la - da, la, mé - hé, mé, nou - va, nou, sa - za, sa, âa - ħéh, âa, pé - té, pé, tša - yo, tša, qo - ka, qo, ré - la, ré, shi - mé, shi, ta - nou, ta, a - sa, a, bé - âa, bé, gui - pé, gui, da - tša, da, hé - qo, hé, va - ré, va, za - shi, za, ħéh - ta, ħéh, té.*

Roue 187 : *a,té,ka - bé,yo,la - gui, ka, mé - da, la, nou - hé, mé, sa - va, nou, âa - za, sa, pé - ħéh, âa, tša - té, pé, qo - yo, tša, ré - ka, qo, shi - la, ré, ta - mé, shi, a - nou, ta, bé - sa, a, gui - âa, bé, da - pé, gui, hé - tša, da, va - qo, hé, za - ré, va, ħéh - shi, za, té - ta, ħéh, yo.*

Roue 188 : *a,té,la - bé,yo,mé - gui, ka, nou - da, la, sa - hé, mé, âa - va, nou, pé - za, sa, tša - ħéh, âa, qo - té, pé, ré - yo, tša, shi - ka, qo, ta - la, ré, a - mé, shi, bé - nou, ta, gui - sa, a, da - âa, bé, hé - pé, gui, va - tša, da, za - qo, hé, ħéh - ré, va, té - shi, za, yo - ta, ħéh, ka.*

Roue 189 : *a,té,mé - bé,yo,nou - gui, ka, sa - da, la, âa - hé, mé, pé - va, nou, tša - za, sa, qo - ħéh, âa, ré - té, pé, shi - yo, tša, ta - ka, qo, a - la, ré, bé - mé, shi, gui - nou, ta, da - sa, a, hé - âa, bé, va - pé, gui, za - tša, da, ħéh - qo, hé, té - ré, va, yo - shi, za, ka - ta, ħéh, la.*

Roue 190 : *a,té,nou - bé,yo,sa - gui, ka, âa - da, la, pé - hé, mé, tša - va, nou, qo - za, sa, ré - ħéh, âa, shi - té, pé, ta - yo, tša, a - ka, qo, bé - la, ré, gui - mé, shi, da - nou, ta, hé - sa, a, va - âa, bé, za - pé, gui, ħéh - tša, da, té - qo, hé, yo - ré, va, ka - shi, za, la - ta, ħéh, mé.*

Roue 191 : *a,té,sa - bé,yo,âa - gui, ka, pé - da, la, tša - hé, mé, qo - va, nou, ré - za, sa, shi - ħéh, âa, ta - té, pé, a - yo, tša, bé - ka, qo, gui - la, ré, da - mé, shi, hé - nou, ta, va - sa, a, za - âa, bé, ħéh - pé, gui, té - tša, da, yo - qo, hé, ka - ré, va, la - shi, za, mé - ta, ħéh, nou.*

Roue 192 : *a,té,âa - bé,yo,pé - gui, ka, tša - da, la, qo - hé, mé, ré - va, nou, shi - za, sa, ta - ħéh, âa, a - té, pé, bé - yo, tša, gui - ka, qo, da - la, ré, hé - mé, shi, va - nou, ta, za - sa, a, ħéh - âa, bé, té - pé, gui, yo - tša, da, ka - qo, hé, la - ré, va, mé - shi, za, nou - ta, ħéh, sa.*

Roue 193 : *a,té,pé - bé,yo,tša - gui, ka, qo - da, la, ré - hé, mé, shi - va, nou, ta - za, sa, a - ħéh, âa, bé - té, pé, gui - yo, tša, da - ka, qo, hé - la, ré, va - mé, shi, za - nou, ta, ħéh - sa, a, té - âa, bé, yo - pé, gui, ka - tša, da, la - qo, hé, mé - ré, va, nou - shi, za, sa - ta, ħéh, âa.*

Roue 194 : *a,té,tša - bé,yo,qo - gui, ka, ré - da, la, shi - hé, mé, ta - va, nou, a - za, sa, bé - ħéh, âa, gui - té, pé, da - yo, tša, hé - ka, qo, va - la, ré, za - mé, shi, ħéh - nou, ta, té - sa, a, yo - âa, bé, ka - pé, gui, la - tša, da, mé - qo, hé, nou - ré, va, sa - shi, za, âa - ta, ħéh, pé.*

Roue 195 : *a,té,qo - bé,yo,ré - gui, ka, shi - da, la, ta - hé, mé, a - va, nou, bé - za, sa, gui - ħéh, âa, da - té, pé, hé - yo, tša, va - ka, qo, za - la, ré, ħéh - mé, shi, té - nou, ta, yo - sa, a, ka - âa, bé, la - pé, gui, mé - tša, da, nou - qo, hé, sa - ré, va, âa - shi, za, pé - ta, ħéh, tša.*

Roue 196 : *a,té,ré - bé,yo,shi - gui, ka, ta - da, la, a - hé, mé, bé - va, nou, gui - za, sa, da - ħéh, âa, hé - té, pé, va - yo, tša, za - ka, qo, ħéh - la, ré, té - mé, shi, yo - nou, ta, ka - sa, a, la - âa, bé, mé - pé, gui, nou - tša, da, sa - qo, hé, âa - ré, va, pé - shi, za, tša - ta, ħéh, qo.*

Roue 197 : *a,té,shi - bé,yo,ta - gui, ka, a - da, la, bé - hé, mé, gui - va, nou, da - za, sa, hé - ħéh, âa, va - té, pé, za - yo, tša, ħéh - ka, qo, té - la, ré, yo - mé, shi, ka - nou, ta, la - sa, a, mé - âa, bé, nou - pé, gui, sa - tša, da, âa - qo, hé, pé - ré, va, tša - shi, za, qo - ta, ħéh, ré.*

Roue 198 : *a,té,ta - bé,yo,a - gui, ka, bé - da, la, gui - hé, mé, da - va, nou, hé - za, sa, va - ħéh, âa, za - té, pé, ħéh - yo, tša, té - ka, qo, yo - la, ré, ka - mé, shi, la - nou, ta, mé - sa, a, nou - âa, bé, sa - pé, gui, âa - tša, da, pé - qo, hé, tša - ré, va, qo - shi, za, ré - ta, ħéh, shi.*

Roue 199 : *a,yo,a - bé,ka,bé - gui, la, gui - da, mé, da - hé, nou, hé - va, sa, va - za, âa, za - ħéh, pé, ħéh - té, tša, té - yo, qo, yo - ka, ré, ka - la, shi, la - mé, ta, mé - nou, a, nou - sa, bé, sa - âa, gui, âa - pé, da, pé - tša, hé, tša - qo, va, qo - ré, za, ré - shi, ħéh, shi - ta, té, ta.*

Roue 200 : *a,yo,bé - bé,ka,gui - gui, la, da - da, mé, hé - hé, nou, va - va, sa, za - za, âa, ħéh - ħéh, pé, té - té, tša, yo - yo, qo, ka - ka, ré, la - la, shi, mé - mé, ta, nou - nou, a, sa - sa, bé, âa - âa, gui, pé - pé, da, tša - tša, hé, qo - qo, va, ré - ré, za, shi - shi, ħéh, ħéh - ta, té, ta, té, a.*

Roue 201 : *a,yo,gui - bé,ka,da - gui, la, hé - da, mé, va - hé, nou, za - va, sa, ħéh - za, âa, té - ħéh, pé, yo - té, tša, ka - yo, qo, la - ka, ré, mé - la, shi, nou - mé, ta, sa - nou, a, âa - sa, bé, pé - âa, gui, tša - pé, da, qo - tša, hé, ré - qo, va, shi - ré, za, ta - shi, ħéh, a - ta, té, bé.*

Roue 202 : *a,yo,da - bé,ka,hé - gui, la, va - da, mé, za - hé, nou, ħéh - va, sa, té - za, âa, yo - ħéh, pé, ka - té, tša, la - yo, qo, mé - ka, ré, nou - la, shi, sa - mé, ta, âa - nou, a, pé - sa, bé, tša - âa, gui, qo - pé, da, ré - tša, hé, shi - qo, va, ta - ré, za, a - shi, ħéh, bé - ta, té, gui.*

Roue 203 : *a,yo,hé - bé,ka,va - gui, la, za - da, mé, ħéh - hé, nou, té - va, sa, yo - za, âa, ka - ħéh, pé, la - té, tša, mé - yo, qo, nou - ka, ré, sa - la, shi, âa - mé, ta, pé - nou, a, tša - sa, bé, qo - âa, gui, ré - pé, da, shi - tša, hé, ta - qo, va, a - ré, za, bé - shi, ħéh, gui - ta, té, da.*

Roue 204 : *a,yo,va - bé,ka,za - gui, la, ħéh - da, mé, té - hé, nou, yo - va, sa, ka - za, âa, la - ħéh, pé, mé - té, tša, nou - yo, qo, sa - ka, ré, âa - la, shi, pé - mé, ta, tša - nou, a, qo - sa, bé, ré - âa, gui, shi - pé, da, ta - tša, hé, a - qo, va, bé - ré, za, gui - shi, ħéh, da - ta, té, hé.*

Roue 205 : *a,yo,za - bé,ka,ħéh - gui, la, té - da, mé, yo - hé, nou, ka - va, sa, la - za, âa, mé - ħéh, pé, nou - té, tša, sa - yo, qo, âa - ka, ré, pé - la, shi, tša - mé, ta, qo - nou, a, ré - sa, bé, shi - âa, gui, ta - pé, da, a - tša, hé, bé - qo, va, gui - ré, za, da - shi, ħéh, hé - ta, té, va.*

Roue 206 : *a,yo,ħéh - bé,ka,té - gui, la, yo - da, mé, ka - hé, nou, la - va, sa, mé - za, âa, nou - ħéh, pé, sa - té, tša, âa - yo, qo, pé - ka, ré, tša - la, shi, qo - mé, ta, ré - nou, a, shi - sa, bé, ta - âa, gui, a - pé, da, bé - tša, hé, gui - qo, va, da - ré, za, hé - shi, ħéh, va - ta, té, za.*

Roue 207 : *a,yo,té - bé,ka,yo - gui, la, ka - da, mé, la - hé, nou, mé - va, sa, nou - za, âa, sa - ħéh, pé, âa - té, tša, pé - yo, qo, tša - ka, ré, qo - la, shi, ré - mé, ta, shi - nou, a, ta - sa, bé, a - âa, gui, bé - pé, da, gui - tša, hé, da - qo, va, hé - ré, za, va - shi, ħéh, za - ta, té, ħéh.*

Roue 208 : *a,yo,yo - bé,ka,ka - gui, la, la - da, mé, mé - hé, nou, nou - va, sa, sa - za, âa, âa - ħéh, pé, pé - té, tša, tša - yo, qo, qo - ka, ré, ré - la, shi, shi - mé, ta, ta - nou, a, a - sa, bé, bé - âa, gui, gui - pé, da, da - tša, hé, hé - qo, va, va - ré, za, za - shi, ħéh, ħéh - ta, té, té.*

Roue 209 : *a,yo,ka - bé,ka,la - gui, la, mé - da, mé, nou - hé, nou, sa - va, sa, âa - za, âa, pé - ħéh, pé, tša - té, tša, qo - yo, qo, ré - ka, ré, shi - la, shi, ta - mé, ta, a - nou, a, bé - sa, bé, gui - âa, gui, da - pé, da, hé - tša, hé, va - qo, va, za - ré, za, ħéh - shi, ħéh, té - ta, té, yo.*

Roue 210 : *a,yo,la - bé,ka,mé - gui, la, nou - da, mé, sa - hé, nou, âa - va, sa, pé - za, âa, tša - ħéh, pé, qo - té, tša, ré - yo, qo, shi - ka, ré, ta - la, shi, a - mé, ta, bé - nou, a, gui - sa, bé, da - âa, gui, hé - pé, da, va - tša, hé, za - qo, va, ħéh - ré, za, té - shi, ħéh, yo - ta, té, ka.*

Roue 211 : *a,yo,mé - bé,ka,nou - gui, la, sa - da, mé, âa - hé, nou, pé - va, sa, tša - za, âa, qo - ħéh, pé, ré - té, tša, shi - yo, qo, ta - ka, ré, a - la, shi, bé - mé, ta, gui - nou, a, da - sa, bé, hé - âa, gui, va - pé, da, za - tša, hé, ħéh - qo, va, té - ré, za, yo - shi, ħéh, ka - ta, té, la.*

Roue 212 : *a,yo,nou - bé,ka,sa - gui, la, âa - da, mé, pé - hé, nou, tša - va, sa, qo - za, âa, ré - ħéh, pé, shi - té, tša, ta - yo, qo, a - ka, ré, bé - la, shi, gui - mé, ta, da - nou, a, hé - sa, bé, va - âa, gui, za - pé, da, ħéh - tša, hé, té - qo, va, yo - ré, za, ka - shi, ħéh, la - ta, té, mé.*

Roue 213 : *a,yo,sa - bé,ka,âa - gui, la, pé - da, mé, tša - hé, nou, qo - va, sa, ré - za, âa, shi - ħéh, pé, ta - té, tša, a - yo, qo, bé - ka, ré, gui - la, shi, da - mé, ta, hé - nou, a, va - sa, bé, za - âa, gui, ħéh - pé, da, té - tša, hé, yo - qo, va, ka - ré, za, la - shi, ħéh, mé - ta, té, nou.*

Roue 214 : *a,yo,âa - bé,ka,pé - gui, la, tša - da, mé, qo - hé, nou, ré - va, sa, shi - za, âa, ta - ħéh, pé, a - té, tša, bé - yo, qo, gui - ka, ré, da - la, shi, hé - mé, ta, va - nou, a, za - sa, bé, ħéh - âa, gui, té - pé, da, yo - tša, hé, ka - qo, va, la - ré, za, mé - shi, ħéh, nou - ta, té, sa.*

Roue 215 : *a,yo,pé - bé,ka,tša - gui, la, qo - da, mé, ré - hé, nou, shi - va, sa, ta - za, âa, a - ħéh, pé, bé - té, tša, gui - yo, qo, da - ka, ré, hé - la, shi, va - mé, ta, za - nou, a, ħéh - sa, bé, té - âa, gui, yo - pé, da, ka - tša, hé, la - qo, va, mé - ré, za, nou - shi, ħéh, sa - ta, té, âa.*

Roue 216 : *a,yo,tša - bé,ka,qo - gui, la, ré - da, mé, shi - hé, nou, ta - va, sa, a - za, âa, bé - ħéh, pé, gui - té, tša, da - yo, qo, hé - ka, ré, va - la, shi, za - mé, ta, ħéh - nou, a, té - sa, bé, yo - âa, gui, ka - pé, da, la - tša, hé, mé - qo, va, nou - ré, za, sa - shi, ħéh, âa - ta, té, pé.*

Roue 217 : *a,yo,qo - bé,ka,ré - gui, la, shi - da, mé, ta - hé, nou, a - va, sa, bé - za, âa, gui - ħéh, pé, da - té, tša, hé - yo, qo, va - ka, ré, za - la, shi, ħéh - mé, ta, té - nou, a, yo - sa, bé, ka - âa, gui, la - pé, da, mé - tša, hé, nou - qo, va, sa - ré, za, âa - shi, ħéh, pé - ta, té, tša.*

Roue 218 : *a,yo,ré - bé,ka,shi - gui, la, ta - da, mé, a - hé, nou, bé - va, sa, gui - za, âa, da - ħéh, pé, hé - té, tša, va - yo, qo, za - ka, ré, ħéh - la, shi, té - mé, ta, yo - nou, a, ka - sa, bé, la - âa, gui, mé - pé, da, nou - tša, hé, sa - qo, va, âa - ré, za, pé - shi, ħéh, tša - ta, té, qo.*

Roue 219 : *a,yo,shi - bé,ka,ta - gui, la, a - da, mé, bé - hé, nou, gui - va, sa, da - za, âa, hé - ħéh, pé, va - té, tša, za - yo, qo, ħéh - ka, ré, té - la, shi, yo - mé, ta, ka - nou, a, la - sa, bé, mé - âa, gui, nou - pé, da, sa - tša, hé, âa - qo, va, pé - ré, za, tša - shi, ħéh, qo - ta, té, ré.*

Roue 220 : *a,yo,ta - bé,ka,a - gui, la, bé - da, mé, gui - hé, nou, da - va, sa, hé - za, âa, va - ħéh, pé, za - té, tša, ħéh - yo, qo, té - ka, ré, yo - la, shi, ka - mé, ta, la - nou, a, mé - sa, bé, nou - âa, gui, sa - pé, da, âa - tša, hé, pé - qo, va, tša - ré, za, qo - shi, ħéh, ré - ta, té, shi.*

Roue 221 : *a,ka,a - bé,la,bé - gui, mé, gui - da, nou, da - hé, sa, hé - va, âa, va - za, pé, za - ħéh, tša, ħéh - té, qo, té - yo, ré, yo - ka, shi, ka - la, ta, la - mé, a, mé - nou, bé, nou - sa, gui, sa - âa, da, âa - pé, hé, pé - tša, va, tša - qo, za, qo - ré, ħéh, ré - shi, té, shi - ta, yo, ta.*

Roue 222 : *a,ka,bé - bé,la,gui - gui, mé, da - da, nou, hé - hé, sa, va - va, âa, za - za, pé, ħéh - ħéh, tša, té - té, qo, yo - yo, ré, ka - ka, shi, la - la, ta, mé - mé, a, nou - nou, bé, sa - sa, gui, âa - âa, da, pé - pé, hé, tša - tša, va, qo - qo, za, ré - ré, ħéh, shi - shi, té, ta - ta, yo, a.*

Roue 223 : *a,ka,gui - bé,bé,ta - gui, gui, a - da, da, bé - hé, hé, gui - va, va, da - za, za, hé - ħéh, ħéh, va - té, té, za - yo, yo, ħéh - ka, ka, té - la, la, yo - mé, mé, ka - nou, nou, la - sa, sa, mé - âa, âa, nou - pé, pé, sa - tša, tša, âa - qo, qo, pé - ré, ré, tša - shi, shi, qo - ta, ta, ré.*

Roue 224 : *a,ka,da - bé,la,hé - gui, mé, va - da, nou, za - hé, sa, ħéh - va, âa, té - za, pé, yo - ħéh, tša, ka - té, qo, la - yo, ré, mé - ka, shi, nou - la, ta, sa - mé, a, âa - nou, bé, pé - sa, gui, tša - âa, da, qo - pé, hé, ré - tša, va, shi - qo, za, ta - ré, ħéh, a - shi, té, bé - ta, yo, gui.*

Roue 225 : *a,ka,hé - bé,la,va - gui, mé, za - da, nou, ħéh - hé, sa, té - va, âa, yo - za, pé, ka - ħéh, tša, la - té, qo, mé - yo, ré, nou - ka, shi, sa - la, ta, âa - mé, a, pé - nou, bé, tša - sa, gui, qo - âa, da, ré - pé, hé, shi - tša, va, ta - qo, za, a - ré, ħéh, bé - shi, té, gui - ta, yo, da.*

Roue 226 : *a,ka,va - bé,la,za - gui, mé, ħéh - da, nou, té - hé, sa, yo - va, âa, ka - za, pé, la - ħéh, tša, mé - té, qo, nou - yo, ré, sa - ka, shi, âa - la, ta, pé - mé, a, tša - nou, bé, qo - sa, gui, ré - âa, da, shi - pé, hé, ta - tša, va, a - qo, za, bé - ré, ħéh, gui - shi, té, da - ta, yo, hé.*

Roue 227 : *a,ka,za - bé,la,ħéh - gui, mé, té - da, nou, yo - hé, sa, ka - va, âa, la - za, pé, mé - ħéh, tša, nou - té, qo, sa - yo, ré, âa - ka, shi, pé - la, ta, tša - mé, a, qo - nou, bé, ré - sa, gui, shi - âa, da, ta - pé, hé, a - tša, va, bé - qo, za, gui - ré, ħéh, da - shi, té, hé - ta, yo, va.*

Roue 228 : *a,ka,ħéh - bé,la,té - gui, mé, yo - da, nou, ka - hé, sa, la - va, âa, mé - za, pé, nou - ħéh, tša, sa - té, qo, âa - yo, ré, pé - ka, shi, tša - la, ta, qo - mé, a, ré - nou, bé, shi - sa, gui, ta - âa, da, a - pé, hé, bé - tša, va, gui - qo, za, da - ré, ħéh, hé - shi, té, va - ta, yo, za.*

Roue 229 : *a,ka,té - bé,la,yo - gui, mé, ka - da, nou, la - hé, sa, mé - va, âa, nou - za, pé, sa - ħéh, tša, âa - té, qo, pé - yo, ré, tša - ka, shi, qo - la, ta, ré - mé, a, shi - nou, bé, ta - sa, gui, a - âa, da, bé - pé, hé, gui - tša, va, da - qo, za, hé - ré, ħéh, va - shi, té, za - ta, yo, ħéh.*

Roue 230 : *a,ka,yo - bé,bé,ka - gui, gui, la - da, da, mé - hé, hé, nou - va, va, sa - za, za, âa - ħéh, ħéh, pé - té, té, tša - yo, yo, qo - ka, ka, ré - la, la, shi - mé, mé, ta - nou, nou, a - sa, sa, bé - âa, âa, gui - pé, pé, da - tša, tša, hé - qo, qo, va - ré, ré, za - shi, shi, ħéh - ta, ta, té.*

Roue 231 : *a,ka,ka - bé,bé,la - gui, gui, mé - da, da, nou - hé, hé, sa - va, va, âa - za, za, pé - ħéh, ħéh, tša - té, té, qo - yo, yo, ré - ka, ka, shi - la, la, ta - mé, mé, a - nou, nou, bé - sa, sa, gui - âa, âa, da - pé, pé, hé - tša, tša, va - qo, qo, za - ré, ré, ħéh - shi, shi, té - ta, ta, yo.*

Roue 232 : *a,ka,la - bé,bé,mé - gui, gui, nou - da, da, sa - hé, hé, âa - va, va, pé - za, za, tša - ħéh, ħéh, qo - té, té, ré - yo, yo, shi - ka, ka, ta - la, la, a - mé, mé, bé - nou, nou, gui - sa, sa, da - âa, âa, hé - pé, pé, va - tša, tša, za - qo, qo, ħéh - ré, ré, té - shi, shi, yo - ta, ta, ka.*

Roue 233 : *a,ka,mé - bé,bé,nou - gui, gui, sa - da, da, âa - hé, hé, pé - va, va, tša - za, za, qo - ħéh, ħéh, ré - té, té, shi - yo, yo, ta - ka, ka, a - la, la, bé - mé, mé, gui - nou, nou, da - sa, sa, hé - âa, âa, va - pé, pé, za - tša, tša, ħéh - qo, qo, té - ré, ré, yo - shi, shi, ka - ta, ta, la.*

Roue 234 : *a,ka,nou - bé,bé,sa - gui, gui, âa - da, da, pé - hé, hé, tša - va, va, qo - za, za, ré - ħéh, ħéh, shi - té, té, ta - yo, yo, a - ka, ka, bé - la, la, gui - mé, mé, da - nou, nou, hé - sa, sa, va - âa, âa, za - pé, pé, ħéh - tša, tša, té - qo, qo, yo - ré, ré, ka - shi, shi, la - ta, ta, mé.*

Roue 235 : *a,ka,sa - bé,bé,âa - gui, gui, pé - da, da, tša - hé, hé, qo - va, va, ré - za, za, shi - ħéh, ħéh, ta - té, té, a - yo, yo, bé - ka, ka, gui - la, la, da - mé, mé, hé - nou, nou, va - sa, sa, za - âa, âa, ħéh - pé, pé, té - tša, tša, yo - qo, qo, ka - ré, ré, la - shi, shi, mé - ta, ta, nou.*

Roue 236 : *a,ka,âa - bé,bé,pé - gui, gui, tša - da, da, qo - hé, hé, ré - va, va, shi - za, za, ta - ħéh, ħéh, a - té, té, bé - yo, yo, gui - ka, ka, da - la, la, hé - mé, mé, va - nou, nou, za - sa, sa, ħéh - âa, âa, té - pé, pé, yo - tša, tša, ka - qo, qo, la - ré, ré, mé - shi, shi, nou - ta, ta, sa.*

Roue 237 : *a,ka,pé - bé,bé,tša - gui, gui, qo - da, da, ré - hé, hé, shi - va, va, ta - za, za, a - ħéh, ħéh, bé - té, té, gui - yo, yo, da - ka, ka, hé - la, la, va - mé, mé, za - nou, nou, ħéh - sa, sa, té - âa, âa, yo - pé, pé, ka - tša, tša, la - qo, qo, mé - ré, ré, nou - shi, shi, sa - ta, ta, âa.*

Roue 238 : *a,ka,tša - bé,bé,qo - gui, gui, ré - da, da, shi - hé, hé, ta - va, va, a - za, za, bé - ħéh, ħéh, gui - té, té, da - yo, yo, hé - ka, ka, va - la, la, za - mé, mé, ħéh - nou, nou, té - sa, sa, yo - âa, âa, ka - pé, pé, la - tša, tša, mé - qo, qo, nou - ré, ré, sa - shi, shi, âa - ta, ta, pé.*

Roue 239 : *a,ka,qo - bé,bé,ré - gui, gui, shi - da, da, ta - hé, hé, a - va, va, bé - za, za, gui - ħéh, ħéh, da - té, té, hé - yo, yo, va - ka, ka, za - la, la, ħéh - mé, mé, té - nou, nou, yo - sa, sa, ka - âa, âa, la - pé, pé, mé - tša, tša, nou - qo, qo, sa - ré, ré, âa - shi, shi, pé - ta, ta, tša.*

Roue 240 : *a,ka,ré - bé,la,shi - gui, mé, ta - da, nou, a - hé, sa, bé - va, âa, gui - za, pé, da - ħéh, tša, hé - té, qo, va - yo, ré, za - ka, shi, ħéh - la, ta, té - mé, a, yo - nou, bé, ka - sa, gui, la - âa, da, mé - pé, hé, nou - tša, va, sa - qo, za, âa - ré, ħéh, pé - shi, té, tša - ta, yo, qo.*

Roue 241 : *a,ka,shi - bé,la,ta - gui, mé, a - da, nou, bé - hé, sa, gui - va, âa, da - za, pé, hé - ħéh, tša, va - té, qo, za - yo, ré, ħéh - ka, shi, té - la, ta, yo - mé, a, ka - nou, bé, la - sa, gui, mé - âa, da, nou - pé, hé, sa - tša, va, âa - qo, za, pé - ré, ħéh, tša - shi, té, qo - ta, yo, ré.*

Roue 242 : *a,ka,ta - bé,la,a - gui, mé, bé - da, nou, gui - hé, sa, da - va, âa, hé - za, pé, va - ħéh, tša, za - té, qo, ħéh - yo, ré, té - ka, shi, yo - la, ta, ka - mé, a, la - nou, bé, mé - sa, gui, nou - âa, da, sa - pé, hé, âa - tša, va, pé - qo, za, tša - ré, ħéh, qo - shi, té, ré - ta, yo, shi.*

Roue 243 : *a,la,a - bé,mé,bé - gui, nou, gui - da, sa, da - hé, âa, hé - va, pé, va - za, tša, za - ħéh, qo, ħéh - té, ré, té - yo, shi, yo - ka, ta, ka - la, a, la - mé, bé, mé - nou, gui, nou - sa, da, sa - âa, hé, âa - pé, va, pé - tša, za, tša - qo, ħéh, qo - ré, té, ré - shi, yo, shi - ta, ka, ta.*

Roue 244 : *a,la,bé - bé,mé,gui - gui, nou, da - da, sa, hé - hé, âa, va - va, pé, za - za, tša, ħéh - ħéh, qo, té - té, ré, yo - yo, shi, ka - ka, ta, la - la, a, mé - mé, bé, nou - nou, gui, sa - sa, da, âa - âa, hé, pé - pé, va, tša - tša, za, qo - qo, ħéh, ré - ré, té, shi - shi, yo, ta - ta, ka, a.*

Roue 245 : *a,la,gui - bé,mé,da - gui, nou, hé - da, sa, va - hé, âa, za - va, pé, ħéh - za, tša, té - ħéh, qo, yo - té, ré, ka - yo, shi, la - ka, ta, mé - la, a, nou - mé, bé, sa - nou, gui, âa - sa, da, pé - âa, hé, tša - pé, va, qo - tša, za, ré - qo, ħéh, shi - ré, té, ta - shi, yo, a - ta, ka, bé.*

Roue 246 : *a,la,da - bé,mé,hé - gui, nou, va - da, sa, za - hé, âa, ħéh - va, pé, té - za, tša, yo - ħéh, qo, ka - té, ré, la - yo, shi, mé - ka, ta, nou - la, a, sa - mé, bé, âa - nou, gui, pé - sa, da, tša - âa, hé, qo - pé, va, ré - tša, za, shi - qo, ħéh, ta - ré, té, a - shi, yo, bé - ta, ka, gui.*

Roue 247 : *a,la,hé - bé,mé,va - gui, nou, za - da, sa, ħéh - hé, âa, té - va, pé, yo - za, tša, ka - ħéh, qo, la - té, ré, mé - yo, shi, nou - ka, ta, sa - la, a, âa - mé, bé, pé - nou, gui, tša - sa, da, qo - âa, hé, ré - pé, va, shi - tša, za, ta - qo, ħéh, a - ré, té, bé - shi, yo, gui - ta, ka, da.*

Roue 248 : *a,la,va - bé,mé,za - gui, nou, ħéh - da, sa, té - hé, âa, yo - va, pé, ka - za, tša, la - ħéh, qo, mé - té, ré, nou - yo, shi, sa - ka, ta, âa - la, a, pé - mé, bé, tša - nou, gui, qo - sa, da, ré - âa, hé, shi - pé, va, ta - tša, za, a - qo, ħéh, bé - ré, té, gui - shi, yo, da - ta, ka, hé.*

Roue 249 : *a,la,za - bé,mé,ħéh - gui, nou, té - da, sa, yo - hé, âa, ka - va, pé, la - za, tša, mé - ħéh, qo, nou - té, ré, sa - yo, shi, âa - ka, ta, pé - la, a, tša - mé, bé, qo - nou, gui, ré - sa, da, shi - âa, hé, ta - pé, va, a - tša, za, bé - qo, ħéh, gui - ré, té, da - shi, yo, hé - ta, ka, va.*

Roue 250 : *a,la,ħéh - bé,mé,té - gui, nou, yo - da, sa, ka - hé, âa, la - va, pé, mé - za, tša, nou - ħéh, qo, sa - té, ré, âa - yo, shi, pé - ka, ta, tša - la, a, qo - mé, bé, ré - nou, gui, shi - sa, da, ta - âa, hé, a - pé, va, bé - tša, za, gui - qo, ħéh, da - ré, té, hé - shi, yo, va - ta, ka, za.*

Roue 251 : *a,la,té - bé,mé,yo - gui, nou, ka - da, sa, la - hé, âa, mé - va, pé, nou - za, tša, sa - ħéh, qo, âa - té, ré, pé - yo, shi, tša - ka, ta, qo - la, a, ré - mé, bé, shi - nou, gui, ta - sa, da, a - âa, hé, bé - pé, va, gui - tša, za, da - qo, ħéh, hé - ré, té, va - shi, yo, za - ta, ka, ħéh.*

Roue 252 : *a,la,yo - bé,mé,ka - gui, nou, la - da, sa, mé - hé, âa, nou - va, pé, sa - za, tša, âa - ħéh, qo, pé - té, ré, tša - yo, shi, qo - ka, ta, ré - la, a, shi - mé, bé, ta - nou, gui, a - sa, da, bé - âa, hé, gui - pé, va, da - tša, za, hé - qo, ħéh, va - ré, té, za - shi, yo, ħéh - ta, ka, té.*

Roue 253 : *a,la,ka - bé,mé,la - gui, nou, mé - da, sa, nou - hé, âa, sa - va, pé, âa - za, tša, pé - ħéh, qo, tša - té, ré, qo - yo, shi, ré - ka, ta, shi - la, a, ta - mé, bé, a - nou, gui, bé - sa, da, gui - âa, hé, da - pé, va, hé - tša, za, va - qo, ħéh, za - ré, té, ħéh - shi, yo, té - ta, ka, yo.*

Roue 254 : *a,la,la - bé,mé,mé - gui, nou, nou - da, sa, sa - hé, âa, âa - va, pé, pé - za, tša, tša - ħéh, qo, qo - té, ré, ré - yo, shi, shi - ka, ta, ta - la, a, a - mé, bé, bé - nou, gui, gui - sa, da, da - âa, hé, hé - pé, va, va - tša, za, za - qo, ħéh, ħéh - ré, té, té - shi, yo, yo - ta, ka, ka.*

Roue 255 : *a,la,mé - bé,mé,nou - gui, nou, sa - da, sa, âa - hé, âa, pé - va, pé, tša - za, tša, qo - ħéh, qo, ré - té, ré, shi - yo, shi, ta - ka, ta, a - la, a, bé - mé, bé, gui - nou, gui, da - sa, da, hé - âa, hé, va - pé, va, za - tša, za, ħéh - qo, ħéh, té - ré, té, yo - shi, yo, ka - ta, ka, la.*

Roue 256 : *a,la,nou - bé,mé,sa - gui, nou, âa - da, sa, pé - hé, âa, tša - va, pé, qo - za, tša, ré - ħéh, qo, shi - té, ré, ta - yo, shi, a - ka, ta, bé - la, a, gui - mé, bé, da - nou, gui, hé - sa, da, va - âa, hé, za - pé, va, ħéh - tša, za, té - qo, ħéh, yo - ré, té, ka - shi, yo, la - ta, ka, mé.*

Roue 257 : *a,la,sa - bé,mé,âa - gui, nou, pé - da, sa, tša - hé, âa, qo - va, pé, ré - za, tša, shi - ħéh, qo, ta - té, ré, a - yo, shi, bé - ka, ta, gui - la, a, da - mé, bé, hé - nou, gui, va - sa, da, za - âa, hé, ħéh - pé, va, té - tša, za, yo - qo, ħéh, ka - ré, té, la - shi, yo, mé - ta, ka, nou.*

Roue 258 : *a,la,âa - bé,mé,pé - gui, nou, tša - da, sa, qo - hé, âa, ré - va, pé, shi - za, tša, ta - ħéh, qo, a - té, ré, bé - yo, shi, gui - ka, ta, da - la, a, hé - mé, bé, va - nou, gui, za - sa, da, ħéh - âa, hé, té - pé, va, yo - tša, za, ka - qo, ħéh, la - ré, té, mé - shi, yo, nou - ta, ka, sa.*

Roue 259 : *a,la,pé - bé,mé,tša - gui, nou, qo - da, sa, ré - hé, âa, shi - va, pé, ta - za, tša, a - ħéh, qo, bé - té, ré, gui - yo, shi, da - ka, ta, hé - la, a, va - mé, bé, za - nou, gui, ħéh - sa, da, té - âa, hé, yo - pé, va, ka - tša, za, la - qo, ħéh, mé - ré, té, nou - shi, yo, sa - ta, ka, âa.*

Roue 260 : *a,la,tša - bé,mé,qo - gui, nou, ré - da, sa, shi - hé, âa, ta - va, pé, a - za, tša, bé - ħéh, qo, gui - té, ré, da - yo, shi, hé - ka, ta, va - la, a, za - mé, bé, ħéh - nou, gui, té - sa, da, yo - âa, hé, ka - pé, va, la - tša, za, mé - qo, ħéh, nou - ré, té, sa - shi, yo, âa - ta, ka, pé.*

Roue 261 : *a,la,qo - bé,mé,ré - gui, nou, shi - da, sa, ta - hé, âa, a - va, pé, bé - za, tša, gui - ħéh, qo, da - té, ré, hé - yo, shi, va - ka, ta, za - la, a, ħéh - mé, bé, té - nou, gui, yo - sa, da, ka - âa, hé, la - pé, va, mé - tša, za, nou - qo, ħéh, sa - ré, té, âa - shi, yo, pé - ta, ka, tša.*

Roue 262 : *a,la,ré - bé,mé,shi - gui, nou, ta - da, sa, a - hé, âa, bé - va, pé, gui - za, tša, da - ħéh, qo, hé - té, ré, va - yo, shi, za - ka, ta, ħéh - la, a, té - mé, bé, yo - nou, gui, ka - sa, da, la - âa, hé, mé - pé, va, nou - tša, za, sa - qo, ħéh, âa - ré, té, pé - shi, yo, tša - ta, ka, qo.*

Roue 263 : *a,la,shi - bé,mé,ta - gui, nou, a - da, sa, bé - hé, âa, gui - va, pé, da - za, tša, hé - ħéh, qo, va - té, ré, za - yo, shi, ħéh - ka, ta, té - la, a, yo - mé, bé, ka - nou, gui, la - sa, da, mé - âa, hé, nou - pé, va, sa - tša, za, âa - qo, ħéh, pé - ré, té, tša - shi, yo, qo - ta, ka, ré.*

Roue 264 : *a,la,ta - bé,mé,a - gui, nou, bé - da, sa, gui - hé, âa, da - va, pé, hé - za, tša, va - ħéh, qo, za - té, ré, ħéh - yo, shi, té - ka, ta, yo - la, a, ka - mé, bé, la - nou, gui, mé - sa, da, nou - âa, hé, sa - pé, va, âa - tša, za, pé - qo, ħéh, tša - ré, té, qo - shi, yo, ré - ta, ka, shi.*

Roue 265 : *a,mé,a - bé,nou,bé - gui, sa, gui - da, âa, da - hé, pé, hé - va, tša, va - za, qo, za - ħéh, ré, ħéh - té, shi, té - yo, ta, yo - ka, a, ka - la, bé, la - mé, gui, mé - nou, da, nou - sa, hé, sa - âa, va, âa - pé, za, pé - tša, ħéh, tša - qo, té, qo - ré, yo, ré - shi, ka, shi - ta, la, ta.*

Roue 266 : *a,mé,bé - bé,nou,gui - gui, sa, da - da, âa, hé - hé, pé, va - va, tša, za - za, qo, ħéh - ħéh, ré, té - té, shi, yo - yo, ta, ka - ka, a, la - la, bé, mé - mé, gui, nou - nou, da, sa - sa, hé, âa - âa, va, pé - pé, za, tša - tša, ħéh, qo - qo, té, ré - ré, yo, shi - shi, ka, ta - ta, la, a.*

Roue 267 : *a,mé,gui - bé,nou,da - gui, sa, hé - da, âa, va - hé, pé, za - va, tša, ħéh - za, qo, té - ħéh, ré, yo - té, shi, ka - yo, ta, la - ka, a, mé - la, bé, nou - mé, gui, sa - nou, da, âa - sa, hé, pé - âa, va, tša - pé, za, qo - tša, ħéh, ré - qo, té, shi - ré, yo, ta - shi, ka, a - ta, la, bé.*

Roue 268 : *a,mé,da - bé,nou,hé - gui, sa, va - da, âa, za - hé, pé, ħéh - va, tša, té - za, qo, yo - ħéh, ré, ka - té, shi, la - yo, ta, mé - ka, a, nou - la, bé, sa - mé, gui, âa - nou, da, pé - sa, hé, tša - âa, va, qo - pé, za, ré - tša, ħéh, shi - qo, té, ta - ré, yo, a - shi, ka, bé - ta, la, gui.*

Roue 269 : *a,mé,hé - bé,nou,va - gui, sa, za - da, âa, ħéh - hé, pé, té - va, tša, yo - za, qo, ka - ħéh, ré, la - té, shi, mé - yo, ta, nou - ka, a, sa - la, bé, âa - mé, gui, pé - nou, da, tša - sa, hé, qo - âa, va, ré - pé, za, shi - tša, ħéh, ta - qo, té, a - ré, yo, bé - shi, ka, gui - ta, la, da.*

Roue 270 : *a,mé,va - bé,nou,za - gui, sa, ħéh - da, âa, té - hé, pé, yo - va, tša, ka - za, qo, la - ħéh, ré, mé - té, shi, nou - yo, ta, sa - ka, a, âa - la, bé, pé - mé, gui, tša - nou, da, qo - sa, hé, ré - âa, va, shi - pé, za, ta - tša, ħéh, a - qo, té, bé - ré, yo, gui - shi, ka, da - ta, la, hé.*

Roue 271 : *a,mé,za - bé,nou,ħéh - gui, sa, té - da, âa, yo - hé, pé, ka - va, tša, la - za, qo, mé - ħéh, ré, nou - té, shi, sa - yo, ta, âa - ka, a, pé - la, bé, tša - mé, gui, qo - nou, da, ré - sa, hé, shi - âa, va, ta - pé, za, a - tša, ħéh, bé - qo, té, gui - ré, yo, da - shi, ka, hé - ta, la, va.*

Roue 272 : *a,mé,ħéh - bé,nou,té - gui, sa, yo - da, âa, ka - hé, pé, la - va, tša, mé - za, qo, nou - ħéh, ré, sa - té, shi, âa - yo, ta, pé - ka, a, tša - la, bé, qo - mé, gui, ré - nou, da, shi - sa, hé, ta - âa, va, a - pé, za, bé - tša, ħéh, gui - qo, té, da - ré, yo, hé - shi, ka, va - ta, la, za.*

Roue 273 : *a,mé,té - bé,nou,yo - gui, sa, ka - da, âa, la - hé, pé, mé - va, tša, nou - za, qo, sa - ħéh, ré, âa - té, shi, pé - yo, ta, tša - ka, a, qo - la, bé, ré - mé, gui, shi - nou, da, ta - sa, hé, a - âa, va, bé - pé, za, gui - tša, ħéh, da - qo, té, hé - ré, yo, va - shi, ka, za - ta, la, ħéh.*

Roue 274 : *a,mé,yo - bé,nou,ka - gui, sa, la - da, âa, mé - hé, pé, nou - va, tša, sa - za, qo, âa - ħéh, ré, pé - té, shi, tša - yo, ta, qo - ka, a, ré - la, bé, shi - mé, gui, ta - nou, da, a - sa, hé, bé - âa, va, gui - pé, za, da - tša, ħéh, hé - qo, té, va - ré, yo, za - shi, ka, ħéh - ta, la, té.*

Roue 275 : *a,mé,ka - bé,nou,la - gui, sa, mé - da, âa, nou - hé, pé, sa - va, tša, âa - za, qo, pé - ħéh, ré, tša - té, shi, qo - yo, ta, ré - ka, a, shi - la, bé, ta - mé, gui, a - nou, da, bé - sa, hé, gui - âa, va, da - pé, za, hé - tša, ħéh, va - qo, té, za - ré, yo, ħéh - shi, ka, té - ta, la, yo.*

Roue 276 : *a,mé,la - bé,nou,mé - gui, sa, nou - da, âa, sa - hé, pé, âa - va, tša, pé - za, qo, tša - ħéh, ré, qo - té, shi, ré - yo, ta, shi - ka, a, ta - la, bé, a - mé, gui, bé - nou, da, gui - sa, hé, da - âa, va, hé - pé, za, va - tša, ħéh, za - qo, té, ħéh - ré, yo, té - shi, ka, yo - ta, la, ka.*

Roue 277 : *a,mé,mé - bé,nou,nou - gui, sa, sa - da, âa, âa - hé, pé, pé - va, tša, tša - za, qo, qo - ħéh, ré, ré - té, shi, shi - yo, ta, ta - ka, a, a - la, bé, bé - mé, gui, gui - nou, da, da - sa, hé, hé - âa, va, va - pé, za, za - tša, ħéh, ħéh - qo, té, té - ré, yo, yo - shi, ka, ka - ta, la, la.*

Roue 278 : *a,mé,nou - bé,nou,sa - gui, sa, âa - da, âa, pé - hé, pé, tša - va, tša, qo - za, qo, ré - ħéh, ré, shi - té, shi, ta - yo, ta, a - ka, a, bé - la, bé, gui - mé, gui, da - nou, da, hé - sa, hé, va - âa, va, za - pé, za, ħéh - tša, ħéh, té - qo, té, yo - ré, yo, ka - shi, ka, la - ta, la, mé.*

Roue 279 : *a,mé,sa - bé,nou,âa - gui, sa, pé - da, âa, tša - hé, pé, qo - va, tša, ré - za, qo, shi - ħéh, ré, ta - té, shi, a - yo, ta, bé - ka, a, gui - la, bé, da - mé, gui, hé - nou, da, va - sa, hé, za - âa, va, ħéh - pé, za, té - tša, ħéh, yo - qo, té, ka - ré, yo, la - shi, ka, mé - ta, la, nou.*

Roue 280 : *a,mé,âa - bé,nou,pé - gui, sa, tša - da, âa, qo - hé, pé, ré - va, tša, shi - za, qo, ta - ħéh, ré, a - té, shi, bé - yo, ta, gui - ka, a, da - la, bé, hé - mé, gui, va - nou, da, za - sa, hé, ħéh - âa, va, té - pé, za, yo - tša, ħéh, ka - qo, té, la - ré, yo, mé - shi, ka, nou - ta, la, sa.*

Roue 281 : *a,mé,pé - bé,nou,tša - gui, sa, qo - da, âa, ré - hé, pé, shi - va, tša, ta - za, qo, a - ħéh, ré, bé - té, shi, gui - yo, ta, da - ka, a, hé - la, bé, va - mé, gui, za - nou, da, ħéh - sa, hé, té - âa, va, yo - pé, za, ka - tša, ħéh, la - qo, té, mé - ré, yo, nou - shi, ka, sa - ta, la, âa.*

Roue 282 : *a,mé,tša - bé,nou,qo - gui, sa, ré - da, âa, shi - hé, pé, ta - va, tša, a - za, qo, bé - ħéh, ré, gui - té, shi, da - yo, ta, hé - ka, a, va - la, bé, za - mé, gui, ħéh - nou, da, té - sa, hé, yo - âa, va, ka - pé, za, la - tša, ħéh, mé - qo, té, nou - ré, yo, sa - shi, ka, âa - ta, la, pé.*

Roue 283 : *a,mé,qo - bé,nou,ré - gui, sa, shi - da, âa, ta - hé, pé, a - va, tša, bé - za, qo, gui - ħéh, ré, da - té, shi, hé - yo, ta, va - ka, a, za - la, bé, ħéh - mé, gui, té - nou, da, yo - sa, hé, ka - âa, va, la - pé, za, mé - tša, ħéh, nou - qo, té, sa - ré, yo, âa - shi, ka, pé - ta, la, tša.*

Roue 284 : *a,mé,ré - bé,nou,shi - gui, sa, ta - da, âa, a - hé, pé, bé - va, tša, gui - za, qo, da - ħéh, ré, hé - té, shi, va - yo, ta, za - ka, a, ħéh - la, bé, té - mé, gui, yo - nou, da, ka - sa, hé, la - âa, va, mé - pé, za, nou - tša, ħéh, sa - qo, té, âa - ré, yo, pé - shi, ka, tša - ta, la, qo.*

Roue 285 : *a,mé,shi - bé,nou,ta - gui, sa, a - da, âa, bé - hé, pé, gui - va, tša, da - za, qo, hé - ħéh, ré, va - té, shi, za - yo, ta, ħéh - ka, a, té - la, bé, yo - mé, gui, ka - nou, da, la - sa, hé, mé - âa, va, nou - pé, za, sa - tša, ħéh, âa - qo, té, pé - ré, yo, tša - shi, ka, qo - ta, la, ré.*

Roue 286 : *a,mé,ta - bé,nou,a - gui, sa, bé - da, âa, gui - hé, pé, da - va, tša, hé - za, qo, va - ħéh, ré, za - té, shi, ħéh - yo, ta, té - ka, a, yo - la, bé, ka - mé, gui, la - nou, da, mé - sa, hé, nou - âa, va, sa - pé, za, âa - tša, ħéh, pé - qo, té, tša - ré, yo, qo - shi, ka, ré - ta, la, shi.*

Roue 287 : *a,nou,a - bé,sa,bé - gui, âa, gui - da, pé, da - hé, tša, hé - va, qo, va - za, ré, za - ħéh, shi, ħéh - té, ta, té - yo, a, yo - ka, bé, ka - la, gui, la - mé, da, mé - nou, hé, nou - sa, va, sa - âa, za, âa - pé, ħéh, pé - tša, té, tša - qo, yo, qo - ré, ka, ré - shi, la, shi - ta, mé, ta.*

Roue 288 : *a,nou,bé - bé,sa,gui - gui, âa, da - da, pé, hé - hé, tša, va - va, qo, za - za, ré, ħéh - ħéh, shi, té - té, ta, yo - yo, a, ka - ka, bé, la - la, gui, mé - mé, da, nou - nou, hé, sa - sa, va, âa - âa, za, pé - pé, ħéh, tša - tša, té, qo - qo, yo, ré - ré, ka, shi - shi, la, ta - ta, mé, a.*

Roue 289 : *a,nou,gui - bé,sa,da - gui, âa, hé - da, pé, va - hé, tša, za - va, qo, ħéh - za, ré, té - ħéh, shi, yo - té, ta, ka - yo, a, la - ka, bé, mé - la, gui, nou - mé, da, sa - nou, hé, âa - sa, va, pé - âa, za, tša - pé, ħéh, qo - tša, té, ré - qo, yo, shi - ré, ka, ta - shi, la, a - ta, mé, bé.*

Roue 290 : *a,nou,da - bé,sa,hé - gui, âa, va - da, pé, za - hé, tša, ħéh - va, qo, té - za, ré, yo - ħéh, shi, ka - té, ta, la - yo, a, mé - ka, bé, nou - la, gui, sa - mé, da, âa - nou, hé, pé - sa, va, tša - âa, za, qo - pé, ħéh, ré - tša, té, shi - qo, yo, ta - ré, ka, a - shi, la, bé - ta, mé, gui.*

Roue 291 : *a,nou,hé - bé,sa,va - gui, âa, za - da, pé, ħéh - hé, tša, té - va, qo, yo - za, ré, ka - ħéh, shi, la - té, ta, mé - yo, a, nou - ka, bé, sa - la, gui, âa - mé, da, pé - nou, hé, tša - sa, va, qo - âa, za, ré - pé, ħéh, shi - tša, té, ta - qo, yo, a - ré, ka, bé - shi, la, gui - ta, mé, da.*

Roue 292 : *a,nou,va - bé,sa,za - gui, âa, ħéh - da, pé, té - hé, tša, yo - va, qo, ka - za, ré, la - ħéh, shi, mé - té, ta, nou - yo, a, sa - ka, bé, âa - la, gui, pé - mé, da, tša - nou, hé, qo - sa, va, ré - âa, za, shi - pé, ħéh, ta - tša, té, a - qo, yo, bé - ré, ka, gui - shi, la, da - ta, mé, hé.*

Roue 293 : *a,nou,za - bé,sa,ħéh - gui, âa, té - da, pé, yo - hé, tša, ka - va, qo, la - za, ré, mé - ħéh, shi, nou - té, ta, sa - yo, a, âa - ka, bé, pé - la, gui, tša - mé, da, qo - nou, hé, ré - sa, va, shi - âa, za, ta - pé, ħéh, a - tša, té, bé - qo, yo, gui - ré, ka, da - shi, la, hé - ta, mé, va.*

Roue 294 : *a,nou,ħéh - bé,sa,té - gui, âa, yo - da, pé, ka - hé, tša, la - va, qo, mé - za, ré, nou - ħéh, shi, sa - té, ta, âa - yo, a, pé - ka, bé, tša - la, gui, qo - mé, da, ré - nou, hé, shi - sa, va, ta - âa, za, a - pé, ħéh, bé - tša, té, gui - qo, yo, da - ré, ka, hé - shi, la, va - ta, mé, za.*

Roue 295 : *a,nou,té - bé,sa,yo - gui, âa, ka - da, pé, la - hé, tša, mé - va, qo, nou - za, ré, sa - ħéh, shi, âa - té, ta, pé - yo, a, tša - ka, bé, qo - la, gui, ré - mé, da, shi - nou, hé, ta - sa, va, a - âa, za, bé - pé, ħéh, gui - tša, té, da - qo, yo, hé - ré, ka, va - shi, la, za - ta, mé, ħéh.*

Roue 296 : *a,nou,yo - bé,sa,ka - gui, âa, la - da, pé, mé - hé, tša, nou - va, qo, sa - za, ré, âa - ħéh, shi, pé - té, ta, tša - yo, a, qo - ka, bé, ré - la, gui, shi - mé, da, ta - nou, hé, a - sa, va, bé - âa, za, gui - pé, ħéh, da - tša, té, hé - qo, yo, va - ré, ka, za - shi, la, ħéh - ta, mé, té.*

Roue 297 : *a,nou,ka - bé,sa,la - gui, âa, mé - da, pé, nou - hé, tša, sa - va, qo, âa - za, ré, pé - ħéh, shi, tša - té, ta, qo - yo, a, ré - ka, bé, shi - la, gui, ta - mé, da, a - nou, hé, bé - sa, va, gui - âa, za, da - pé, ħéh, hé - tša, té, va - qo, yo, za - ré, ka, ħéh - shi, la, té - ta, mé, yo.*

Roue 298 : *a,nou,la - bé,sa,mé - gui, âa, nou - da, pé, sa - hé, tša, âa - va, qo, pé - za, ré, tša - ħéh, shi, qo - té, ta, ré - yo, a, shi - ka, bé, ta - la, gui, a - mé, da, bé - nou, hé, gui - sa, va, da - âa, za, hé - pé, ħéh, va - tša, té, za - qo, yo, ħéh - ré, ka, té - shi, la, yo - ta, mé, ka.*

Roue 299 : *a,nou,mé - bé,sa,nou - gui, âa, sa - da, pé, âa - hé, tša, pé - va, qo, tša - za, ré, qo - ħéh, shi, ré - té, ta, shi - yo, a, ta - ka, bé, a - la, gui, bé - mé, da, gui - nou, hé, da - sa, va, hé - âa, za, va - pé, ħéh, za - tša, té, ħéh - qo, yo, té - ré, ka, yo - shi, la, ka - ta, mé, la.*

Roue 300 : *a,nou,nou - bé,sa,sa - gui, âa, âa - da, pé, pé - hé, tša, tša - va, qo, qo - za, ré, ré - ħéh, shi, shi - té, ta, ta - yo, a, a - ka, bé, bé - la, gui, gui - mé, da, da - nou, hé, hé - sa, va, va - âa, za, za - pé, ħéh, ħéh - tša, té, té - qo, yo, yo - ré, ka, ka - shi, la, la - ta, mé, mé.*

Roue 301 : *a,nou,sa - bé,sa,âa - gui, âa, pé - da, pé, tša - hé, tša, qo - va, qo, ré - za, ré, shi - ħéh, shi, ta - té, ta, a - yo, a, bé - ka, bé, gui - la, gui, da - mé, da, hé - nou, hé, va - sa, va, za - âa, za, ħéh - pé, ħéh, té - tša, té, yo - qo, yo, ka - ré, ka, la - shi, la, mé - ta, mé, nou.*

Roue 302 : *a,nou,âa - bé,sa,pé - gui, âa, tša - da, pé, qo - hé, tša, ré - va, qo, shi - za, ré, ta - ħéh, shi, a - té, ta, bé - yo, a, gui - ka, bé, da - la, gui, hé - mé, da, va - nou, hé, za - sa, va, ħéh - âa, za, té - pé, ħéh, yo - tša, té, ka - qo, yo, la - ré, ka, mé - shi, la, nou - ta, mé, sa.*

Roue 303 : *a,nou,pé - bé,sa,tša - gui, âa, qo - da, pé, ré - hé, tša, shi - va, qo, ta - za, ré, a - ħéh, shi, bé - té, ta, gui - yo, a, da - ka, bé, hé - la, gui, va - mé, da, za - nou, hé, ħéh - sa, va, té - âa, za, yo - pé, ħéh, ka - tša, té, la - qo, yo, mé - ré, ka, nou - shi, la, sa - ta, mé, âa.*

Roue 304 : *a,nou,tša - bé,sa,qo - gui, âa, ré - da, pé, shi - hé, tša, ta - va, qo, a - za, ré, bé - ħéh, shi, gui - té, ta, da - yo, a, hé - ka, bé, va - la, gui, za - mé, da, ħéh - nou, hé, té - sa, va, yo - âa, za, ka - pé, ħéh, la - tša, té, mé - qo, yo, nou - ré, ka, sa - shi, la, âa - ta, mé, pé.*

Roue 305 : *a,nou,qo - bé,sa,ré - gui, âa, shi - da, pé, ta - hé, tša, a - va, qo, bé - za, ré, gui - ħéh, shi, da - té, ta, hé - yo, a, va - ka, bé, za - la, gui, ħéh - mé, da, té - nou, hé, yo - sa, va, ka - âa, za, la - pé, ħéh, mé - tša, té, nou - qo, yo, sa - ré, ka, âa - shi, la, pé - ta, mé, tša.*

Roue 306 : *a,nou,ré - bé,sa,shi - gui, âa, ta - da, pé, a - hé, tša, bé - va, qo, gui - za, ré, da - ħéh, shi, hé - té, ta, va - yo, a, za - ka, bé, ħéh - la, gui, té - mé, da, yo - nou, hé, ka - sa, va, la - âa, za, mé - pé, ħéh, nou - tša, té, sa - qo, yo, âa - ré, ka, pé - shi, la, tša - ta, mé, qo.*

Roue 307 : *a,nou,shi - bé,sa,ta - gui, âa, a - da, pé, bé - hé, tša, gui - va, qo, da - za, ré, hé - ħéh, shi, va - té, ta, za - yo, a, ħéh - ka, bé, té - la, gui, yo - mé, da, ka - nou, hé, la - sa, va, mé - âa, za, nou - pé, ħéh, sa - tša, té, âa - qo, yo, pé - ré, ka, tša - shi, la, qo - ta, mé, ré.*

Roue 308 : *a,nou,ta - bé,sa,a - gui, âa, bé - da, pé, gui - hé, tša, da - va, qo, hé - za, ré, va - ħéh, shi, za - té, ta, ħéh - yo, a, té - ka, bé, yo - la, gui, ka - mé, da, la - nou, hé, mé - sa, va, nou - âa, za, sa - pé, ħéh, âa - tša, té, pé - qo, yo, tša - ré, ka, qo - shi, la, ré - ta, mé, shi.*

Roue 309 : *a,sa,a - bé,âa,bé - gui, pé, gui - da, tša, da - hé, qo, hé - va, ré, va - za, shi, za - ħéh, ta, ħéh - té, a, té - yo, bé, yo - ka, gui, ka - la, da, la - mé, hé, mé - nou, va, nou - sa, za, sa - âa, ħéh, âa - pé, té, pé - tša, yo, tša - qo, ka, qo - ré, la, ré - shi, mé, shi - ta, nou, ta.*

Roue 310 : *a,sa,bé - bé,âa,gui - gui, pé, da - da, tša, hé - hé, qo, va - va, ré, za - za, shi, ħéh - ħéh, ta, té - té, a, yo - yo, bé, ka - ka, gui, la - la, da, mé - mé, hé, nou - nou, va, sa - sa, za, âa - âa, ħéh, pé - pé, té, tša - tša, yo, qo - qo, ka, ré - ré, la, shi - shi, mé, ta - ta, nou, a.*

Roue 311 : *a,sa,gui - bé,âa,da - gui, pé, hé - da, tša, va - hé, qo, za - va, ré, ħéh - za, shi, té - ħéh, ta, yo - té, a, ka - yo, bé, la - ka, gui, mé - la, da, nou - mé, hé, sa - nou, va, âa - sa, za, pé - âa, ħéh, tša - pé, té, qo - tša, yo, ré - qo, ka, shi - ré, la, ta - shi, mé, a - ta, nou, bé.*

Roue 312 : *a,sa,da - bé,âa,hé - gui, pé, va - da, tša, za - hé, qo, ħéh - va, ré, té - za, shi, yo - ħéh, ta, ka - té, a, la - yo, bé, mé - ka, gui, nou - la, da, sa - mé, hé, âa - nou, va, pé - sa, za, tša - âa, ħéh, qo - pé, té, ré - tša, yo, shi - qo, ka, ta - ré, la, a - shi, mé, bé - ta, nou, gui.*

Roue 313 : *a,sa,hé - bé,âa,va - gui, pé, za - da, tša, ħéh - hé, qo, té - va, ré, yo - za, shi, ka - ħéh, ta, la - té, a, mé - yo, bé, nou - ka, gui, sa - la, da, âa - mé, hé, pé - nou, va, tša - sa, za, qo - âa, ħéh, ré - pé, té, shi - tša, yo, ta - qo, ka, a - ré, la, bé - shi, mé, gui - ta, nou, da.*

Roue 314 : *a,sa,va - bé,âa,za - gui, pé, ħéh - da, tša, té - hé, qo, yo - va, ré, ka - za, shi, la - ħéh, ta, mé - té, a, nou - yo, bé, sa - ka, gui, âa - la, da, pé - mé, hé, tša - nou, va, qo - sa, za, ré - âa, ħéh, shi - pé, té, ta - tša, yo, a - qo, ka, bé - ré, la, gui - shi, mé, da - ta, nou, hé.*

Roue 315 : *a,sa,za - bé,âa,ħéh - gui, pé, té - da, tša, yo - hé, qo, ka - va, ré, la - za, shi, mé - ħéh, ta, nou - té, a, sa - yo, bé, âa - ka, gui, pé - la, da, tša - mé, hé, qo - nou, va, ré - sa, za, shi - âa, ħéh, ta - pé, té, a - tša, yo, bé - qo, ka, gui - ré, la, da - shi, mé, hé - ta, nou, va.*

Roue 316 : *a,sa,ħéh - bé,âa,té - gui, pé, yo - da, tša, ka - hé, qo, la - va, ré, mé - za, shi, nou - ħéh, ta, sa - té, a, âa - yo, bé, pé - ka, gui, tša - la, da, qo - mé, hé, ré - nou, va, shi - sa, za, ta - âa, ħéh, a - pé, té, bé - tša, yo, gui - qo, ka, da - ré, la, hé - shi, mé, va - ta, nou, za.*

Roue 317 : *a,sa,té - bé,âa,yo - gui, pé, ka - da, tša, la - hé, qo, mé - va, ré, nou - za, shi, sa - ħéh, ta, âa - té, a, pé - yo, bé, tša - ka, gui, qo - la, da, ré - mé, hé, shi - nou, va, ta - sa, za, a - âa, ħéh, bé - pé, té, gui - tša, yo, da - qo, ka, hé - ré, la, va - shi, mé, za - ta, nou, ħéh.*

Roue 318 : *a,sa,yo - bé,âa,ka - gui, pé, la - da, tša, mé - hé, qo, nou - va, ré, sa - za, shi, âa - ħéh, ta, pé - té, a, tša - yo, bé, qo - ka, gui, ré - la, da, shi - mé, hé, ta - nou, va, a - sa, za, bé - âa, ħéh, gui - pé, té, da - tša, yo, hé - qo, ka, va - ré, la, za - shi, mé, ħéh - ta, nou, té.*

Roue 319 : *a,sa,ka - bé,âa,la - gui, pé, mé - da, tša, nou - hé, qo, sa - va, ré, âa - za, shi, pé - ħéh, ta, tša - té, a, qo - yo, bé, ré - ka, gui, shi - la, da, ta - mé, hé, a - nou, va, bé - sa, za, gui - âa, ħéh, da - pé, té, hé - tša, yo, va - qo, ka, za - ré, la, ħéh - shi, mé, té - ta, nou, yo.*

Roue 320 : *a,sa,la - bé,âa,mé - gui, pé, nou - da, tša, sa - hé, qo, âa - va, ré, pé - za, shi, tša - ħéh, ta, qo - té, a, ré - yo, bé, shi - ka, gui, ta - la, da, a - mé, hé, bé - nou, va, gui - sa, za, da - âa, ħéh, hé - pé, té, va - tša, yo, za - qo, ka, ħéh - ré, la, té - shi, mé, yo - ta, nou, ka.*

Roue 321 : *a,sa,mé - bé,âa,nou - gui, pé, sa - da, tša, âa - hé, qo, pé - va, ré, tša - za, shi, qo - ħéh, ta, ré - té, a, shi - yo, bé, ta - ka, gui, a - la, da, bé - mé, hé, gui - nou, va, da - sa, za, hé - âa, ħéh, va - pé, té, za - tša, yo, ħéh - qo, ka, té - ré, la, yo - shi, mé, ka - ta, nou, la.*

Roue 322 : *a,sa,nou - bé,âa,sa - gui, pé, âa - da, tša, pé - hé, qo, tša - va, ré, qo - za, shi, ré - ħéh, ta, shi - té, a, ta - yo, bé, a - ka, gui, bé - la, da, gui - mé, hé, da - nou, va, hé - sa, za, va - âa, ħéh, za - pé, té, ħéh - tša, yo, té - qo, ka, yo - ré, la, ka - shi, mé, la - ta, nou, mé.*

Roue 323 : *a,sa,sa - bé,gui,yo - gui, da, ka - da, hé, la - hé, va, mé - va, za, nou - za, ħéh, sa - ħéh, té, âa - té, yo, pé - yo, ka, tša - ka, la, qo - la, mé, ré - mé, nou, shi - nou, sa, ta - sa, âa, a - âa, pé, bé - pé, tša, gui - tša, qo, da - qo, ré, hé - ré, shi, va - shi, ta, za - ta, a, ħéh.*

Roue 324 : *a,sa,âa - bé,âa,pé - gui, pé, tša - da, tša, qo - hé, qo, ré - va, ré, shi - za, shi, ta - ħéh, ta, a - té, a, bé - yo, bé, gui - ka, gui, da - la, da, hé - mé, hé, va - nou, va, za - sa, za, ħéh - âa, ħéh, té - pé, té, yo - tša, yo, ka - qo, ka, la - ré, la, mé - shi, mé, nou - ta, nou, sa.*

Roue 325 : *a,sa,pé - bé,âa,tša - gui, pé, qo - da, tša, ré - hé, qo, shi - va, ré, ta - za, shi, a - ħéh, ta, bé - té, a, gui - yo, bé, da - ka, gui, hé - la, da, va - mé, hé, za - nou, va, ħéh - sa, za, té - âa, ħéh, yo - pé, té, ka - tša, yo, la - qo, ka, mé - ré, la, nou - shi, mé, sa - ta, nou, âa.*

Roue 326 : *a,sa,tša - bé,âa,qo - gui, pé, ré - da, tša, shi - hé, qo, ta - va, ré, a - za, shi, bé - ħéh, ta, gui - té, a, da - yo, bé, hé - ka, gui, va - la, da, za - mé, hé, ħéh - nou, va, té - sa, za, yo - âa, ħéh, ka - pé, té, la - tša, yo, mé - qo, ka, nou - ré, la, sa - shi, mé, âa - ta, nou, pé.*

Roue 327 : *a,sa,qo - bé,âa,ré - gui, pé, shi - da, tša, ta - hé, qo, a - va, ré, bé - za, shi, gui - ħéh, ta, da - té, a, hé - yo, bé, va - ka, gui, za - la, da, ħéh - mé, hé, té - nou, va, yo - sa, za, ka - âa, ħéh, la - pé, té, mé - tša, yo, nou - qo, ka, sa - ré, la, âa - shi, mé, pé - ta, nou, tša.*

Roue 328 : *a,sa,ré - bé,âa,shi - gui, pé, ta - da, tša, a - hé, qo, bé - va, ré, gui - za, shi, da - ħéh, ta, hé - té, a, va - yo, bé, za - ka, gui, ħéh - la, da, té - mé, hé, yo - nou, va, ka - sa, za, la - âa, ħéh, mé - pé, té, nou - tša, yo, sa - qo, ka, âa - ré, la, pé - shi, mé, tša - ta, nou, qo.*

Roue 329 : *a,sa,shi - bé,âa,ta - gui, pé, a - da, tša, bé - hé, qo, gui - va, ré, da - za, shi, hé - ħéh, ta, va - té, a, za - yo, bé, ħéh - ka, gui, té - la, da, yo - mé, hé, ka - nou, va, la - sa, za, mé - âa, ħéh, nou - pé, té, sa - tša, yo, âa - qo, ka, pé - ré, la, tša - shi, mé, qo - ta, nou, ré.*

Roue 330 : *a,sa,ta - bé,âa,a - gui, pé, bé - da, tša, gui - hé, qo, da - va, ré, hé - za, shi, va - ħéh, ta, za - té, a, ħéh - yo, bé, té - ka, gui, yo - la, da, ka - mé, hé, la - nou, va, mé - sa, za, nou - âa, ħéh, sa - pé, té, âa - tša, yo, pé - qo, ka, tša - ré, la, qo - shi, mé, ré - ta, nou, shi.*

Roue 331 : *a,âa,a - bé,pé,bé - gui, tša, gui - da, qo, da - hé, ré, hé - va, shi, va - za, ta, za - ħéh, a, ħéh - té, bé, té - yo, gui, yo - ka, da, ka - la, hé, la - mé, va, mé - nou, za, nou - sa, ħéh, sa - âa, té, âa - pé, yo, pé - tša, ka, tša - qo, la, qo - ré, mé, ré - shi, nou, shi - ta, sa, ta.*

Roue 332 : *a,âa,bé - bé,pé,gui - gui, tša, da - da, qo, hé - hé, ré, va - va, shi, za - za, ta, ħéh - ħéh, a, té - té, bé, yo - yo, gui, ka - ka, da, la - la, hé, mé - mé, va, nou - nou, za, sa - sa, ħéh, âa - âa, té, pé - pé, yo, tša - tša, ka, qo - qo, la, ré - ré, mé, shi - shi, nou, ta - ta, sa, a.*

Roue 333 : *a,âa,gui - bé,pé,da - gui, tša, hé - da, qo, va - hé, ré, za - va, shi, ħéh - za, ta, té - ħéh, a, yo - té, bé, ka - yo, gui, la - ka, da, mé - la, hé, nou - mé, va, sa - nou, za, âa - sa, ħéh, pé - âa, té, tša - pé, yo, qo - tša, ka, ré - qo, la, shi - ré, mé, ta - shi, nou, a - ta, sa, bé.*

Roue 334 : *a,âa,da - bé,pé,hé - gui, tša, va - da, qo, za - hé, ré, ħéh - va, shi, té - za, ta, yo - ħéh, a, ka - té, bé, la - yo, gui, mé - ka, da, nou - la, hé, sa - mé, va, âa - nou, za, pé - sa, ħéh, tša - âa, té, qo - pé, yo, ré - tša, ka, shi - qo, la, ta - ré, mé, a - shi, nou, bé - ta, sa, gui.*

Roue 335 : *a,âa,hé - bé,pé,va - gui, tša, za - da, qo, ħéh - hé, ré, té - va, shi, yo - za, ta, ka - ħéh, a, la - té, bé, mé - yo, gui, nou - ka, da, sa - la, hé, âa - mé, va, pé - nou, za, tša - sa, ħéh, qo - âa, té, ré - pé, yo, shi - tša, ka, ta - qo, la, a - ré, mé, bé - shi, nou, gui - ta, sa, da.*

Roue 336 : *a,âa,va - bé,pé,za - gui, tša, ħéh - da, qo, té - hé, ré, yo - va, shi, ka - za, ta, la - ħéh, a, mé - té, bé, nou - yo, gui, sa - ka, da, âa - la, hé, pé - mé, va, tša - nou, za, qo - sa, ħéh, ré - âa, té, shi - pé, yo, ta - tša, ka, a - qo, la, bé - ré, mé, gui - shi, nou, da - ta, sa, hé.*

Roue 337 : *a,âa,za - bé,pé,ħéh - gui, tša, té - da, qo, yo - hé, ré, ka - va, shi, la - za, ta, mé - ħéh, a, nou - té, bé, sa - yo, gui, âa - ka, da, pé - la, hé, tša - mé, va, qo - nou, za, ré - sa, ħéh, shi - âa, té, ta - pé, yo, a - tša, ka, bé - qo, la, gui - ré, mé, da - shi, nou, hé - ta, sa, va.*

Roue 338 : *a,âa,ħéh - bé,pé,té - gui, tša, yo - da, qo, ka - hé, ré, la - va, shi, mé - za, ta, nou - ħéh, a, sa - té, bé, âa - yo, gui, pé - ka, da, tša - la, hé, qo - mé, va, ré - nou, za, shi - sa, ħéh, ta - âa, té, a - pé, yo, bé - tša, ka, gui - qo, la, da - ré, mé, hé - shi, nou, va - ta, sa, za.*

Roue 339 : *a,âa,té - bé,pé,yo - gui, tša, ka - da, qo, la - hé, ré, mé - va, shi, nou - za, ta, sa - ħéh, a, âa - té, bé, pé - yo, gui, tša - ka, da, qo - la, hé, ré - mé, va, shi - nou, za, ta - sa, ħéh, a - âa, té, bé - pé, yo, gui - tša, ka, da - qo, la, hé - ré, mé, va - shi, nou, za - ta, sa, ħéh.*

Roue 340 : *a,âa,yo - bé,pé,ka - gui, tša, la - da, qo, mé - hé, ré, nou - va, shi, sa - za, ta, âa - ħéh, a, pé - té, bé, tša - yo, gui, qo - ka, da, ré - la, hé, shi - mé, va, ta - nou, za, a - sa, ħéh, bé - âa, té, gui - pé, yo, da - tša, ka, hé - qo, la, va - ré, mé, za - shi, nou, ħéh - ta, sa, té.*

Roue 341 : *a,âa,ka - bé,pé,la - gui, tša, mé - da, qo, nou - hé, ré, sa - va, shi, âa - za, ta, pé - ħéh, a, tša - té, bé, qo - yo, gui, ré - ka, da, shi - la, hé, ta - mé, va, a - nou, za, bé - sa, ħéh, gui - âa, té, da - pé, yo, hé - tša, ka, va - qo, la, za - ré, mé, ħéh - shi, nou, té - ta, sa, yo.*

Roue 342 : *a,âa,la - bé,pé,mé - gui, tša, nou - da, qo, sa - hé, ré, âa - va, shi, pé - za, ta, tša - ħéh, a, qo - té, bé, ré - yo, gui, shi - ka, da, ta - la, hé, a - mé, va, bé - nou, za, gui - sa, ħéh, da - âa, té, hé - pé, yo, va - tša, ka, za - qo, la, ħéh - ré, mé, té - shi, nou, yo - ta, sa, ka.*

Roue 343 : *a,âa,mé - bé,pé,nou - gui, tša, sa - da, qo, âa - hé, ré, pé - va, shi, tša - za, ta, qo - ħéh, a, ré - té, bé, shi - yo, gui, ta - ka, da, a - la, hé, bé - mé, va, gui - nou, za, da - sa, ħéh, hé - âa, té, va - pé, yo, za - tša, ka, ħéh - qo, la, té - ré, mé, yo - shi, nou, ka - ta, sa, la.*

Roue 344 : *a,âa,nou - bé,pé,sa - gui, tša, âa - da, qo, pé - hé, ré, tša - va, shi, qo - za, ta, ré - ħéh, a, shi - té, bé, ta - yo, gui, a - ka, da, bé - la, hé, gui - mé, va, da - nou, za, hé - sa, ħéh, va - âa, té, za - pé, yo, ħéh - tša, ka, té - qo, la, yo - ré, mé, ka - shi, nou, la - ta, sa, mé.*

Roue 345 : *a,âa,sa - bé,pé,âa - gui, tša, pé - da, qo, tša - hé, ré, qo - va, shi, ré - za, ta, shi - ħéh, a, ta - té, bé, a - yo, gui, bé - ka, da, gui - la, hé, da - mé, va, hé - nou, za, va - sa, ħéh, za - âa, té, ħéh - pé, yo, té - tša, ka, yo - qo, la, ka - ré, mé, la - shi, nou, mé - ta, sa, nou.*

Roue 346 : *a,âa,âa - bé,pé,pé - gui, tša, tša - da, qo, qo - hé, ré, ré - va, shi, shi - za, ta, ta - ħéh, a, a - té, bé, bé - yo, gui, gui - ka, da, da - la, hé, hé - mé, va, va - nou, za, za - sa, ħéh, ħéh - âa, té, té - pé, yo, yo - tša, ka, ka - qo, la, la - ré, mé, mé - shi, nou, nou - ta, sa, sa.*

Roue 347 : *a,âa,pé - bé,pé,tša - gui, tša, qo - da, qo, ré - hé, ré, shi - va, shi, ta - za, ta, a - ħéh, a, bé - té, bé, gui - yo, gui, da - ka, da, hé - la, hé, va - mé, va, za - nou, za, ħéh - sa, ħéh, té - âa, té, yo - pé, yo, ka - tša, ka, la - qo, la, mé - ré, mé, nou - shi, nou, sa - ta, sa, âa.*

Roue 348 : *a,âa,tša - bé,pé,qo - gui, tša, ré - da, qo, shi - hé, ré, ta - va, shi, a - za, ta, bé - ħéh, a, gui - té, bé, da - yo, gui, hé - ka, da, va - la, hé, za - mé, va, ħéh - nou, za, té - sa, ħéh, yo - âa, té, ka - pé, yo, la - tša, ka, mé - qo, la, nou - ré, mé, sa - shi, nou, âa - ta, sa, pé.*

Roue 349 : *a,âa,qo - bé,pé,ré - gui, tša, shi - da, qo, ta - hé, ré, a - va, shi, bé - za, ta, gui - ħéh, a, da - té, bé, hé - yo, gui, va - ka, da, za - la, hé, ħéh - mé, va, té - nou, za, yo - sa, ħéh, ka - âa, té, la - pé, yo, mé - tša, ka, nou - qo, la, sa - ré, mé, âa - shi, nou, pé - ta, sa, tša.*

Roue 350 : *a,âa,ré - bé,pé,shi - gui, tša, ta - da, qo, a - hé, ré, bé - va, shi, gui - za, ta, da - ħéh, a, hé - té, bé, va - yo, gui, za - ka, da, ħéh - la, hé, té - mé, va, yo - nou, za, ka - sa, ħéh, la - âa, té, mé - pé, yo, nou - tša, ka, sa - qo, la, âa - ré, mé, pé - shi, nou, tša - ta, sa, qo.*

Roue 351 : *a,âa,shi - bé,pé,ta - gui, tša, a - da, qo, bé - hé, ré, gui - va, shi, da - za, ta, hé - ħéh, a, va - té, bé, za - yo, gui, ħéh - ka, da, té - la, hé, yo - mé, va, ka - nou, za, la - sa, ħéh, mé - âa, té, nou - pé, yo, sa - tša, ka, âa - qo, la, pé - ré, mé, tša - shi, nou, qo - ta, sa, ré.*

Roue 352 : *a,âa,ta - bé,pé,a - gui, tša, bé - da, qo, gui - hé, ré, da - va, shi, hé - za, ta, va - ħéh, a, za - té, bé, ħéh - yo, gui, té - ka, da, yo - la, hé, ka - mé, va, la - nou, za, mé - sa, ħéh, nou - âa, té, sa - pé, yo, âa - tša, ka, pé - qo, la, tša - ré, mé, qo - shi, nou, ré - ta, sa, shi.*

Roue 353 : *a,pé,a - bé,tša,bé - gui, qo, gui - da, ré, da - hé, shi, hé - va, ta, va - za, a, za - ħéh, bé, ħéh - té, gui, té - yo, da, yo - ka, hé, ka - la, va, la - mé, za, mé - nou, ħéh, nou - sa, té, sa - âa, yo, âa - pé, ka, pé - tša, la, tša - qo, mé, qo - ré, nou, ré - shi, sa, shi - ta, âa, ta.*

Roue 354 : *a,pé,bé - bé,tša,gui - gui, qo, da - da, ré, hé - hé, shi, va - va, ta, za - za, a, ħéh - ħéh, bé, té - té, gui, yo - yo, da, ka - ka, hé, la - la, va, mé - mé, za, nou - nou, ħéh, sa - sa, té, âa - âa, yo, pé - pé, ka, tša - tša, la, qo - qo, mé, ré - ré, nou, shi - shi, sa, ta - ta, âa, a.*

Roue 355 : *a,pé,gui - bé,tša,da - gui, qo, hé - da, ré, va - hé, shi, za - va, ta, ħéh - za, a, té - ħéh, bé, yo - té, gui, ka - yo, da, la - ka, hé, mé - la, va, nou - mé, za, sa - nou, ħéh, âa - sa, té, pé - âa, yo, tša - pé, ka, qo - tša, la, ré - qo, mé, shi - ré, nou, ta - shi, sa, a - ta, âa, bé.*

Roue 356 : *a,pé,da - bé,tša,hé - gui, qo, va - da, ré, za - hé, shi, ħéh - va, ta, té - za, a, yo - ħéh, bé, ka - té, gui, la - yo, da, mé - ka, hé, nou - la, va, sa - mé, za, âa - nou, ħéh, pé - sa, té, tša - âa, yo, qo - pé, ka, ré - tša, la, shi - qo, mé, ta - ré, nou, a - shi, sa, bé - ta, âa, gui.*

Roue 357 : *a,pé,hé - bé,tša,va - gui, qo, za - da, ré, ħéh - hé, shi, té - va, ta, yo - za, a, ka - ħéh, bé, la - té, gui, mé - yo, da, nou - ka, hé, sa - la, va, âa - mé, za, pé - nou, ħéh, tša - sa, té, qo - âa, yo, ré - pé, ka, shi - tša, la, ta - qo, mé, a - ré, nou, bé - shi, sa, gui - ta, âa, da.*

Roue 358 : *a,pé,va - bé,tša,za - gui, qo, ħéh - da, ré, té - hé, shi, yo - va, ta, ka - za, a, la - ħéh, bé, mé - té, gui, nou - yo, da, sa - ka, hé, âa - la, va, pé - mé, za, tša - nou, ħéh, qo - sa, té, ré - âa, yo, shi - pé, ka, ta - tša, la, a - qo, mé, bé - ré, nou, gui - shi, sa, da - ta, âa, hé.*

Roue 359 : *a,pé,za - bé,tša,ħéh - gui, qo, té - da, ré, yo - hé, shi, ka - va, ta, la - za, a, mé - ħéh, bé, nou - té, gui, sa - yo, da, âa - ka, hé, pé - la, va, tša - mé, za, qo - nou, ħéh, ré - sa, té, shi - âa, yo, ta - pé, ka, a - tša, la, bé - qo, mé, gui - ré, nou, da - shi, sa, hé - ta, âa, va.*

Roue 360 : *a,pé,ħéh - bé,tša,té - gui, qo, yo - da, ré, ka - hé, shi, la - va, ta, mé - za, a, nou - ħéh, bé, sa - té, gui, âa - yo, da, pé - ka, hé, tša - la, va, qo - mé, za, ré - nou, ħéh, shi - sa, té, ta - âa, yo, a - pé, ka, bé - tša, la, gui - qo, mé, da - ré, nou, hé - shi, sa, va - ta, âa, za.*

296

Roue 361 : a,pé,té - bé,tša,yo - gui, qo, ka - da, ré, la - hé, shi, mé - va, ta, nou - za, a, sa - ħéh, bé, âa - té, gui, pé - yo, da, tša - ka, hé, qo - la, va, ré - mé, za, shi - nou, ħéh, ta - sa, té, a - âa, yo, bé - pé, ka, gui - tša, la, da - qo, mé, hé - ré, nou, va - shi, sa, za - ta, âa, ħéh.

Roue 362 : a,pé,yo - bé,tša,ka - gui, qo, la - da, ré, mé - hé, shi, nou - va, ta, sa - za, a, âa - ħéh, bé, pé - té, gui, tša - yo, da, qo - ka, hé, ré - la, va, shi - mé, za, ta - nou, ħéh, a - sa, té, bé - âa, yo, gui - pé, ka, da - tša, la, hé - qo, mé, va - ré, nou, za - shi, sa, ħéh - ta, âa, té.

Roue 363 : a,pé,ka - bé,tša,la - gui, qo, mé - da, ré, nou - hé, shi, sa - va, ta, âa - za, a, pé - ħéh, bé, tša - té, gui, qo - yo, da, ré - ka, hé, shi - la, va, ta - mé, za, a - nou, ħéh, bé - sa, té, gui - âa, yo, da - pé, ka, hé - tša, la, va - qo, mé, za - ré, nou, ħéh - shi, sa, té - ta, âa, yo.

Roue 364 : a,pé,la - bé,tša,mé - gui, qo, nou - da, ré, sa - hé, shi, âa - va, ta, pé - za, a, tša - ħéh, bé, qo - té, gui, ré - yo, da, shi - ka, hé, ta - la, va, a - mé, za, bé - nou, ħéh, gui - sa, té, da - âa, yo, hé - pé, ka, va - tša, la, za - qo, mé, ħéh - ré, nou, té - shi, sa, yo - ta, âa, ka.

Roue 365 : a,pé,mé - bé,tša,nou - gui, qo, sa - da, ré, âa - hé, shi, pé - va, ta, tša - za, a, qo - ħéh, bé, ré - té, gui, shi - yo, da, ta - ka, hé, a - la, va, bé - mé, za, gui - nou, ħéh, da - sa, té, hé - âa, yo, va - pé, ka, za - tša, la, ħéh - qo, mé, té - ré, nou, yo - shi, sa, ka - ta, âa, la.

Roue 366 : a,pé,nou - bé,tša,sa - gui, qo, âa - da, ré, pé - hé, shi, tša - va, ta, qo - za, a, ré - ħéh, bé, shi - té, gui, ta - yo, da, a - ka, hé, bé - la, va, gui - mé, za, da - nou, ħéh, hé - sa, té, va - âa, yo, za - pé, ka, ħéh - tša, la, té - qo, mé, yo - ré, nou, ka - shi, sa, la - ta, âa, mé.

Roue 367 : a,pé,sa - bé,tša,âa - gui, qo, pé - da, ré, tša - hé, shi, qo - va, ta, ré - za, a, shi - ħéh, bé, ta - té, gui, a - yo, da, bé - ka, hé, gui - la, va, da - mé, za, hé - nou, ħéh, va - sa, té, za - âa, yo, ħéh - pé, ka, té - tša, la, yo - qo, mé, ka - ré, nou, la - shi, sa, mé - ta, âa, nou.

Roue 368 : a,pé,âa - bé,tša,pé - gui, qo, tša - da, ré, qo - hé, shi, ré - va, ta, shi - za, a, ta - ħéh, bé, a - té, gui, bé - yo, da, gui - ka, hé, da - la, va, hé - mé, za, va - nou, ħéh, za - sa, té, ħéh - âa, yo, té - pé, ka, yo - tša, la, ka - qo, mé, la - ré, nou, mé - shi, sa, nou - ta, âa, sa.

Roue 369 : a,pé,pé - bé,tša,tša - gui, qo, qo - da, ré, ré - hé, shi, shi - va, ta, ta - za, a, a - ħéh, bé, bé - té, gui, gui - yo, da, da - ka, hé, hé - la, va, va - mé, za, za - nou, ħéh, ħéh - sa, té, té - âa, yo, yo - pé, ka, ka - tša, la, la - qo, mé, mé - ré, nou, nou - shi, sa, sa - ta, âa, âa.

Roue 370 : a,pé,tša - bé,tša,qo - gui, qo, ré - da, ré, shi - hé, shi, ta - va, ta, a - za, a, bé - ħéh, bé, gui - té, gui, da - yo, da, hé - ka, hé, va - la, va, za - mé, za, ħéh - nou, ħéh, té - sa, té, yo - âa, yo, ka - pé, ka, la - tša, la, mé - qo, mé, nou - ré, nou, sa - shi, sa, âa - ta, âa, pé.

Roue 371 : a,pé,qo - bé,tša,ré - gui, qo, shi - da, ré, ta - hé, shi, a - va, ta, bé - za, a, gui - ħéh, bé, da - té, gui, hé - yo, da, va - ka, hé, za - la, va, ħéh - mé, za, té - nou, ħéh, yo - sa, té, ka - âa, yo, la - pé, ka, mé - tša, la, nou - qo, mé, sa - ré, nou, âa - shi, sa, pé - ta, âa, tša.

Roue 372 : a,pé,ré - bé,tša,shi - gui, qo, ta - da, ré, a - hé, shi, bé - va, ta, gui - za, a, da - ħéh, bé, hé - té, gui, va - yo, da, za - ka, hé, ħéh - la, va, té - mé, za, yo - nou, ħéh, ka - sa, té, la - âa, yo, mé - pé, ka, nou - tša, la, sa - qo, mé, âa - ré, nou, pé - shi, sa, tša - ta, âa, qo.

Roue 373 : a,pé,shi - bé,tša,ta - gui, qo, a - da, ré, bé - hé, shi, gui - va, ta, da - za, a, hé - ħéh, bé, va - té, gui, za - yo, da, ħéh - ka, hé, té - la, va, yo - mé, za, ka - nou, ħéh, la - sa, té, mé - âa, yo, nou - pé, ka, sa - tša, la, âa - qo, mé, pé - ré, nou, tša - shi, sa, qo - ta, âa, ré.

Roue 374 : a,pé,ta - bé,tša,a - gui, qo, bé - da, ré, gui - hé, shi, da - va, ta, hé - za, a, va - ħéh, bé, za - té, gui, ħéh - yo, da, té - ka, hé, yo - la, va, ka - mé, za, la - nou, ħéh, mé - sa, té, nou - âa, yo, sa - pé, ka, âa - tša, la, pé - qo, mé, tša - ré, nou, qo - shi, sa, ré - ta, âa, shi.

Roue 375 : a,tša,a - bé,qo,bé - gui, ré, gui - da, shi, da - hé, ta, hé - va, a, va - za, bé, za - ħéh, gui, ħéh - té, da, té - yo, hé, yo - ka, va, ka - la, za, la - mé, ħéh, mé - nou, té, nou - sa, yo, sa - âa, ka, âa - pé, la, pé - tša, mé, tša - qo, nou, qo - ré, sa, ré - shi, âa, shi - ta, pé, ta.

Roue 376 : a,tša,bé - bé,qo,gui - gui, ré, da - da, shi, hé - hé, ta, va - va, a, za - za, bé, ħéh - ħéh, gui, té - té, da, yo - yo, hé, ka - ka, va, la - la, za, mé - mé, ħéh, nou - nou, té, sa - sa, yo, âa - âa, ka, pé - pé, la, tša - tša, mé, qo - qo, nou, ré - ré, sa, shi - shi, âa, ta - ta, pé, a.

Roue 377 : *a,tša,gui - bé,qo,da - gui, ré, hé - da, shi, va - hé, ta, za - va, a, ħéh - za, bé, té - ħéh, gui, yo - té, da, ka - yo, hé, la - ka, va, mé - la, za, nou - mé, ħéh, sa - nou, té, âa - sa, yo, pé - âa, ka, tša - pé, la, qo - tša, mé, ré - qo, nou, shi - ré, sa, ta - shi, âa, a - ta, pé, bé.*

Roue 378 : *a,tša,da - bé,qo,hé - gui, ré, va - da, shi, za - hé, ta, ħéh - va, a, té - za, bé, yo - ħéh, gui, ka - té, da, la - yo, hé, mé - ka, va, nou - la, za, sa - mé, ħéh, âa - nou, té, pé - sa, yo, tša - âa, ka, qo - pé, la, ré - tša, mé, shi - qo, nou, ta - ré, sa, a - shi, âa, bé - ta, pé, gui.*

Roue 379 : *a,tša,hé - bé,qo,va - gui, ré, za - da, shi, ħéh - hé, ta, té - va, a, yo - za, bé, ka - ħéh, gui, la - té, da, mé - yo, hé, nou - ka, va, sa - la, za, âa - mé, ħéh, pé - nou, té, tša - sa, yo, qo - âa, ka, ré - pé, la, shi - tša, mé, ta - qo, nou, a - ré, sa, bé - shi, âa, gui - ta, pé, da.*

Roue 380 : *a,tša,va - bé,qo,za - gui, ré, ħéh - da, shi, té - hé, ta, yo - va, a, ka - za, bé, la - ħéh, gui, mé - té, da, nou - yo, hé, sa - ka, va, âa - la, za, pé - mé, ħéh, tša - nou, té, qo - sa, yo, ré - âa, ka, shi - pé, la, ta - tša, mé, a - qo, nou, bé - ré, sa, gui - shi, âa, da - ta, pé, hé.*

Roue 381 : *a,tša,za - bé,qo,ħéh - gui, ré, té - da, shi, yo - hé, ta, ka - va, a, la - za, bé, mé - ħéh, gui, nou - té, da, sa - yo, hé, âa - ka, va, pé - la, za, tša - mé, ħéh, qo - nou, té, ré - sa, yo, shi - âa, ka, ta - pé, la, a - tša, mé, bé - qo, nou, gui - ré, sa, da - shi, âa, hé - ta, pé, va.*

Roue 382 : *a,tša,ħéh - bé,qo,té - gui, ré, yo - da, shi, ka - hé, ta, la - va, a, mé - za, bé, nou - ħéh, gui, sa - té, da, âa - yo, hé, pé - ka, va, tša - la, za, qo - mé, ħéh, ré - nou, té, shi - sa, yo, ta - âa, ka, a - pé, la, bé - tša, mé, gui - qo, nou, da - ré, sa, hé - shi, âa, va - ta, pé, za.*

Roue 383 : *a,tša,té - bé,qo,yo - gui, ré, ka - da, shi, la - hé, ta, mé - va, a, nou - za, bé, sa - ħéh, gui, âa - té, da, pé - yo, hé, tša - ka, va, qo - la, za, ré - mé, ħéh, shi - nou, té, ta - sa, yo, a - âa, ka, bé - pé, la, gui - tša, mé, da - qo, nou, hé - ré, sa, va - shi, âa, za - ta, pé, ħéh.*

Roue 384 : *a,tša,yo - bé,qo,ka - gui, ré, la - da, shi, mé - hé, ta, nou - va, a, sa - za, bé, âa - ħéh, gui, pé - té, da, tša - yo, hé, qo - ka, va, ré - la, za, shi - mé, ħéh, ta - nou, té, a - sa, yo, bé - âa, ka, gui - pé, la, da - tša, mé, hé - qo, nou, va - ré, sa, za - shi, âa, ħéh - ta, pé, té.*

Roue 385 : *a,tša,ka - bé,qo,la - gui, ré, mé - da, shi, nou - hé, ta, sa - va, a, âa - za, bé, pé - ħéh, gui, tša - té, da, qo - yo, hé, ré - ka, va, shi - la, za, ta - mé, ħéh, a - nou, té, bé - sa, yo, gui - âa, ka, da - pé, la, hé - tša, mé, va - qo, nou, za - ré, sa, ħéh - shi, âa, té - ta, pé, yo.*

Roue 386 : *a,tša,la - bé,qo,mé - gui, ré, nou - da, shi, sa - hé, ta, âa - va, a, pé - za, bé, tša - ħéh, gui, qo - té, da, ré - yo, hé, shi - ka, va, ta - la, za, a - mé, ħéh, bé - nou, té, gui - sa, yo, da - âa, ka, hé - pé, la, va - tša, mé, za - qo, nou, ħéh - ré, sa, té - shi, âa, yo - ta, pé, ka.*

Roue 387 : *a,tša,mé - bé,qo,nou - gui, ré, sa - da, shi, âa - hé, ta, pé - va, a, tša - za, bé, qo - ħéh, gui, ré - té, da, shi - yo, hé, ta - ka, va, a - la, za, bé - mé, ħéh, gui - nou, té, da - sa, yo, hé - âa, ka, va - pé, la, za - tša, mé, ħéh - qo, nou, té - ré, sa, yo - shi, âa, ka - ta, pé, la.*

Roue 388 : *a,tša,nou - bé,qo,sa - gui, ré, âa - da, shi, pé - hé, ta, tša - va, a, qo - za, bé, ré - ħéh, gui, shi - té, da, ta - yo, hé, a - ka, va, bé - la, za, gui - mé, ħéh, da - nou, té, hé - sa, yo, va - âa, ka, za - pé, la, ħéh - tša, mé, té - qo, nou, yo - ré, sa, ka - shi, âa, la - ta, pé, mé.*

Roue 389 : *a,tša,sa - bé,qo,âa - gui, ré, pé - da, shi, tša - hé, ta, qo - va, a, ré - za, bé, shi - ħéh, gui, ta - té, da, a - yo, hé, bé - ka, va, gui - la, za, da - mé, ħéh, hé - nou, té, va - sa, yo, za - âa, ka, ħéh - pé, la, té - tša, mé, yo - qo, nou, ka - ré, sa, la - shi, âa, mé - ta, pé, nou.*

Roue 390 : *a,tša,âa - bé,qo,pé - gui, ré, tša - da, shi, qo - hé, ta, ré - va, a, shi - za, bé, ta - ħéh, gui, a - té, da, bé - yo, hé, gui - ka, va, da - la, za, hé - mé, ħéh, va - nou, té, za - sa, yo, ħéh - âa, ka, té - pé, la, yo - tša, mé, ka - qo, nou, la - ré, sa, mé - shi, âa, nou - ta, pé, sa.*

Roue 391 : *a,tša,pé - bé,qo,tša - gui, ré, qo - da, shi, ré - hé, ta, shi - va, a, ta - za, bé, a - ħéh, gui, bé - té, da, gui - yo, hé, da - ka, va, hé - la, za, va - mé, ħéh, za - nou, té, ħéh - sa, yo, té - âa, ka, yo - pé, la, ka - tša, mé, la - qo, nou, mé - ré, sa, nou - shi, âa, sa - ta, pé, âa.*

Roue 392 : *a,tša,tša - bé,qo,qo - gui, ré, ré - da, shi, shi - hé, ta, ta - va, a, a - za, bé, bé - ħéh, gui, gui - té, da, da - yo, hé, hé - ka, va, va - la, za, za - mé, ħéh, ħéh - nou, té, té - sa, yo, yo - âa, ka, ka - pé, la, la - tša, mé, mé - qo, nou, nou - ré, sa, sa - shi, âa, âa - ta, pé, pé.*

Roue 393 : *a,tša,qo - bé,qo,ré - gui, ré, shi - da, shi, ta - hé, ta, a - va, a, bé - za, bé, gui - ħéh, gui, da - té, da, hé - yo, hé, va - ka, va, za - la, za, ħéh - mé, ħéh, té - nou, té, yo - sa, yo, ka - âa, ka, la - pé, la, mé - tša, mé, nou - qo, nou, sa - ré, sa, âa - shi, âa, pé - ta, pé, tša.*

Roue 394 : *a,tša,ré - bé,qo,shi - gui, ré, ta - da, shi, a - hé, ta, bé - va, a, gui - za, bé, da - ħéh, gui, hé - té, da, va - yo, hé, za - ka, va, ħéh - la, za, té - mé, ħéh, yo - nou, té, ka - sa, yo, la - âa, ka, mé - pé, la, nou - tša, mé, sa - qo, nou, âa - ré, sa, pé - shi, âa, tša - ta, pé, qo.*

Roue 395 : *a,tša,shi - bé,qo,ta - gui, ré, a - da, shi, bé - hé, ta, gui - va, a, da - za, bé, hé - ħéh, gui, va - té, da, za - yo, hé, ħéh - ka, va, té - la, za, yo - mé, ħéh, ka - nou, té, la - sa, yo, mé - âa, ka, nou - pé, la, sa - tša, mé, âa - qo, nou, pé - ré, sa, tša - shi, âa, qo - ta, pé, ré.*

Roue 396 : *a,tša,ta - bé,qo,a - gui, ré, bé - da, shi, gui - hé, ta, da - va, a, hé - za, bé, va - ħéh, gui, za - té, da, ħéh - yo, hé, té - ka, va, yo - la, za, ka - mé, ħéh, la - nou, té, mé - sa, yo, nou - âa, ka, sa - pé, la, âa - tša, mé, pé - qo, nou, tša - ré, sa, qo - shi, âa, ré - ta, pé, shi.*

Roue 397 : *a,qo,a - bé,ré,bé - gui, shi, gui - da, ta, da - hé, a, hé - va, bé, va - za, gui, za - ħéh, da, ħéh - té, hé, té - yo, va, yo - ka, za, ka - la, ħéh, la - mé, té, mé - nou, yo, nou - sa, ka, sa - âa, la, âa - pé, mé, pé - tša, nou, tša - qo, sa, qo - ré, âa, ré - shi, pé, shi - ta, tša, ta.*

Roue 398 : *a,qo,bé - bé,ré,gui - gui, shi, da - da, ta, hé - hé, a, va - va, bé, za - za, gui, ħéh - ħéh, da, té - té, hé, yo - yo, va, ka - ka, za, la - la, ħéh, mé - mé, té, nou - nou, yo, sa - sa, ka, âa - âa, la, pé - pé, mé, tša - tša, nou, qo - qo, sa, ré - ré, âa, shi - shi, pé, ta - ta, tša, a.*

Roue 399 : *a,qo,gui - bé,ré,da - gui, shi, hé - da, ta, va - hé, a, za - va, bé, ħéh - za, gui, té - ħéh, da, yo - té, hé, ka - yo, va, la - ka, za, mé - la, ħéh, nou - mé, té, sa - nou, yo, âa - sa, ka, pé - âa, la, tša - pé, mé, qo - tša, nou, ré - qo, sa, shi - ré, âa, ta - shi, pé, a - ta, tša, bé.*

Roue 400 : *a,qo,da - bé,ré,hé - gui, shi, va - da, ta, za - hé, a, ħéh - va, bé, té - za, gui, yo - ħéh, da, ka - té, hé, la - yo, va, mé - ka, za, nou - la, ħéh, sa - mé, té, âa - nou, yo, pé - sa, ka, tša - âa, la, qo - pé, mé, ré - tša, nou, shi - qo, sa, ta - ré, âa, a - shi, pé, bé - ta, tša, gui.*

Roue 401 : *a,qo,hé - bé,ré,va - gui, shi, za - da, ta, ħéh - hé, a, té - va, bé, yo - za, gui, ka - ħéh, da, la - té, hé, mé - yo, va, nou - ka, za, sa - la, ħéh, âa - mé, té, pé - nou, yo, tša - sa, ka, qo - âa, la, ré - pé, mé, shi - tša, nou, ta - qo, sa, a - ré, âa, bé - shi, pé, gui - ta, tša, da.*

Roue 402 : *a,qo,va - bé,ré,za - gui, shi, ħéh - da, ta, té - hé, a, yo - va, bé, ka - za, gui, la - ħéh, da, mé - té, hé, nou - yo, va, sa - ka, za, âa - la, ħéh, pé - mé, té, tša - nou, yo, qo - sa, ka, ré - âa, la, shi - pé, mé, ta - tša, nou, a - qo, sa, bé - ré, âa, gui - shi, pé, da - ta, tša, hé.*

Roue 403 : *a,qo,za - bé,ré,ħéh - gui, shi, té - da, ta, yo - hé, a, ka - va, bé, la - za, gui, mé - ħéh, da, nou - té, hé, sa - yo, va, âa - ka, za, pé - la, ħéh, tša - mé, té, qo - nou, yo, ré - sa, ka, shi - âa, la, ta - pé, mé, a - tša, nou, bé - qo, sa, gui - ré, âa, da - shi, pé, hé - ta, tša, va.*

Roue 404 : *a,qo,ħéh - bé,ré,té - gui, shi, yo - da, ta, ka - hé, a, la - va, bé, mé - za, gui, nou - ħéh, da, sa - té, hé, âa - yo, va, pé - ka, za, tša - la, ħéh, qo - mé, té, ré - nou, yo, shi - sa, ka, ta - âa, la, a - pé, mé, bé - tša, nou, gui - qo, sa, da - ré, âa, hé - shi, pé, va - ta, tša, za.*

Roue 405 : *a,qo,té - bé,ré,yo - gui, shi, ka - da, ta, la - hé, a, mé - va, bé, nou - za, gui, sa - ħéh, da, âa - té, hé, pé - yo, va, tša - ka, za, qo - la, ħéh, ré - mé, té, shi - nou, yo, ta - sa, ka, a - âa, la, bé - pé, mé, gui - tša, nou, da - qo, sa, hé - ré, âa, va - shi, pé, za - ta, tša, ħéh.*

Roue 406 : *a,qo,yo - bé,ré,ka - gui, shi, la - da, ta, mé - hé, a, nou - va, bé, sa - za, gui, âa - ħéh, da, pé - té, hé, tša - yo, va, qo - ka, za, ré - la, ħéh, shi - mé, té, ta - nou, yo, a - sa, ka, bé - âa, la, gui - pé, mé, da - tša, nou, hé - qo, sa, va - ré, âa, za - shi, pé, ħéh - ta, tša, té.*

Roue 407 : *a,qo,ka - bé,ré,la - gui, shi, mé - da, ta, nou - hé, a, sa - va, bé, âa - za, gui, pé - ħéh, da, tša - té, hé, qo - yo, va, ré - ka, za, shi - la, ħéh, ta - mé, té, a - nou, yo, bé - sa, ka, gui - âa, la, da - pé, mé, hé - tša, nou, va - qo, sa, za - ré, âa, ħéh - shi, pé, té - ta, tša, yo.*

Roue 408 : *a,qo,la - bé,ré,mé - gui, shi, nou - da, ta, sa - hé, a, âa - va, bé, pé - za, gui, tša - ħéh, da, qo - té, hé, ré - yo, va, shi - ka, za, ta - la, ħéh, a - mé, té, bé - nou, yo, gui - sa, ka, da - âa, la, hé - pé, mé, va - tša, nou, za - qo, sa, ħéh - ré, âa, té - shi, pé, yo - ta, tša, ka.*

Roue 409 : *a,qo,mé - bé,ré,nou - gui, shi, sa - da, ta, âa - hé, a, pé - va, bé, tša - za, gui, qo - ħéh, da, ré - té, hé, shi - yo, va, ta - ka, za, a - la, ħéh, bé - mé, té, gui - nou, yo, da - sa, ka, hé - âa, la, va - pé, mé, za - tša, nou, ħéh - qo, sa, té - ré, âa, yo - shi, pé, ka - ta, tša, la.*

Roue 410 : *a,qo,nou - bé,ré,sa - gui, shi, âa - da, ta, pé - hé, a, tša - va, bé, qo - za, gui, ré - ħéh, da, shi - té, hé, ta - yo, va, a - ka, za, bé - la, ħéh, gui - mé, té, da - nou, yo, hé - sa, ka, va - âa, la, za - pé, mé, ħéh - tša, nou, té - qo, sa, yo - ré, âa, ka - shi, pé, la - ta, tša, mé.*

Roue 411 : *a,qo,sa - bé,ré,âa - gui, shi, pé - da, ta, tša - hé, a, qo - va, bé, ré - za, gui, shi - ħéh, da, ta - té, hé, a - yo, va, bé - ka, za, gui - la, ħéh, da - mé, té, hé - nou, yo, va - sa, ka, za - âa, la, ħéh - pé, mé, té - tša, nou, yo - qo, sa, ka - ré, âa, la - shi, pé, mé - ta, tša, nou.*

Roue 412 : *a,qo,âa - bé,ré,pé - gui, shi, tša - da, ta, qo - hé, a, ré - va, bé, shi - za, gui, ta - ħéh, da, a - té, hé, bé - yo, va, gui - ka, za, da - la, ħéh, hé - mé, té, va - nou, yo, za - sa, ka, ħéh - âa, la, té - pé, mé, yo - tša, nou, ka - qo, sa, la - ré, âa, mé - shi, pé, nou - ta, tša, sa.*

Roue 413 : *a,qo,pé - bé,ré,tša - gui, shi, qo - da, ta, ré - hé, a, shi - va, bé, ta - za, gui, a - ħéh, da, bé - té, hé, gui - yo, va, da - ka, za, hé - la, ħéh, va - mé, té, za - nou, yo, ħéh - sa, ka, té - âa, la, yo - pé, mé, ka - tša, nou, la - qo, sa, mé - ré, âa, nou - shi, pé, sa - ta, tša, âa.*

Roue 414 : *a,qo,tša - bé,ré,qo - gui, shi, ré - da, ta, shi - hé, a, ta - va, bé, a - za, gui, bé - ħéh, da, gui - té, hé, da - yo, va, hé - ka, za, va - la, ħéh, za - mé, té, ħéh - nou, yo, té - sa, ka, yo - âa, la, ka - pé, mé, la - tša, nou, mé - qo, sa, nou - ré, âa, sa - shi, pé, âa - ta, tša, pé.*

Roue 415 : *a,qo,qo - bé,ré,ré - gui, shi, shi - da, ta, ta - hé, a, a - va, bé, bé - za, gui, gui - ħéh, da, da - té, hé, hé - yo, va, va - ka, za, za - la, ħéh, ħéh - mé, té, té - nou, yo, yo - sa, ka, ka - âa, la, la - pé, mé, mé - tša, nou, nou - qo, sa, sa - ré, âa, âa - shi, pé, pé - ta, tša, tša.*

Roue 416 : *a,qo,ré - bé,ré,shi - gui, shi, ta - da, ta, a - hé, a, bé - va, bé, gui - za, gui, da - ħéh, da, hé - té, hé, va - yo, va, za - ka, za, ħéh - la, ħéh, té - mé, té, yo - nou, yo, ka - sa, ka, la - âa, la, mé - pé, mé, nou - tša, nou, sa - qo, sa, âa - ré, âa, pé - shi, pé, tša - ta, tša, qo.*

Roue 417 : *a,qo,shi - bé,ré,ta - gui, shi, a - da, ta, bé - hé, a, gui - va, bé, da - za, gui, hé - ħéh, da, va - té, hé, za - yo, va, ħéh - ka, za, té - la, ħéh, yo - mé, té, ka - nou, yo, la - sa, ka, mé - âa, la, nou - pé, mé, sa - tša, nou, âa - qo, sa, pé - ré, âa, tša - shi, pé, qo - ta, tša, ré.*

Roue 418 : *a,qo,ta - bé,ré,a - gui, shi, bé - da, ta, gui - hé, a, da - va, bé, hé - za, gui, va - ħéh, da, za - té, hé, ħéh - yo, va, té - ka, za, yo - la, ħéh, ka - mé, té, la - nou, yo, mé - sa, ka, nou - âa, la, sa - pé, mé, âa - tša, nou, pé - qo, sa, tša - ré, âa, qo - shi, pé, ré - ta, tša, shi.*

Roue 419 : *a,ré,a - bé,shi,bé - gui, ta, gui - da, a, da - hé, bé, hé - va, gui, va - za, da, za - ħéh, hé, ħéh - té, va, té - yo, za, yo - ka, ħéh, ka - la, té, la - mé, yo, mé - nou, ka, nou - sa, la, sa - âa, mé, âa - pé, nou, pé - tša, sa, tša - qo, âa, qo - ré, pé, ré - shi, tša, shi - ta, qo, ta.*

Roue 420 : *a,ré,bé - bé,shi,gui - gui, ta, da - da, a, hé - hé, bé, va - va, gui, za - za, da, ħéh - ħéh, hé, té - té, va, yo - yo, za, ka - ka, ħéh, la - la, té, mé - mé, yo, nou - nou, ka, sa - sa, la, âa - âa, mé, pé - pé, nou, tša - tša, sa, qo - qo, âa, ré - ré, pé, shi - shi, tša, ta - ta, qo, a.*

Roue 421 : *a,ré,gui - bé,shi,da - gui, ta, hé - da, a, va - hé, bé, za - va, gui, ħéh - za, da, té - ħéh, hé, yo - té, va, ka - yo, za, la - ka, ħéh, mé - la, té, nou - mé, yo, sa - nou, ka, âa - sa, la, pé - âa, mé, tša - pé, nou, qo - tša, sa, ré - qo, âa, shi - ré, pé, ta - shi, tša, a - ta, qo, bé.*

Roue 422 : *a,ré,da - bé,shi,hé - gui, ta, va - da, a, za - hé, bé, ħéh - va, gui, té - za, da, yo - ħéh, hé, ka - té, va, la - yo, za, mé - ka, ħéh, nou - la, té, sa - mé, yo, âa - nou, ka, pé - sa, la, tša - âa, mé, qo - pé, nou, ré - tša, sa, shi - qo, âa, ta - ré, pé, a - shi, tša, bé - ta, qo, gui.*

Roue 423 : *a,ré,hé - bé,gui,ré - gui, da, shi - da, hé, ta - hé, va, a - va, za, bé - za, ħéh, gui - ħéh, té, da - té, yo, hé - yo, ka, va - ka, la, za - la, mé, ħéh - mé, nou, té - nou, sa, yo - sa, âa, ka - âa, pé, la - pé, tša, mé - tša, qo, nou - qo, ré, sa - ré, shi, âa - shi, ta, pé - ta, a, tša.*

Roue 424 : *a,ré,va - bé,shi,za - gui, ta, ħéh - da, a, té - hé, bé, yo - va, gui, ka - za, da, la - ħéh, hé, mé - té, va, nou - yo, za, sa - ka, ħéh, âa - la, té, pé - mé, yo, tša - nou, ka, qo - sa, la, ré - âa, mé, shi - pé, nou, ta - tša, sa, a - qo, âa, bé - ré, pé, gui - shi, tša, da - ta, qo, hé.*

Roue 425 : *a,ré,za - bé,shi,ħéh - gui, ta, té - da, a, yo - hé, bé, ka - va, gui, la - za, da, mé - ħéh, hé, nou - té, va, sa - yo, za, âa - ka, ħéh, pé - la, té - tša - mé, yo, qo - nou, ka, ré - sa, la, shi - âa, mé, ta - pé, nou, a - tša, sa, bé - qo, âa, gui - ré, pé, da - shi, tša, hé - ta, qo, va.*

Roue 426 : *a,ré,ħéh - bé,shi,té - gui, ta, yo - da, a, ka - hé, bé, la - va, gui, mé - za, da, nou - ħéh, hé, sa - té, va, âa - yo, za, pé - ka, ħéh, tša - la, té, qo - mé, yo, ré - nou, ka, shi - sa, la, ta - âa, mé, a - pé, nou, bé - tša, sa, gui - qo, âa, da - ré, pé, hé - shi, tša, va - ta, qo, za.*

Roue 427 : *a,ré,té - bé,shi,yo - gui, ta, ka - da, a, la - hé, bé, mé - va, gui, nou - za, da, sa - ħéh, hé, âa - té, va, pé - yo, za, tša - ka, ħéh, qo - la, té, ré - mé, yo, shi - nou, ka, ta - sa, la, a - âa, mé, bé - pé, nou, gui - tša, sa, da - qo, âa, hé - ré, pé, va - shi, tša, za - ta, qo, ħéh.*

Roue 428 : *a,ré,yo - bé,shi,ka - gui, ta, la - da, a, mé - hé, bé, nou - va, gui, sa - za, da, âa - ħéh, hé, pé - té, va, tša - yo, za, qo - ka, ħéh, ré - la, té, shi - mé, yo, ta - nou, ka, a - sa, la, bé - âa, mé, gui - pé, nou, da - tša, sa, hé - qo, âa, va - ré, pé, za - shi, tša, ħéh - ta, qo, té.*

Roue 429 : *a,ré,ka - bé,shi,la - gui, ta, mé - da, a, nou - hé, bé, sa - va, gui, âa - za, da, pé - ħéh, hé, tša - té, va, qo - yo, za, ré - ka, ħéh, shi - la, té, ta - mé, yo, a - nou, ka, bé - sa, la, gui - âa, mé, da - pé, nou, hé - tša, sa, va - qo, âa, za - ré, pé, ħéh - shi, tša, té - ta, qo, yo.*

Roue 430 : *a,ré,la - bé,shi,mé - gui, ta, nou - da, a, sa - hé, bé, âa - va, gui, pé - za, da, tša - ħéh, hé, qo - té, va, ré - yo, za, shi - ka, ħéh, ta - la, té, a - mé, yo, bé - nou, ka, gui - sa, la, da - âa, mé, hé - pé, nou, va - tša, sa, za - qo, âa, ħéh - ré, pé, té - shi, tša, yo - ta, qo, ka.*

Roue 431 : *a,ré,mé - bé,shi,nou - gui, ta, sa - da, a, âa - hé, bé, pé - va, gui, tša - za, da, qo - ħéh, hé, ré - té, va, shi - yo, za, ta - ka, ħéh, a - la, té, bé - mé, yo, gui - nou, ka, da - sa, la, hé - âa, mé, va - pé, nou, za - tša, sa, ħéh - qo, âa, té - ré, pé, yo - shi, tša, ka - ta, qo, la.*

Roue 432 : *a,ré,nou - bé,shi,sa - gui, ta, âa - da, a, pé - hé, bé, tša - va, gui, qo - za, da, ré - ħéh, hé, shi - té, va, ta - yo, za, a - ka, ħéh, bé - la, té, gui - mé, yo, da - nou, ka, hé - sa, la, va - âa, mé, za - pé, nou, ħéh - tša, sa, té - qo, âa, yo - ré, pé, ka - shi, tša, la - ta, qo, mé.*

Roue 433 : *a,ré,sa - bé,shi,âa - gui, ta, pé - da, a, tša - hé, bé, qo - va, gui, ré - za, da, shi - ħéh, hé, ta - té, va, a - yo, za, bé - ka, ħéh, gui - la, té, da - mé, yo, hé - nou, ka, va - sa, la, za - âa, mé, ħéh - pé, nou, té - tša, sa, yo - qo, âa, ka - ré, pé, la - shi, tša, mé - ta, qo, nou.*

Roue 434 : *a,ré,âa - bé,shi,pé - gui, ta, tša - da, a, qo - hé, bé, ré - va, gui, shi - za, da, ta - ħéh, hé, a - té, va, bé - yo, za, gui - ka, ħéh, da - la, té, hé - mé, yo, va - nou, ka, za - sa, la, ħéh - âa, mé, té - pé, nou, yo - tša, sa, ka - qo, âa, la - ré, pé, mé - shi, tša, nou - ta, qo, sa.*

Roue 435 : *a,ré,pé - bé,shi,tša - gui, ta, qo - da, a, ré - hé, bé, shi - va, gui, ta - za, da, a - ħéh, hé, bé - té, va, gui - yo, za, da - ka, ħéh, hé - la, té, va - mé, yo, za - nou, ka, ħéh - sa, la, té - âa, mé, yo - pé, nou, ka - tša, sa, la - qo, âa, mé - ré, pé, nou - shi, tša, sa - ta, qo, âa.*

Roue 436 : *a,ré,tša - bé,shi,qo - gui, ta, ré - da, a, shi - hé, bé, ta - va, gui, a - za, da, bé - ħéh, hé, gui - té, va, da - yo, za, hé - ka, ħéh, va - la, té, za - mé, yo, ħéh - nou, ka, té - sa, la, yo - âa, mé, . ka - pé, nou, la - tša, sa, mé - qo, âa, nou - ré, pé, sa - shi, tša, âa - ta, qo, pé.*

Roue 437 : *a,ré,qo - bé,shi,ré - gui, ta, shi - da, a, ta - hé, bé, a - va, gui, bé - za, da, gui - ħéh, hé, da - té, va, hé - yo, za, va - ka, ħéh, za - la, té, ħéh - mé, yo, té - nou, ka, yo - sa, la, ka - âa, mé, la - pé, nou, mé - tša, sa, nou - qo, âa, sa - ré, pé, âa - shi, tša, pé - ta, qo, tša.*

Roue 438 : *a,ré,ré - bé,shi,shi - gui, ta, ta - da, a, a - hé, bé, bé - va, gui, gui - za, da, da - ħéh, hé, hé - té, va, va - yo, za, za - ka, ħéh, ħéh - la, té, té - mé, yo, yo - nou, ka, ka - sa, la, la - âa, mé, mé - pé, nou, nou - tša, sa, sa - qo, âa, âa - ré, pé, pé - shi, tša, tša - ta, qo, qo.*

Roue 439 : *a,ré,shi - bé,shi,ta - gui, ta, a - da, a, bé - hé, bé, gui - va, gui, da - za, da, hé - ħéh, hé, va - té, va, za - yo, za, ħéh - ka, ħéh, té - la, té, yo - mé, yo, ka - nou, ka, la - sa, la, mé - âa, mé, nou - pé, nou, sa - tša, sa, âa - qo, âa, pé - ré, pé, tša - shi, tša, qo - ta, qo, ré.*

Roue 440 : *a,ré,ta - bé,shi,a - gui, ta, bé - da, a, gui - hé, bé, da - va, gui, hé - za, da, va - ħéh, hé, za - té, va, ħéh - yo, za, té - ka, ħéh, yo - la, té, ka - mé, yo, la - nou, ka, mé - sa, la, nou - âa, mé, sa - pé, nou, âa - tša, sa, pé - qo, âa, tša - ré, pé, qo - shi, tša, ré - ta, qo, shi.*

Roue 441 : *a,shi,a - bé,ta,bé - gui, a, gui - da, bé, da - hé, gui, hé - va, da, va - za, hé, za - ħéh, va, ħéh - té, za, té - yo, ħéh, yo - ka, té, ka - la, yo, la - mé, ka, mé - nou, la, nou - sa, mé, sa - âa, nou, âa - pé, sa, pé - tša, âa, tša - qo, pé, qo - ré, tša, ré - shi, qo, shi - ta, ré, ta.*

Roue 442 : *a,shi,bé - bé,ta,gui - gui, a, da - da, bé, hé - hé, gui, va - va, da, za - za, hé, ħéh - ħéh, va, té - té, za, yo - yo, ħéh, ka - ka, té, la - la, yo, mé - mé, ka, nou - nou, la, sa - sa, mé, âa - âa, nou, pé - pé, sa, tša - tša, âa, qo - qo, pé, ré - ré, tša, shi - shi, qo, ta - ta, ré, a.*

Roue 443 : *a,shi,gui - bé,ta,da - gui, a, hé - da, bé, va - hé, gui, za - va, da, ħéh - za, hé, té - ħéh, va, yo - té, za, ka - yo, ħéh, la - ka, té, mé - la, yo, nou - mé, ka, sa - nou, la, âa - sa, mé, pé - âa, nou, tša - pé, sa, qo - tša, âa, ré - qo, pé, shi - ré, tša, ta - shi, qo, a - ta, ré, bé.*

Roue 444 : *a,shi,da - bé,ta,hé - gui, a, va - da, bé, za - hé, gui, ħéh - va, da, té - za, hé, yo - ħéh, va, ka - té, za, la - yo, ħéh, mé - ka, té, nou - la, yo, sa - mé, ka, âa - nou, la, pé - sa, mé, tša - âa, nou, qo - pé, sa, ré - tša, âa, shi - qo, pé, ta - ré, tša, a - shi, qo, bé - ta, ré, gui.*

Roue 445 : *a,shi,hé - bé,ta,va - gui, a, za - da, bé, ħéh - hé, gui, té - va, da, yo - za, hé, ka - ħéh, va, la - té, za, mé - yo, ħéh, nou - ka, té, sa - la, yo, âa - mé, ka, pé - nou, la, tša - sa, mé, qo - âa, nou, ré - pé, sa, shi - tša, âa, ta - qo, pé, a - ré, tša, bé - shi, qo, gui - ta, ré, da.*

Roue 446 : *a,shi,va - bé,ta,za - gui, a, ħéh - da, bé, té - hé, gui, yo - va, da, ka - za, hé, la - ħéh, va, mé - té, za, nou - yo, ħéh, sa - ka, té, âa - la, yo, pé - mé, ka, tša - nou, la, qo - sa, mé, ré - âa, nou, shi - pé, sa, ta - tša, âa, a - qo, pé, bé - ré, tša, gui - shi, qo, da - ta, ré, hé.*

Roue 447 : *a,shi,za - bé,ta,ħéh - gui, a, té - da, bé, yo - hé, gui, ka - va, da, la - za, hé, mé - ħéh, va, nou - té, za, sa - yo, ħéh, âa - ka, té, pé - la, yo, tša - mé, ka, qo - nou, la, ré - sa, mé, shi - âa, nou, ta - pé, sa, a - tša, âa, bé - qo, pé, gui - ré, tša, da - shi, qo, hé - ta, ré, va.*

Roue 448 : *a,shi,ħéh - bé,ta,té - gui, a, yo - da, bé, ka - hé, gui, la - va, da, mé - za, hé, nou - ħéh, va, sa - té, za, âa - yo, ħéh, pé - ka, té, tša - la, yo, qo - mé, ka, ré - nou, la, shi - sa, mé, ta - âa, nou, a - pé, sa, bé - tša, âa, gui - qo, pé, da - ré, tša, hé - shi, qo, va - ta, ré, za.*

Roue 449 : *a,shi,té - bé,ta,yo - gui, a, ka - da, bé, la - hé, gui, mé - va, da, nou - za, hé, sa - ħéh, va, âa - té, za, pé - yo, ħéh, tša - ka, té, qo - la, yo, ré - mé, ka, shi - nou, la, ta - sa, mé, a - âa, nou, bé - pé, sa, gui - tša, âa, da - qo, pé, hé - ré, tša, va - shi, qo, za - ta, ré, ħéh.*

Roue 450 : *a,shi,yo - bé,ta,ka - gui, a, la - da, bé, mé - hé, gui, nou - va, da, sa - za, hé, âa - ħéh, va, pé - té, za, tša - yo, ħéh, qo - ka, té, ré - la, yo, shi - mé, ka, ta - nou, la, a - sa, mé, bé - âa, nou, gui - pé, sa, da - tša, âa, hé - qo, pé, va - ré, tša, za - shi, qo, ħéh - ta, ré, té.*

Roue 451 : *a,shi,ka - bé,ta,la - gui, a, mé - da, bé, nou - hé, gui, sa - va, da, âa - za, hé, pé - ħéh, va, tša - té, za, qo - yo, ħéh, ré - ka, té, shi - la, yo, ta - mé, ka, a - nou, la, bé - sa, mé, gui - âa, nou, da - pé, sa, hé - tša, âa, va - qo, pé, za - ré, tša, ħéh - shi, qo, té - ta, ré, yo.*

Roue 452 : *a,shi,la - bé,ta,mé - gui, a, nou - da, bé, sa - hé, gui, âa - va, da, pé - za, hé, tša - ħéh, va, qo - té, za, ré - yo, ħéh, shi - ka, té, ta - la, yo, a - mé, ka, bé - nou, la, gui - sa, mé, da - âa, nou, hé - pé, sa, va - tša, âa, za - qo, pé, ħéh - ré, tša, té - shi, qo, yo - ta, ré, ka.*

Roue 453 : *a,shi,mé - bé,ta,nou - gui, a, sa - da, bé, âa - hé, gui, pé - va, da, tša - za, hé, qo - ħéh, va, ré - té, za, shi - yo, ħéh, ta - ka, té, a - la, yo, bé - mé, ka, gui - nou, la, da - sa, mé, hé - âa, nou, va - pé, sa, za - tša, âa, ħéh - qo, pé, té - ré, tša, yo - shi, qo, ka - ta, ré, la.*

Roue 454 : *a,shi,nou - bé,ta,sa - gui, a, âa - da, bé, pé - hé, gui, tša - va, da, qo - za, hé, ré - ħéh, va, shi - té, za, ta - yo, ħéh, a - ka, té, bé - la, yo, gui - mé, ka, da - nou, la, hé - sa, mé, va - âa, nou, za - pé, sa, ħéh - tša, âa, té - qo, pé, yo - ré, tša, ka - shi, qo, la - ta, ré, mé.*

Roue 455 : *a,shi,sa - bé,ta,âa - gui, a, pé - da, bé, tša - hé, gui, qo - va, da, ré - za, hé, shi - ħéh, va, ta - té, za, a - yo, ħéh, bé - ka, té, gui - la, yo, da - mé, ka, hé - nou, la, va - sa, mé, za - âa, nou, ħéh - pé, sa, té - tša, âa, yo - qo, pé, ka - ré, tša, la - shi, qo, mé - ta, ré, nou.*

Roue 456 : *a,shi,âa - bé,ta,pé - gui, a, tša - da, bé, qo - hé, gui, ré - va, da, shi - za, hé, ta - ħéh, va, a - té, za, bé - yo, ħéh, gui - ka, té, da - la, yo, hé - mé, ka, va - nou, la, za - sa, mé, ħéh - âa, nou, té - pé, sa, yo - tša, âa, ka - qo, pé, la - ré, tša, mé - shi, qo, nou - ta, ré, sa.*

Roue 457 : *a,shi,pé - bé,ta,tša - gui, a, qo - da, bé, ré - hé, gui, shi - va, da, ta - za, hé, a - ħéh, va, bé - té, za, gui - yo, ħéh, da - ka, té, hé - la, yo, va - mé, ka, za - nou, la, ħéh - sa,. mé, té - âa, nou, yo - pé, sa, ka - tša, âa, la - qo, pé, mé - ré, tša, nou - shi, qo, sa - ta, ré, âa.*

Roue 458 : *a,shi,tša - bé,ta,qo - gui, a, ré - da, bé, shi - hé, gui, ta - va, da, a - za, hé, bé - ħéh, va, gui - té, za, da - yo, ħéh, hé - ka, té, va - la, yo, za - mé, ka, ħéh - nou, la, té - sa, mé, yo - âa, nou, ka - pé, sa, la - tša, âa, mé - qo, pé, nou - ré, tša, sa - shi, qo, âa - ta, ré, pé.*

Roue 459 : *a,shi,qo - bé,ta,ré - gui, a, shi - da, bé, ta - hé, gui, a - va, da, bé - za, hé, gui - ħéh, va, da - té, za, hé - yo, ħéh, va - ka, té, za - la, yo, ħéh - mé, ka, té - nou, la, yo - sa, mé, ka - âa, nou, la - pé, sa, mé - tša, âa, nou - qo, pé, sa - ré, tša, âa - shi, qo, pé - ta, ré, tša.*

Roue 460 : *a,shi,ré - bé,ta,shi - gui, a, ta - da, bé, a - hé, gui, bé - va, da, gui - za, hé, da - ħéh, va, hé - té, za, va - yo, ħéh, za - ka, té, ħéh - la, yo, té - mé, ka, yo - nou, la, ka - sa, mé, la - âa, nou, mé - pé, sa, nou - tša, âa, sa - qo, pé, âa - ré, tša, pé - shi, qo, tša - ta, ré, qo.*

Roue 461 : *a,shi,shi - bé,ta,ta - gui, a, a - da, bé, bé - hé, gui, gui - va, da, da - za, hé, hé - ħéh, va, va - té, za, za - yo, ħéh, ħéh - ka, té, té - la, yo, yo - mé, ka, ka - nou, la, la - sa, mé, mé - âa, nou, nou - pé, sa, sa - tša, âa, âa - qo, pé, pé - ré, tša, tša - shi, qo, qo - ta, ré, ré.*

Roue 462 : *a,shi,ta - bé,ta,a - gui, a, bé - da, bé, gui - hé, gui, da - va, da, hé - za, hé, va - ħéh, va, za - té, za, ħéh - yo, ħéh, té - ka, té, yo - la, yo, ka - mé, ka, la - nou, la, mé - sa, mé, nou - âa, nou, sa - pé, sa, âa - tša, âa, pé - qo, pé, tša - ré, tša, qo - shi, qo, ré - ta, ré, shi.*

Roue 463 : *a,ta,a - bé,a,bé - gui, bé, gui - da, gui, da - hé, da, hé - va, hé, va - za, va, za - ħéh, za, ħéh - té, ħéh, té - yo, té, yo - ka, yo, ka - la, ka, la - mé, la, mé - nou, mé, nou - sa, nou, sa - âa, sa, âa - pé, âa, pé - tša, pé, tša - qo, tša, qo - ré, qo, ré - shi, ré, shi - ta, shi, ta.*

Roue 464 : *a,ta,bé - bé,a,gui - gui, bé, da - da, gui, hé - hé, da, va - va, hé, za - za, va, ħéh - ħéh, za, té - té, ħéh, yo - yo, té, ka - ka, yo, la - la, ka, mé - mé, la, nou - nou, mé, sa - sa, nou, âa - âa, sa, pé - pé, âa, tša - tša, pé, qo - qo, tša, ré - ré, qo, shi - shi, ré, ta - ta, shi, a.*

Roue 465 : *a,ta,gui - bé,a,da - gui, bé, hé - da, gui, va - hé, da, za - va, hé, ħéh - za, va, té - té, ħéh, yo - yo, té, ka - ka, yo, mé - la, ka, nou - mé, la, sa - nou, mé, âa - sa, nou, pé - âa, sa, tša - pé, âa, qo - tša, pé, ré - qo, tša, shi - ré, qo, ta - shi, ré, a - ta, shi, bé.*

Roue 466 : *a,ta,da - bé,a,hé - gui, bé, va - da, gui, za - hé, da, ħéh - va, hé, té - za, va, yo - ħéh, za, ka - té, ħéh, la - yo, té, mé - ka, yo, nou - la, ka, sa - mé, la, âa - nou, mé, pé - sa, nou, tša - âa, sa, qo - pé, âa, ré - tša, pé, shi - qo, tša, ta - ré, qo, a - shi, ré, bé - ta, shi, gui.*

Roue 467 : *a,ta,hé - bé,a,va - gui, bé, za - da, gui, ħéh - hé, da, té - va, hé, yo - za, va, ka - ħéh, za, la - té, ħéh, mé - yo, té, nou - ka, yo, sa - la, ka, âa - mé, la, pé - nou, mé, tša - sa, nou, qo - âa, sa, ré - pé, âa, shi - tša, pé, ta - qo, tša, a - ré, qo, bé - shi, ré, gui - ta, shi, da.*

Roue 468 : *a,ta,va - bé,a,za - gui, bé, ħéh - da, gui, té - hé, da, yo - va, hé, ka - za, va, la - ħéh, za, mé - té, ħéh, nou - yo, té, sa - ka, yo, âa - la, ka, pé - mé, la, tša - nou, mé, qo - sa, nou, ré - âa, sa, shi - pé, âa, ta - tša, pé, a - qo, tša, bé - ré, qo, gui - shi, ré, da - ta, shi, hé.*

Roue 469 : *a,ta,za - bé,a,ħéh - gui, bé, té - da, gui, yo - hé, da, ka - va, hé, la - za, va, mé - ħéh, za, nou - té, ħéh, sa - yo, té, âa - ka, yo, pé - la, ka, tša - mé, la, qo - nou, mé, ré - sa, nou, shi - âa, sa, ta - pé, âa, a - tša, pé, bé - qo, tša, gui - ré, qo, da - shi, ré, hé - ta, shi, va.*

Roue 470 : *a,ta,ħéh - bé,a,té - gui, bé, yo - da, gui, ka - hé, da, la - va, hé, mé - za, va, nou - ħéh, za, sa - té, ħéh, âa - yo, té, pé - ka, yo, tša - la, ka, qo - mé, la, ré - nou, mé, shi - sa, nou, ta - âa, sa, a - pé, âa, bé - tša, pé, gui - qo, tša, da - ré, qo, hé - shi, ré, va - ta, shi, za.*

Roue 471 : *a,ta,té - bé,a,yo - gui, bé, ka - da, gui, la - hé, da, mé - va, hé, nou - za, va, sa - ħéh, za, âa - té, ħéh, pé - yo, té, tša - ka, yo, qo - la, ka, ré - mé, la, shi - nou, mé, ta - sa, nou, a - âa, sa, bé - pé, âa, gui - tša, pé, da - qo, tša, hé - ré, qo, va - shi, ré, za - ta, shi, ħéh.*

Roue 472 : *a,ta,yo - bé,a,ka - gui, bé, la - da, gui, mé - hé, da, nou - va, hé, sa - za, va, âa - ħéh, za, pé - té, ħéh, tša - yo, té, qo - ka, yo, ré - la, ka, shi - mé, la, ta - nou, mé, a - sa, nou, bé - âa, sa, gui - pé, âa, da - tša, pé, hé - qo, tša, va - ré, qo, za - shi, ré, ħéh - ta, shi, té.*

Roue 473 : *a,ta,ka - bé,a,la - gui, bé, mé - da, gui, nou - hé, da, sa - va, hé, âa - za, va, pé - ħéh, za, tša - té, ħéh, qo - yo, té, ré - ka, yo, shi - la, ka, ta - mé, la, a - nou, mé, bé - sa, nou, gui - âa, sa, da - pé, âa, hé - tša, pé, va - qo, tša, za - ré, qo, ħéh - shi, ré, té - ta, shi, yo.*

Roue 474 : *a,ta,la - bé,a,mé - gui, bé, nou - da, gui, sa - hé, da, âa - va, hé, pé - za, va, tša - ħéh, za, qo - té, ħéh, ré - yo, té, shi - ka, yo, ta - la, ka, a - mé, la, bé - nou, mé, gui - sa, nou, da - âa, sa, hé - pé, âa, va - tša, pé, za - qo, tša, ħéh - ré, qo, té - shi, ré, yo - ta, shi, ka.*

Roue 475 : *a,ta,mé - bé,a,nou - gui, bé, sa - da, gui, âa - hé, da, pé - va, hé, tša - za, va, qo - ħéh, za, ré - té, ħéh, shi - yo, té, ta - ka, yo, a - la, ka, bé - mé, la, gui - nou, mé, da - sa, nou, hé - âa, sa, va - pé, âa, za - tša, pé, ħéh - qo, tša, té - ré, qo, yo - shi, ré, ka - ta, shi, la.*

Roue 476 : *a,ta,nou - bé,a,sa - gui, bé, âa - da, gui, pé - hé, da, tša - va, hé, qo - za, va, ré - ħéh, za, shi - té, ħéh, ta - yo, té, a - ka, yo, bé - la, ka, gui - mé, la, da - nou, mé, hé - sa, nou, va - âa, sa, za - pé, âa, ħéh - tša, pé, té - qo, tša, yo - ré, qo, ka - shi, ré, la - ta, shi, mé.*

Roue 477 : *a,ta,sa - bé,a,âa - gui, bé, pé - da, gui, tša - hé, da, qo - va, hé, ré - za, va, shi - ħéh, za, ta - té, ħéh, a - yo, té, bé - ka, yo, gui - la, ka, da - mé, la, hé - nou, mé, va - sa, nou, za - âa, sa, ħéh - pé, âa, té - tša, pé, yo - qo, tša, ka - ré, qo, la - shi, ré, mé - ta, shi, nou.*

Roue 478 : *a,ta,âa - bé,a,pé - gui, bé, tša - da, gui, qo - hé, da, ré - va, hé, shi - za, va, ta - ħéh, za, a - té, ħéh, bé - yo, té, gui - ka, yo, da - la, ka, hé - mé, la, va - nou, mé, za - sa, nou, ħéh - âa, sa, té - pé, âa, yo - tša, pé, ka - qo, tša, la - ré, qo, mé - shi, ré, nou - ta, shi, sa.*

Roue 479 : *a,ta,pé - bé,a,tša - gui, bé, qo - da, gui, ré - hé, da, shi - va, hé, ta - za, va, a - ħéh, za, bé - té, ħéh, gui - yo, té, da - ka, yo, hé - la, ka, va - mé, la, za - nou, mé, ħéh - sa, nou, té - âa, sa, yo - pé, âa, ka - tša, pé, la - qo, tša, mé - ré, qo, nou - shi, ré, sa - ta, shi, âa.*

Roue 480 : *a,ta,tša - bé,a,qo - gui, bé, ré - da, gui, shi - hé, da, ta - va, hé, a - za, va, bé - ħéh, za, gui - té, ħéh, da - yo, té, hé - ka, yo, va - la, ka, za - mé, la, ħéh - nou, mé, té - sa, nou, yo - âa, sa, ka - pé, âa, la - tša, pé, mé - qo, tša, nou - ré, qo, sa - shi, ré, âa - ta, shi, pé.*

Roue 481 : *a,ta,qo - bé,a,ré - gui, bé, shi - da, gui, ta - hé, da, a - va, hé, bé - za, va, gui - ħéh, za, da - té, ħéh, hé - yo, té, va - ka, yo, za - la, ka, ħéh - mé, la, té - nou, mé, yo - sa, nou, ka - âa, sa, la - pé, âa, mé - tša, pé, nou - qo, tša, sa - ré, qo, âa - shi, ré, pé - ta, shi, tša.*

Roue 482 : *a,ta,ré - bé,a,shi - gui, bé, ta - da, gui, a - hé, da, bé - va, hé, gui - za, va, da - ħéh, za, hé - té, ħéh, va - yo, té, za - ka, yo, ħéh - la, ka, té - mé, la, yo - nou, mé, ka - sa, nou, la - âa, sa, mé - pé, âa, nou - tša, pé, sa - qo, tša, âa - ré, qo, pé - shi, ré, tša - ta, shi, qo.*

Roue 483 : *a,ta,shi - bé,a,ta - gui, bé, a - da, gui, bé - hé, da, gui - va, hé, da - za, va, hé - ħéh, za, va - té, ħéh, za - yo, té, ħéh - ka, yo, té - la, ka, yo - mé, la, ka - nou, mé, la - sa, nou, mé - âa, sa, nou - pé, âa, sa - tša, pé, âa - qo, tša, pé - ré, qo, tša - shi, ré, qo - ta, shi, ré.*

Roue 484 : *a,ta,ta - bé,a,a - gui, bé, bé - da, gui, gui - hé, da, da - va, hé, hé - za, va, va - ħéh, za, za - té, ħéh, ħéh - yo, té, té - ka, yo, yo - la, ka, ka - mé, la, la - nou, mé, mé - sa, nou, nou - âa, sa, sa - pé, âa, âa - tša, pé, pé - qo, tša, tša - ré, qo, qo - shi, ré, ré - ta, shi, shi*

BIBLIOGRAPHIE DE L'AUTEUR

- *Spiritualité de la Kabbale*, 1986 (épuisé).
- *Kabbale et destinée*, 1986/1994 (épuisé).
- *Lumières sur la Kabbale*, 1989 (épuisé).
- *Kabbale extatique et Tsérouf : Techniques de méditation des anciens kabbalistes*, 1993.
- *Vie mystique et Kabbale pratique : Angéologie et pratiques théurgico-magiques dans le Shiour Qomah, la Merkavah et la Kabbalah Maâssith*, 1994.
- *Le Séfer Yetsirah : Le Livre kabbalistique de la Formation*, 1995.
- *Le Grand-Œuvre de Jonas : Traduction du Séfer Yonah commentée à la lumière de la Kabbale et de l'Alchimie*, 1996.
- *L'Alphabet hébreu et ses symboles : Les 22 Arcanes de la Kabbale*, 1997.
- *La Voix du corps : Introduction à la Bioherméneutique, Sagesse thérapeutique des kabbalistes*, 2002.
- *Paroles de nombres : Méthode simple et pratique de décodage des mots et des noms par leurs équivalences numériques*, 2003.
- *Abécédaire du Langage des Animaux - Symboles, messages et influences*, 2004.
- *Dictionnaire encyclopédique de la Kabbale : Kabbale, kabbalistes, livres et terminologie*, 2005.
- *Les mystères de la dent, en collaboration avec Gérard Athias*, 2009.
- *La Voix des maux : Les messages des maladies dévoilés par leurs racines hébraïques*, 2010.
- *Le Trône de Joie : Vers la Présence et la réintégration de la Joie sans Cause*, 2015.
- *Kabbale et couleurs : Les mystères des nuances de la Lumière*, 2016.
- *Le coffret ABC des Lettres hébraïques - Le livre + les 22 cartes d'Othioth*, 2017.
- *Aboulâfia – La Quête du kabbaliste, Roman biographique*, 2019.
- *La kabbale à la lettre - Épistoles 2013 à 2019.*
- *Racines hébraïques usuelles : Morphèmes bilitères et trilitères de l'hébreu*, 2020.
- *Dictionnaire de Guimatria : Valeurs numériques des termes hébraïques en usage dans la Kabbale et la spiritualité*, 2020.
- *Guélyana, l'Apocalypse dévoilée : Le Livre de l'Apocalypse à la lumière de ses sources araméennes*, 2021.
- *La Kabbale à la lettre, épistoles de 2020 à 2021.*
- *Le Verger des paraboles – Tome I*, 2023.
- *Le Verger des paraboles – Tome II*, 2024.
- *Les sefiroth, symboles et attributs*, 2023.
- *Les 72 noms du Nom : Les mystères du Shém haMeforash*, 2023.
- *Conversations sefirotiques*, 2023.
- *Éclats d'Infini*, 2023.
- *Éclats de Silence*, 2023.
- *Éclats d'Absolu*, 2024.
- *Le Kabbaliste et l'Orchidée*, 2024.
- *Les Mondes de la Kabbale*, 2024.

TRADUCTIONS DE L'HÉBREU EFFECTUÉES PAR GEORGES LAHY

- *Les Portes de la lumières, Shaâréi Orah, Joseph Gikatilla*, 2003.
- *Le livre des paraboles, Séfér hamashlim, Joseph Gikatilla*, 2022.

TRADUCTIONS DES LIVRES DE GEORGES LAHY

Anglais

Italien

Espagnol

www.ingramcontent.com/pod-product-compliance
Lightning Source LLC
La Vergne TN
LVHW091658190726
843493LV00001B/60